JN316205

東洋医学に活かす臨床疾患学

西村 甲 [著]
鈴鹿医療科学大学鍼灸学部鍼灸学科教授

中外医学社

序

　「東洋医学は，今，静かなブームとなっている」と言われます．西洋医学では病気が治らない，病院を受診しても病気と見做してくれない，などと体調不良に悩む方に，東洋医学による治療が極めて有効であったりするのです．東洋医学的治療に寄せられた期待に対して，真摯に応えていくことは肝要なことです．

　東洋医学による治療を行う場合，東洋医学に精通することは当然ですが，疾患に対する西洋医学的理解も欠かせません．東洋医学的治療を希望する患者の多くは，西洋医学による治療も受けています．疾患の特徴，これまで受けた治療内容などについて理解することは，患者の病状を厳密に捉えるばかりか，患者と良い関係を築く上でも大切になります．

　本書は，東洋医学を用いた医療に携わるはり師，きゅう師，按摩マッサージ指圧師，薬剤師などを志す学生を対象とした各種疾患に関するテキストです．本書の主目的は，疾患の概略について西洋医学を基礎として理解することにあります．そのうえで，特徴としては大きく二つあります．

　第一には，病態生理を重視したことです．疾患の解説では，通常，疫学，症状，所見，診断，治療などについて記載されますが，症状所見が出現する病態について詳述されたテキストはあまりみかけません．本書では，できる限り解剖学，生理学，生化学など基礎医学系の重要事項も取り上げて，病態生理を理解できるよう工夫しました．疾患の把握には暗記も必要ですが，症状が出現する機構を考えることで，疾患を認識するための応用力を鍛えることが可能になると考えます．

　第二には，東洋医学に関する学習にも配慮したことです．東洋医学の治療戦略を立てるうえで，疾患を西洋医学的にも東洋医学的にも理解していることは大きな利点となります．そこで，西洋医学的な解説を主としつつも，同時に主要疾患については東洋医学的な病態把握に結びつくように，「東洋医学用語」，「東洋医学の視点」を挿入しています．本書を通読することで，東洋医学の基本を偏りなく習得できるよう考慮しました．西洋医学と東洋医学の講義が独立して行われ，その時間的乖離が了解の障壁になる問題もあるかと思います．本書による疾患を通した学習で，東西両医学の相互理解が深まることを期待しています．

　本書の完成には，中外医学社企画部　岩松宏典氏，同編集部　秀島　悟氏，証クリニック吉祥寺　入江祥史先生に大変お世話になりました．深謝の意を表します．

2013 年 5 月

西村　甲

目次

1. 感染症

1-1. 感染症総論 ... 1
- 1-1-1. 感染と感染症 ... 1
- 1-1-2. 病原体の種類 ... 1
- 1-1-3. 感染症の分類 ... 2
- 1-1-4. 病原体の感染力 ... 3
- 1-1-5. 感染防御能 ... 3
- 1-1-6. 近年の感染症 ... 4

1-2. 敗血症 ... 4
- 1-2-1. 発熱 ... 5

1-3. 細菌感染症 ... 5
- 1-3-1. 細菌の分類 ... 5
- 1-3-2. 代表的細菌感染症 ... 6

1-4. ウイルス感染症 ... 11
- 1-4-1. 分類 ... 11
- 1-4-2. 主なウイルス感染症 ... 11

1-5. 真菌感染症 ... 13
- 1-5-1. 構造 ... 13
- 1-5-2. 感染症の分類 ... 13

1-6. 学校保健安全法 ... 13

2. 神経・筋疾患

2-1. 脳血管疾患 ... 15
- 2-1-1. 脳出血 ... 15
- 2-1-2. 脳梗塞 ... 20
- 2-1-3. 一過性脳虚血発作（TIA） ... 24

2-2. 神経系の感染症 ... 24
- 2-2-1. 髄膜炎 ... 24
- 2-2-2. 脳膿瘍 ... 25
- 2-2-3. 脳炎 ... 25
- 2-2-4. 遅発性ウイルス感染症 ... 26
- 2-2-5. プリオン病 ... 26
- 2-2-6. HTLV-1 関連ミエロパチー ... 27
- 2-2-7. 神経梅毒 ... 27
- 2-2-8. ポリオ ... 27

2-3. 脳脊髄腫瘍 ... 28
- 2-3-1. 脳腫瘍 ... 28
- 2-3-2. 脊髄腫瘍 ... 28

2-4. 変性疾患 ... 29
- 2-4-1. 基底核変性疾患 ... 29
- 2-4-2. 脊髄小脳変性疾患 ... 31
- 2-4-3. Shy-Drager 症候群 ... 32
- 2-4-4. 急性小脳失調症 ... 32
- 2-4-5. 運動ニューロンの変性疾患 ... 32
- 2-4-6. その他の脊髄変性疾患 ... 33

2-5. 脱髄疾患 ... 33
- 2-5-1. 脱髄の概念 ... 33
- 2-5-2. 髄鞘破壊性疾患 ... 34
- 2-5-3. 髄鞘形成不全疾患 ... 34

2-6. 認知症 ... 34
- 2-6-1. 認知症の概念 ... 34
- 2-6-2. 皮質性認知症 ... 35
- 2-6-3. 皮質下認知症 ... 37

2-7. 筋疾患 ... 37
- 2-7-1. 筋萎縮の鑑別 ... 37
- 2-7-2. 進行性筋ジストロフィー ... 37
- 2-7-3. 筋緊張症候群 ... 38
- 2-7-4. 先天性ミオパチー ... 38
- 2-7-5. ミトコンドリア異常症 ... 39
- 2-7-6. 周期性四肢麻痺 ... 39
- 2-7-7. 多発性筋炎・皮膚筋炎 ... 39
- 2-7-8. 重症筋無力症 ... 40

2-7-9. Lambert-Eaton 筋無力症候群	40	2-8-4. その他の末梢神経障害	42
2-8. 末梢神経性疾患	**40**	**2-9. 機能性疾患**	**42**
2-8-1. 末梢神経障害	40	2-9-1. 頭痛	42
2-8-2. 髄鞘障害	41	2-9-2. ナルコレプシー	43
2-8-3. 軸索障害	42	2-9-3. 周期性過眠症	44

3．呼吸器・胸壁疾患

3-1. 感染性呼吸器疾患	**45**	3-4-3. 過敏性肺臓炎	53
3-2. 閉塞性肺疾患	**49**	3-4-4. サルコイドーシス	53
3-2-1. COPD	49	3-4-5. Goodpasture 症候群	53
3-2-2. 肺気腫	49	3-4-6. Wegener 肉芽腫症	54
3-2-3. 慢性気管支炎	50	**3-5. 肺腫瘍**	**54**
3-2-4. びまん性汎細気管支炎	50	3-5-1. 原発性肺癌	54
3-3. 拘束性肺疾患	**51**	3-5-2. 転移性肺癌	55
3-3-1. 拘束性肺疾患の特徴	51	**3-6. その他の呼吸器疾患**	**55**
3-3-2. 特発性間質性肺炎	51	3-6-1. 肺・気管支の変形・形成障害	55
3-3-3. 急性間質性肺炎	51	3-6-2. 代謝異常関連の肺疾患	56
3-3-4. Bronchiolitis obliterans organizing pneumonia（BOOP）	51	3-6-3. 無気肺	57
		3-6-4. 過換気症候群	57
3-3-5. 医原性肺臓炎	51	3-6-5. 低換気症候群	57
3-3-6. じん肺	52	3-6-6. 肺循環障害	58
3-4. 免疫関連肺疾患	**52**	3-6-7. 胸膜疾患	59
3-4-1. 気管支喘息	52	3-6-8. 縦隔疾患	59
3-4-2. 好酸球性肺炎	53		

4．循環器疾患

4-1. 心臓疾患	**61**	4-3-3. 収縮性心膜炎	77
4-1-1. 心不全	61	**4-4. 心筋疾患**	**77**
4-1-2. 不整脈	63	4-4-1. 心筋炎	77
4-1-3. 先天性心疾患	67	4-4-2. 心筋症	78
4-1-4. 後天性心疾患	70	**4-5. 動静脈疾患**	**78**
4-2. 冠動脈疾患	**72**	4-5-1. 動脈疾患	78
4-2-1. 狭心症	72	4-5-2. 静脈疾患	81
4-2-2. 心筋梗塞	75	**4-6. 血圧異常**	**81**
4-3. 心膜疾患	**77**	4-6-1. 高血圧	81
4-3-1. 心タンポナーデ	77	4-6-2. 低血圧	83
4-3-2. 急性心膜炎	77		

5. 消化器疾患

5-1. 口腔咽頭疾患 ·················· 84
- 5-1-1. 歯周病 ·················· 84
- 5-1-2. 顎関節症 ·················· 84
- 5-1-3. う歯 ·················· 84
- 5-1-4. アフタ性口内炎 ·················· 84
- 5-1-5. 舌炎 ·················· 84
- 5-1-6. 口角炎 ·················· 84

5-2. 食道疾患 ·················· 85
- 5-2-1. 食道炎（逆流性食道炎）・食道潰瘍 ·················· 85
- 5-2-2. 食道癌 ·················· 85
- 5-2-3. 食道アカラシア ·················· 86
- 5-2-4. 食道静脈瘤 ·················· 86
- 5-2-5. Mallory-Weiss 症候群 ·················· 87
- 5-2-6. 食道裂孔ヘルニア ·················· 87

5-3. 胃十二指腸疾患 ·················· 88
- 5-3-1. 急性胃炎 ·················· 88
- 5-3-2. 慢性胃炎 ·················· 88
- 5-3-3. 消化性潰瘍 ·················· 89
- 5-3-4. Zollinger-Ellison 症候群 ·················· 90
- 5-3-5. 腫瘍性病変 ·················· 90
- 5-3-6. 胃切除後症候群 ·················· 92

5-4. 小腸大腸疾患 ·················· 93
- 5-4-1. 感染性腸炎・急性胃腸炎 ·················· 93
- 5-4-2. 薬剤起因性腸炎 ·················· 94
- 5-4-3. 急性虫垂炎 ·················· 94
- 5-4-4. 炎症性腸疾患 ·················· 95
- 5-4-5. 腫瘍性腸病変 ·················· 96
- 5-4-6. 吸収不良症候群 ·················· 97
- 5-4-7. 蛋白漏出性胃腸症 ·················· 97
- 5-4-8. 過敏性腸症候群 ·················· 98
- 5-4-9. 虚血性大腸炎 ·················· 99
- 5-4-10. 消化管憩室 ·················· 99
- 5-4-11. 腸閉塞 ·················· 99
- 5-4-12. 機能性便秘 ·················· 99

5-5. 肝胆膵疾患 ·················· 101
- 5-5-1. 肝炎 ·················· 101
- 5-5-2. 肝硬変 ·················· 103
- 5-5-3. アルコール性肝障害 ·················· 104
- 5-5-4. 薬剤性肝障害 ·················· 105
- 5-5-5. 脂肪肝 ·················· 105
- 5-5-6. 肝癌 ·················· 105
- 5-5-7. 胆石症・胆嚢炎 ·················· 106
- 5-5-8. 胆管炎 ·················· 106
- 5-5-9. 原発性硬化性胆管炎 ·················· 106
- 5-5-10. 胆道腫瘍 ·················· 107
- 5-5-11. 膵胆管合流異常 ·················· 107
- 5-5-12. Budd-Chiari 症候群 ·················· 107
- 5-5-13. 膵炎 ·················· 107
- 5-5-14. 膵臓腫瘍 ·················· 108

5-6. その他 ·················· 108
- 5-6-1. 消化管異物 ·················· 108

6. 泌尿生殖器疾患

6-1. 腎不全 ·················· 109
- 6-1-1. 急性腎不全 ·················· 109
- 6-1-2. 慢性腎不全 ·················· 110
- 6-1-3. 尿毒症 ·················· 111

6-2. 原発性糸球体疾患 ·················· 112
- 6-2-1. 原発性糸球体腎炎 ·················· 112
- 6-2-2. ネフローゼ症候群 ·················· 113

6-3. 腎血管性障害 ·················· 116
- 6-3-1. 腎硬化症 ·················· 116
- 6-3-2. 腎血管性高血圧 ·················· 116
- 6-3-3. 腎梗塞 ·················· 116
- 6-3-4. 腎静脈血栓 ·················· 116

6-4. 尿細管機能異常 ·················· 116
- 6-4-1. 尿細管 ·················· 116
- 6-4-2. 近位尿細管障害 ·················· 116
- 6-4-3. 遠位尿細管障害 ·················· 116
- 6-4-4. 尿細管性アシドーシス ·················· 118

- 6-5. 間質性腎炎 ... 119
  - 6-5-1. 急性間質性腎炎 ... 119
  - 6-5-2. 慢性間質性腎炎 ... 119
- 6-6. 尿路感染症 ... 120
- 6-7. 腎腫瘍・嚢胞 ... 120
  - 6-7-1. 腎臓癌 ... 120
  - 6-7-2. 腎盂腫瘍 ... 120
  - 6-7-3. 多発性嚢胞腎 ... 120
  - 6-7-4. 単純性腎嚢胞 ... 120
  - 6-7-5. 髄質性海綿腎 ... 120
  - 6-7-6. 後天性腎嚢胞 ... 120
- 6-8. 尿路結石 ... 120
- 6-9. 膀胱疾患 ... 122
  - 6-9-1. 神経因性膀胱 ... 122
  - 6-9-2. 過活動膀胱 ... 125
- 6-10. 前立腺疾患 ... 126
  - 6-10-1. 前立腺肥大症 ... 126
  - 6-10-2. 前立腺癌 ... 126
- 6-11. 男性生殖器疾患 ... 127
  - 6-11-1. 陰茎勃起障害 ... 127
  - 6-11-2. 男性更年期障害 ... 127
- 6-12. 女性生殖器疾患 ... 128
  - 6-12-1. 更年期障害 ... 128
  - 6-12-2. 月経異常 ... 129
  - 6-12-3. 月経前症候群 ... 132
  - 6-12-4. 子宮頸癌 ... 132
  - 6-12-5. 子宮体癌 ... 132
  - 6-12-6. 腹圧性尿失禁 ... 132
  - 6-12-7. 骨盤内臓下垂 ... 133

7. 血液・造血器疾患

- 7-1. 赤血球系疾患 ... 134
  - 7-1-1. 貧血 ... 134
  - 7-1-2. 多血症 ... 139
- 7-2. 白血球系疾患 ... 140
  - 7-2-1. 白血病 ... 140
  - 7-2-2. 骨髄腫と類縁疾患 ... 142
  - 7-2-3. 骨髄線維症 ... 143
- 7-3. リンパ網内系疾患 ... 143
  - 7-3-1. 悪性リンパ腫 ... 143
- 7-4. 出血性疾患 ... 146
  - 7-4-1. 止血機構総論 ... 146
  - 7-4-2. 出血性疾患総論 ... 150
  - 7-4-3. 血管異常による出血傾向 ... 150
  - 7-4-4. 血小板減少による出血傾向 ... 151
  - 7-4-5. 血小板の質的異常による出血傾向 ... 151
  - 7-4-6. 凝固因子欠乏による出血傾向 ... 152
  - 7-4-7. 線溶亢進による出血傾向 ... 152

8. 代謝・栄養疾患

- 8-1. 糖代謝異常 ... 154
  - 8-1-1. 糖尿病 ... 154
  - 8-1-2. 低血糖 ... 160
- 8-2. 脂質代謝異常 ... 161
  - 8-2-1. 脂質代謝 ... 161
  - 8-2-2. 脂質異常症 ... 165
  - 8-2-3. 肥満・肥満症 ... 168
  - 8-2-4. メタボリック・シンドローム ... 169
- 8-3. 尿酸代謝異常 ... 170
- 8-4. 骨代謝障害 ... 170
  - 8-4-1. 骨粗鬆症 ... 170
  - 8-4-2. 骨軟化症 ... 171
- 8-5. その他の代謝異常 ... 171
  - 8-5-1. ビタミン欠乏症 ... 171
  - 8-5-2. ビタミン過剰症 ... 172

9. 内分泌疾患

9-1. 内分泌疾患総論 ... 173
- 9-1-1. ホルモンの feedback 機構 ... 173
- 9-1-2. ホルモン概念の変遷 ... 173
- 9-1-3. ホルモン受容体 ... 173
- 9-1-4. 内分泌疾患の分類 ... 174

9-2. 下垂体疾患 ... 174
- 9-2-1. 先端巨大症・下垂体巨人症 ... 174
- 9-2-2. 高プロラクチン血症 ... 175
- 9-2-3. 下垂体前葉機能低下症 ... 175
- 9-2-4. 尿崩症 ... 176
- 9-2-5. バソプレッシン不適合分泌症候群 ... 176

9-3. 甲状腺疾患 ... 177
- 9-3-1. 甲状腺機能亢進症 ... 177
- 9-3-2. 甲状腺機能低下症 ... 177
- 9-3-3. 亜急性甲状腺炎 ... 177
- 9-3-4. 慢性甲状腺炎（橋本病） ... 178
- 9-3-5. 甲状腺悪性腫瘍 ... 178

9-4. 副甲状腺疾患 ... 178
- 9-4-1. Ca 代謝と副甲状腺 ... 178
- 9-4-2. 高 Ca 血症 ... 180
- 9-4-3. 低 Ca 血症 ... 180
- 9-4-4. 副甲状腺機能亢進症 ... 180
- 9-4-5. 副甲状腺機能低下症 ... 181
- 9-4-6. 偽性副甲状腺機能低下症 ... 181
- 9-4-7. 偽性偽性副甲状腺機能低下症 ... 181

9-5. 副腎疾患 ... 182
- 9-5-1. 副腎の解剖生理 ... 182
- 9-5-2. Cushing 症候群 ... 184
- 9-5-3. 原発性アルドステロン症 ... 185
- 9-5-4. 続発性アルドステロン症 ... 185
- 9-5-5. Bartter 症候群 ... 185
- 9-5-6. Addison 病 ... 186
- 9-5-7. 続発性副腎皮質機能低下症 ... 186
- 9-5-8. 急性副腎皮質機能低下症 ... 186
- 9-5-9. 先天性副腎過形成 ... 187

9-6. 副腎髄質疾患 ... 187
- 9-6-1. 副腎髄質の解剖生理 ... 187
- 9-6-2. 褐色細胞腫 ... 188

9-7. 性腺疾患 ... 189
- 9-7-1. 精巣とホルモン ... 189
- 9-7-2. 思春期早発症 ... 189

10. アレルギー疾患・免疫不全・自己免疫疾患

10-1. アレルギー疾患 ... 191
- 10-1-1. Ⅰ型アレルギー ... 191
- 10-1-2. Ⅱ型アレルギー ... 192
- 10-1-3. Ⅲ型アレルギー ... 192
- 10-1-4. Ⅳ型アレルギー ... 193

10-2. 免疫不全 ... 193
- 10-2-1. 先天性免疫不全症 ... 193
- 10-2-2. 後天性免疫不全症 ... 194

10-3. 自己免疫疾患 ... 194
- 10-3-1. 関節リウマチ ... 194
- 10-3-2. 関節リウマチ関連疾患 ... 196
- 10-3-3. リウマトイド因子陰性脊椎関節症 ... 196
- 10-3-4. Sjögren 症候群 ... 196
- 10-3-5. 全身性エリテマトーデス ... 196
- 10-3-6. 全身性強皮症 ... 196
- 10-3-7. 多発性筋炎 ... 197
- 10-3-8. 混合性結合組織病 ... 197
- 10-3-9. 血管炎症候群 ... 197
- 10-3-10. Behçet 病 ... 198

11. 運動器疾患

11-1. 関節疾患 ... 199
- 11-1-1. 関節炎 ... 199
- 11-1-2. 可動域の異常 ... 199
- 11-1-3. 五十肩（肩関節周囲炎） ... 199
- 11-1-4. 変形性関節症 ... 199

11-2. 骨代謝性疾患 ... 201
- 11-2-1. 骨粗鬆症 ... 201
- 11-2-2. 骨軟化症 ... 201

11-3. 骨腫瘍 ... 201
- 11-3-1. 骨肉腫 ... 201
- 11-3-2. 骨軟骨腫 ... 201
- 11-3-3. 転移性骨腫瘍 ... 202

11-4. 筋・腱疾患 ... 202
- 11-4-1. 筋肉炎・筋膜炎 ... 202
- 11-4-2. 腱鞘炎 ... 202
- 11-4-3. 重症筋無力症 ... 202

11-5. 形態異常 ... 203
- 11-5-1. 先天性股関節脱臼 ... 203
- 11-5-2. 斜頸 ... 203
- 11-5-3. 側弯症 ... 203
- 11-5-4. 外反母趾 ... 204
- 11-5-5. 内反足 ... 204

11-6. 脊椎疾患 ... 205
- 11-6-1. 椎間板ヘルニア ... 205
- 11-6-2. 後縦靱帯骨化症 ... 205
- 11-6-3. 脊椎分離症・脊椎すべり症 ... 205
- 11-6-4. 変形性脊椎症 ... 206
- 11-6-5. 脊柱管狭窄症 ... 206
- 11-6-6. 頸椎捻挫・むちうち損傷 ... 207

11-7. 外傷 ... 207
- 11-7-1. 脊髄損傷 ... 207
- 11-7-2. 骨折 ... 208
- 11-7-3. 脱臼 ... 208
- 11-7-4. 捻挫 ... 208
- 11-7-5. スポーツ外傷 ... 209

11-8. その他 ... 209
- 11-8-1. 胸郭出口症候群 ... 209
- 11-8-2. ガングリオン ... 210
- 11-8-3. 手根管症候群 ... 210
- 11-8-4. 圧迫性あるいは絞扼性神経障害 ... 210
- 11-8-5. 神経痛 ... 211

12. 皮膚疾患

12-1. 解剖学 ... 212
- 12-1-1. 皮膚の構造 ... 212
- 12-1-2. 毛の構造 ... 212
- 12-1-3. 爪の構造 ... 212

12-2. 皮膚科症候学 ... 212
- 12-2-1. 原発疹 ... 212
- 12-2-2. 続発疹 ... 214
- 12-2-3. 特定皮膚病変の呼び名 ... 215

12-3. アトピー性皮膚炎 ... 216
12-4. 接触性皮膚炎 ... 217
12-5. 蕁麻疹 ... 218

13. 眼疾患

13-1. 眼の構造 ... 219
13-2. 視機能 ... 219
- 13-2-1. 視力 ... 219
- 13-2-2. 視野 ... 221
- 13-2-3. 色覚 ... 224
- 13-2-4. 光覚 ... 225
- 13-2-5. 眼屈折 ... 226
- 13-2-6. 調節 ... 227
- 13-2-7. 輻輳（内よせ）・開散（外よせ） ... 227

13-3. 結膜炎 ... 228
- 13-3-1. 感染性結膜炎 ... 228
- 13-3-2. アレルギー性結膜炎 ... 229

13-4. 角膜炎 ……………………………… 229	13-7. 白内障 ……………………………… 229
13-4-1. 細菌性角膜潰瘍 ……………… 229	13-8. 緑内障 ……………………………… 230
13-4-2. 角膜真菌症 …………………… 229	13-9. 色覚異常 …………………………… 230
13-4-3. 単純ヘルペス角膜炎 ………… 229	13-9-1. 3色型色覚：色弱 …………… 230
13-5. 麦粒腫 ……………………………… 229	13-9-2. 2色型色覚：色盲 …………… 230
13-6. 霰粒腫 ……………………………… 229	13-9-3. 1色型色覚：全色盲 ………… 231

14. 耳鼻咽喉疾患

14-1. 耳科学解剖生理 …………………… 232	14-3-3. 真珠腫性中耳炎 ……………… 238
14-1-1. 外耳 …………………………… 232	14-4. Ménière 病 ………………………… 239
14-1-2. 中耳 …………………………… 232	14-5. 突発性難聴 ………………………… 240
14-1-3. 内耳 …………………………… 234	14-6. 良性発作性頭位めまい …………… 240
14-2. めまい ……………………………… 236	14-7. Bell 麻痺 …………………………… 240
14-2-1. 末梢性前庭性めまい ………… 237	14-8. 鼻科学解剖生理 …………………… 241
14-2-2. 中枢性前庭性めまい ………… 237	14-9. アレルギー性鼻炎 ………………… 241
14-2-3. 非前庭性めまい ……………… 237	14-10. 副鼻腔炎 …………………………… 242
14-2-4. 眼振 …………………………… 237	14-11. 咽喉頭科学解剖生理 ……………… 243
14-2-5. めまいに対する検査 ………… 237	14-11-1. 解剖生理の概略 ……………… 243
14-3. 中耳炎 ……………………………… 238	14-11-2. 嚥下運動 ……………………… 244
14-3-1. 急性中耳炎 …………………… 238	14-11-3. 発声 …………………………… 245
14-3-2. 滲出性中耳炎 ………………… 238	

15. 精神・心身医学的疾患

15-1. 精神神経疾患の分類 ……………… 246	15-5-4. 強迫性障害 …………………… 252
15-1-1. 従来の分類 …………………… 246	15-5-5. 外傷後ストレス障害 ………… 252
15-1-2. 新しい分類 …………………… 246	15-6. 統合失調症 ………………………… 252
15-2. 精神機能の薬理生化学的基礎 …… 246	15-7. 心理療法（精神療法） …………… 253
15-2-1. 精神活動にかかわる神経系 … 246	15-8. 心身症 ……………………………… 254
15-2-2. 神経伝達物質 ………………… 247	15-9. 摂食障害 …………………………… 254
15-3. 精神神経疾患総論 ………………… 248	15-10. 睡眠障害 …………………………… 255
15-4. 気分障害 …………………………… 248	15-10-1. 睡眠の構造 …………………… 255
15-4-1. うつ病 ………………………… 248	15-10-2. 睡眠の質 ……………………… 256
15-4-2. 双極性気分障害（躁うつ病）… 251	15-10-3. 睡眠のメカニズム …………… 256
15-5. 不安障害 …………………………… 251	15-10-4. 不眠症 ………………………… 257
15-5-1. パニック障害 ………………… 251	15-10-5. その他の睡眠障害 …………… 258
15-5-2. 社会不安障害 ………………… 251	15-11. てんかん …………………………… 259
15-5-3. 全般性不安障害 ……………… 251	

16. 小児科疾患

16-1. 小児の成長 ... 260
- 16-1-1. 発育の原則 ... 260
- 16-1-2. 胎児の発育 ... 260
- 16-1-3. 成長 ... 261

16-2. 母乳と人工乳 ... 262
- 16-2-1. 母乳の利点と欠点 ... 262
- 16-2-2. 人工乳の利点と欠点 ... 262

16-3. 新生児と関連性疾患 ... 262
- 16-3-1. 胎児循環と新生児循環 ... 262
- 16-3-2. SFD, LFD, [LFD, HFD] ... 262
- 16-3-3. Apgar score ... 264
- 16-3-4. 黄疸と光線療法 ... 264
- 16-3-5. Hirschsprung 病 ... 264
- 16-3-6. 胆道閉鎖症 ... 264
- 16-3-7. 未熟児と発達障害 ... 264

16-4. 染色体異常・奇形症候群 ... 264

16-5. 乳幼児突然死症候群 ... 270

16-6. 乳幼児期の発熱性疾患 ... 270
- 16-6-1. 乳児期早期の発熱 ... 270
- 16-6-2. 逆流性腎症 ... 270
- 16-6-3. 川崎病 ... 270

16-7. 腸重積症 ... 270

16-8. 小児の悪性固形腫瘍 ... 271
- 16-8-1. 神経芽腫 ... 271
- 16-8-2. Wilms 腫瘍 ... 271
- 16-8-3. その他の悪性固形腫瘍 ... 271

16-9. けいれん性疾患 ... 271
- 16-9-1. 熱性けいれん ... 271
- 16-9-2. 憤怒けいれん ... 271

16-10. 精神神経系疾患 ... 271
- 16-10-1. 自閉症 ... 271
- 16-10-2. ADHD (attention-deficit/hyperactivity disorder) ... 272

17. 外科疾患

17-1. 外科侵襲の病態生理 ... 273
- 17-1-1. 生体反応 ... 273
- 17-1-2. 生体反応の発動 ... 273
- 17-1-3. 各種生体反応 ... 273
- 17-1-4. 生体反応と臓器障害 ... 274

17-2. 手術用器具 ... 274
- 17-2-1. 手術刀（メス） ... 274
- 17-2-2. 剪刀（鋏） ... 274
- 17-2-3. 鑷子（ピンセット） ... 275
- 17-2-4. 把持鉗子 ... 276
- 17-2-5. 止血鉗子 ... 276
- 17-2-6. 鉤 ... 277
- 17-2-7. 持針器 ... 277

17-3. 基本的手術手技 ... 278
- 17-3-1. 切開法 ... 278
- 17-3-2. ドレナージ ... 279
- 17-3-3. 止血法 ... 280
- 17-3-4. タンポナーデ ... 280
- 17-3-5. 縫合法 ... 280
- 17-3-6. 抜糸法 ... 283

17-4. ショック ... 283

17-5. 救急外科 ... 284
- 17-5-1. 重症度把握 ... 284
- 17-5-2. 初期治療 ... 284
- 17-5-3. ショックの治療 ... 284
- 17-5-4. ATLS: advanced trauma life support ... 284

17-6. 損傷 ... 285
- 17-6-1. 創傷 ... 285
- 17-6-2. 熱傷 ... 285
- 17-6-3. 低温による損傷 ... 288

17-7. 外科的感染症 ... 288
- 17-7-1. 毛嚢炎 ... 288
- 17-7-2. 癤 ... 288
- 17-7-3. 癰 ... 288
- 17-7-4. 蜂巣炎 ... 288

17-7-5. 丹毒	288	17-7-9. 血栓性静脈炎	288
17-7-6. 癤疽	288	17-7-10. 破傷風	288
17-7-7. 膿瘍	288	17-7-11. ガス壊疽	288
17-7-8. リンパ節炎	288		

18. 麻酔科学

18-1. 麻酔科の活動分野	289	**18-3. 手術管理**	294
18-1-1. 麻酔科業務と連携学問	289	18-3-1. 術前評価	294
18-1-2. 麻酔科の主業務	289	18-3-2. 麻酔器	295
18-2. 麻酔各論	289	18-3-3. 麻酔導入・維持・麻酔終了	296
18-2-1. 麻酔の種類	289	18-3-4. バランス麻酔	298
18-2-2. 吸入麻酔	290	**18-4. 局所麻酔法**	298
18-2-3. 静脈麻酔	291	18-4-1. 脊髄くも膜下麻酔	298
18-2-4. オピオイド	291	18-4-2. 硬膜外麻酔	298
18-2-5. 局所麻酔薬	293	18-4-3. 表面麻酔	299
18-2-6. 筋弛緩薬	293	18-4-4. 浸潤麻酔	300
18-2-7. その他の麻酔補助薬	293	18-4-5. 伝達麻酔	300
		18-4-6. 静脈内局所麻酔	300

索引 303

1. 感染症

1-1. 感染症総論

1-1-1. 感染と感染症

感染とは，外来性の病原体または正常細菌叢が体内に侵入し，免疫応答が生じた病態である．

感染症とは，その免疫応答によりなんらかの自覚症状あるいは他覚所見が出現したものである．

1-1-2. 病原体の種類

大きく，細菌（リケッチア，マイコプラズマ，クラミジアなども含まれる），ウイルス，真菌，原虫，寄生虫，プリオンに分類される．

細菌は，原核細胞であり，細胞壁成分はペプチドグリカンで構成される．真核細胞が膜に覆われた核，細胞小器官をもつのに対して，原核細胞はこのような構造を有していない（図1-1）．

ウイルスは，原核細胞でも真核細胞でもない．核・細胞小器官・細胞質をもたない．粒子と表現される．核酸としては，DNA，RNAのどちらかしかない．感染した宿主細胞の細胞装置に働きかけて，ウイルスを合成させる．

真菌は，真核細胞であり，単細胞も多細胞もありうる（図1-2）．葉緑素をもたない．細胞壁（成分：キチン）をもつ．

原虫は，単細胞の真核細胞であり，細胞壁がない．

寄生虫は，多細胞の真核細胞であり，原虫と同様で細胞壁がない．

プリオンは，蛋白質である．正常なプリオンも健康人に存在するが，感染性のある異常プリオンが発生すると，他のヒト，動物に伝播してプリオン病を発病させる．

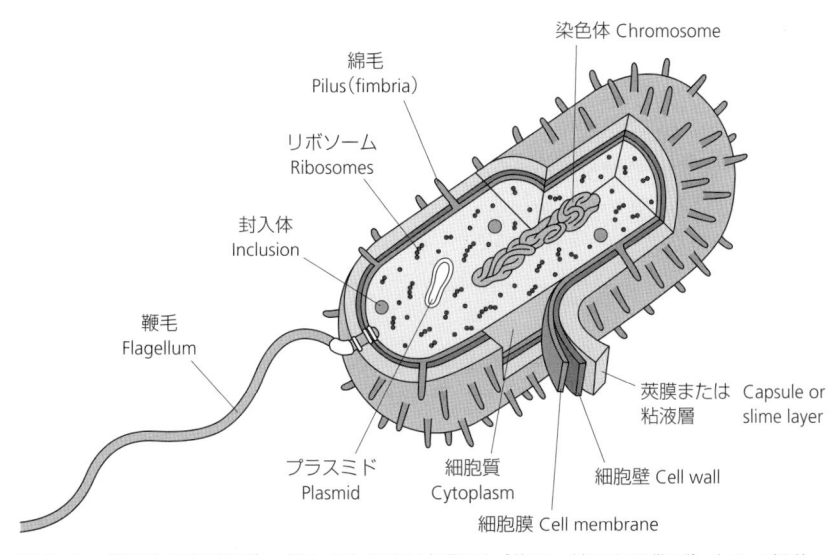

図 1-1 典型的な原核細胞．描かれた細胞は極鞭毛（菌の一端にある鞭毛）をもつ桿菌．

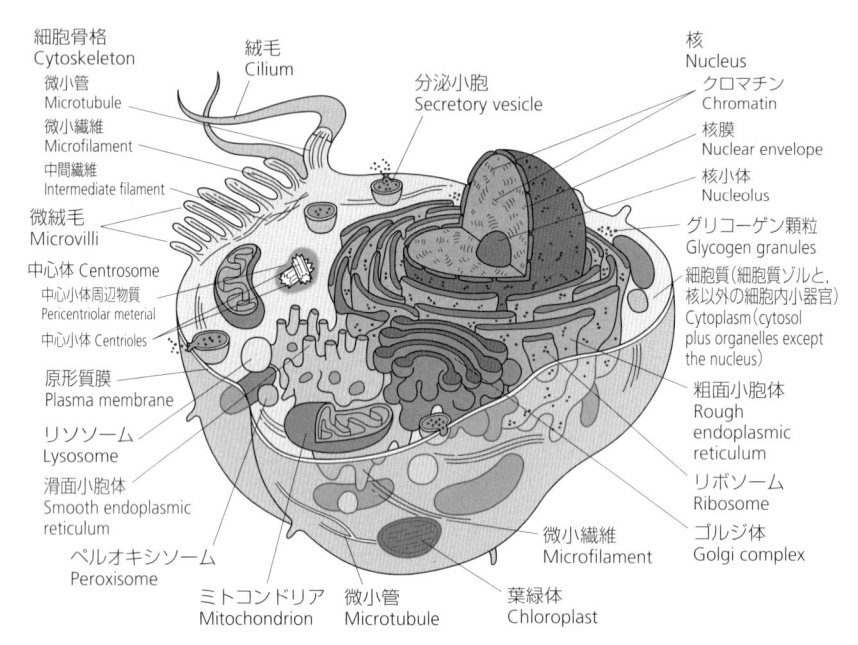

図1-2 一般的な真核細胞．図に示した特徴のほとんどは，ほぼすべての真核細胞に存在するが，動物細胞だけにみられるもの（中心小体，微絨毛，リソソーム），光合成を行う細胞だけにみられるもの（葉緑体）もある．

東洋医学の視点

● 病原体はどのように捉えられていたのか？

東洋医学では，病気は「邪」によって発生すると考えていました．外部から侵入する「外邪」と体内に生じる「内邪」に区別されます．古代の人は気候の大きな変動は人体に悪影響を与えるとして，「外邪」と名付け，風邪・寒邪・暑邪・湿邪・燥邪・火邪に分類していました．病原体は，この「外邪」の一部に相当します．なお，「内邪」は人の感情の乱れから発生するとしていました．憂・思・喜・怒・悲・恐・驚に分類されています．

1-1-3．感染症の分類

1．顕性感染と不顕性感染

顕性感染は，発病して症候を伴うものである．病原体が宿主に感染してから発病するまでの期間を潜伏期という．麻疹，水痘，狂犬病など様々な感染症がある．

不顕性感染は，病原体が宿主に感染しても発病しない，つまり症候が出現しないものである．日本脳炎，ポリオなどが有名である．

潜伏感染は，病原体が潜伏し続けているが，無症候のものである．一時的に症候が現れる場合を回帰発症という．この用語は持続感染と非持続感染という分類において，顕性持続性感染に対して用いられるものである．代表的なものに，ヘルペスウイルス感染症がある．

2．垂直感染と水平感染

a）垂直感染

垂直感染は，病原体が母親から子へ伝わる場合をいう．経胎盤感染，経産道感染，経母乳感染に分類される．

経胎盤感染は，胎児が母体の子宮内で感染する場合をいう．TORCH症候群が有名である．TORCHについては，T：toxoplasma（トキソプラズマ），O：other agents（その他），R：rubella virus（風疹ウイルス），C：cytomegalovirus（サイトメガロウイル

ス），H：herpes simplex virus（単純ヘルペスウイルス）である．

経産道感染は，分娩時に胎児が産道（子宮，腟）を通過するときに感染する場合をいう．B群溶血性レンサ球菌 group B *Streptococcus*（GBS），B型肝炎ウイルス hepatitis B virus（HBV），C型肝炎ウイルス hepatitis C virus（HCV），ヒト免疫不全ウイルス human immunodeficiency virus（HIV）などがある．

経母乳感染は，母乳を介して母から子へ感染する場合をいう．ヒトT細胞白血病ウイルス human T cell leukemia virus-1（HTLV-1）が代表的である．

b）水平感染

水平感染は垂直感染以外のものを指す．

分類には，経口，血液，接触，性，飛沫，空気，動物などがある．一般生活において，院内感染などの面から重要になるものは，接触，飛沫，空気感染である．

飛沫感染は，飛び散るしぶきが元で感染するものである．飛沫は，水を含んだ直径5μm以上の粒子であり，飛距離は1mまでとされる．くしゃみ，咳，会話などによって感染する．肺炎球菌，百日咳菌，マイコプラズマ，インフルエンザウイルス，RSウイルス，風疹ウイルスなどが代表的である．

空気感染は，空気中を漂う物質が元で感染するものである．これが，飛沫核（飛沫から水分が除去された粒子）や塵埃など直径5μm以下の粒子とされる．飛距離は非常に伸びる．患者と同じ部屋にいるだけでも感染する危険性がある．飛沫核に分類されるものとして，結核菌，麻疹ウイルス，水痘ウイルスなどがある．塵埃に分類されるものとしてレジオネラ菌などがある．

接触感染は，人の手などを介して発生するものを指す．黄色ブドウ球菌，腸管出血性大腸菌，赤痢菌，単純ヘルペスウイルス，ロタウイルスなどが代表的である．

3．性感染症

平成10年までは，「性病予防法」があり，梅毒，淋病，鼠径リンパ肉芽腫症（*Chlamydia trachomatis* type L），軟性下疳（軟性下疳菌）の4疾患を性病と定義していた．現在は，このほかにもクラミジア（*Chlamydia trachomatis* type D〜K），HSV，尖圭コンジローマ，HIV，HTLV-1，HBVなども対象とされる．

1-1-4．病原体の感染力

1．侵襲力

病原体が生体内へ侵入するためには，まず粘膜などへ付着しなければならない．付着するために，細菌には線毛がある．侵入したあとは，生体内で増殖しなければならない．一般に，細菌は自己増殖が可能なので細胞外に寄生する．結核菌などの一部の細菌やウイルスは細胞内に寄生する．

2．毒素産生能

病原体の多くはなんらかの毒素を産生する．大きく外毒素と内毒素に分類される．

内毒素（endotoxin）は，グラム陰性菌の細胞壁を構成するリポ多糖類である．菌の融解によって遊離される．特異性はなく，耐熱性である．マクロファージに親和性が高く，サイトカインを誘発して発熱を惹起する．悪化すれば，エンドトキシンショックを引き起こす．

外毒素（exotoxin）は，破傷風，ジフテリア，ボツリヌス，コレラなどが産生される高分子蛋白質である．菌が生存した状態で菌体外に分泌するものである．強い抗原性をもつので，病原体ごとに特異性を有することになる．多くは易熱性であり，加熱することで活性が失われる．しかし，黄色ブドウ球菌の腸管毒素などは耐熱性である．

3．病原体の量

一般に病原体の量が増えれば，感染は重篤となる．

1-1-5．感染防御能

1．非特異的防御機構

物理的バリアーとしては，皮膚の扁平上皮細胞，粘膜における分泌液，線毛運動などがあげられる．

科学的バリアーとしては，リゾチーム（細菌の細胞壁を壊す），トランスフェリン，ラクトフェリン（細菌増殖に必要な鉄イオンを奪う），胃液の塩酸，腟内のデーデルライン桿菌による酸性化などがあげられる．

正常細菌叢として，腟内のデーデルライン桿菌，腸管内のバクデロイデス，大腸菌，乳酸菌などがあげられる．

貪食としては，好中球による炎症巣に走化（遊走），病原体を貪食する機能があげられる．好中球により貪食された病原体は食胞となり，リソソームと融合して，消化酵素や活性酸素により，殺菌される．

2．特異的防御機構

抗原提示細胞（マクロファージ，B細胞，樹状細胞）により抗原がヘルパーT細胞に提示されると，ヘルパーT（Th）細胞が分化する．細胞性免疫を作用させる場合には，Th1細胞へ分化して，細胞障害性T細胞を誘導する．一方，液性免疫を作用させる場合には，Th2細胞へ分化して，B細胞を形質細胞に誘導し，抗体産生を促す．

1-1-6．近年の感染症

1．Compromised host

直訳すると妥協した宿主となるが，医学的には，悪性腫瘍や慢性疾患の治療によって感染防御機構が破綻して免疫能が低下した患者を指す．これまで，治療困難であった疾患が軽快してくるなかで，このような患者が増加傾向にあることに注意が必要である．

2．日和見感染

Compromised hostにおいて，健常者には病原性を示さない弱毒病原体によって引き起こされる感染を指す．緑膿菌，表皮ブドウ球菌，ノカルジア，非定型抗酸菌，ほとんどの真菌，カリニ原虫，トキソプラズマ，サイトメガロウイルスなどが代表的である．これらは薬剤耐性を示し，この感染症は難治性である．

3．菌交代現象

ある菌に対して長期間化学療法を行うことで，対象となる菌は死滅していくが，代わりにその薬剤に耐性を示す菌が発育してくることを指す．このような現象とともに臨床症状を伴う場合には，菌交代症とよぶ．メチシリン耐性黄色ブドウ球菌（MRSA），緑膿菌，*Clostrium difficile* などが代表的である．

4．院内感染

病院内で感染したあらゆるものを指す．自分自身がもっている病原体が，自身の全身状態の悪化に伴って増殖したものと，院内の別の患者から，あるいは医療行為を通して医療関係者から感染させられたものがあげられる．問題となるのは，後者のケースであり，日和見感染が大きく関連することになる．

5．輸入感染症

外国で感染して，わが国に持ち込まれた感染症を指す．海外渡航者が増加するなか，このような輸入感染症に注意することが必要である．コレラ，赤痢，マラリア，チフスなどがある．

東洋医学用語
- 瘧・瘧疾（ぎゃく・ぎゃくしつ）
  マラリアのような間歇熱を呈する疾患を指します．

6．新興感染症

新たな病原体が発見されており，それによる感染症を指す．ベンガルコレラ（インド），エボラ出血熱（ザイール），ハンタウイルス肺症候群（アメリカ），西ナイルウイルス脳炎（アメリカ）などがある．

1-2．敗血症

1．菌血症（bacteremia）

血液培養で菌が検出されるが，全身症状を呈さない状態を指す．

2. 敗血症（sepsis）

菌血症であり，かつ全身症状（発熱・発汗・頻脈・呼吸促迫・乏尿・意識レベル低下など）を呈する場合を指す．このような病態は，起炎菌により異なることはほとんどない．炎症性サイトカイン（IL-1，TNF-αなど）が増加して，生体にダメージを与えている病態（高サイトカイン血症）といえる．このため，systemic inflammatory response syndrome：SIRS（全身性炎症反応症候群）とよばれるようになってきている．

この診断基準としては，
- 体温：36℃以下あるいは38℃以上
- 脈拍数：90以上
- 呼吸数：20以上
- 白血球数：12,000以上あるいは4,000以下
- 上記のうち2項目以上満たす場合

としている．病態が悪化すると，多臓器不全の準備状態となる．

1-2-1. 発熱

1. 発熱の意義
多くの病原体の至適発育温度は37℃前後であることから，体温を上昇させることで，病原体の発育を抑制することが可能となる．

2. 発熱の機構
発熱物質（サイトカイン，特にIL-1，エンドトキシンなど）が視床下部の体温調節中枢を刺激し，プロスタグランジン（特にPGE）が産生することに基づく．

3. 熱型分類
1. 稽留熱（continued fever）
   37℃以上の高熱が持続するタイプ
   1日の体温差が1℃以内
2. 弛張熱（remittent fever）
   37℃以上の高熱が持続するタイプ
   1日の体温差が1℃以上
3. 間欠熱（intermittent fever）
   最低体温が37℃以下となる
   1日の体温差が1℃以上
4. 波状熱（recurrent fever）
   発熱のある日と平熱の日が周期的に繰り返す

4. 不明熱
発熱原因としては，感染症以外にも，悪性腫瘍・膠原病・甲状腺機能亢進症・脳出血・消化管出血など多岐にわたる．原因がみつからない場合を不明熱（fever of unknown origin：FUO）という．厳密には，3週間以上続く発熱・何回か38.3℃以上となる，1週間入院して精査しても原因が特定できない，の条件を満たすものを指す．

1-3. 細菌感染症

1-3-1. 細菌の分類

1. 一般細菌
グラム染色と細菌の形態により分類可能なものを指す．

グラムとは，Christian Gram（人名）を指す．クリスタルバイオレット（紫の色素），ルゴール（色素の不溶化），サフラニン（赤の色素）を用いて染色する．グラム陽性では青紫色に，グラム陰性では赤色に染色される．グラム染色により大まかな分類が可能である（表1-1）．

表1-1 一般細菌の分類

細菌の形態	グラム染色 陽性（青紫）	グラム染色 陰性（赤）
丸い	グラム陽性球菌	グラム陰性球菌
細長い	グラム陽性桿菌	グラム陰性桿菌

一般細菌に属さないものとしては，抗酸菌，スピロヘータ，クラミジア，リケッチアなどがある．なお，マイコプラズマは厳密には細菌ではない．

2. 一般細菌の分類
1）グラム陽性球菌

ブドウ球菌，レンサ球菌，肺炎球菌，腸球菌など
2）グラム陰性球菌
淋菌，髄膜炎菌など
3）グラム陽性桿菌
ジフテリア菌，リステリア菌，破傷風菌，ボツリヌス菌など
4）グラム陰性桿菌
大腸菌，赤痢菌，チフス菌，サルモネラ菌，コレラ菌，腸炎ビブリオ，カンピロバクター，エルシニア，インフルエンザ菌，百日咳菌，緑膿菌，レジオネラ菌など

1-3-2．代表的細菌感染症

1．ブドウ球菌感染症

【概説】黄色ブドウ球菌，表皮ブドウ球菌による感染症である．

【疫学】皮膚，毛嚢，鼻腔に常在する．抗菌薬に抵抗性を示すMRSAが院内感染の起炎菌として社会的に問題となっている．表皮ブドウ球菌は日和見感染の原因菌となりうる．

【成因・病態】黄色ブドウ球菌では，化膿性感染症と毒素性感染症がある．表皮ブドウ球菌では，経静脈栄養カテーテル，膀胱留置カテーテルに伴って菌血症を発症することがある．

【症状】

a）毒素による症状

（1）食中毒

腸管毒による外毒素型食中毒を起こす．毒素は耐熱性であり，加熱処理で防ぐことはできない．摂取後3～4時間で腹痛，下痢，嘔吐などをきたすが，発熱はない．予後良好で1日前後で回復することが多い．

（2）ブドウ球菌性熱傷様皮膚症候群

表皮剝離毒素による中毒性皮疹であり，3歳以下の乳幼児にみられる．眼囲，口囲から頸部，腋窩，陰股などに猩紅熱様紅斑が発生する．年長児では伝染性膿痂疹（とびひ）となる．

（3）毒素性ショック症候群

黄色ブドウ球菌が産生するtoxic shock syndrome toxin-1（TSST-1）がスーパー抗原であるため，非特異的にT細胞を活性化することになり，大量のサイトカインが分泌されて発症する．

b）菌そのものによる侵襲

（1）皮膚・皮下組織の感染症

毛穴を中心として限局性化膿巣が毛嚢炎，毛嚢炎に膿瘍が形成されたものが癤，隣接した複数の癤が融合して鶏卵大になったものが癰である．指趾に発生したものは，瘭疽という．

皮下の結合織に発生した化膿巣は蜂巣炎とよばれる．

（2）その他

肺炎，心内膜炎，骨髄炎などがある．

【診断】臨床症状，膿などによる細菌培養，抗原検出による．

【治療】ペニシリン系，セフェム系抗菌薬を使用する．MRSAでは，バンコマイシン，アルベカシンなどを投与する．

> **東洋医学の視点**
>
> ● 東洋医学における治療の考え方
> 病原体が細菌なら抗菌薬，ウイルスなら抗ウイルス薬が投与されますが，古代には，このような薬剤はありません．「外邪」が人体のどの部位に存在するかで治療法を区別していました．人体を体表，体内裏（消化管），体表と体内裏の中間に分類しました．「外邪」が体表にある場合には発汗によって「外邪」を発散させる，体内裏にある場合には嘔吐あるいは瀉下（下痢）によって追い出す，体表と体内裏の中間にある場合には「外邪」を調和させて勢いを失活させる方法を取ったのです．

2．A群レンサ球菌感染症

【概説】健常人の咽頭，鼻腔，消化管などから分離される菌で，A群とは血清型の1つである．この感染症は猩紅熱ともよばれる．

【疫学】全体の発症者は非常に少なく，感染症法からも削除されている．小児期に発症例が多い．

【成因・病態】化膿性感染症と毒素性感染症がある．

【症状】

a）毒素による症状

外毒素である．発熱毒とも発赤毒ともよばれる．発熱と猩紅熱といわれるように皮疹が発生する．発疹は鮮やかな深紅色で全身に出現するが，しわの部分に沿って強く認められる．そのため，しわの少ない口囲は白くみえるため，口囲蒼白といわれる．1週間程度で落屑が発生する．舌乳頭が腫大発赤して苺のようになるので，イチゴ舌とよばれる．

b）菌そのものによる侵襲

（1）扁桃炎

扁桃炎を起こす重要な細菌である．

（2）皮膚感染症

ブドウ球菌と同様，癤，癰などが発生する．皮下組織やリンパ節に浸潤しやすい．蜂巣炎を起こすと丹毒とよばれる．

【診断】臨床症状，膿などによる細菌培養，抗原検出，血清学的検査における抗ストレプトリジンO抗体（ASO），抗ストレプトキナーゼ抗体（ASK）の上昇による．

【治療】ペニシリン系あるいはセフェム系抗菌薬の投与を行う．

【予後】後遺症として，リウマチ熱と急性糸球体腎炎がある．

3．B群レンサ球菌感染症

【概説】新生児に発症する敗血症，肺炎，髄膜炎が重要である．

【疫学】咽頭，腸管，腟内の常在菌である．問題となるのは，腟内のもので，妊婦の約20％が保菌者であり，垂直感染により，その約1％の新生児が発症する．

【成因・病態】化膿性感染症が中心である．

【症状】生後1週以内に発症する早発型とそれ以後の遅発型がある．低体温，無呼吸発作，出血斑，元気がない，哺乳力低下などが認められる．早発型のほうが重症である．

【診断】臨床症状，血液，髄液による細菌培養により確定される．

【治療】ペニシリン系あるいはセフェム系抗菌薬の投与を行う．敗血症，髄膜炎では長期投与が必要である．

4．ジフテリア

【概説】飛沫感染であり，外毒素により症状を悪化させる毒素型感染症である．感染症法の2類感染症である．真性クループとも呼ばれる．

【疫学】3種混合ワクチンにより感染者は激減している．

【成因・病態】化膿性感染症と毒素性感染症がある．

【症状】

a）菌そのものによる侵襲

菌は咽頭粘膜で増殖する．さらに外毒素も咽頭粘膜を壊死させて，偽膜を形成する．著明な咽頭痛，嚥下痛，発熱をきたす．

喉頭まで侵襲すると，犬吠様咳嗽となり，吸気性呼吸困難を引き起こす．

b）外毒素による症状

この外毒素は心筋，末梢神経に親和性が高い．このため，心筋障害，伝導障害，軟口蓋麻痺，外眼筋麻痺，呼吸筋麻痺，下肢の弛緩性麻痺などが発生する．

【診断】臨床症状，偽膜からの細菌培養による．

【治療】ペニシリン系，セフェム系，マクロライド系抗菌薬を投与する．早期にジフテリア抗毒素血清を筋肉内注射する．

東洋医学用語

● 喉痺

喉が痛みしびれることを指す．ジフテリアに相当することがあります．

5．淋病

【概説】淋菌により発症する性行為感染症である．

【疫学】性行為の多様化により増加傾向にある．男性から女性への感染は80％，女性から男性への感染は20％とされている．

【成因・病態】化膿性感染症が中心である．

【症状】男性では尿道炎を発症する．尿道不快感，排

尿痛，外尿道口からの排膿がみられる．

女性では子宮頸管炎を発症する．膿性腟分泌物の増加がみられるが，自覚症状に乏しい．治療の機会が得られにくく，骨盤腹膜炎，付属器炎を続発して不妊となることもある．産道感染により，新生児膿漏眼となることがある．このため，予防的に新生児には，抗菌薬の点眼を行っている．

【診断】臨床症状と膿の細菌培養による．

【治療】ペニシリン系，セフェム系，ニューキノロン系抗菌薬が投与される．

> **東洋医学用語**
> ● 淋証
> 東洋医学では，頻尿，排尿痛，尿が出渋る，など膀胱炎症状を呈するものを広く淋証とよびます．

6．大腸菌感染症

【概説】腸管内では非病原性であるが，尿道，肺，胆嚢，髄液などに侵入すれば，病原性を発揮する．大腸菌は菌体を構成する抗原（O抗原）と鞭毛を構成する抗原（H抗原）によって分類される．

腸管内でありながら，病原性を発揮する場合があり，これを病原性大腸菌とよぶ．

本稿では，病原性大腸菌による腸管感染症を取り上げる．

【疫学】発生頻度は，腸炎ビブリオ，黄色ブドウ球菌，サルモネラなどと比較して低い．

【成因・病態】化膿性感染症と毒素性感染症がある．

【症状】

① 毒素原性大腸菌

毒素としては，易熱性エンテロトキシンで，コレラ毒素と類似している．このため，米のとぎ汁様の下痢が認められる．発展途上国への旅行者に発症しやすい．

② 組織侵入性大腸菌

腸管粘膜に侵入して，増殖する大腸菌である．赤痢菌と類似しているので，症状も粘血便となる．

③ 腸管出血性大腸菌

ベロ毒素を産生する大腸菌である．血便と腹痛が発生する．サイトカインの活性化が強く，腎臓に微小血栓が発生することにより，溶血性尿毒症症候群をきたすことがある．病態が進行すると，溶血性貧血，血栓性血小板減少性紫斑病が発生する．感染症法の3類感染症になっている．

④ 腸管付着性大腸菌

大腸粘膜の刷子縁を破壊することで，下痢が発生する．発展途上国の乳幼児に発症しやすい．

【診断】臨床症状と便の細菌培養による．

【治療】下痢，嘔吐などによる脱水の是正が重要である．また，中等症以上では抗菌薬の投与を考慮する．特に，腸管外感染症では不可欠である．セフェム系，ニューキノロン系抗菌薬が投与される．

7．細菌性赤痢

【概説】赤痢は古代ギリシャのヒポクラテスが命名したとされる．感染症法の3類感染症に属する．また，赤痢菌のA群は志賀潔博士が発見したものである．

【疫学】国内あるいは海外渡航者の発症がある．

【成因・病態】粘膜上皮細胞に侵入し，増殖して，小膿瘍を形成する．

【症状】発熱，腹痛，下痢，粘血便を呈する．多くは，しぶり腹（テネスムス）となる．これは，頻雑に便意を催してトイレに駆け込んでも，排便量は少ないことを指す．

【診断】臨床症状と便の細菌培養による．

【治療】脱水に対して補液を行う．ニューキノロン系抗菌薬，ホスホマイシンなどが投与される．

8．腸チフス・パラチフス

【概説】腸チフスは腸チフス菌，パラチフスはパラチフス菌により発症する．これらの菌はヒトにのみ感染する．感染症法の3類感染症に属する．

【疫学】戦前に比べると激減しているが，輸入感染症として現在も発症している．

【成因・病態】小腸から侵入し，リンパ節で増殖して，第一次菌血症となる．肝脾網内系細胞に貪食さ

れるが，ここで再度増殖して第二次菌血症を起こし，腸管リンパ節を中心に膿瘍，肉芽腫が形成される．胆道疾患をもつ場合には，回復後に保菌者となることがある．

【症状】腸チフス，パラチフスはともに同様の症状を呈するが，パラチフスのほうが軽症である．ここでは，腸チフスとして解説する．

通常，約4週の経過をとることが多い．

第1週では，発熱が中心である．稽留熱のことが多い．

第2週では，脾腫とバラ疹が出現する．バラ疹は，胸から上腹部にみられ，直径2〜5 mmの淡紅色の丘疹である．また，消化器症状が出現する．下痢のことも，便秘のこともある．高熱が持続して，無欲様顔貌となる．発熱のわりに脈拍数は増加しないので，相対的徐脈とよばれる．

第3週では，腸管リンパ節で壊死が発生して，腸管出血，穿孔の危険性が出てくる．

第4週に入って，解熱傾向がみえてくる．

【診断】末梢血検査で，白血球数が減少し，好酸球が消失する．細菌培養については，第2週では血液培養，第3週では便培養を行う．尿培養を併用することで検出率が増加する．この他，Widal反応を行うことがある．

【治療】脱水には補液療法を行う．抗菌薬としては，クロラムフェニコール系，ニューキノロン系，ホスホマイシンなどが投与される．

9．サルモネラ感染症

【概説】腸チフス菌，パラチフス菌A群以外のサルモネラ属はヒトを含む哺乳類，鳥類，カメなどの腸に広く生息している．これらが，大量に増殖することで発症し，食中毒症状を引き起こす．

【疫学】食中毒として頻度が高い．

【成因・病態】加熱不十分の鶏肉・牛肉・豚肉，生卵などの摂取によることが多い．

【症状】腹痛，下痢が多い．発熱を伴うことも多く，悪寒戦慄とともに39℃台まで上昇することもまれではない．免疫が低下したもの，乳幼児では敗血症を発症することもあるが，一般的には予後良好である．

【診断】臨床症状，便，血液の細菌培養による．

【治療】脱水に対して補液療法を行う．重症例では，腸チフスに準じて抗菌薬を投与する．

10．コレラ

【概説】コレラ菌による致死的，急性下痢疾患である．感染症法の3類感染症に属する．

【疫学】輸入感染症として発症するほか，輸入魚介類に付着したコレラ菌により発症する場合も増加してきている．

【成因・病態】水，食品を介した経口感染である．コレラ菌毒素により小腸粘膜が障害される．

【症状】激しい下痢が発生する．「米のとぎ汁様」と表現される．脱水に陥り，眼窩が窪み，コレラ様顔貌となる．また，手のツルゴールも低下して，これは洗濯婦の手とよばれる．体内のK^+を含んだアルカリ性の腸液が大量に喪失するため，代謝性アシドーシスとなる．進行すると，けいれん，意識レベルの低下，ショックをきたす．

【診断】臨床症状と，便の細菌培養，遺伝子検査などによる．代謝性アシドーシスにおいて，H^+が細胞内へ取り込まれる一方，K^+が細胞外へ放出されるため，血清K値の低下は比較的軽度である．

【治療】脱水の治療が重要である．補液療法においては，Kの補充が重要となる．抗菌薬としては，テトラサイクリン系，ニューキノロン系，ホスホマイシンが投与される．

東洋医学の視点

● 東洋医学用語は，西洋医学用語に置き換えることは可能か？

東洋医学用語に「霍乱（かくらん）」があります．重症の嘔吐下痢を呈する病態を指します．これを西洋医学の「コレラ」に相当させるとする考えがあります．古代には，コレラは同定されていませんから，「霍乱」＝「コレラ」とすることには抵抗があります．「霍乱」の一部として，「コレラ」が含まれるとすれば，正確な表現といえるでしょう．

11. 腸炎ビブリオ感染症

【概説】腸炎ビブリオによる感染型食中毒である．

【疫学】発症は夏に集中する．食中毒の頻度は非常に高い．

【成因・病態】本菌が付着した海魚の摂取による．毒素の関与もあるとされるが，詳細は不明である．

【症状】下痢と胃痙攣様の上腹部痛で発症する．嘔気，嘔吐を伴うことも多く，38℃程度の発熱もよくみられる．

【診断】臨床症状と便の細菌培養による．

【治療】補液療法が主体となる．通常，抗菌薬の投与は不要である．

12. 梅毒

【概説】梅毒トレポネーマによる性感染症が一般的であるが，垂直感染，血液感染もある．

【疫学】減少傾向にある．

【成因・病態】性行為の他，経胎盤感染，血液感染がある．

【症状】

a) 後天性梅毒

① 第1期梅毒

感染後3カ月までをいう．侵入部位に無痛性の硬結（初期硬結）が発生し，やがて潰瘍となり硬性下疳となる．所属リンパ節が無痛性に腫脹して，無痛性横痃となる．

② 第2期梅毒

感染後3カ月から3年を指す．発熱，頭痛，関節痛，倦怠感，多彩な発疹が発生する．この発疹は，バラ疹，丘疹，白斑，膿疱など様々である．陰部などの柔らかく抵抗が少ない部位には，盛り上がった丘疹が発生し，扁平コンジロームとよばれる．手掌，足底などの角化した部位では，落屑が生じ，梅毒性乾癬とよばれる．

③ 第3期梅毒

感染後3〜10年を指す．皮膚，粘膜，骨，肝臓などにゴム腫が発生する．病理学的には凝固壊死の一種である．

④ 第4期梅毒

感染後10年以降を指す．変性梅毒ともよばれ，中枢神経系に変性が生じる．精神神経症状が中心の進行麻痺，脊髄障害を中心とする脊髄癆がある．また，心臓，血管病変も発生して，大動脈炎による大動脈瘤が発生する．

b) 先天性梅毒

① 胎児梅毒

妊娠後期の胎内感染により発生する．奇形はない．

② 乳児梅毒

生後数週から数カ月で，第3期に相当する症状が発症する．

③ 遅発性先天性梅毒

学童期以降に，第3期に相当する症状が発症する．典型例ではHutchinsonの3徴候が出現する．これは，永久歯が短く，ビア樽状となり，咀嚼する部分が陥した Hutchinson 歯牙，実質性角膜炎，内耳性難聴である．

【診断】臨床症状のほか，血清学的に抗体価の上昇を確認する．Wassermann 抗体が利用されるが，生物学的偽陽性が生じる危険性がある．トレポネーマ抗原法としては，TPHA 法，FTA-ABS 法がある．

【治療】ペニシリン系抗菌薬を投与する．

13. 性器クラミジア感染症

【概説】クラミジア・トラコマチスの感染による．血清型のうちD〜K型による性感染症である．また，同じD〜K型により，封入体性結膜炎を発症することがある．なお，A，B，C型では慢性角膜炎であるトラコーマを発症する．L型では，別の性感染症である鼠径部リンパ肉芽腫症が発症する．

【疫学】非淋菌性尿道炎の原因として最も多い．

【成因・病態】性行為により感染する．

【症状】尿道不快感と排尿痛が発生する．淋病に比較して軽度である．女性ではさらに軽症であり，治療せず放置すると，子宮頸管炎，子宮内膜炎，さらには卵管炎，卵巣炎となり，骨盤内感染症に進展することがある．これは，不妊症の原因となることがある．

【治療】抗菌薬を投与する．テトラサイクリン系，マ

クロライド系，ニューキノロン系が有効である．

1-4. ウイルス感染症

1-4-1. 分類
DNA ウイルスと RNA ウイルスに分類される．

1. DNA ウイルス
ヘルペスウイルス（単純ヘルペス，水痘・帯状疱疹，サイトメガロ，EB など），アデノウイルス，パルボウイルス，B 型肝炎ウイルスなどがある．
DNA ウイルスは，宿主細胞の核内で増殖し，長期間寄生する傾向がある．このため，大流行の危険性は低いが，腫瘍化する危険性がある．

2. RNA ウイルス
DNA ウイルス以外が属することになる．細胞質で勢いよく増殖する傾向にある．このため，宿主細胞は破壊されやすく，急性感染症の形態をとることが多い．

1-4-2. 主なウイルス感染症
1. インフルエンザ
【概説】インフルエンザウイルス A，B，C による呼吸器を主とした感染症である．感染症法の 5 類感染症に属する．エンベロープをもった RNA ウイルスであり，エンベロープには赤血球凝集素 hemagglutinin（HA）抗原とノイラミニダーゼ neuraminidase（NA）抗原があり，これらの抗原に種類によって分類される．
【疫学】数十年ごとに世界的な大流行を引き起こす．これは，ウイルス自体が HA 抗原と NA 抗原を変異させていることによる．A 型はトリやブタとの人畜共通感染症であるが，B 型と C 型はヒトだけに感染する．
【成因・病態】飛沫感染の他，空気感染もある．
【症状】悪寒，発熱，頭痛，筋肉痛，関節痛が発生する．呼吸器症状も出現して肺炎を併発することがある．急性脳症を併発することもある．アスピリンを使用することにより発症する急性脳症は Reye 症候群とよばれる．
【診断】臨床症状の他，鼻腔ぬぐい液を用いた迅速診断キットによる抗原検出検査も利用される．血清学的に抗体価の上昇を確認することもある．
【治療】対症療法のほか，抗インフルエンザウイルス薬が投与される．

2. 麻疹
【概説】麻疹ウイルスのよる急性発疹性疾患である．感染症法で 5 類感染症に属する．
【疫学】3 歳以下の乳幼児に好発する．近年では，予防接種をしたが，抗体価が低下した大学生，成人にも発症がみられる．不顕性感染はほとんどない．
【成因・病態】飛沫感染のほか，空気感染の可能性もある．
【症状】約 10 日の潜伏期の後，発熱，咳，鼻汁，眼脂などで発症する．また，臼歯に向かい合った頬粘膜に周囲が発赤した灰色の小斑点が出現する．これを Koplik 斑とよぶ．この時期に解熱傾向がみられるが，すぐに高熱となり，耳後部から頸部にかけて斑状の丘疹性発疹が出現し，全身に拡大する．発疹は融合傾向を示し，回復期に入ると褐色調となり，しばらく色素沈着となって残存する．
肺炎，脳炎を合併することがある．
【診断】臨床症状と血清学的に抗体価の上昇を確認する．末梢血検査で，リンパ球の減少が認められる．特に成人例では著明で，持続性があり，細胞性免疫の低下が心配される．
【治療】対症療法となる．

3. 風疹
【概説】風疹ウイルスによる急性発疹性疾患である．感染症法で 5 類感染症に属する．俗に「三日はしか」とよばれる．
【疫学】小学校低学年に多いが，成人にも発症する．約 25％が不顕性感染である．
【成因・病態】飛沫感染による．

【症状】約2週間の潜伏期の後，発疹，発熱，リンパ節腫脹がみられる．発疹はバラ紅色の斑状丘疹で，顔，耳後，頸部，体幹，四肢の順に拡大していく．融合傾向はなく，色素沈着も残さない．3日程度で解熱する．発熱も高熱とはならない．リンパ節腫脹は全身にみられるが，耳後部が目立つ．
　関節炎，血小板減少性紫斑病，溶血性貧血などを合併することがある
【診断】臨床症状のほか，血清学的に抗体価の上昇を確認する．末梢血検査で，リンパ球の減少が認められる．
【治療】対症療法となる．

4．流行性耳下腺炎

【概説】ムンプスウイルスによる耳下腺腫脹をきたす急性感染症である．感染症法で5類感染症に属する．俗に「おたふくかぜ」とよばれる．
【疫学】学童に好発する．
【成因・病態】飛沫感染による．
【症状】2〜3週間の潜伏期の後，発熱，頭痛，倦怠感，耳下腺の腫脹疼痛が発生する．膵炎，精巣炎，卵巣炎，甲状腺炎をきたすこともある．内耳性難聴を伴うこともある．
【診断】臨床症状のほか，血清学的に抗体価の上昇を確認する．血液検査でアミラーゼの上昇が認められる．
【治療】対症療法となる．

5．単純ヘルペス感染症

【概説】Ⅰ型とⅡ型による感染症がある．Ⅰ型は主として口腔，眼に感染し，Ⅱ型は主として性器に感染する．
【疫学】Ⅰ型は，1〜3歳で初感染することが多い．Ⅱ型は性行為によって感染することが多い．
【成因・病態】粘膜表皮細胞に侵入して，知覚神経線維の末端から軸索を逆行して，三叉神経節，腰仙髄神経節に到達する．宿主の免疫応答により不活化されると，潜伏感染する．これが初感染であるが，多くは不顕性である．ストレス，感冒，外科的侵襲，他疾患の合併などで，再活性化すると，軸索を順行して回帰感染を起こす．
【症状】
1) 口唇ヘルペス
　口唇周辺に小さな疱瘡をつくる．乳幼児では初感染時に，急性歯肉口内炎を発症することがある．
2) 角膜ヘルペス
　ウイルスの増殖が角膜上皮を這うようにして拡大する．樹枝状角膜炎，地図状角膜炎とよばれる．増悪すると，角膜実質が混濁して円板状角膜炎となる．
3) ヘルペス脳炎
　ほとんどがⅠ型による．小児では初感染が多い．
4) 性器ヘルペス
　回帰感染である．再発することがよくみられる．近年ではⅠ型による感染が増大している．
5) カポジ水痘様発疹
　アトピー性皮膚炎の乳幼児が感染すると，湿疹部位に水疱が多数発生する．潰瘍化して疼痛が発生する．
6) 新生児ヘルペス
　経産道感染により発症する．ほぼ顕性感染となる．発熱，哺乳力低下，無呼吸発作などで，発疹を呈しないこともある．
【診断】臨床症状のほか，血清学的に抗体価の上昇を確認する．病理学的に，核内の封入体を確認する．遺伝子検査による方法もある．
【治療】抗ウイルス薬として，アシクロビル，ビダラビンがある．

6．水痘・帯状疱疹

【概説】水痘・帯状疱疹ウイルスによる感染症である．感染症法で5類感染症に属する．
【疫学】小児期に発症することが多い．帯状疱疹は高齢化に伴って増加傾向である．
【成因・病態】空気感染，接触感染がある．初感染では水痘となり，回帰感染により帯状疱疹を発症する．
【症状】
1) 水痘
　約2週間の潜伏期の後，発疹が出現する．発疹は

体幹から全身に拡大する．性状は当初，紅斑であるが，丘疹，水疱，膿疱と変化し，数日で痂皮化する．同一皮膚に各種の性状の発疹が混在する．

予後は一般に良好であるが，成人では合併症を起こしやすい．

2）帯状疱疹

知覚神経の支配領域に一致して疱疹が出現する．片側性である．肋間神経，坐骨神経，三叉神経領域に多い．顔面神経に発症して，顔面神経麻痺をきたす場合には Ramsay-Hunt 症候群とよばれる．

【診断】臨床症状のほか，血清学的に抗体価の上昇を確認する．遺伝子学的検査も行われる．

【治療】抗ウイルス薬として，アシクロビル，ビダラビンがある．

7．エイズ

【概説】HIV（human immunodeficiency virus）による感染症である．感染症法の5類感染症に属する．

【疫学】1981年に初めて報告された感染症である．年々，増加傾向にある．

【成因・病態】HIV は，CD4 陽性 T リンパ球に感染して，その機能を破壊する．その結果，免疫機能が低下して，日和見感染を起こすことになる．性感染，垂直感染，血液感染がある．

【症状】感染して数週間経過すると，感染者の10〜20%にインフルエンザ様の症状が発生する．その後，無症候性キャリアとなる．

数年から十数年して，発熱，下痢，体重減少，全身倦怠感などが出現する．これらはエイズ関連症候群とよばれる．

その後，数カ月前後でエイズ発症期に入る．日和見感染，悪性リンパ腫，カポジ肉腫などの悪性腫瘍の併発がみられる．

【診断】臨床症状のほか，血清学的に抗体価の上昇を確認する．遺伝子検査も利用される．

【治療】抗 HIV 薬を投与する．逆転写酵素阻害薬，蛋白分解酵素阻害薬などを複数組み合わせた多剤併用療法が行われる．

1-5．真菌感染症

1-5-1．構造

真核生物である．真菌は糸状菌と酵母に分かれる．糸状菌は菌糸をもち，枝分かれをしながら伸びて増殖する．これを発芽とよぶ．酵母は単細胞で，条件がそろうと1つの親細胞の中に娘細胞が発生する．娘細胞は時期がくると親細胞から分離して独立した生物となる．これを出芽とよぶ．

アスペルギルスとムコールは糸状菌，クリプトコッカスは酵母の形態をとる．カンジダとスポロトリックスは両者の形態をあわせもつ．

1-5-2．感染症の分類

1．表在性真菌感染症

白癬（水虫），口腔カンジダ症，腟カンジダ症などがある．

2．深部皮膚真菌感染症

スポロトリックスによるスポロトリコーシスが大部分を占める．真皮，皮下組織で増殖することにより，慢性肉芽腫性病変を形成する．

3．深在性真菌感染症

菌力が非常に強い原発性真菌感染症は，ヒストプラズマ，コクシディオイデスによる呼吸器感染症がある．宿主の免疫機能が低下して日和見感染を起こすものとしては，カンジダ，アスペルギルス，クリプトコッカス，ムコール，ニューモシスチス・イロヴェチ（以前はニューモシスチス・カリーニとされたが，訂正された）があげられる．

1-6．学校保健安全法

第2種の感染症のうち，結核を除いた他の疾患については，次の期間出席停止にする．ただし，病状により学校医その他の医師において伝染のおそれが

ないと認めたときは，この限りでない．

インフルエンザ（鳥インフルエンザ（H5N1）および新型インフルエンザなど感染症を除く）：解熱後2日を経過するまで

百日咳：特有の咳が消失するまで

麻疹：解熱後3日を経過するまで

流行性耳下腺炎：耳下腺の腫脹が消失するまで

風疹：発疹が消失するまで

水痘：すべての発疹が痂皮化するまで

咽頭結膜熱：主要症状が消退した後2日を経過するまで

東洋医学用語

- 瘟（うん[おん]）・瘟疫（うん[おん]えき）

急性伝染病を広く，このように表現しました．

2. 神経・筋疾患

2-1. 脳血管疾患

脳血管に起因する様々な病態を指す．脳卒中（apoplexy）は，急激に生じた脳血管障害全般に対して用いられる．脳出血と脳梗塞に大きく分類される．さらに，脳出血は，脳内出血とくも膜下出血に，脳梗塞は，脳血栓と脳塞栓に分類される．

脳出血と脳梗塞の大まかな鑑別は以下のとおりである（表2-1）．

表2-1 脳出血と脳梗塞

	脳出血	脳梗塞
TIA前駆	なし	あり
発症	活動期	安静時
頭痛	激しい	なし～軽度
神経症状	進行性	片麻痺などの局所
	時に昏睡	意識障害は軽度
高血圧	中等～高度	正常～中等度
髄液	血性	清澄

TIA: transient ischemic attack（一過性脳虚血発作）

2-1-1. 脳出血
1. 脳内出血

【概説】高血圧に伴って，脳血管が破綻して発生することが多い．頭蓋内圧が亢進することにより，頭痛，嘔吐などが出現する．病状は進行性のことが多く，意識障害をきたしやすい．

出血の部位により，被殻出血（40％），視床出血（30％），橋出血（10％），小脳出血（10％），皮質下出血（10％）に分類される（図2-1）．これらの出血部位に応じて，特徴的な症状が出現する．

【疫学】死因のなかで，脳血管疾患は頻度が高い．そのうち脳内出血は約25％を占める．

【成因・病態】高血圧により細動脈の類線維素変性（フィブリノイド変性）壊死に起因する小動脈瘤が破綻することで発生する．類線維素変性は，粥腫変性（アテローム変性）とともに，動脈硬化の一因とされている．最も頻度が高い部位が外線条体動脈であり，被殻の存在部位に相当する．

【症状】出血部位により症状が異なる(表2-2, 2-3)．

a) 片麻痺

錐体路に障害が発生することによる（図2-2）．錐体交叉より中枢側に出血が起これば，その反対側に片麻痺が発生する．錐体交叉より末梢側であれば，同側となる．錐体路障害を確認するためには，上肢ではBarré徴候，第5指徴候（digiti quinti sign）下肢ではMingazini徴候，下肢のBarré徴候などを参考とする．Barré徴候は，両上肢を肩の高さに挙上伸展させると患側が落下すること，第5指徴候は5本の指を強く内転させると第5指の内転が不十分となり，第4指から離れてしまうこと，Mingazini徴候は仰臥位で膝関節を90度に屈曲させて下腿を挙

表2-2 脳出血部位別臨床症状（1）

	被殻出血	視床出血	小脳出血	橋出血
片麻痺	＋	＋	−	四肢麻痺
顔面神経麻痺	反対側・中枢性	反対側・中枢性	同側・末梢性	同側・末梢性
感覚障害	＋	＋	−	＋
発作時意識障害	−	±	−	＋
初期歩行不能	−	−	＋	＋
嘔吐	±	±	＋(重篤)	±

2. 神経・筋疾患

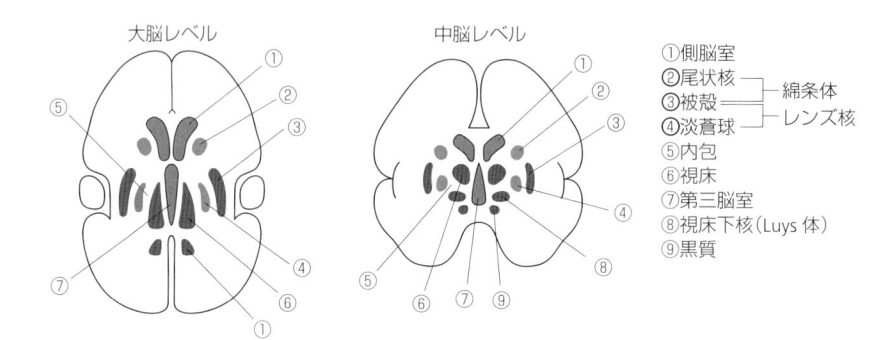

図2-1 大脳基底核

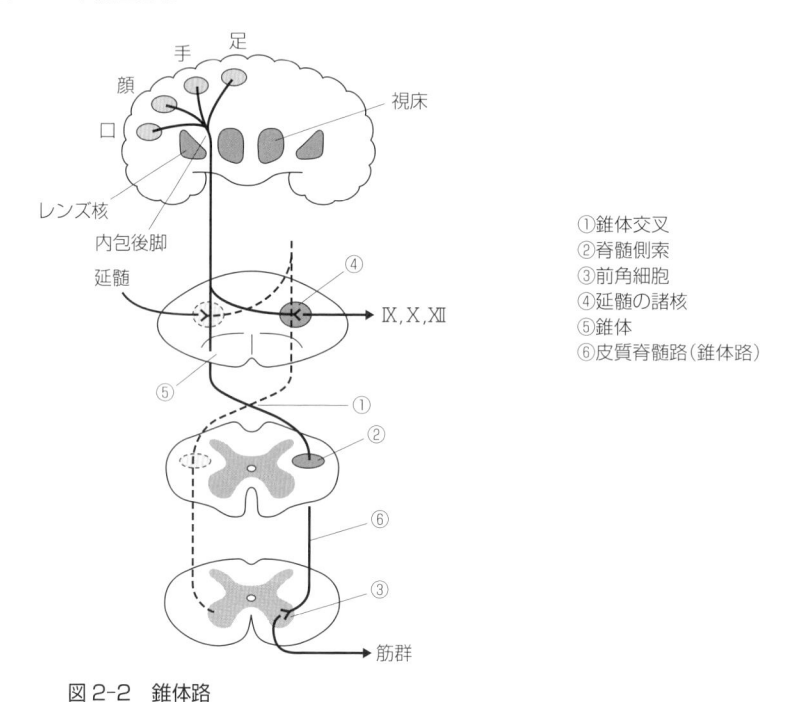

①側脳室
②尾状核 ─┐
③被殻 ──┴─ 線条体
④淡蒼球 ─── レンズ核
⑤内包
⑥視床
⑦第三脳室
⑧視床下核(Luys体)
⑨黒質

図2-2 錐体路

①錐体交叉
②脊髄側索
③前角細胞
④延髄の諸核
⑤錐体
⑥皮質脊髄路(錐体路)

上させると患側では落下してしまうこと，下肢のBarré徴候は腹臥位で両下腿を拳上させると患側では落下してしまうことを指す．

被殻出血，視床出血では，内包に障害が発生しやすく，反対側の片麻痺が発生する．

小脳は，錐体路に関係しないため，片麻痺は発生しない．

橋は，非常に狭い部位であり，理論的に片麻痺は発生しうるが，現実的には両側の錐体路が障害されて四肢麻痺となる．

東洋医学用語

● 偏枯
半身不随を指します．

b) 顔面神経麻痺

顔面神経核は橋にある．これより中枢側は上位ニューロンとなる．よって，被殻出血，視床出血では，反対側に麻痺が出現する．橋出血，また同レベルに位置する小脳の出血では，末梢性の顔面神経麻痺，すなわち同側に麻痺が発生する．

表2-3 脳出血部位別臨床症状（2）

	被殻出血	視床出血	小脳出血	橋出血
水平共同偏視	＋	＋	＋	－
方向	病巣側	病巣側・下方	健側	（正中固定）
瞳孔				
大きさ	正常	様々	小	極小
反応	＋	時々－	＋	＋
Oculocephalic 反射	＋	＋	－	－
半盲	＋	±	－	－

視床出血では，上丘の障害によって上方注視麻痺が出現する
橋出血では，両側性障害が多く，正中固定となりやすい．交感神経障害も強い

c）感覚障害

感覚神経が統合される視床の出血では，激しい感覚障害が出血部位とは反対側に発生する．近辺の被殻出血でも発生する．また，感覚神経の伝導路となる橋の出血でも発生する．

小脳には感覚神経伝導路がないので，発生しない．

d）意識障害

意識を支える脳幹網様体がある橋の出血では，急速に意識障害が発生して，昏睡となることも多い．

被殻自体の出血で，意識障害はまれである．出血が増大することによる頭蓋内圧亢進に基づくことで意識障害が発生する．

視床出血では，出血が増大すると辺縁系を障害して，意識障害が発生する．

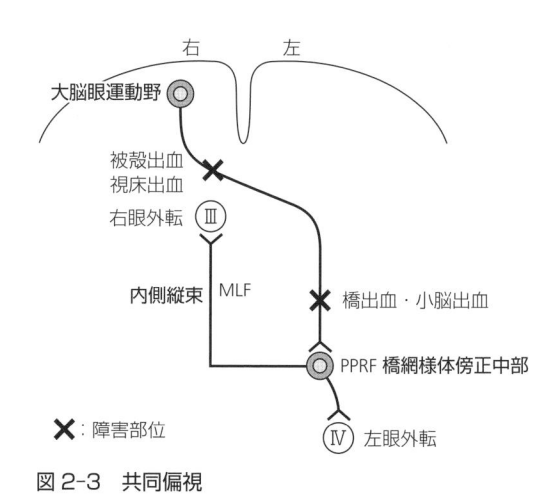

e）歩行障害と嘔吐

小脳出血に特徴的な症状である．小脳半球の障害では協働運動障害が，小脳虫部の障害では，体幹性運動失調（姿勢，歩行障害）が現れやすい．

f）共同偏視（図2-3）

共同偏視は，両側眼球が同一方向に偏ったままになる状態を指す．

大脳の眼運動野の神経細胞から出た神経線維は交叉して橋網様体傍正中部（PPRF）に向かう．PPRFから出た神経線維は，同側の外転神経核へ向かい，一方では反対側の動眼神経核へ向かう．これらの機能が保たれることで，両眼がそろって左側を視る，あるいは右側を視ることができる．

被殻出血，視床出血では，PPRFへ至る神経線維が障害される．これにより，反対側の眼の外転と，同側の眼の内転が障害されて，両側の眼が出血側へ偏位することになる．なお，視床の下方には上丘があり，視床出血により上丘の眼球垂直運動が障害さ

図2-3 共同偏視

表2-4 瞳孔

	散瞳 交感（頸部）	縮瞳 副交感Ⅲ（中脳）	
橋・小脳	×	○	対光＋ 縮瞳
被殻	○	○	対光＋ 瞳孔 np
視床	△	△	様々

視床の下部には自律神経に関わる視床下部がある

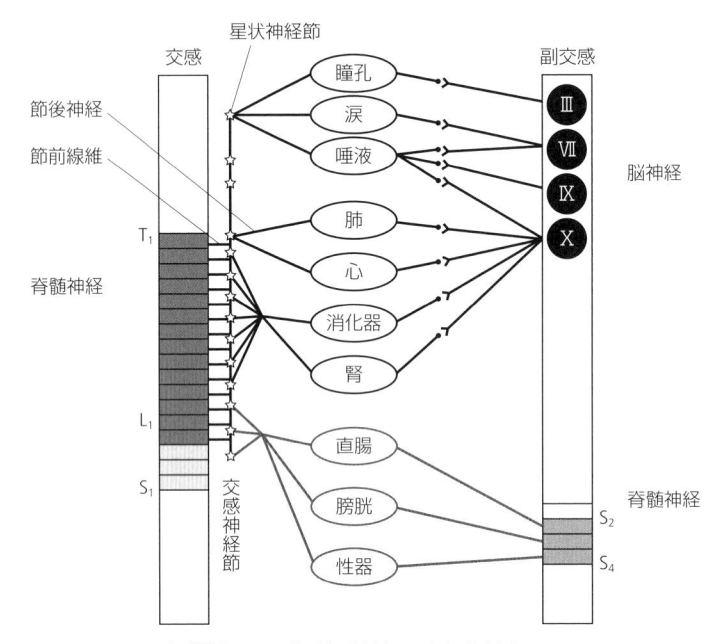

図 2-4 交感神経および副交感神経の走行と対応

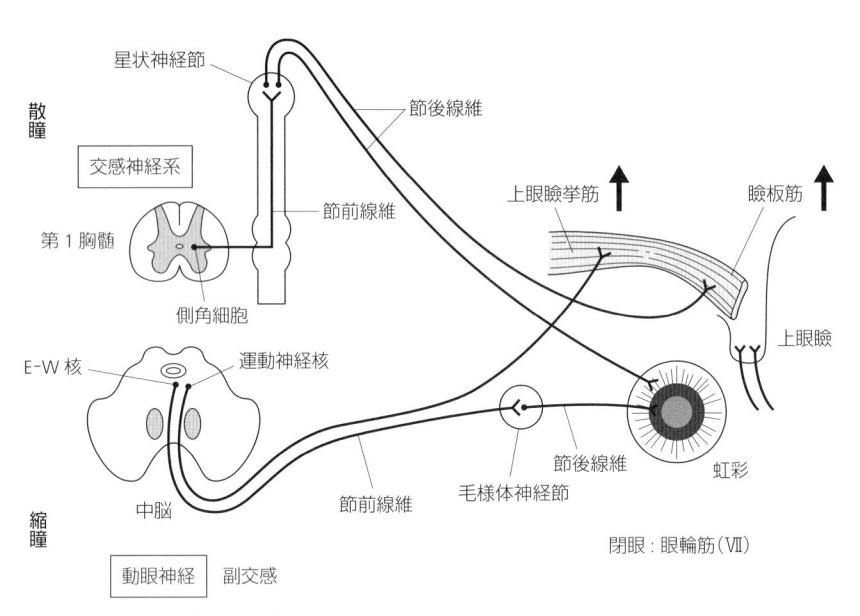

図 2-5 瞳孔の自律神経支配

れることで，上方注視麻痺が出現する．

橋出血，小脳出血では，PPRFへ至る神経線維が交叉後に障害されるので，出血側とは反対側に眼球が偏位することになる．なお，橋は狭い部位であるため，PPRFへ至る神経線維が両側で障害されることにより，正中位固定となることが通常である．

g）瞳孔（表2-4）

散瞳は，頸部の星状神経節を経由して瞳孔に至る交感神経により，また，縮瞳は中脳に神経核をもつ動眼神経によりなされる（図2-4，図2-5）．

被殻出血では，交感神経，動眼神経ともに障害を起こすことはなく，瞳孔異常を呈しない．

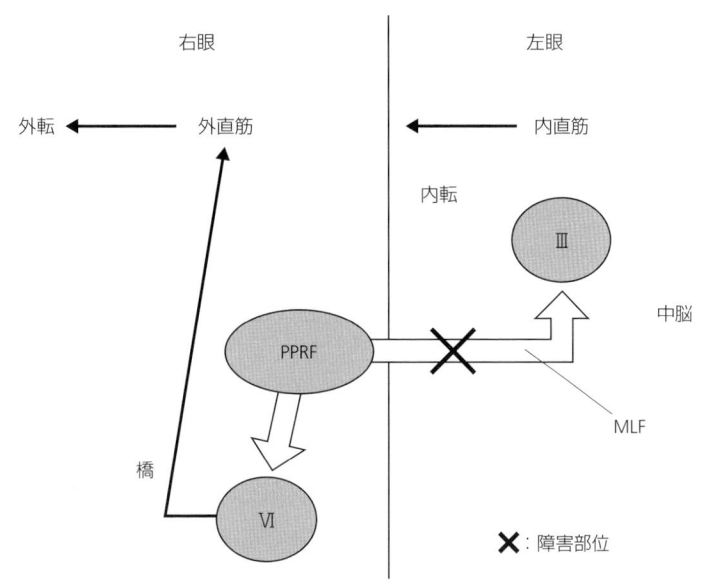

図 2-6 MLF 症候群の概念

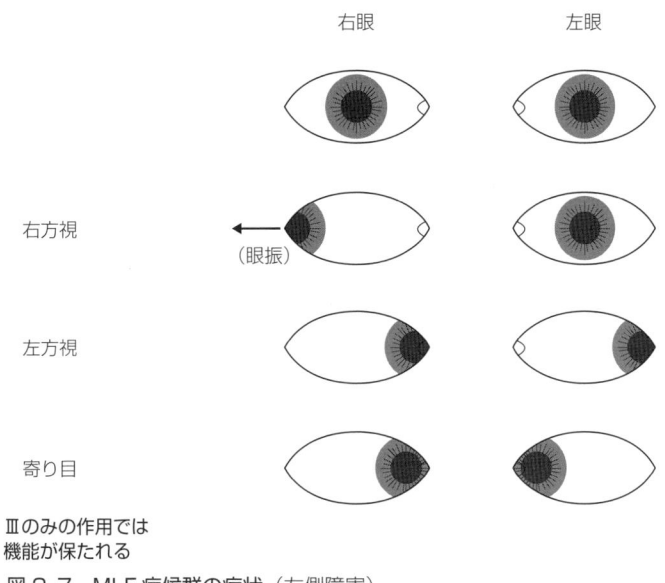

図 2-7 MLF 症候群の症状（左側障害）

橋出血，小脳出血では，交感神経を損傷して，動眼神経優位となるため縮瞳する．特に橋出血では損傷が激しいため，縮瞳が強度で，針穴瞳孔とよばれる．

視床出血では，交感神経，動眼神経ともに障害を起こす可能性があり，その程度により瞳孔異常の症状が異なってくる．

h) Oculocephalic 反射

他動的に頭部を左右に回転させると眼球が反対側へ移動する反応を指す．人形の目現象ともよばれる．この反応は，前庭神経，PPRF，動眼神経の協調作用により保持されている．よって，前庭神経核

がある延髄，動眼神経がある中脳，橋網様体傍正中部（PPRF）がある橋のいずれかが障害されると消失する．

この反射は，意識障害者の障害部位の特定に有用である．中脳より中枢側での障害であれば，この反射は保たれ，中脳より末梢側の障害では消失することになる．

ここで，PPRFから動眼神経核へ向かう神経線維，内側縦束（MLF）の障害について，触れておく（図2-6）．

病側の眼球の内転運動が障害されることになる．なお，寄り目のように，両側眼球運動に動眼神経のみが作用する場合には，MLFは関与しないため，眼球運動障害は発生しない（図2-7）．

【診断】脳出血の検査としては，画像検査と髄液検査があげられる．

画像検査としては，CTスキャンが重要である．急性期には，出血部位が高吸収域（白）として描出される．慢性期（4週以降）では，低吸収域（黒）となる．

髄液検査において，血性となる．頭蓋内圧亢進時には脳ヘルニアをきたす危険性があり，検査は禁忌である．

眼底検査において，脳圧亢進により静脈拍動の消失が観察されることがある．うっ血乳頭は，形成されるために数日から1週間程度かかるため，急性期の診断には役立たない．

【治療】
①急性期の内科的治療
救急のABCとして，気道確保→呼吸管理→循環管理が重要となる．血圧管理も重要であり，降下は20％以内にとどめる．脳浮腫対策も行う．
②外科的治療
開頭血腫除去術（被殻・小脳・皮質下），定位的血腫吸引術などを行う．
③リハビリテーション
回復期に，社会復帰のために行う．

2．くも膜下出血

【概説】多くは，脳動脈瘤の破裂により，出血がくも膜下腔に広がり，激しい頭痛を呈する．

【疫学】脳血管疾患の10〜15％を占める．

【成因・病態】90％以上が脳動脈瘤の破裂による．その他の原因としては，脳動静脈奇形，高血圧性脳内血腫，もやもや病などがあげられる．

【症状】症状は非常に激しい頭痛である．通常，大きい血腫が形成されなければ，局所神経症状は示さない．

【診断】CTスキャンで，出血部位を確認する．髄液検査では，血性で，経過とともに溶血によりキサントクロミーを呈する．脳血管造影は，脳動脈瘤の確定診断に重要である．脳動脈瘤破裂の発生部位としては，高い順に，前交通動脈，内頸動脈，中大脳動脈である．

【治療】脳動脈瘤破裂では，動脈瘤のクリッピング，出血除去，脳槽ドレナージ，動脈瘤コイル塞栓術（内科的治療）などを行う．それ以外では，症状に応じて保存的治療を行うこともある．

2-1-2．脳梗塞

1．脳血栓と脳塞栓

脳梗塞は，脳血栓と脳塞栓に分類される．

脳血栓は，アテローム硬化などにより，狭窄した脳血管に血小板が付着し，生じた凝固塊によって末梢の血行が遮断されて発症するものである．

脳塞栓は，様々な原因により生じた凝固塊が血行性に移動して，ある脳血管にはまり込んで，末梢の血行が遮断されて発症する．多くは心臓での血栓による．

2．脳梗塞の臨床分類

大きく3つに分類される．
①アテローム血栓性脳梗塞
アテローム硬化の部位に付着した血小板により発生する病態が主体となる．これは，脳血栓に相当する．同部位で発生した血栓が他の部位で詰まるものも含まれる．この場合は，厳密には脳塞栓であるが，

症状は脳血栓に類似する．
②心原性脳塞栓
心房細動，人工弁置換術後，心筋梗塞発症直後などにおいて，心臓内に血栓が形成され，これが，脳血管を遮断することにより発症する．
③ラクナ梗塞
大脳深部白質，基底核，脳幹部を灌流する細い穿通枝動脈が遮断されることにより発症する．これらは終末動脈であり，それより末梢部に壊死が発生する．その大きさは15 mm 未満とされている．
④その他
1) 出血性脳梗塞
梗塞部位の血管は脆弱化しており，閉塞部が再開通すると，脆弱部に大量の血液がなだれ込むようになり，血管が破綻することがある．心原性脳梗塞に多い（40〜70％）．
2) 進行性脳梗塞
発症後もどんどん増悪していく脳梗塞を指す．

3. 脳梗塞の臨床

【概説】心原性脳梗塞以外では安静時に発症しやすいこと，脳出血と比較して，頭痛，意識障害が軽度であること，神経学的局所症状を呈しやすいことが特徴である．
【疫学】脳血管疾患のなかで頻度がきわめて高い．

【成因・病態】アテローム硬化，心疾患が大きな要因となっている．
【症状】
①脳梗塞の分類と症状
アテローム血栓性脳梗塞では，階段状に症状が増悪する．心原性脳塞栓では，一挙に症状が完成することが多い．ラクナ梗塞では，局所症状に限定することが多い．
②支配動脈による症状の違い
前大脳動脈は，前頭葉，側頭葉，頭頂葉内側を灌流している．この動脈の閉塞により，下肢優位の運動麻痺，不随意運動，失語症（超皮質運動失語），脳高次機能障害，感覚障害などが発生する．

中大脳動脈は，前頭葉，側頭葉，頭頂葉外側など，広範囲を灌流している．この動脈の閉塞により，多彩な症状を呈することになる．運動麻痺，不随意運動，失認，失語（運動，感覚両方がありうる），失行，などがある．

後大脳動脈は，主として後頭葉を灌流している．この動脈の閉塞により，視覚失認，皮質盲を呈する．視床，中脳にも血流があり，この場合，症状は多彩である．

椎骨動脈は，橋，延髄，小脳を灌流している．この動脈の閉塞の場合も症状は多彩である．

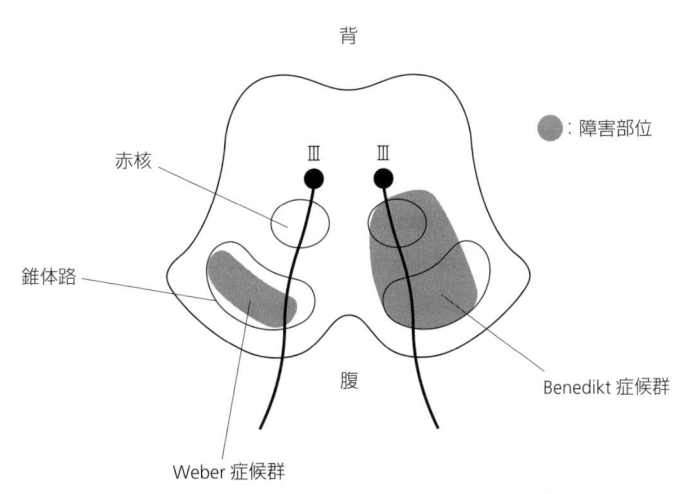

図 2-8 中脳の横断面と Weber 症候群，Benedikt 症候群
障害部位を■で表示した

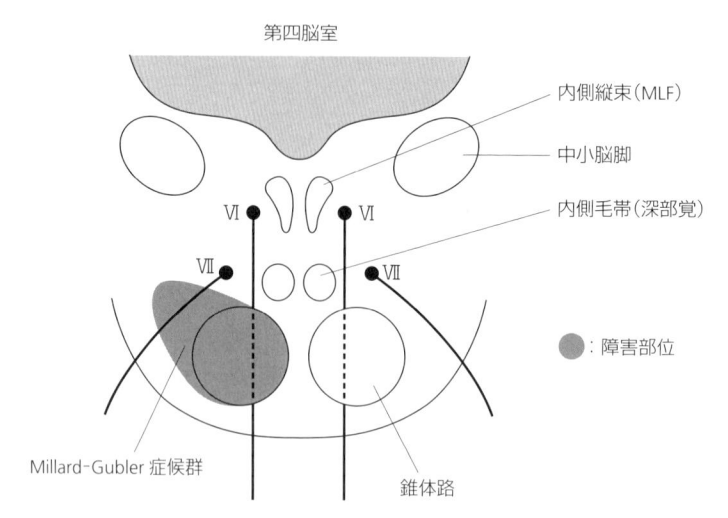

図2-9 橋下部の横断面とMillard-Gubler症候群
障害部位を■で表示した

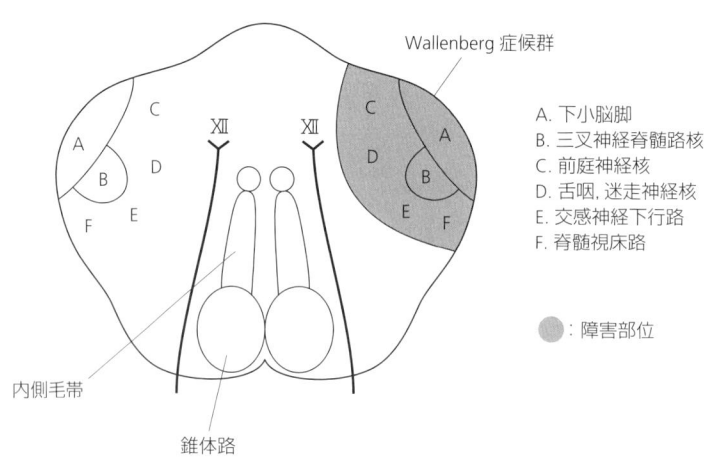

図2-10 延髄の横断面とWallenberg症候群
障害部位を■で表示した

A. 下小脳脚
B. 三叉神経脊髄路核
C. 前庭神経核
D. 舌咽, 迷走神経核
E. 交感神経下行路
F. 脊髄視床路

【脳梗塞各論】

a）視床症候群（Dejerine-Roussy症候群）

後大脳動脈からの分岐した視床膝状体動脈の閉塞により発症する．閉塞と反対側の異常自発痛（視床痛），不随意運動，反対側片麻痺が出現する．

b）Weber症候群，Benedikt症候群（図2-8）

Weber症候群は，視床膝状体動脈より少し下方の視床穿通枝動脈の閉塞で発症する．閉塞と同側の動眼神経麻痺，反対側片麻痺が出現する．

Benedikt症候群は，さらに赤核が障害されたものである．赤核は，小脳から脊髄へ出力系の中継核であるため，その障害として動作時振戦・運動失調が加わる．

c）Millard-Gubler症候群（図2-9）

脳底動脈の傍正中枝の閉塞により発症する．閉塞と同側の外転神経と末梢性顔面神経の麻痺，反対側の片麻痺が発生する．さらに障害が拡大した場合，内側毛帯が障害されると深部感覚障害が，内側縦束が障害されるとMLF症候群が，中小脳脚が障害されると小脳症状が出現する．

d) Wallenberg 症候群（延髄外側症候群）（図 2-10）

椎骨動脈およびその枝の後下小脳動脈の閉塞により，延髄外側部が障害された場合を指す．症状は多彩となる．

下小脳脚が障害されて，小脳症状が発生する．三叉神経脊髄路核が障害されて，同側顔面温痛覚麻痺が発生する．しかし，深部感覚の中継核は中脳にあるため，深部感覚は障害されず正常である．これを解離性感覚障害という．前庭神経核が障害されて，めまいが発生する．舌咽・迷走神経核が障害されて，同側球麻痺（嚥下困難，軟口蓋麻痺，嗄声など）が発生する．なお球とは延髄を指す．交感神経下行路が障害されて，同側 Horner 症候群が発生する．脊髄視床路が障害されて，反対側頸部より下部の温痛覚麻痺が発生する．頸部より下位では深部感覚の伝導路である内側毛帯は延髄内側にあるため，障害を受けない．このため，解離性感覚障害となる（図2-11）．なお，錐体路は延髄内側に位置するため障害を受けない．

【診断】通常，画像検査によりなされる．

CT スキャンでは，急性期においては，異常は認められない．ただし，出血性梗塞の場合には，低吸収域のなかに高吸収域（白）が混在することがある．場合により脳浮腫の所見が認められることもある．発症 24 時間後には，低吸収域（黒）となって確認される．

MRI では，発症後 3 時間で，T2 強調で高信号となり，24 時間でさらに T1 強調で低信号となる．Diffusion MRI では，発症後 1 時間以内に高信号となる．

【治療】一般的治療としては，救急の ABC に従って，気道確保→呼吸管理→循環管理が重要となる．通常，重症な高血圧はまれであり，降圧剤は投与されない．脳浮腫対策として，グリセロールが投与される．

血栓溶解療法として，組織型プラスミノーゲンアクチベーターの静脈内投与，ウロキナーゼの動注がなされている．

心原性脳梗塞の場合，抗凝固療法が行われる．まずは即効性のヘパリン静注を行い，ワーファリン内服へ切り替える．

アテローム血栓性脳梗塞，ラクナ梗塞では，抗血

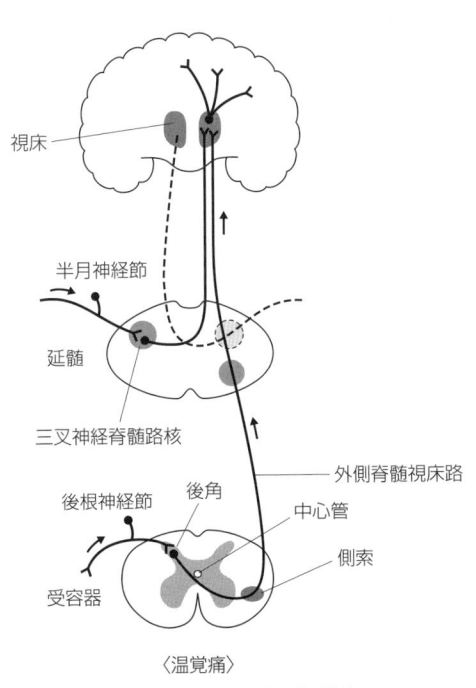

図 2-11　温痛覚と深部感覚の伝導路

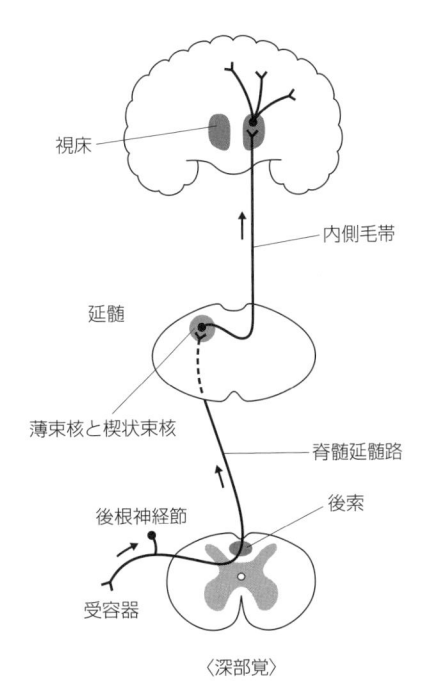

小板療法を行う．トロンボキサン A2 合成阻害薬の静注，アスピリン内服などがある．

その他，回復期に入ればなるべく早期にリハビリテーションを行う．

> **東洋医学用語**
>
> ● 痿弱・痿躄（いじゃく・いへき）
> 運動麻痺を一般的に痿弱と表現することがあります．下肢の運動麻痺を特に痿躄とよぶことがあります．

2-1-3. 一過性脳虚血発作（TIA）

1. 概念

一過性に生じた脳虚血の発作であり，突発的に発症するものである．劇的に発症するため，なんとなく気づく，時々麻痺症状が出るなどといった場合は，本症は否定的である．

2. 臨床

【概説】一過性に血栓あるいは塞栓により血行不良となるが，24 時間以内に完全に回復，通常は数分以内に回復することが多い．24 時間以上経過してから回復する場合，回復性虚血性神経障害という．

【疫学】4 人に 1 人は 5 年以内に脳梗塞を発症する．

【成因・病態】アテローム硬化による血栓形成が原因となることが多い．

【症状】血流が遮断される部位として，内頸動脈系と椎骨脳底動脈系に分類することができる（表 2-5）．両者に共通する症状がある．一過性黒内症をきたした場合には内頸動脈系の一過性脳虚血発作の可能性が高い．意識が清明でありながら四肢脱力によって転倒する drop attack をきたした場合には椎

表 2-5 一過性脳虚血発作の臨床症状

内頸動脈系	椎骨脳底動脈系
片麻痺・単麻痺	drop attack
感覚障害	感覚障害
片眼の一過性失明（一過性黒内障）	回転性めまい
失語症・構音障害	構音障害・嚥下障害
同名半盲	同名半盲・複視

骨脳底動脈系の一過性脳虚血発作の可能性が高い．

【診断】臨床症状から判断する．頸動脈エコー，MRI，血管造影などにより確定診断を行う．

【治療】無症候性脳梗塞と違い，積極的な治療が必要である．アスピリンによる抗血小板療法ほか，新しい抗血小板薬であるチクロピジンも利用される．脳梗塞への移行が疑われれば，ワーファリンを投与する．血圧，血糖，脂質，喫煙などの様々なリスクを減少させることも重要である．

> **東洋医学の視点**
>
> ● 脳卒中は何と捉えていたのか？
> 東洋医学では，脳卒中を中風とよんでいます．これは，気候の影響，飲酒過多，過食，房事過多といった生活面の失調，精神上の刺激などが種々からみあって発症すると考えていました．なお，2000 年ほど前に記された『傷寒論』では，インフルエンザなどの重篤な感染症を傷寒，軽症の感冒を中風と表現していました．東洋医学も，時代によって表現が異なることに注意が必要です．

2-2. 神経系の感染症

2-2-1. 髄膜炎

1. 分類

細菌性，ウイルス性，結核性，真菌性，癌性に分類される．

2. 臨床

【概説】髄膜，つまりくも膜と軟膜だけでなく，くも膜下腔にも炎症が発生したものを指す．

【疫学】小児に好発する．真菌性では，免疫不全，消耗性の基礎疾患を有することが多い．

【成因・病態】通常，各種病原体の感染により発症する．

【症状】髄膜刺激症状（頭痛・嘔吐），発熱，けいれんなどが認められる．髄膜刺激所見として，項部硬直，Kernig 徴候が認められる．結核菌などでは，視

表 2-6　髄膜炎における髄液所見

	外観	圧上昇	細胞	TP上昇	糖低下	Cl
細菌性	混濁	強	多核白血球	強	強	―
ウイルス	水様 日光微塵	軽	リンパ球	軽	軽	―
結核性	日光微塵 スリガラス様	軽	リンパ球	軽	軽	低下
真菌性	日光微塵 スリガラス様	軽	リンパ球	軽	軽	―

床下部を刺激して，ADH分泌を亢進させてSIADH（抗利尿ホルモン不適合分泌症候群）による低Na血症をきたすことがある．髄膜炎菌の場合には，急性副腎不全を併発することがあり，Waterhouse-Friderichsen症候群とよばれる．

病原体により，臨床症状に特徴がある．細菌性では症状が重篤である．結核性では亜急性の経過をとることが多い．しかし，乳幼児では急激な発症も認められる．真菌性では日和見感染として発症することが多い．

なお，メニンギスムとは，症状が髄膜炎に類似するが，髄液所見が正常な場合を指す．

【診断】臨床症状と髄液検査により行う．髄液検査では，白血球の上昇が確認される．病原体により，髄液所見が異なる（表2-6）．また，病原体の確認のため，髄液培養を行う．

【治療】細菌性・真菌性の場合，抗菌薬を投与する．細菌性においては，抗菌薬投与前にステロイドを投与してサイトカイン産生を抑制する治療が行われる．浮腫に対しては，脳圧低下療法が併用される．ウイルス性の場合には，通常対症療法となる．

2-2-2. 脳膿瘍

1. 概念
脳実質に化膿性の膿瘍を形成する疾患である．

2. 臨床
【概説】通常，宿主の感染防御機構が感染力より勝るため，壊死した組織の周囲はグリア細胞で取り囲まれ，線維性被膜で覆われる．このため，限局性の病変である．

【疫学】真珠腫性中耳炎，副鼻腔炎などの炎症が波及することが多い．左→右シャントをもつ心疾患にもしばしば発生する．

【成因・病態】病原体が脳の近位に感染症を発生させている，あるいは病原体が血行に従って移動する際に肺で除去されない病態がある場合に発生しやすい．

【症状】限局性で，亜急性から慢性の経過をとることが多い．占拠性病変なので局所症状が出現する．頭痛となることが多い．また，髄膜刺激症状も発生する．

【診断】CTスキャンで，低吸収域，造影剤によりリング状の増強効果が認められる．髄液検査は脳ヘルニア誘発の危険性が非常に高いので禁忌とされている．

【治療】抗菌薬を投与する．その他，CTスキャンのガイド下の穿刺吸引ドレナージ，開頭膿瘍摘出術などがある．

2-2-3. 脳炎

1. 概念
髄膜炎より重篤である．インフルエンザ，単純ヘルペス脳炎が有名である．

2. 臨床
【概説】髄膜炎と比較し，重篤である．

【疫学】小児に発症例が多い．

【成因・病態】病原体の感染による．免疫防御機構が未熟である小児，免疫不全状態の患者に発生しやすい．

【症状】髄膜刺激症状に精神症状を合併することが

多い．このため，行動異常，見当識障害，性格変化，せん妄などを呈する．
【診断】髄液検査，画像検査が利用される．画像検査では，CT スキャンで，低吸収域がみられる．また，MRI では，より早期から T2 強調画像，プロトン密度強調画像で高信号となる．また，脳波では徐波化が認められる．
【治療】ウイルス感染では，抗ウイルス薬，細菌感染であれば抗菌薬が投与される．

2-2-4．遅発性ウイルス感染症

1．亜急性硬化性全脳炎
【概説】麻疹に罹患あるいは麻疹の予防接種後数年以上経過してから発症する．
【疫学】2歳以下で麻疹を発症した場合に本症を発症しやすい．麻疹ワクチン接種者にも発生するが，頻度は低い．
【成因・病態】本症の患者から，麻疹様ウイルスが分離されている．これは，麻疹ウイルスにある M 蛋白が欠如したものである．M 蛋白は，感染細胞で麻疹ウイルスが増殖した後，細胞から飛び出す（発芽）ために必要なものである．M 蛋白が欠如していることは，麻疹ウイルスが機能を減弱して体内に存在することを意味する．体内に潜伏した後発症することになる．
【症状】性格変化，知能低下，行動異常，言語障害から始まる．数週後，けいれん，運動失調，錐体路徴候，視神経障害，ミオクローヌスなどが出現する．数カ月から1年後には植物状態となる．
【診断】臨床経過，髄液検査で IgG 高値，オリゴクロナールバンドが認められることなどから行われる．
【治療】有効な治療法はない．

2．進行性多巣性白質脳症
【概説】パポバウイルスの一種である JC ウイルスの感染による．
【疫学】白血病，悪性リンパ腫，AIDS など，免疫機能不全を呈する患者に発生する．
【成因・病態】JC ウイルスが乏突起膠細胞に感染することによる．
【症状】症状は多彩である．性格変化，痴呆，錐体路障害，視覚異常，感覚障害などが代表的である．進行性で，数カ月以内に死亡する．
【診断】CT スキャンで，白質に多発する低吸収域が認められる．MRI では T2 強調画像で高信号を呈する．
【治療】有効な治療法はない．

2-2-5．プリオン病

1．概念
18 世紀頃から，ヒツジが狂ったようになり，これはスクレイピー（scrapie）と名づけられた．脳がスポンジ状となり，ヒツジ間で伝播することが判明した．

1920，1921 年に Creutzfeldt（クロイツフェルト）博士と Jakob（ヤコブ）博士が進行性の精神神経症状を呈する疾患を報告して，Creutzfeldt-Jakob 病（CJD）と命名された．

パプアニューギニアに，同様の症状を呈する kuru という疾患が知られていた．

これらは伝達性海綿状脳症（transmissible spongiform encephalopathy）と名づけられた．当初はウイルス感染と考えられたが，プリオンという蛋白質が立体構造の変化により感染性プリオンとなり感染することが原因と判明した．

2．臨床
【概説】以前には，CJD は，遅発性ウイルス感染症とされていたが，感染原としてプリオンが特定されて，分類が改正された．

孤発性 CJD・遺伝性・感染性に分類される．感染性は，医原性 CJD と新変種型 CJD〔ウシ海綿状脳症・狂牛病：bovine spongiform encephalopathy（BSE）〕に分類される．
【疫学】弧発例では 100 万人に 1 人の頻度で発生する．遺伝性のものは，常染色体優性遺伝の形式をとる．感染性では，脳外科手術におけるヒト乾燥硬膜移植によるものがある．
【成因・病態】突発的，あるいは遺伝的にプリオンの

構造変化が発生することによる.

【症状】不安, 抑うつから始まり, 数カ月で痴呆症状が出現する. さらに, 週単位で増悪し, 運動失調, ミオクローヌスを呈するようになる. 進行性であり, 1年半で死亡することが多い. 感染性プリオン病では, 小脳失調が必発し, 認知症, ミオクローヌスは遅れて出現する.

【診断】脳波で周期性同期性放電が認められる. 画像検査では著明な脳萎縮が認められる. 髄液検査では, 明らかな異常所見は認められない.

【治療】有効な治療法はない.

2-2-6. HTLV-1 関連ミエロパチー

1. 概念
成人T細胞性白血病の原因ウイルスによる感染で発症する.

2. 臨床
【概説】HTLV-1 により慢性痙性脊髄麻痺を呈する疾患である.

【疫学】1986年以降, 抗 HTLV-1 抗体検査が可能となってから, 血液感染の報告はない. 性行為感染では, ほとんどが男性から女性への感染である.

【成因・病態】母乳を介した垂直感染, 血液感染, 性行為感染がある.

【症状】中年以降になって, 歩行障害, 両下肢の痙性対麻痺, 膀胱直腸障害などが出現する. 感覚神経は比較的保たれる.

【診断】臨床症状と, 血液検査により抗 HTLV-1 抗体陽性を確認することでなされる.

【治療】副腎皮質ステロイドとインターフェロンが投与される.

2-2-7. 神経梅毒

1. 概念
梅毒トレポネーマが中枢神経に感染することによって発症する. 大きく3分類される. 第1には, 無症候性神経梅毒で, 髄液で梅毒反応が確認されるが, 神経学的に無症状のものを指す. 第2には, 髄膜血管型で, 髄膜炎を主体とするものと血管病変を主体とするものに分かれる. 第3には, 実質型があり, 脊髄癆と進行麻痺が含まれる.

2. 脊髄癆
【概説】脊髄後根と後索が著明に萎縮する疾患である.

【疫学】初感染後, 十数年を要して発症する.

【成因・病態】梅毒トレポネーマが脊髄に感染することで発症する.

【症状】後根の炎症により電激痛が出現する. 下肢に著明である. 後索の炎症により深部感覚障害, 運動失調が発生する. また, 反射弓が障害されるため, 深部腱反射が低下する. これを Westphal 徴候とよぶ. さらに, 自律神経障害により膀胱直腸障害が発生する. また, 縮瞳・対光反射消失をきたし, Argyll Robertson 徴候とよばれる.

【診断】血清, 髄液の梅毒反応を確認する. 髄液では, 細胞数, 圧, 蛋白の増加が認められる.

【治療】ペニシリン G を投与する.

3. 進行麻痺
【概説】梅毒トレポネーマによる脳炎である.

【疫学】初感染後, 十数年を要して発症する.

【成因・病態】梅毒トレポネーマが脳に感染することで発症する.

【症状】人格障害, 記銘障害, 知能低下, 麻痺性発作が出現する. 麻痺性発作を契機に精神症状が進行する. Argyll Robertson 徴候もみられる. 口がうまく回らず, 語の一部を反復したり, 欠落したりすることがあり, 言語蹉跌とよばれる.

【診断】血清, 髄液の梅毒反応を確認する. 髄液では, 細胞数, 圧, 蛋白の増加が認められる.

【治療】ペニシリン G を投与する.

2-2-8. ポリオ

1. 概念
ポリオウイルスの感染により発症する.

2. 臨床
【概説】ポリオウイルスの感染により発症する急性

弛緩性麻痺を指す．
【疫学】ほとんどが不顕性感染である．1％未満で発症する．
【成因・病態】ポリオウイルスの感染により発症する．接触感染が主体で，脊髄前角細胞が破壊される．
【症状】発熱，咽頭痛，胃痛から，筋肉痛や麻痺へ移行する．主として，下肢の弛緩性麻痺を呈する．感覚障害を伴わない．
【診断】糞便，髄液からウイルス分離により確定する．
【治療】対症療法が主体となる．発症予防としてワクチンが重要である．経口生ワクチンによる副反応の頻度が高いため，不活化ワクチンが導入された．

2-3. 脳脊髄腫瘍

2-3-1. 脳腫瘍

1. 概念

頭蓋内に発生するあらゆる腫瘍を総称するものである．原発性と転移性に大きく分類される．

2. 臨床

【概説】原発性脳腫瘍の80％は，髄膜腫，神経膠腫，下垂体腺腫，神経鞘腫である．

髄膜腫は，くも膜の表層細胞から発生する良性腫瘍である．

神経膠腫は，脳実質から発生する腫瘍の総称である．星状細胞腫，神経膠芽腫，髄芽腫，上衣腫などがある．

下垂体腺腫は，下垂体前葉に発生する．基本的には良性腫瘍である．

神経鞘腫では，聴神経鞘腫が最も多い．

【疫学】原発性・転移性脳腫瘍ともに発生頻度は同様である．悪性腫瘍死の約1％を占める．40～50歳代に多い．神経膠腫30％，髄膜腫25％，下垂体腫瘍17％，神経鞘腫10％，頭蓋咽頭腫4％，髄芽腫2％，転移性脳腫瘍15％とされる．下垂体腫瘍では，ホルモン非産生腫瘍が40％を占め，ホルモン産生腫瘍ではプロラクチン産生腫瘍が30％，成長ホルモン産生腫瘍が20％であり，これらで全体の90％を占めることになる．小児ではテント下腫瘍（髄芽腫）が多い．

転移性脳腫瘍として，原発巣は肺癌が最も多い．乳癌，胃癌，結腸癌と続く．

【成因・病態】頭蓋外に転移することはまれである．
【症状】頭蓋内圧亢進により，頭痛，嘔吐，けいれんなどが出現する．腫瘍の存在部位に応じて，局所神経症状が発生する．神経鞘腫では，難聴が初発症状となることが多い．腫瘍が増大すると，近位に存在する三叉神経，顔面神経が障害される．
【診断】CT検査，MRIなどを行う．
【治療】頭蓋内圧亢進に対して，グリセロール，ステロイドなどを投与する．その他，摘出，放射線療法，γ-ナイフ，化学療法などがある．

2-3-2. 脊髄腫瘍

1. 概念

脊髄に発生する腫瘍である．

2. 臨床

【概説】脊髄横断面からみた腫瘍発生部位により，髄内腫瘍と髄外腫瘍に分類される．髄外腫瘍は，さらに硬膜内髄外腫瘍と硬膜外腫瘍に分類される．
【疫学】割合としては，髄内腫瘍20％，髄外腫瘍80％である．単発性が多い．脊髄後側方部に発生することが多い．
【成因・病態】神経鞘腫の頻度が高い．髄内腫瘍と髄外腫瘍が連続して発生する場合，その形態から砂時計腫とよばれる．転移性腫瘍としては，原発巣として，肺癌，乳癌，前立腺癌が多い．
【症状】初発症状は，疼痛であることが多い．脊髄後根刺激による根性痛となる．緩徐に運動麻痺・知覚障害が進行する．
【診断】単純X線検査，MRI，CT検査などから，診断する．
【治療】摘出手術のほか，放射線療法などが行われる．

2-4. 変性疾患

2-4-1. 基底核変性疾患

1. Parkinson病

【概説】1817年にParkinson博士が振戦麻痺をきたす疾患として報告したものである.

【疫学】人口の高齢化により，増加している．女性の有病率は男性より高い．初発年齢は50〜60歳が多い．

【成因・病態】黒質緻密部の変性が成因と考えられている．黒質は中脳の基底核である．基底核は，錐体外路系の中継核（神経を乗り換える時の神経細胞の集合体）であり，大脳基底核と中脳の基底核からなる（表2-7, 図2-1）．大脳基底核には，尾状核，被殻，淡蒼球がある．尾状核と被殻を合わせて線条体，被殻と淡蒼球を合わせてレンズ核とよばれる．一方，中脳には，黒質，赤核，Luys体（視床下核）がある．

表2-7 基底核の分類

大脳基底核	中脳基底核
尾状核 ┐線条体 被殻 ┘┐ 淡蒼球 ┘レンズ核	黒質 赤核 Luys体（視床下核）

変性した黒質緻密部の細胞内にエオジン好性封入体（Lewy小体）が認められる．これによって，線条体の抑制系機能が低下と線条体の興奮系機能の亢進をきたす．この結果，淡蒼球の大脳皮質への抑制が増強することになり，症状が発現するとされる．

【症状】通常，左右一側の手足のふるえ，歩行時の足の引きずりなどで始まる．症状は緩徐に進行する．

①寡動（bradykinesia），無動（akinesia）

数時間もかかって朝の身支度をすることもある．動作が非常に緩慢となるため，変換運動も障害される．顔の表情も乏しくなり，仮面様顔貌となる．

②振戦（tremor）

主動筋と拮抗筋が交互にリズミカルに動く不随意運動である．本症では，安静時振戦が特徴的である．親指と人指し指をすり合わせるような運動が起こり，これを丸薬をまるめる運動（pill-rolling）と表現する．

③筋強剛（rigidity）

筋緊張が亢進して，強剛（あるいは固縮）をきたす．これは，他動的に患者の手足を動かす場合に，一貫して強い抵抗が感じられるもので，鉛管現象・歯車現象と表現される．

④姿勢反射異常

頭を前方に突出し，上半身を前屈させ，両手を前下方にして，極端に重心を前にかけた姿勢をとる．安定性が悪く，後方に引っ張ると，小刻みに後方に突進する．

姿勢反射異常と寡動が組み合わさることで，加速歩行，すくみ足が出現する．方向転換も困難となる．

⑤その他

起立性低血圧，発汗障害，脂漏性顔貌，便秘，神経因性膀胱，認知障害も出現する．

【診断】特徴的な臨床症状とL-DOPA治療反応性により行う．

【治療】

①L-DOPA

ドパミンは血液脳関門（BBB：blood brain barrier）を通過できないため，前駆物質であるL-DOPAを投与する．この場合，末梢性脱炭酸酵素阻害薬（L-DOPAの末梢での分解の抑制・循環器症状の緩和），末梢性ドパミン受容体遮断薬（L-DOPAの副作用としての消化器症状の緩和）を併用する．

L-DOPAのその他の副作用として，不随意運動，幻覚，せん妄，wearing off（効果時間の短縮），突然中止による悪性症候群などがある．

②中枢性抗コリン薬

ドパミン作動性ニューロンとコリン作動性ニューロンは互いに拮抗しているので，低下したドパミンに対して相対的に過剰となったコリンを抑制することでバランスがとれることになる．

③その他

ドパミン受容体作動薬，アマンタジン，L-dops（アドレナリン前駆物質），MAO-B阻害薬（ドパミ

ンの分解を抑制）などが用いられる．

2. Parkinson 症候群（Parkinsonism）
【概説】Parkinson 病以外の疾患により，同様の症状を呈するものを指す．寡動・安静時振戦・筋固縮・姿勢反射異常の4つがすべて出現することはまれである．

血管障害性，薬物性（抗精神病薬など），常染色体劣性若年性発症，一酸化炭素中毒，マンガン中毒などに分類される．

3. Huntington 病
【概説】常染色体優性遺伝で，30～50歳に好発する．当初は，Huntington 舞踏病と命名されたが，他の症状も出現するため，改められた．

線条体，特に尾状核に著明な萎縮が認められる．
【疫学】100万人に1人程度で，白人が10万人に1人であることからすると，非常にまれな発症といえる．
【成因・病態】本症は，triplet repeat 病（本疾患では，CAG のコドンが繰り返される）である．ただし，神経細胞が変性する機序は不明である．
【症状】舞踏運動を呈する．不規則で，非律動的な手の曲げ伸ばし，舌の出し入れ，開閉眼，首の回転などをすばやく行う．

皮質下認知障害が発生する．また，意欲の減退，感情の起伏が激しくなるなど，人格変化をきたす．
【診断】尾状核が萎縮することで，側脳室前角の拡大が認められる．
【治療】対症療法となる．ハロペリドールが投与される．

4. Wilson 病（肝レンズ核変性症）
【概説】常染色体劣性遺伝で，基底核を中心に神経症状を呈する疾患である．
【疫学】3万人に1人程度で，男性に多い．
【成因・病態】本症は，銅の膜輸送蛋白の先天的異常により体内に銅沈着をきたす．特に肝に蓄積される．
【症状】神経症状を初発とすることが多い．構音障害，振戦，ジストニー，アテトーゼなどの錐体外路症状，知能低下，感情性格の変化が出現する．肝硬変を合併しやすい．角膜縁に緑色の色素沈着を呈する Kayser-Fleischer 角膜輪が有名である．
【診断】症状のほか，血清セルロプラスミン低下，血清銅低下，尿中銅排泄低下が認められる．
【治療】銅の排泄を促進させる D-ペニシラミンなどを投与する．

5. その他の基底核変性疾患
a）線条体黒質変性症
【概説】黒質の色素神経細胞が変性して，線条体にドパミンが供給できなくなった疾患である．線条体の神経細胞も変性するが，Lewy 小体は認められない．L-DOPA 治療は無効である．経過中，小脳症状を伴う．

b）びまん性 Lewy 小体病
【概説】黒質以外にも Lewy 小体が認められる．記銘障害で発症し，Parkinson 病様の症状，幻視，動揺性認知障害などが出現する．抗精神病薬に対する感受性が著しく高い．

c）進行性核上性麻痺
【概説】初老期から老年期に好発し，中脳，橋，延髄に高度の萎縮が出現する疾患である．下方注視麻痺，極度の後屈姿勢，偽性球麻痺，認知症が認められる．認知症では，記銘力障害のほか，思考過程が緩慢化する．数年の経過が増悪する．

d）皮質基底核変性症
【概説】初老期から老年期に好発し，大脳皮質と基底核に著明な萎縮をきたす疾患である．大脳皮質では中心溝周囲が，基底核では黒質が強く萎縮する．皮質性認知障害が主な症状である．急激に進行増悪する．

e）小舞踏病
【概説】リウマチ熱の主要症状となっている．A 群 β 溶連菌の感染と密接な関連がある．知能障害は発生しない．予後はきわめて良好である．

f）本態性振戦
【概説】常染色体優性遺伝である．姿勢時振戦に属し，手を前に伸ばした時に両手が上下に8～10 Hz で

規則正しく震える．アルコール摂取で軽減することが特徴である．予後良好である．

g）ジストニア
【概説】体幹・四肢がねじれるような力強い持続的なゆっくりとした運動である．

特発性捻転ジストニアは，常染色体優性遺伝のものである．

症候性ジストニアとしては，痙性斜頸，Meige（メージュ）症候群（眼輪筋のみに出現）がある．痙性斜頸は，首を斜め後方に振り上げる不随意運動を呈する．Meige症候群は眼輪筋が痙攣様に収縮する疾患である．

2-4-2. 脊髄小脳変性疾患

1. Friedrich 失調症
【概説】10歳前後で発症する常染色体劣性遺伝の疾患である．
【疫学】欧米では最も多い脊髄小脳変性疾患とされるが，本邦ではきわめてまれである．
【成因・病態】グルタミンをコードするGAAというコドンが異常に伸展する triplet repeat 病である．
【症状】脊髄後索病変により，失調性歩行，深部感覚障害，腱反射消失が出現する．小脳変性により，構音障害，測定障害，眼振などが出現する．錐体路障害も認められる．

そのほか，骨格異常（凹足・脊椎後側弯），心筋症，糖尿病などが併発する．
【診断】特異的な臨床症状，画像検査，遺伝子検査により行われる．
【治療】機能訓練を可能な限り早期に開始する．

2. オリーブ橋小脳萎縮症（olivo-ponto-cerebellar atrophy: OPCA）
【概説】橋腹側の諸核と小脳白質，特に中小脳脚で橋と接する部位に著明な変性をきたす疾患である．本症は非遺伝性のものであり，遺伝性のものは，遺伝性オリーブ橋小脳萎縮症と表現される．
【疫学】本邦では，最も多い非遺伝性の脊髄小脳変性疾患である．
【成因・病態】オリーブ-橋-小脳系のニューロンのほか，黒質-線条体系，自律神経系のニューロンにも変性をきたす．

遺伝性のものでは，CAGのリピート数が異常に伸展する triplet repeat 病である．
【症状】小脳症状，パーキンソニズム，自律神経症状が混在して認められる．初発症状は，小脳症状のことが多い．
【診断】MRIでT2強調画像，プロトン密度強調画像で，変性部位が高信号となる．
【治療】機能訓練を可能な限り早期に開始する．

3. 皮質性小脳萎縮症
【概説】小脳皮質のみの萎縮する非遺伝性疾患である．
【疫学】高齢者に発症することが多い．
【成因・病態】アルコール性，悪性腫瘍，ウイルス感染に伴う免疫応答，甲状腺機能低下症，重金属，フェニトイン中毒などが原因となる．
【症状】小脳症状が中心となる．一般的に進行は緩徐である．
【診断】臨床症状からなされる．
【治療】機能訓練を可能な限り早期に開始する．

4. 遺伝性皮質小脳萎縮症
【概説】常染色体優性遺伝の形式をとる疾患である．
【疫学】40歳前後で発症することが多い．
【成因・病態】CAGのリピート数が異常に伸展する triplet repeat 病である．
【症状】小脳症状が中心である．進行は緩徐である．
【診断】画像検査で，小脳の萎縮のみが著明に認められる．
【治療】機能訓練を可能な限り早期に開始する．

5. 歯状核赤核淡蒼球ルイ体萎縮症（dentato-rubro-pallido-luysian atrophy: DRPLA）
【概説】歯状核，赤核，淡蒼球，ルイ体が系統的に障害される常染色体優性遺伝の疾患である．
【疫学】若年発症と成人発症とがある．

【成因・病態】CAG のリピート数が異常に伸展する triplet repeat 病である.
【症状】若年性（20歳以下）発症では, CAG リピート数が大きく, けいれん, ミオクローヌス, 小脳運動失調, 精神遅滞を呈する.

成人発症では, CAG リピート数が大きくなく, 不随意運動, 小脳運動失調, 痴呆を呈する.
【診断】MRI で, T2 強調画像, プロトン強調画像で, 広汎な大脳白質の高信号域が認められる. 脳幹にも, 淡い高信号域が認められる.
【治療】機能訓練を可能な限り早期に開始する.

6. Machado-Joseph 病
【概説】ポルトガル領アゾレス諸島出身のアメリカ移民に発生した常染色体優性遺伝疾患である. 移民であるマシャドー族とジョセフ族の家系を病名にした.
【疫学】アゾレス諸島とは無縁の人種からも発症しており, 本邦でもいくつかの家系が報告されている. 25歳前後が好発年齢である.
【成因・病態】CAG のリピート数が異常に伸展する triplet repeat 病である.
【症状】小脳失調, ジストニアを中心とした不随意運動, 外眼筋麻痺, 眼振, 筋萎縮, パーキンソニズムなど, 症状は多彩である. 特に, 「びっくり眼」は本症に特徴的で, 眼瞼が後退するために, 驚愕した表情となる. 徐々に進行する.
【診断】臨床症状と遺伝子診断による.
【治療】機能訓練を可能な限り早期に開始する.

2-4-3. Shy-Drager 症候群
【概説】自律神経障害を中心に, パーキンソニズム, 小脳症状を併発する変性疾患である.
【疫学】中年以降に発症する. 遺伝性は認められない.
【成因・病態】交感神経では, 胸髄中間質外側柱に存在する節前神経細胞, 副交感神経では延髄の迷走神経核, 仙髄の Onuf 核（節前神経細胞）の脱落が著明である. また, 基底核, 小脳皮質, 橋腹側の諸核にも変性が発生する.
【症状】自律神経障害として, 起立性低血圧, 発汗障害, 排尿障害, 便秘, 陰萎, Horner 症候群などがある.

パーキンソニズムとしては, 筋固縮が中心である.
小脳症状として, 運動失調がある.
【診断】臨床症状による.
【治療】特別な治療はなく, 対症療法となる.

付録
多系統萎縮症という概念が出現している.

例えば, Shy-Drager 症候群は自律神経型, OPCA は小脳型, 線条体黒質変性症はパーキンソニズム型として, 多系統萎縮症に含めるとするものである.

2-4-4. 急性小脳失調症
【概説】幼児に好発する原因不明の急性疾患である.
【疫学】2～4歳に好発する.
【成因・病態】感染を契機に発症するため, アレルギー性の機序が考えられている.
【症状】後遺症を呈することはない.

小脳症状としては, 体幹失調, 失調性歩行, 眼振, 測定障害, 動作時振戦, 変換運動障害, 筋緊張低下などがある.
【診断】臨床症状から行う. 基礎疾患の存在を否定することで診断される. MRI で小脳萎縮が認められることがある.
【治療】特別な治療はない.

2-4-5. 運動ニューロンの変性疾患
1. 筋萎縮性側索硬化症（amyotrophic lateralis sclerosis）
【概説】上位および下位運動ニューロンが系統的に障害される疾患である. 常に進行性である.
【疫学】中年以降に発症する. 95％は弧発例で, 5％は常染色体性優性遺伝である.
【成因・病態】グルタミン酸トランスポーターの異常が指摘されている. また, 遺伝性の場合には, superoxide dismutase（SOD）の異常により活性酸素が神経細胞を障害して発症する可能性が指摘され

ている．

【症状】上位運動ニューロン障害が下位運動ニューロン障害より強く現れる．

下位運動ニューロン障害としては，筋萎縮，呼吸不全，球麻痺などがある．

上位運動ニューロン障害としては，痙性麻痺，深部反射亢進，偽性球麻痺などがある．

感覚障害，直腸膀胱障害，眼球運動障害はない．また，褥瘡が発生しにくい．認知障害を伴わない．

【診断】筋電図で，神経原性筋萎縮を反映して，随意収縮時に高振幅電位が出現する．安静時には線維束攣縮が認められる．筋生検で神経原性の変化が認められる．血清CK値はあまり上昇しない．

【治療】対症療法となる．

> **東洋医学用語**
>
> ● 麻木
> 主に，しびれなどの感覚障害を指します．

2. 脊髄性進行性筋萎縮症（spinal progressive muscular atrophy）

【概説】下位運動ニューロンのみに障害をきたす常染色体劣性遺伝の疾患である．特に下肢帯筋に障害が強く発生する．神経原性障害であるが，近位筋に萎縮をきたすことが特徴である．

【疫学】乳児期発症から思春期発症まで様々である．

【成因・病態】アポトーシスを抑制する遺伝子の異常により，神経細胞の障害が進行する可能性が指摘されている．

【症状】
① I 型　Werdnig-Hoffmann 病
　重症型である．生後6カ月以内に運動機能低下が明らかとなる．進行性で，2〜3歳までに死亡する．
② II 型　中間型
　1〜2歳頃までに運動機能低下で発見される．他人の介助により座位を維持することは可能である．
③ III 型　Kugelberg-Walander 病
　軽症型である．発症年齢は小児期から思春期まで様々である．天寿を全うすることもある．

【診断】臨床症状と遺伝子検査による．
【治療】特別な治療法はない．

2-4-6. その他の脊髄変性疾患

1. 脊髄空洞症

【概説】脊髄に空洞を生じる疾患の総称である．このため，各種疾患から構成される症候群といえる．

【疫学】乳幼児から高齢者まで，幅広い年齢で発症する．

【成因・病態】中心管の背側・下部頸髄に発生することが多い．Chiari奇形，外傷，くも膜癒着性炎症の後遺症，なんらかの変性疾患など，種々の原因がある．

【症状】感覚神経に関しては，温痛覚のみ障害されて，深部感覚は正常という解離性感覚障害が発生する．両側上腕，前胸部に生じやすい．

前角細胞が障害されると，下位運動ニューロン障害が発生する．

側角の交感神経節が障害されると，Horner症候群が，側索が障害されると錐体路障害が発生する．

【診断】臨床症状と画像検査により，診断される．
【治療】原疾患に応じた治療がなされる．

2. 亜急性連合性脊髄変性症

【概説】ビタミンB_{12}の欠乏により，メチオニン合成が低下して，髄鞘の損傷をきたす疾患である．

貧血（巨赤芽球性貧血）が先行して，亜急性に神経症状が出現する．胸髄の損傷が最も強い．脊髄後索の損傷により，深部感覚障害をきたす．脊髄側索の錐体路が障害されて，下肢の痙性麻痺，深部腱反射亢進，病的反射が出現する．末梢神経が障害されて，主に感覚障害，筋力低下をきたす．

2-5. 脱髄疾患

2-5-1. 脱髄の概念

有髄神経では軸索のまわりを髄鞘という絶縁体が取り囲んでおり，その鞘が脱げてしまうことを脱髄

とよぶ．髄鞘破壊性疾患と髄鞘形成不全疾患に分類される．

2-5-2. 髄鞘破壊性疾患
1．多発性硬化症
【概説】中枢神経系に脱髄巣が多発性に発生し，多彩な症状が増悪と寛解を繰り返す疾患である．この多発性の特徴として，空間的かつ時間的であることがあげられる．
【疫学】高緯度地域に好発する．
【成因・病態】自己免疫疾患と考えらえている．乏突起膠細胞の産生する髄鞘が破壊されるが，Schwann細胞は破壊されない．すなわち，中枢神経系の障害が中心となる．基本的に髄鞘が存在する部位に障害が発生するため，白質の異常が中心となる．このため，神経細胞体の障害に基づくてんかん，失語，失認，失行などの大脳巣症状は発生しない．また，大脳基底核も侵されないため，錐体外路症状も出現しない．
【症状】脳神経では，球後視神経炎により，視力低下，視野狭窄が発生する．また，眼球運動障害が認められる．偽性球麻痺（核上性）も発生する．

運動ニューロンでは，上位運動ニューロン障害が発生する．下位運動ニューロン障害ではないため，筋萎縮は目立たないが，筋力低下は頻度の高い症状である．

感覚ニューロンでは，脊髄後索障害による深部感覚障害と，それによる運動失調が出現する．また，脊髄側索障害により，温痛覚障害が発生する．発作性の顔面神経痛が発生する．これは，三叉神経痛である．頸部を他動的に前屈すると電撃の背筋痛が発生することがあり，これをLhermitte徴候とよぶ．有痛性強直性痙攣が認められることもある．

自律神経ニューロンでは，排尿障害をきたす．
小脳では，眼振，失調性歩行，測定障害，変換運動障害が認められる．

精神症状として，多幸，抑うつなどが，また知能障害も認められる．
【診断】MRIで，脱髄巣がT1強調画像で低信号域として，T2強調画像とプロトン密度強調画像では高信号域として描出される．

髄液検査では，IgGが増加，γ-グロブリン分画に不連続な異常（オリゴクロナールバンド）が認められる．
【治療】ACTH，ステロイド，インターフェロンβなどが投与される．

2．急性散在性脳脊髄炎
【概説】ウイルス感染・予防接種後1〜3週間して発症することが多い疾患である．

初発症状としては，意識障害・発熱が多い．多発性硬化症と異なり，単相性の経過をとることが多い．
治療には，ステロイドが用いられる．

2-5-3. 髄鞘形成不全疾患
1．白質ジストロフィー
【概説】先天的に髄鞘形成不全をきたす疾患である．副腎白質ジストロフィー，異染性白質ジストロフィー，Krabbe病などがある．

副腎白質ジストロフィーは，伴性劣性遺伝で，小児型と成人型がある．小児型では，性格変化，行動異常，知能低下，失調，副腎機能不全による色素沈着などをきたす．成人型では，痙性対麻痺で発症し，副腎機能不全を伴うが，進行は緩徐である．

異染性白質ジストロフィーは，多くにおいて家族性発症である．遺伝形式は様々である．乳幼児期発症では，急速に悪化して死亡する．髄液検査で，蛋白細胞解離が認められる．成人型では進行は緩徐である．

Krabbe病は，常染色体優性遺伝で，乳幼児早期に死亡する．Schwann細胞も障害される．

2-6. 認知症

2-6-1. 認知症の概念
皮質性認知症と皮質下認知症に分類される．皮質性認知症には，Alzheimer病，脳血管性認知症，Pick

病, Creutzfeldt-Jacob病などがある. 皮質下認知症には, Huntington病, 進行性核上性麻痺などがある.

2-6-2. 皮質性認知症
1. Alzheimer病
【概説】老年期に発症する晩発型と初老期に発症する早発型がある. 早発型は, 経過が急速で, 比較的初期から失語, 失行が出現しやすく, 家族性発症が高いとされる.
【疫学】最も頻度の高い認知症とされる. 多くは孤発例であるが, 10%程度に家族内発症が認められる.
【成因・病態】海馬を中心とした側頭葉内側から萎縮が始まり, 大脳全体の萎縮へと進行し, 脳室が拡大する. 病理学的には, 老人斑と神経原線維変化が認められる. 老人斑は, 鍍銀染色で明瞭に染まる異常構造物で, 中心部にアミロイドが沈着している. このアミロイドはβアミロイドとよばれ, 難溶性のものほど蓄積される. 神経原線維変化は, 神経原線維にあるタウ蛋白が過剰にリン酸化されることである. これにより, 微小管の安定性が損傷されて, 神経細胞が脱落する.
【症状】認知機能障害はきわめて緩徐に進行する. これを中核症状とよぶ. そのほか, せん妄, 幻覚, 妄想, 抑うつ, 不安, 焦燥感, 徘徊, 暴行など様々な症状が出現する. これらは, 個人差が大きく, 環境要因によって程度が動揺するもので, 行動・心理症状とよばれる.
①初期
　近時記憶障害が出現し, 記銘障害となる. エピソードが丸ごと欠落してしまうため, 物の存在自体が記憶からなくなって, 物取られ妄想に発展することがある. 見当識障害, 性格変化も出現する.
②中期
　記銘障害, 見当識障害が増悪して, 独立生活が困難となる. 着衣失行, 換語困難となり, 一度思いついた名称を何度も繰り返す. これを保続とよぶ. 不安感が悪化して, 声を荒げる, 暴力なども出現するようになる. 徘徊することもある.
③末期
　意志疎通が困難となる. 異食となることもある. 徐々に寝たきりとなって, 栄養不良などにより死亡する.
【診断】髄液検査において, タウ蛋白増加, βアミロイドの減少が認められる. βアミロイドの減少の機序は不明である.
　このほか, CT, MRIで大脳全体の萎縮が認められる.
【治療】抗コリンエステラーゼ薬が投与されるが, 対症療法に属するものである. このほか, 共同生活介護(グループホーム)が行われる.

2. 脳血管性認知症
【概説】大きく3分類される.
　第1に, 大きな出血, 閉塞により発生するものである. 一挙に認知症が完成されてしまう. 遷延性の意識障害があり, 認知症の評価は困難なことが多い.
　第2に, 多発性梗塞により発症するものである. 小梗塞が多発するもので, 前頭葉皮質下, 基底核に好発する.
　第3に, Binswanger型脳症がある. びまん性に大脳白質が障害される.
【疫学】Alzheimer病に次いで多い. 脳血管障害の20〜30%に発生する.
【成因・病態】脳血流の障害により, 神経細胞が脱落することにより, 発症する.
【症状】TIAを繰り返しながら, 認知症が目立つ場合と脳卒中の回復過程で出現する場合が代表的である. 局所神経症状が随伴することが多い. 梗塞巣が拡大することにより, 階段状に知能が低下する.
　意欲低下, 抑うつ, 物忘れなどから始まる. Alzheimer病のような多幸はない. 物忘れは, Alzheimer病と異なり軽度である. 神経細胞の機能が保たれる部分があるため, まだら状の知能低下(まだら認知症)が認められる. Alzheimer病に比べて, 感情が不安定で, 情動失禁, せん妄がみられる. しかし, 人格の崩れは小さく, 病識は保たれる.
　Alzheimer病と脳血管性認知症の特徴を表2-8に示す.

表 2-8　Alzheimer 病と脳血管性認知症の鑑別

	Alzheimer 病	脳血管性認知症
発症・経過	緩徐・継続的	急激・階段状
記銘障害	全般性	まだら
他症状	失語・失認・失行	局所症状
感情障害	軽度	情動失禁
人格	初期から変化	末期まで保持

【診断】CT, MRI などによる画像診断が中心となる.
【治療】脳血管障害の治療に準ずる.

3. Pick 病

【概説】前頭葉または側頭葉に限局した萎縮が認められる認知症である. 萎縮部位に Pick 細胞が認められる.
【疫学】Alzheimer 病の発症頻度の 10 分の 1 とされる.
【成因・病態】Pick 細胞は, 膨隆した細胞質によって核が偏移した細胞で, 細胞質内には嗜銀性の球形型封入体が認められる. Alzheimer 病のような老人斑, 神経原線維変化は認められない. 萎縮は前頭葉, 側頭葉に始まる. Alzheimer 病では, 頭頂後頭葉に初発する.
【症状】
①前頭葉型
　人格変化から始まり, 発動性が減弱する. 欲動が抑えられず, 奇行, 粗暴行為が出現する. 考え無精, 滞続言語, 反響言語も出現するようになる. 末期には寝たきりとなって, 死亡する.
②側頭葉型
　初老期に, 失語から始まる. 感覚失誤, 超皮質感覚失誤を呈する. 錯語が出現する. 人格変化も出現する. 進行して寝たきりとなり, 死亡する.
【診断】CT, MRI で, 前頭葉あるいは側頭葉の萎縮が認められる.
【治療】対症療法となる.

東洋医学の視点

● 髄海

　現代医学でいう脳は漢方では髄海といわれ, 四海の 1 つです. 人でいう四海とは髄海・気海・血海・水穀之海を指します. これら四海は経絡の内, 主要な気血の流れを主る十二経脈の気血が流れ込む所とされています. 特に髄海は骨髄から作られていると考えられており, このため, 髄に関連する腎の機能が大切です. 骨髄や脊髄など, 髄は奥深くに存在するものであり, 脳も頭蓋骨の奥深くにあり, 構造物としても大量であるため, 髄が多く集合したものとして髄海と表現しています. 一方で, 精神機能を統括整理しているのは, 心です. 脳の構造を維持するために, 実質的なものは腎精あるいは心血であり, その構造を維持するための機能には腎陽が, また, 脳の精神的な高次機能に関係するのは心陽と考えることができます. 脳は, 心と腎の二重支配により機能が保たれていると考えていたのです.

　加齢により腎機能が衰えることにより, 脳の構造が萎縮します. そうして, 情報の整理・統合・保持能力が低下して, 認知症が発症することがあります. これは腎の一次的機能低下によるものです. 腎は心と関連して生体の維持に努めます. 腎は腎にある血・水といった陰分を心の陽気の補助を受けながら, 腎陽の作用によって心に送ります. これによって, 心は陰分の補給を受けます. これにより, 心の物質的な補強がなされて, 心の陽気の作用も安定します. これにより, 腎も心の陽気が補充され腎の陽気の作用が維持されるのです. ですから, 腎が虚弱になると, 腎の陰分が心に十分補給されなくなることがあります. そうすると, 心の陰分が不足して, 心の機能低下が起こります. これは虚状でかつ熱状を呈した状態です. この場合には, 煩燥感, 途中覚醒, 早朝覚醒, 熟眠障害といったタイプの不眠, 徘徊, 独り言, 不機嫌な

どが伴います．

この他に，脳の機能を維持するためには，脾における栄養分の吸収，肝の気の流れを調節することも大切になります．脾の機能が低下して，栄養分の補給が低下するようなら，全体的な気虚を起こしますから，寡黙，活動性の低下，などがみられます．肝の異常の場合には，肝血の不足を基盤としたものと肝気のうっ滞が基盤になったものに分類すると理解しやすいでしょう．肝血が不足した状態は心の血虚の病態と類似します．一方，肝気のうっ滞する病態は実の病態であり，気の流れがうっ滞する中で突発的に過剰な流れを引き起こし，肝気の亢進，ひいては心気の亢進を起こします．こうなりますと，神経過敏，怒りやすい，強いのぼせなどを起こします．また，不眠も発症しますが，この場合には入眠障害となって現われることが多いです．

2-6-3. 皮質下認知症

皮質性認知症のように獲得した知能そのものが障害されるのではなく，獲得した知能を上手に機能させることが困難となる．Huntington病，進行性核上性麻痺などがある．認知症以外にも各疾患に特徴的な随伴症状がある．

2-7. 筋疾患

2-7-1. 筋萎縮の鑑別

筋萎縮は，神経原性と筋原性に分類され，神経原性では遠位筋が，筋原性では近位筋が萎縮することが多い．

血清CK値は，筋原性において上昇する．

線維束攣縮は，神経原性で出現する．

感覚障害は，神経原性で出現することが多い．

針筋電図において，神経原性で波形の頻度減少が，筋原性では振幅低下が認められる．

筋生検において，神経原性では神経に支配された筋線維全体が障害され，筋原性では個々の線維がばらばらに障害される．

2-7-2. 進行性筋ジストロフィー

進行性筋ジストロフィーは，Duchenne型筋ジストロフィー，Becker型筋ジストロフィー，顔面肩甲型筋ジストロフィー，肢帯型筋ジストロフィー，福山型先天性筋ジストロフィーに分類される．

1. Duchenne型筋ジストロフィー

【概説】伴性劣性遺伝で，通常男児に発症する．

【疫学】約1/3は家族歴のない孤発例である．進行性筋ジストロフィーのなかで最も頻度が高い．

【成因・病態】ジストロフィン遺伝子の異常によって，正常なジストロフィンが合成できず発症すると考えられている．

【症状】2～3歳で転びやすくなる．動揺性歩行，登はん性起立（Gowers徴候）が認められるようになる．下肢帯筋の萎縮と対照的に，腓腹筋の仮性肥大がみられる．これは，筋の萎縮があっても脂肪組織の増殖によるものである．

脊椎の前弯・側弯，股・膝関節の拘縮をきたす．上肢の近位筋も障害されると，翼状肩甲（肩を回すと肩甲骨が上方へ）をきたす．

心筋障害も発生する．書字・食器の使用は保たれる．

10歳前後で歩行不能となり，20歳前後で死亡する．

【診断】臨床症状のほか，血清CK値の著増，その他，LDH，AST，ALDなどの上昇が参考となる．また，筋電図では筋原性パターンとなり，筋生検では筋線維の大小不同，壊死した線維と再生線維の混在が認められ，ジストロフィン抗体による染色では陰性となる．

【治療】特異的な治療はなく，理学療法が中心となる．

2. その他の進行性筋ジストロフィー

a）Becker 型筋ジストロフィー
【概説】Duchenne 型の軽症タイプである．伴性劣性遺伝である．Duchenne 型と比較して，発症は遅く，進行も緩徐である．

b）顔面肩甲上腕型筋ジストロフィー
【概説】常染色体優性遺伝である．20 歳代で発症し，きわめて緩徐に進行する．血清 CK 値の上昇はわずかである．

c）肢帯型筋ジストロフィー
【概説】常染色体優性あるいは劣性遺伝である．通常緩徐に進行し，血清 CK 値の上昇は軽度である．精神遅滞は認められない．

d）福山型先天性筋ジストロフィー
【概説】常染色体劣性遺伝である．乳児期発症し，重度の精神遅滞をきたす．脳奇形を合併する．10 歳頃に寝たきりとなり，15 歳頃までに死亡する．

2-7-3．筋緊張症候群（myotonia）

強く収縮した筋がなかなか弛緩しないことを特徴とする疾患である．手を強く握って，パッと開こうとしてもできない場合，把握ミオトニアとよばれる．筋肉や舌をハンマーで軽く叩くと，収縮するが，その後も収縮が長く持続する場合，叩打ミオトニアとよばれる．

1．筋緊張性ジストロフィー
【概説】常染色体優性遺伝で，triplet repeat 病（CTG）とされる．筋原性疾患であるが，四肢遠位筋の萎縮が認められる．また，胸鎖乳突筋の萎縮が著明である．このほか，白内障，無精子症，月経異常などが合併する．緩徐に進行する．血清 CK 値はあまり上昇しない．

2．先天性筋緊張性ジストロフィー
【概説】母親が筋緊張性ジストロフィーに罹患している場合，約 10％の確率で新生児に筋力低下が出現する．これが，先天性筋緊張性ジストロフィーである．乳児期には，floppy intant であるが，その後筋緊張，精神遅滞をきたす．

3．先天性ミオトニア（Thomsen 病）
【概説】常染色体優性および常染色体劣性遺伝である．常染色体優性遺伝では Thomsen 病，常染色体劣性遺伝では Becker 型とよばれた．しかし，両者は同一であることが判明している．幼児期から学童期に発症する．階段を駆け上がれない，握った物を離しにくい，などの症状があるが，反復している間に軽快する．筋力低下はなく，進行性でもない．

4．先天性パラミオトニア
【概説】常染色体優性遺伝である．寒冷曝露で顔面手指にミトニアが発生する．高 K 性周期性四肢麻痺を呈する．

2-7-4．先天性ミオパチー

筋線維の先天的異常で，出生児あるいは乳児期に筋力低下，筋緊張低下をきたす．運動発達の遅れはあるが，基本的には進行しない．

病理学的には，Ⅰ型筋線維が優位の障害が認められる．通常はⅠ：Ⅱ＝1：2 であるが，本症ではⅠ型が半分以上を占める．Ⅰ型Ⅱ型の筋線維の支配を決定するのは，神経であることから，本症には神経原性の要素があるといえる．

1．ネマリンミオパチー
【概説】筋線維に，糸屑状の構造物（ネマリン小体）が認められる．症状の程度は様々である．

2．セントラルコア病
【概説】常染色体優性遺伝である．筋線維中央に，果物の芯のように不染色の部分がある．悪性高熱の危険性がきわめて高い．

3．筋管ミオパチー
【概説】通常では，胎生期の筋線維に，筋管とよばれる構造物が認められるが，出生時には消失している．本症では，この筋管が残存している．

2-7-5. ミトコンドリア異常症

ミトコンドリアは，酸素を利用したATP産生（好気呼吸）を担当する細胞内小器官である．また，ミトコンドリアは，核とは別に独自にDNA（mtDNA）をもち，このmtDNAは，13種類の蛋白質（電子伝達系の酵素）をコードしている．ATP産生効率の高い好気呼吸は，エネルギーを大量に消費する臓器（脳・筋肉）で特に必要となる．

このため，ミトコンドリアの異常により，ATP産生効率が低下すると，脳，筋肉に障害が発生しやすくなる．ミトコンドリア脳筋症ともよばれる．障害のあるミトコンドリアには増大・増数が起こり，病理学的にはGomori染色でragged red fiberが認められる．

1. 慢性進行性外眼筋麻痺

【概説】進行性外眼筋麻痺，網膜色素変性症，心伝達障害を3徴とする疾患にKearns-Sayre症候群がある．その後，進行性外眼筋麻痺を主徴とする一群は慢性進行性外眼筋麻痺と名づけられた．mtDNAの遺伝子解析により，慢性進行性外眼筋麻痺とKearns-Sayre症候群は同一であることが判明している．

眼瞼下垂，小脳失調，精神遅滞，低身長なども認められる．

2. 脳卒中様症状を伴うミトコンドリア異常症

【概説】乳酸アシドーシスと脳卒中様発作を特徴とする疾患である．小児期（5〜15歳）に，頭痛，嘔吐，痙攣，一過性半身麻痺，半盲などの脳卒中様発作のほか，運動時の異常な疲労感，難聴，糖尿病，心筋症，腎尿細管障害，低身長などが認められる．

3. ミオクローヌスを伴うミトコンドリア異常症

【概説】初発症状は，ミオクローヌスであるが，その後，痙攣，小脳失調が加わる．さらに，難聴，糖尿病，心筋症，低身長が認められることもある．DRPLAに類似する．ただしDRPLAはtriplet repeatであり，本症はmtDNAの点変異であることから，遺伝子解析により鑑別は可能である．

> **東洋医学用語**
>
> ● 痿証（いしょう）
>
> 筋肉が衰え萎縮し，歩行困難となる疾患を東洋医学では，痿証とよんでいます．様々な原因があり，東洋医学的な考えに基づいて分類され，1）津液が不足する，2）湿熱によって気血の運行が阻害される，3）脾胃の虚損により精微がいきわたらない，4）肝腎の虚損により髄が枯れ筋が萎縮することがあげられています．西洋医学の分類とは異なっています．

2-7-6. 周期性四肢麻痺

四肢筋肉の一過性弛緩麻痺である．発作間欠時には無症状である．低K性周期性四肢麻痺と高K性周期性四肢麻痺に分類される．

1. 低K性周期性四肢麻痺

【概説】原発性と続発性があり，わが国では続発性が圧倒的に多い．原発性では常染色体優性遺伝による．続発性では，甲状腺機能亢進症に起因することが多く，若い男性に好発する．続発性の原因として，アルドステロン症もある．

原発性では10歳代，続発性では20〜40歳に好発する．下肢近位筋に始まり，遠位筋，上肢へと進行する．意識障害は認められない．激しい運動後の休息時，過食後の明け方に発症しやすい．

2. 高K性周期性四肢麻痺

【概説】原発性がほとんどで，常染色体優性遺伝である．先天性パラミオトニアと同一疾患と考えられている．

幼児から学童期に発症する．軽症で，持続時間も短い．下肢のみにとどまる．食直後，軽い運動後の休息時，寒冷曝露で発症しやすい．

2-7-7. 多発性筋炎・皮膚筋炎

【概説】自己免疫的機序による骨格筋の炎症である．

皮膚症状があれば皮膚筋炎（体液性免疫中心），皮膚症状がなければ多発性筋炎（細胞性免疫中心）とよばれる．
【疫学】女性に多い．学齢期と中年期の2峰性に好発する．高齢者には，悪性腫瘍の合併が多い．
【症状】四肢近位筋優位の筋力低下・嚥下困難・動揺性歩行，発熱，筋痛などがみられる．
【診断】血清CK・AST・LDH・ALD値上昇，血沈・CRP上昇が認められる．筋電図で筋原性疾患のパターンが認められる．
【治療】副腎皮質ステロイドが投与される．

2-7-8. 重症筋無力症

【概説】アセチルコリン受容体（AChR）に対する自己抗体が産生されることで発症する疾患である．この自己抗体は，受容体をブロックするだけでなく，受容体を変性させ，補体を介して後シナプス膜を破壊する．
【疫学】20～30歳代では女性に，50～60歳代では男性に好発する．
【成因・病態】運動神経終末からアセチルコリンが放出されても，その受容体が障害されて筋収縮が行えなくなる．
【症状】初発症状は，易疲労感で，運動継続により悪化する．夕方に悪化するという日内変動が認められる．最も障害されやすい部位として，外眼筋がある．このため，眼瞼下垂，複視が出現する．次には，咽頭筋で，嚥下困難，構音障害をきたす．重症化すると呼吸筋麻痺もきたす．胸腺腫の合併もみられる．

感染症，外傷，手術，月経，妊娠，ストレスは増悪因子となる．

なお，急性増悪することがあり，クリーゼとよばれる．これには，筋無力性とコリン作動性がある．コリン作動性は抗ChE薬過剰投与により，筋線維が過剰に脱分極することで発生するものである．
【診断】血清IgG値の上昇，AChR抗体の存在を確認する．テンシロンテストにより症状の改善を確認する．誘発筋電図では，減衰現象（波高の減少）が認められる．CT，MRIなどにより胸腺腫を確認する．
【治療】抗ChE薬，胸腺摘出，ステロイド，血漿交換が用いられる．

2-7-9. Lambert-Eaton筋無力症候群

【概説】種々の癌に合併した筋無力症である．
【疫学】70％が肺小細胞癌によるものである．
【成因・病態】癌の進展に伴うものではない．P/Q型電位依存性カルシウムチャネルに対する自己抗体産生による．前シナプス膜からAChが分泌できなくなることが原因である．
【症状】筋力低下・易疲労感が主である．このほか，AChのムスカリン作用も阻害されるため，口渇，便秘も出現する．
【診断】筋電図で，増高現象（waxing）が認められる．
【治療】悪性腫瘍の根治が重要である．

2-8. 末梢神経性疾患

2-8-1. 末梢神経障害

末梢神経は，神経細胞体から次の神経へ刺激を伝える軸索の大きく2つからなる．軸索にはSchwann細胞が自分の薄い細胞膜をロール状に巻きつけた髄鞘で覆われている．なお，中枢神経細胞ではSchwann細胞ではなく，乏突起膠細胞が髄鞘を形成する．

神経線維の障害は，病理学的に髄鞘障害と軸索障害とに分類される．

髄鞘障害には，Guillain-Barré症候群，慢性炎症性脱髄性多発神経根炎などがある．運動障害が中心となり，末梢神経伝導速度は大きく低下する．

軸索障害には，中毒性ニューロパチー，代謝性ニューロパチーが多い．感覚障害が中心となり，末梢神経伝導速度はほぼ正常である．

臨床学的には，単神経障害（mononeuropathy），多発単神経障害（multiple mononeuropathy），多発神経障害（polyneuropathy）に分類される．

単神経障害（mononeuropathy）は，単一の末梢神経障害である．

多発単神経障害（multiple mononeuropathy）は，単神経障害が多数生じたものである．全身血管炎（結節性多発動脈炎・悪性関節リウマチなど），サルコイドーシスなどがある．

多発神経障害（polyneuropathy）は，左右対称性に生じる広範な神経障害で，四肢末端まで障害されるものである．

2-8-2. 髄鞘障害

1. Guillain-Barré 症候群

【概説】末梢神経の血管周囲に単核球の浸潤と節性脱髄をきたした疾患である．

【疫学】急性上気道炎，胃腸炎などの先行感染が認められることが多い．起炎病原体としては，*Campylobacter jejuni*，サイトメガロウイルス，EB ウイルス，マイコプラズマなどがある．

【成因・病態】病原体に対する抗体が髄鞘を障害することが原因と考えられている．

【症状】先行感染の1～3週後，下肢遠位部両側対称性に運動麻痺（弛緩性）が発生する．次第に，上肢，顔面へと拡大する．球麻痺，呼吸筋麻痺まで進行することもある．2～4週後には軽快し，6ヵ月以内に完全機能回復することが多い．

【診断】末梢神経伝導速度において，低下が認められる．

髄液検査で，蛋白細胞解離が認められる．これは，髄液中の蛋白が増加する一方で，細胞数は正常となるものである．発症後1～2週後に観察される．

血清抗ガングリオシド抗体が検出されることがある．

【治療】通常，経過観察となる．重症では血漿交換，γグロブリン大量療法が行われる．副腎皮質ステロイドは無効とされる．

2. Fisher 症候群

【概説】Guillain-Barré 症候群の亜型である．外眼筋麻痺，運動失調，深部腱反射低下を特徴とする．血清抗ガングリオシド抗体が検出されることがある．

3. 慢性炎症性脱髄性多発神経根炎

【概説】Guillain-Barré 症候群が急性発症であるのに対し，本症は慢性的な経過をとることが特徴的である．また，感覚ニューロンも運動ニューロンも同等に障害される．

末梢神経伝導速度が低下し，髄液では蛋白細胞解離が認められる．

治療においては，ステロイドも有効とされる．重症例では，血漿交換，γグロブリン大量療法が行われる．

4. Charcot-Marie-Tooth（CMT）病

【概説】節性脱髄である CMT1 と軸索変性である CMT2 に分類される．CMT1 に関わる原因遺伝子が3種類あり，常染色体優性遺伝と伴性優性遺伝がある．

なお，Dejerine-Sottas 病は CMT1 の重症型であることが判明している．

【疫学】10～20歳代に好発する．

【成因・病態】節性脱髄と軸索変性の2種類の病態がある．

【症状】下肢遠位部の筋力低下で発症する．つまずきやすくなる．足の変形（凹足）が出現する．下腿部の筋萎縮は，逆シャンペンボトル型，あるいはコウノトリ足と表現される．下垂足（drop foot），鶏歩（steppage gait）をきたす．徐々に進行するが，軽症のことが多く，本症自体が死因となることはまれである．

【診断】CMT1 では節性脱髄が中心であるので，末梢神経伝導速度が著明に低下し，神経生検で onion bulb が認められる．CMT2 では軸索変性が中心であるので，末梢神経伝導速度は正常範囲内で，神経生検で onion bulb は認められない．

【治療】通常，経過観察となる．

2-8-3. 軸索障害

1. 糖尿病性ニューロパチー
【概説】単神経障害，多発単神経障害，多発神経障害のすべてを発症しうる．

単神経障害，多発単神経障害においては，急性発症が多い．動眼神経（内眼筋が障害されにくいため散瞳しない），正中神経，尺骨神経，腓骨神経，腰仙髄神経叢の障害が多い．経過は比較的良好である．

多発性神経障害においては，異常感覚，腱反射や振動覚の低下が認められる．徐々に，手袋靴下型感覚障害，深部感覚障害が出現する．自律神経障害として，起立性低血圧，排尿障害，陰萎，消化器症状も出現する．

治療では，血糖コントロールが重要となる．アルドース還元酵素阻害薬が用いられる．異常感覚に対して，神経脱分極の抑制するために抗てんかん薬が投与される．また，感覚伝導の抑制のために抗不整脈薬が利用される．このほか，抗うつ薬も投与される．

2. 薬物性ニューロパチー
【概説】キノホルムによるSMON（subacute myelo-optico-neuropathy）では，深部感覚障害による運動失調，錐体路障害，視神経萎縮などが認められる．

このほか，イソニアジド，ビンクリスチンなどが原因薬剤としてあげられる．

3. 中毒性ニューロパチー
【概説】有機水銀，鉛，ヒ素，ノルマルヘキサンなどがあげられる．

4. 家族性アミロイドニューロパチー
【概説】常染色体優性遺伝で，全身性にアミロイドが沈着する疾患である．起立性低血圧，下痢と便秘の繰り返し，陰萎，排尿障害，温痛覚障害などが認められる．肝移植が唯一の治療法である．

2-8-4. その他の末梢神経障害

1. 末梢性顔面神経麻痺（Bell麻痺）
【概説】末梢性顔面神経麻痺のうち，特発性，急性発症のものがBell麻痺である．ウイルス感染などにより，顔面神経が腫脹し顔面神経管内で圧迫されることが原因とされている．

通常，一側性である．患側において，額のしわせ・閉眼が困難となり，兎眼，鼻唇溝の浅化，口角下垂などが出現する．

治療には，抗炎症剤，副腎皮質ステロイド，などが用いられる．

> **東洋医学用語**
>
> ● 口眼喎斜
> 口や眼が歪む状態で，顔面神経麻痺に相当します．

2. Ramsay-Hunt症候群
【概説】水痘帯状ヘルペスウイルスが顔面神経に感染して発症するものである．

感染側の末梢性顔面神経麻痺のほか，髄膜炎を併発することがある．外耳道，耳介に疼痛を伴う疱疹が出現することがある．

治療には，抗ヘルペス薬が用いられる．

2-9. 機能性疾患

2-9-1. 頭痛

1. 片頭痛
【概説】発作性，片側性，拍動性に中等度以上の頭痛を呈する疾患である．しばしば，家族性に発生するが，遺伝形式は不明である．

【疫学】思春期発症が多く，女性に多い疾患である．

【成因・病態】血管が収縮して前兆が生じ，その後の拡張により頭痛をきたすとする血管説と三叉神経軸索が刺激され，血管作動性物質が放出されることで血管拡張をきたすとする三叉神経血管説がある．

【症状】前兆（aura）を伴うものと伴わないものがあ

る．前兆（aura）を伴わないものでは，ストレスから開放されたときに発症しやすい．

前兆としては，閃輝性暗点（小さな視野欠損が徐々に拡大→近縁がキラキラ，ジグザグに輝く），視覚異常，四肢異常感覚などがある．

前兆の後から頭痛発作が出現する．拍動性（ずきずき）で，音・光刺激で悪化する．数時間〜半日持続する．次第に，拍動性から持続的頭痛に変容する．悪心，嘔吐，顔面蒼白，発汗など伴うことがある．原則として，片側性である．

【診断】特徴的な臨床症状から診断される．CT検査により除外診断することも重要である．

【治療】酒石酸エルゴタミン，トリプタン製剤が投与される．発作予防にはカルシウム拮抗薬，β受容体遮断薬が投与される．

2．緊張型頭痛

【概説】頸・頭の筋肉のこり（持続的収縮）により，発症するものである．

【疫学】頭痛患者の大半を占める．

【成因・病態】ストレスが誘因となる．

【症状】朝より夕方に悪化する．天候に左右されることが多い．頭が締めつけられるような痛みである．通常，両側性で，悪心，嘔吐は認められない．

【治療】筋弛緩薬・抗不安薬などが用いられる．このほか，休息などを勧める．

東洋医学の視点

● 頭痛と気血水・五臓

痛みについて，東洋医学においては，「通じなければ痛み，通じれば痛まない」という考え方があります．気血水を十分に循環させることが大切であり，この循環の障害が痛みを生じるもとになるということです．気の滞りは，張ったような痛み，血の滞りは深部で締めつけられるような痛み，水の滞りは拍動性の痛み，といったような表現がされることがあります．片頭痛は水の滞り，筋緊張型頭痛は気血の滞りによることが多いといえます．頭部は上方にあり，精神活動と関係しますから，五臓でいえば心，また，気血水の循環において上方への移動に関係しやすい肝・脾が大きな要素になります．水との関係でみると脾が，気の関係でみると肝・脾が，血の関係でみると肝・心が重要となります．

3．群発頭痛

【概説】片側の眼窩部に激しい痛みを呈する疾患である．

【疫学】20〜30歳代の男性に多い．

【成因・病態】明らかな原因は不明である．

【症状】眼窩周囲の片側性の激痛で，目玉がえぐり取られるような痛み，目玉にナイフを突き刺されたような痛みと表現される．1日に何回も反復し，持続時間は30分〜2時間とされる．就寝後1〜2時間後に起こしやすい．発作は，数週間繰り返した後，数カ月から数年消失することもある．

【治療】100％酸素吸入が有効とされる．トリプタン製剤の注射も有効とされる．

2-9-2．ナルコレプシー

【概説】睡眠発作，情動脱力発作，入眠時幻覚，睡眠麻痺を特徴とする疾患である．

【疫学】10〜20歳代に好発する．

【成因・病態】覚醒機能の障害，レム睡眠の異常が原因として考えられている．また，自己免疫学的機序が関与する可能性も指摘されている．

【症状】毎日，同じように突然耐え難い眠気に襲われる．情動脱力発作とは，感激した拍子に突然抗重力筋が脱力してしまう発作である．入眠時幻覚とは，入眠直後に現実感が強い幻覚が出現するもので，非常に驚愕感を伴うものである．睡眠麻痺とは，入眠時幻覚あるいは他の夢などから目覚めた時に全身の骨格筋が弛緩して金縛りにあったような感覚になることである．

【診断】臨床症状と，ノン−レム睡眠を飛ばして一挙にレム睡眠に入ることを脳波で確認することでなされる．

【治療】メチルフェニデートが用いられる．また，情動脱力発作，入眠時幻覚，睡眠麻痺に対して，レム睡眠抑制を目標にイミプラミン，クロミプラミンが投与される．

2-9-3. 周期性過眠症
【概説】10歳代の男児に発生する周期的な過剰睡眠である．場合により，病的空腹感から過食にいたることがある．症状は，数日〜2週間の持続し，数カ月〜数年の周期となる．成人になれば自然治癒する．

3. 呼吸器・胸壁疾患

3-1. 感染性呼吸器疾患

1. 上気道炎・気管支炎
【概説】上気道あるいは気管支に発生した炎症である．

【疫学】ウイルス感染が圧倒的に多い．空気が乾燥する冬に発症しやすい．高齢者に発症しやすい．

【成因・病態】鼻症状が強い場合には，ライノウイルス，RSウイルスなど，咽頭症状が強い場合には，アデノウイルス，エンテロウイルスによることが多い．

【症状】上気道炎では鼻症状（鼻汁，鼻閉，くしゃみ）と咽頭喉頭症状（疼痛，嗄声など）が主な症状である．このほか，咳，発熱，関節痛，筋肉痛などを伴うこともある．気管支炎では咳，喀痰排出が強くなる．

【診断】臨床症状による．細菌感染が疑われる場合には，咽頭培養を行うこともある．気管支炎の診断には，胸部X線検査（図3-1）で，肺炎がないことを確認することが重要となる．

【治療】対症療法が主体となる．細菌感染には，抗生物質が投与される．

東洋医学の視点

● 感冒

感冒のような急性熱性疾患を東洋医学で理解するには，六病位の概念が重要です．これは，あまり，現代医学においては考えられていない概念です．抗病反応が盛んな陽病と抗病反応が低下した陰病に分類し，さらに陽病・陰病を3つのステージに細分類したものです．

抗病反応が盛んな陽病期は，病邪が表にある太陽病，半表半裏にある少陽病，裏にある陽明病に分かれます．太陽病，少陽病には虚実ともに，陽明病は基本的に実証のみです．また，抗病反応が低下した陰病は全て基本には病邪が裏にあります．腹部は冷えていますが，四肢までは冷えていない太陰病，腹部から四肢末端まで冷えている少陰病，基本的には抗病反応はきわめて低下して，ショック状態にまでになったりするが，わずかに残った体力で病邪に対抗しようとして，燃え尽きる直前の状態であったりする厥陰病に分かれます．陰病はすべて虚証とされます．

2. 肺炎
【概説】肺炎は，肺胞腔の炎症である．間質性肺炎あるいは肺臓炎といった場合は，肺胞壁あるいはその周囲の間質の炎症を指す．

分類としては，細菌性肺炎・非細菌性肺炎，市中肺炎（肺炎球菌，インフルエンザ菌など）・院内肺炎（MRSA，緑膿菌など），大葉性肺炎〔肺炎球菌・クレブシエラ（肺炎桿菌）など〕・気管支肺炎，などがある．

【疫学】加齢とともに肺炎による死亡率が増加する．細菌感染としては，肺炎球菌によるものが最も多い．若年者ではマイコプラズマ，高齢者ではインフルエンザ菌によるものが多い．

【成因・病態】病原体による感染のほか，誤嚥などによる化学性肺炎もある．

【症状】発熱，悪寒，戦慄，咳，痰，胸痛，呼吸困難などがある．

【診断】検査としては，血液検査で，白血球増加・赤沈亢進，CRP上昇などが認められる．胸部X線検査では，炎症部位が白く描出される．

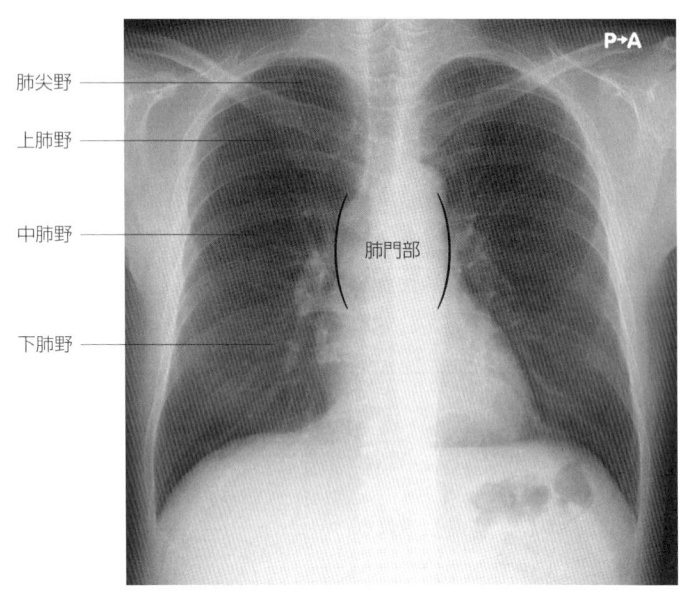

図 3-1　正常の胸部X線所見と肺野

【治療】細菌感染では，起炎菌に応じた抗菌剤が投与される．

> **東洋医学用語**
>
> ● 倚息
>   物に寄りかかって息をするような呼吸困難を倚息とよびます．

3. 肺化膿症

【概説】細菌感染によって肺実質に壊死を伴う膿瘍を形成した病態である．細菌性肺炎・敗血症に続発する．黄色ブドウ球菌，クレブシエラ，緑膿菌，嫌気性菌などによる．

胸部X線検査で，病巣中心部に空洞形成が認められ，ニボー（niveau）とよばれる．空洞の上部が黒く描出され，空気が存在している．下部は白く描出され，膿が存在している．

治療には，抗菌薬投与，ドレナージが用いられる．

4. 膿胸

【概説】胸腔内に膿（膿性胸水）が貯留した病態である．化膿性胸膜炎ともいう．肺内の感染が胸膜に波及したものである．黄色ブドウ球菌，嫌気性菌が起炎菌となる．

診察上，呼吸音が減弱する．胸部X線検査で胸水貯留部が白く描出される．

治療には，抗菌薬投与，胸腔ドレナージが用いられる．

5. 非細菌性・非典型的細菌性肺炎

①マイコプラズマ肺炎

【概説】学童期に好発する．4年に1回流行し 特にオリンピックの開催年に流行することが多かった．飛沫感染によるが，感染力は弱く，濃密接触で感染する．間質性肺炎となる．

頑固な咳を呈する．血液検査で，寒冷凝集素の上昇，胸部X線検査でスリガラス様陰影が認められる．

治療には，マクロライド系，テトラサイクリン系抗菌薬が投与される．

②クラミジア肺炎

【概説】3種類のクラミジアについて，各々呼吸器感染症を発症する．

オウム病は，*Chlamydia psittaci* による感染症である．インコ，ハトなどの多くの鳥類と共通の人畜

共通感染症である．塵埃感染（濃厚接触で感染）による．治療には，テトラサイクリン系抗菌薬が投与される．

Chlamydia trachomatis による肺炎は，産道感染により発症する．本菌は，トラコーマ，鼠径リンパ肉芽腫症，非リン菌性尿道炎の起炎菌として知られている．治療には，マクロライド系抗菌薬が投与される．

Chlamydia pneumoniae による肺炎は，飛沫感染・経気道感染により発症する．オウム病と異なり，ヒトからヒトにも感染する．治療には，テトラサイクリン系抗菌薬が第一選択となるが，マクロライド系，ニューキノロン系も投与される．

③ウイルス性肺炎

【概説】非常に高い頻度で発症する．学童期はインフルエンザウイルス，乳幼児期はパラインフルエンザウイルス，乳児期はRSウイルスが主な起炎ウイルスとなる．間質性肺炎の病態を呈する．

治療は抗インフルエンザウイルス薬以外では，対症療法となる．

④急性細気管支炎

【概説】肺炎ではないが，本項で解説する．RSウイルスが乳児に感染して発症することが多い．冬季に流行する．呼気性呼吸困難を呈する．胸部X線検査では肺過膨張が認められる．

治療は対症療法のみとなる．

⑤ニューモシスチス肺炎

【概説】細胞免疫不全，AIDS患者に好発する．ニューモシスチス・カリーニによる感染と考えられていたが，これはヒトには感染しないことが判明した．ニューモシスチス・イロヴェチ（真菌）による感染である．亜急性から慢性の経過をとる．間質性肺炎の病態で，低酸素血症，乾性咳嗽をきたす．

胸部X線検査では，スリガラス様陰影となる．

治療には，ST合剤（sulfamethoxazole＋trimethoprim）が投与される．

⑥真菌性肺炎

【概説】深在性感染症として，易感染性宿主に発生する．日和見感染に相当する．

カンジダの場合，非特異的な所見のみのことが多く，診断に苦慮する．

アスペルギルスの場合，菌球形成（菌が増殖して，肺組織を剥離脱落させる）が認められる．

クリプトコッカスの場合，孤立性腫瘤，空洞形成が認められる．

その他，ムコール，アクチノミセス，ノカルジアなどによる感染がある．

⑦重症急性呼吸器症候群（severe acute respiratory syndrome：SARS）

【概説】2002年11月頃，中国広東省で発生した致命率が高い肺炎に対して，名付けられた．コロナウイルスによる感染と判明した．これは，従来とはRNAが異なっており，4群とされた．飛沫感染によるが，濃厚接触者に発症することが多い．

潜伏期は，2〜7日で，発症とともに重症化して，呼吸困難となる．80〜90％は約1週間で回復するが，全体の致死率10％とされる．小児には少ない．

治療には，ステロイド，リバビリンが投与される．隔離が重要となる．

6．肺結核

【概説】結核菌は，グラム染色では部分的にまだらに染まるため，非典型的な細菌に属することになるが，重要疾患であるため，本節で単独に扱う．本菌は，クロルヘキシジン（ヒビテン），逆性石鹸（オスバン），塩素製剤でも殺菌されない．

【疫学】近年，増加傾向（毎年4万人罹患，3千人死亡）にある．

【成因・病態】経気道感染，空気感染による．まず，初感染病巣が発生し，周囲のリンパ節が腫脹する．これを初期変化群とよぶ．下葉に好発する．細胞性免疫が正常であれば，マクロファージなどにより初感染病巣が破壊される．この際，病巣は結核菌のもつろう脂質と反応して乾酪化が生じる．最終的には石灰沈着を伴って治癒する．

細胞性免疫が不十分の場合，初感染病巣の結核菌が拡散して，様々な症状が発生する．これを初感染結核症（一次結核症）とよぶ．

いったん，治癒したあと，数年から数十年を経て，結核菌が初感染病巣から拡散して，再度増殖することがある．これを既感染結核症（二次結核症）とよぶ．加齢による細胞性免疫の低下，各種疾患による免疫能低下が原因とされる．

【症状】初感染結核症（一次結核症）では，頸部リンパ節腫脹，髄膜炎，腎結核，副腎結核，骨結核，関節結核，粟粒結核などを発症する．なお，粟粒結核とは，血行性に全身臓器に結核菌が播種され，特に肺を侵したものである．

乳幼児では，細胞性免疫が弱いため，初感染結核症となりやすい．

既感染結核症（二次結核症）では，肺後上部（S^1, S^2, S^6）に好発する．成人，特に高齢者に多くみられるものであり，長期間を経て内因性再燃したものである．咳嗽，喀痰，微熱，盗汗，血痰，倦怠感などが出現する．

【診断】
①胸部X線検査

初感染病巣で治癒する場合には石灰化が認められる．初感染結核症（一次結核症）では粟粒結核となり，びまん性小粒状陰影が認められる．

②胸部CT検査

肉芽組織が小粒状陰影となり，連続する気管支肺動脈の腫脹が観察される．

③ツベルクリン反応

結核菌の蛋白成分から遅延型過敏症（Ⅳ型アレルギー）を引き起こす物質を抽出して生成したもの（purified protein derivative：PPD）を皮内注射して，48時間後に判定する検査である．反応が陽性の場合，結核菌に感染したことを意味する．陽転するには感染後2〜3週間を要する．粟粒結核では陰性となる．この場合，肝生検や骨髄生検で確認することになる．

ツベルクリン反応の判定は以下の通りである．

発赤長径10 mm 未満：陰性

発赤長径10 mm 以上：陽性

　　硬結なし：弱陽性

　　硬結あり：中等度陽性

　　水疱・壊死：強陽性

④塗抹染色検査

Ziehl-Neelsen法により染色する．Gaffky号数（拡大500倍）で，菌量を評価する．0〜10段階で記載し，号数が大きいほど菌数が多いことになる（表3-1）．

⑤培養

小川培地を用いる．最低3週間を要する．

⑥生検

粟粒結核では，病状の進行が速いため，生検によって診断することがある．この場合，侵襲性の強い肺ではなく，肝，骨髄が利用される．

【治療】INH（イソニアジド）＋RFP（リファンピシ

表3-1　検鏡法における検出菌数記載法

ガフキー号数（拡大500倍）	検出菌数		簡便な記載法
0	全視野に	0	(−) 陰　性
1	全視野に	1〜4	(＋) 少　数
2	数視野に	1	
3	1視野平均	1	
4	〃	2〜3	(#) 中等数
5	〃	4〜6	
6	〃	7〜12	
7	〃　　（やや多数）	13〜25	
8	〃　　　　（多数）	26〜50	(#) 多　数
9	〃　　（はなはだ多数）	51〜100	
10	〃　　　　（無数）	101以上	

ン）＋SM（ストレプトマイシン）〔or EB（エタンブトール）〕±PZA（ピラミナジド）が標準的治療である．半年〜1年の長期投与が必要である．

> **東洋医学用語**
>
> ● 肺癆
>   東洋医学では，肺結核を肺癆と表現しています．今でこそ，肺結核は十分治療できる疾患ですが，抗結核薬が開発されるまでは，体力が徐々に減損していき，やせ細って最終的には死に至るものだったのです．このような肺癆という表現は，的を得たものといえます．なお，肺癆など肺疾患がさらに進行して肺機能が極度に低下したものを肺痿と表現しています．

7. 非定型抗酸菌症

【概説】非定型抗酸菌は，結核菌以外の抗酸菌の総称である．わが国では，*Mycobacterium avium* complex（MAC）が70％を占める．全身播種と肺限局のタイプがあり，全身播種では，日和見感染として発症する．肺限局では，肺気腫などの基礎疾患をもつ場合の他，健常人にも発生する．健常人では中年女性に多い．塵埃感染と考えられる．

その他には，*Mycobacterium kansasii* がある．肺限局のタイプと考えられている．

粉塵曝露や大量喫煙（男性に多い）も関係する．

結核菌が，ナイアシン（ニコチン酸とニコチン酸アミドの総称で，ビタミンB_3ともいう）産生であるのに対し，本菌はナイアシン非産生である．

治療については，MACは，薬剤耐性であることが多く，外科療法（肺葉切除術）を要することがある．*Mycobacterium kansasii* に対しては，抗結核薬，ニューキノロン，マクロライドが有効である．

3-2. 閉塞性肺疾患

3-2-1. COPD

【概説】閉塞性の換気障害をきたす疾患としては，気管支喘息，肺気腫，びまん性汎細気管支炎，慢性気管支炎がある．これらの疾患概念が交錯している．気管支喘息は，可逆的病変であることから，他疾患と区別される．しかし，肺気腫とびまん性汎細気管支炎は形態学的概念に基づき，慢性気管支炎は臨床症状に基づく病名である．根拠が異なるため，疾患を捉える視点を変える必要がある．

このような問題を解決しようと，1963年アメリカのWiliams博士はchronic obstructive pulmonary disease（COPD），1964年イギリスのFletcher博士はchronic obstructive lung disease（COLD）とよぶことを提唱した．最終的にはCOPDの名称が用いられるようになった．

3-2-2. 肺気腫

【概説】肺胞壁が破壊され，終末細気管支より末梢の気腔が不可逆的に拡張した疾患である．

【疫学】高齢者の男性に多く，ほとんどに喫煙歴がある．女性のほうが喫煙によって発症しやすい．

【成因・病態】エラスターゼなどの蛋白分解酵素が$α_1$アンチトリプシンなどの蛋白分解酵素阻害酵素より優位であることから，肺胞壁が障害されて発症するとされている．

【症状】息切れ，口をすぼめてゆっくり吐く，シーソー呼吸（腹部を広げると胸部が引っ込む），Hoover（フーバー）徴候（吸気時に胸郭下部が引っ込む）などの症状がみられる．やせ型のことが多い．胸郭はビア樽状である．ばち状指を認めることもある．

COPDには，ピンクのフグと青い薫製にしんの2種類のタイプがあり，肺気腫はピンクのフグに相当する．これは，口すぼめ呼吸，チアノーゼがあまり認められないことを表したものである．

【診断】打診により，鼓音を呈する．聴診では肺胞呼吸音の減弱，気管支呼吸音の呼気延長が認められる．

胸部X線検査では，過膨張・滴状心・血管陰影希薄が認められる．

心電図では，肺高血圧による肺性心が認められる．

呼吸生理検査では，1秒量低下，1秒率低下が認められる．

【治療】呼吸リハビリテーション，気管支拡張薬（特に吸入抗コリン薬）投与，在宅酸素療法などが行われる．

> **東洋医学用語**
>
> ● 肺脹・喘証
>
> 東洋医学では，肺が脹満した状態を肺脹と表現しています．まさに肺気腫を指すといえます．また，肺気腫や気管支喘息において，喘鳴を呈します．この状態を東洋医学では，喘証とよんでいます．

3-2-3. 慢性気管支炎

【概説】臨床上の概念としては，慢性炎症により気管支の分泌物過剰・咳嗽と喀痰が長期間（2年以上あるいは少なくとも冬季に3カ月以上）持続するものを指す．

【疫学】喫煙者が多く，ほとんどが中年以降に診断される．

【成因・病態】下気道が，常に細菌（インフルエンザ菌が多い）で汚染され，防御機構が破綻することが原因と考えられている．

【症状】長時間持続する咳嗽，喀痰が主たる症状である．急激に呼吸機能悪化し，チアノーゼ，右心不全などが出現することがある．

COPDとして，ピンクのフグに対するもう一方の青い薫製にしんに相当する．増悪でチアノーゼを呈することを表したものである．

【診断】打診で濁音，聴診でラ音を呈する．

胸部X線検査では，固質化による均一陰影（air bronchogram），無気肺が認められる．

心電図では，肺性心（右軸偏位・右室肥大）が認められる．

呼吸生理検査では，1秒量低下，1秒率低下が認められる．

【治療】気道分泌物の除去が重要となる．体位ドレナージ，ネブライザー療法が必要となる．去痰薬は不可欠である．

> **東洋医学用語**
>
> ● 哮証
>
> 東洋医学では，喉に痰が溢れて，ゴロゴロ鳴っている状態を哮証と表現しています．慢性気管支炎を指すといえます．肺気腫や気管支喘息において，喘鳴を呈する状態を喘証とよんでいます．哮証の発作期には喘証を伴うことになります．しかし，喘証は必ずしも哮証を伴いません．

3-2-4. びまん性汎細気管支炎

【概説】びまん性に呼吸細気管支に慢性炎症をきたす疾患である．

【疫学】性差・年齢差はない．東アジアに多い．80%以上は慢性副鼻腔炎を合併する．

【成因・病態】遺伝的素因が考えられている．HLA-B54と強い相関がある．呼吸細気管支壁の著明な肥厚が認められる．

【症状】大量の膿性痰，喘鳴，ばち状指などが認められる．肺高血圧から肺性心をきたし，さらに右心不全に至ることがある．

【診断】打診で濁音，聴診でラ音，呼気時に笛声音を呈する．

胸部X線検査で過膨張，両側下肺野に多発する粒状陰影が認められる．

呼吸生理検査では，1秒量低下・1秒率低下がみられ，進行すると拘束性障害を合併する．

心電図では，肺性心（右軸偏位・右室肥大）がみられる．

喀痰細菌培養でインフルエンザ菌・緑膿菌が検出される．

【治療】エリスロマイシン少量持続投与により劇的に改善することが多い．

3-3. 拘束性肺疾患

3-3-1. 拘束性肺疾患の特徴

拘束性肺疾患とは，肺胞隔壁が障害されることで，同部位の弾性線維が損傷されて肺の膨脹，さらには胸郭の拡張に障害が発生したものである．肺胞隔壁は，狭義の間質であり，肺胞隔壁を含む肺胞と肺胞の間のスペースで，毛細血管周囲や胸膜下の結合組織，小葉間隔壁により構成される部位は広義の間質といえる．狭義の間質に障害がとどまると拡散障害となり，広義の間質が障害されれば拘束障害となる．

間質性肺炎が主病変である．肺胞隔壁が破壊され，結合組織の増生，肺胞の不可逆的な再構築が発生すると肺線維症となる．

3-3-2. 特発性間質性肺炎

【概説】潜行して発症し，5〜10年の経過でじわじわと肺の線維化が進む疾患である．
【疫学】中高年に好発し，濃厚な喫煙歴が認められる．
【成因・病態】なんらかの理由で，肺胞マクロファージが活性化されることで，肺胞隔壁が障害され，線維芽細胞が増殖することで肺が虚脱していく．その周囲の細気管支には代償性膨脹をきたし，蜂巣肺（honeycomb lung）を形成する．
【症状】乾性咳嗽・体動時息切れ・ばち状指・肺性心・右心不全が認められる．肺癌の発生率が高い．
【診断】聴診で捻髪音が聴取される．
胸部X線検査で，蜂巣肺・横隔膜挙上が認められる．
呼吸生理検査で，%肺活量低下が認められる．
【治療】ステロイド，免疫抑制薬などが投与されるが，予後不良である．

東洋医学の視点

● 腎の納気

東洋医学では，呼吸に関係する臓は肺と腎にあると考えています．腎が呼吸に関係するとはどういう意味でしょうか．腎は納気を主るといわれます．これは，吸気をどんどん下焦に引っ張ってくるという意味です．間質性肺炎のように，肺活量が減少している疾患においては，十分息を吸い込めません．つまり，肺気ばかりか腎気も低下していると考えるのです．

3-3-3. 急性間質性肺炎

【概説】発熱を伴い，急激に発症し，数週間で重篤な呼吸困難となる．予後不良で，若年者に多い．Hamman-Rich症候群と同義である．

治療には，ステロイド，免疫抑制薬が用いられるが，効果は低い．

3-3-4. Bronchiolitis obliterans organizing pneumonia (BOOP)

【概説】閉塞性細気管支炎・器質性肺炎と訳すことができる疾患である．中高年に好発し，亜急性の経過をとる．間質性肺炎と肺胞性肺炎の中間的な性格をもつ．強い線維化はない．予後は比較的良好である．

胸部X線検査では，多発浸潤陰影と間質性陰影の混在する像となる．

ステロイドによく反応する．

3-3-5. 医原性肺臓炎

1. 薬剤性肺臓炎

【概説】ブスルファン・ブレオマイシン・ゲフィチニブなどの抗癌薬，金製剤，インターフェロン，小柴胡湯などがあげられる．

投与後数週間で発症することが多い．薬剤中止により多くは改善する．

2. 放射線肺臓炎
【概説】放射線照射が50 Gy以上となると発生頻度が上昇する．照射後，数週〜数カ月後に発症する．

3-3-6. じん肺
【概説】粉塵を吸入することで肺に生じた線維増殖性変化を主体とする疾病である．粉塵は特別に限定されていない．粉塵は，直径が2μm以下になれば，肺胞に到達する．

じん肺法という法律で管理されている．

1. 珪肺症
【概説】遊離珪酸（SiO_2）の吸入によって発症する．石切場，トンネル，鉱山，ガラス工場などの作業で暴露される．

珪酸を取り囲むようにタマネギ状膠原線維，さらにその周囲にマクロファージや白血球が集まると珪肺結節が形成される．

10〜15年後に発症する．肺結核の合併が多い．関節リウマチが合併すると，Caplan症候群とよばれる．

肺門部リンパ節に石灰化がみられ，卵殻状石灰化（egg shell calcification）とよばれる．

2. 石綿肺症
【概説】石綿は，天然の珪酸塩鉱物で，自動車のブレーキ，建築資材として多用されてきた．石綿鉱山，石綿製品工場，自動車工場，断熱材製造工場などで曝露される．細気管支周囲の間質に線維化が顕著である．

10〜15年以上経過してから発症する．ばち状指が出現しやすい．20%に肺癌が合併する．胸膜病変を併発することが特徴で，20〜40年経過して悪性中皮腫が発症する．

胸部X線検査で，索状陰影，肥厚斑（胸膜石灰化），毛むくじゃら様の心陰影（shaggy heart）となる．気管支肺胞洗浄液による治療により，喀痰に石綿小体（石綿周囲にフェリチンが覆ったもの）が認められる．

3-4. 免疫関連肺疾患

3-4-1. 気管支喘息
【概説】アトピー型と非アトピー型がある．気管支喘息は，気道の反応性が亢進して気道が広汎に狭窄するもので，その狭窄は可逆的で，治療によりあるいは自然に軽快することが多い．病態としては，慢性炎症性気道障害，好酸球などの多くの細胞の関与，種々の気道狭窄と炎症と捉えられている．

【疫学】アトピー型は90%以上が幼児期発症，70%は成人までに寛解する．非アトピー型では，40歳以上に発症することが多い．

【成因・病態】アトピー型では，I型アレルギーで，IgE抗体が関与する．肥満細胞からの脱顆粒によるヒスタミンなど，肥満細胞で新たに合成されるロイコトリエン，プロスタグランジンなどにより炎症が惹起される．また，好酸球からの脱顆粒によるmajor basic protein, eosinophil cationic proteinなどにより気道浮腫が発生する．さらに，気道粘膜上皮剝離から自律神経末端が露出され，気道過敏性が亢進することになる．

気道壁の肥厚（リモデリング）により，慢性化が進行する．

非アトピー型では，Th2細胞からIL-5分泌が分泌されることで，好酸球が走化し，炎症を惹起する．

【症状】台風・明け方に発作が発生しやすい．呼気性呼吸困難を呈する．

【診断】聴診で，wheezing sound，呼吸音減弱が認められる．

胸部X線検査で，過膨張が認められる．

呼吸生理検査で，閉塞性障害が認められる．

血液検査で，アトピー型ではIgE高値，特異的IgE抗体陽性が認められる．皮内反応テスト，誘発テストが利用されることもある．

【治療】まず，生活指導を行い，既知の抗原曝露を回避することが重要である．治療薬としてはステロイド（吸入および経口，注射），気管支拡張薬，抗アレルギー薬，吸入抗コリン薬などがある．また，減感

作療法が行われることもある．

> **東洋医学の視点**
>
> ● 気の作用
>
> 　気管支喘息の本態は気管支にありますから，東洋医学でも五臓からみれば肺に注目する必要があります．肺は気を完成させる最終段階において清気（酸素）を取り込む重要な役割をもっています．気を完成させるためには，気を引き込む腎気，気を循環させる肝気，気を上昇させる脾気など肺以外の臓気の援助が必要とされています．また，息をはく行為は漢方医学的には完成された気を発散させて体の外表を防衛する意味があります．発作時の気管支喘息は，息を吸えどもはくことが困難な病態が根本です．この息をはく時点での障害は，純粋に気を発散させるという肺気が虚した状態，気管支が攣縮して気道狭窄をきたした病態という面からは血虚，痰が気道を閉塞する病態からは水滞といった東洋医学的病態が様々なバランスで関与して形成されているといえます．肺気の虚した状態は，総量的に正気が減少している可能性が高いので，脾気や腎気不足を考慮しなければなりません．血虚の病態は血の産生低下あるいは血行障害が原因とされますが，その根本には脾気虚と肝気滞が関係します．水滞は脾気の低下が大きな要素となるでしょう．このような発作時病態を形成する下地が発作緩解期に存在するといえます．

3-4-2．好酸球性肺炎

【概説】本症は，好酸球増加を伴う肺浸潤 pulmonary infiltration with eosinophilia として，その頭文字をとった PIE 症候群が提起された．その後，病態は好酸球の間質への浸潤であり，末梢血中の好酸球増多は，その結果であるとの見解から，好酸球性肺炎という名称が提示されるようになった．

　本症は，Ⅰ型およびⅢ型アレルギーの関与があり，末梢血中に好酸球が激増する．間質病変，肉芽腫病変が認められる．

　胸部 X 線検査で末梢に強い浸潤があり，逆肺水腫型と表現されている．

　ステロイドで治療される．

3-4-3．過敏性肺臓炎

【概説】本症は，外因性アレルギー性胞隔炎ともよばれる．70％は梅雨から夏に発症し，大半はトリコスポロンという真菌が原因となる．このほか，トリレンジイソチアが原因ともなる．Ⅲ型とⅣ型アレルギーが関与し，非乾酪性類上皮細胞性肉芽腫が形成される．

　抗原に曝露後，数時間で発症し，半日でピークに達する．発熱，咳嗽，呼吸困難を呈する．慢性化することも多い．

　ステロイドで治療される．

3-4-4．サルコイドーシス

【概説】肺をはじめとして諸臓器に非乾酪性類上皮細胞性肉芽腫を形成する原因不明の疾患である．肉芽腫の中心部には Langhans 型巨細胞が認められる．Ⅳ型アレルギーの関与がある．20歳代と40〜50歳代（女性），寒冷地に好発する．黄色人種の発症はまれである．

　半数以上は無症状で，検診の胸部 X 線検査で両側肺門リンパ節腫脹，びまん性小結節陰影，スリガラス状陰影から発見される．顕性となる症状としては，皮膚では結節性紅斑，瘢痕浸潤，皮膚サルコイド（鼻周囲の皮膚から隆起する淡紅色の結節）が認められる．眼ではぶどう膜炎，このほか，致死的不整脈，口腔乾燥，顔面神経麻痺が出現する．血清 ACE（angiotensin converting enzyme）値が上昇する．

　基本的には良性である．症状に応じてステロイドが投与される．

3-4-5．Goodpasture 症候群

【概説】Ⅱ型アレルギーにより抗糸球体基底膜抗体が産生され，肺・腎糸球体が障害される疾患である．

血痰，咳嗽，呼吸困難が急速に生じる．拘束性障害を呈する．腎炎症状もみられ，急性腎不全となることが多い．

治療では，血漿交換で改善することが多くなった．また，ステロイドのパルス療法も有効とされている．

3-4-6．Wegener 肉芽腫症
【概説】上気道・下気道・腎臓に発生する壊死性肉芽腫を伴う壊死性血管炎である．好中球細胞質自己抗体が関与する．

鼻閉，鼻出血，鞍鼻，鼻中隔穿孔，咳嗽，血痰，呼吸困難，腎炎などが認められる．胸部 X 線検査で，空洞を伴う多発性結節陰影，浸潤陰影が認められる．

治療には，ステロイド，シクロフォスファミドなどが投与される．

3-5．肺腫瘍

3-5-1．原発性肺癌
【概説】気管・気管支・肺胞まですべての上皮細胞に由来する悪性腫瘍である．ほとんどが気管支上皮細胞から発生する．非上皮細胞による肺肉腫はまれである．

【疫学】悪性新生物による死亡のうち，肺癌が占める割合は非常に高い．扁平上皮癌と小細胞癌では，喫煙との因果関係が明確となっている．

【分類・成因・病態】扁平上皮癌は，全体の 20～30％を占め，喫煙と関連性がある．中枢気道に発生し，咳嗽・血痰が比較的早期に出現する．

腺癌は，全体の 60％を占め，女性に好発し，末梢気管支上皮細胞から発生する．進行は遅いが，腫大してから血行性転移が起こりやい．胸膜浸潤を起こしやすいことも特徴である．

大細胞癌は，全体の数％を占め，末梢気管支上皮細胞から発生する．きわめて未分化な癌で，予後不良である．

小細胞癌は，全体の 15～20％を占め，喫煙と関連性がある．中枢気道に発生するが，進展が早く，予後不良である．ホルモン産生に伴う症状や，Lambert-Eaton 筋無力症候群など，腫瘍随伴症状を呈しやすい．

腺様嚢胞癌は，非常に低頻度の発生である．気管腫瘍で最多である．発育はきわめて遅く，予後は比較的良好とされる．

【症状】
①原発巣による症状

咳嗽・血痰・呼吸困難・無気肺・肺炎・胸痛などが出現する．

②近接臓器への進展による症候

1）Pancoast 症候群

肺尖部の癌が，胸郭外まで連続性に浸潤したため発生するものである．扁平上皮癌が最も多い．上腕神経叢障害により，肩から前腕尺側の電撃痛，知覚障害，運動麻痺，筋萎縮が発生する．頸部交感神経節障害により，Horner 症候群（縮瞳・眼瞼下垂・眼裂狭小）が出現する．反回神経障害により，嗄声が発生することもある．

2）上大静脈症候群

上大静脈閉塞により顔面頸部上肢の浮腫，表在静脈怒張が出現する．小細胞癌で，よく認められる．

3）横隔神経麻痺

患側の横隔膜が挙上して，呼吸困難が出現する．

4）嗄声

右側の Pancoast 症候群の進行，右傍気管リンパ節への浸潤により，右反回神経麻痺が発生する．大動脈下リンパ節への浸潤により，左反回神経麻痺が発生する．左反回神経麻痺をきたすことが多い．

5）胸水貯留

末梢肺野に好発する腺癌に多く認められる．

6）心嚢液貯留

胸膜浸潤が進行して，心膜まで浸潤すると発生する．進行すると心タンポナーデとなる．

③遠隔転移による症状

脳転移による脳浮腫，骨転移による病的骨折などが認められる．

④腫瘍随伴症状
1) ばち状指
　原発性肺癌の70％以上に認められる．骨膜が肥厚して，骨痛，関節痛を伴うこともある．
2) 内分泌症状
　ホルモン産生腫瘍として，ACTH，ADH，hCG (human chorionic gonadotropin)，PTHが高値となり，Cushing症候群，SIADH，女性化乳房，高Ca血症などが発生する．小細胞癌に多いが，PTHでは扁平上皮癌に多い．
3) 神経筋症状，皮膚症状
　小細胞癌によるLambert-Eaton筋無力症候群が有名である．皮膚症状としては，黒色表皮腫，皮膚筋炎などが認められる．
【診断】胸部X線検査，CT検査，PET，細胞診，腫瘍マーカー，骨シンチグラム，肺生検などによって行う．
　治療を進めるうえで，病期を確定することが重要である．
　非小細胞癌では，TNM分類により0〜Ⅳ期に分けられる．Tは原発腫瘍の大きさ，Nは所属リンパ節転移，Mは遠隔転移に関する項目である．
　小細胞癌では，限局型・進展型に分類される．
【治療】非小細胞癌においては，Ⅰ期・Ⅱ期では手術，ⅢA期では種々の治療，ⅢB・Ⅳ期では化学療法，放射線療法が行われる．
　小細胞癌においては，限局型では放射線療法，進展型では化学療法が行われる．

3-5-2. 転移性肺癌
【概説】血行性転移が最も多い．胃癌，大腸癌，乳癌などの腺癌では癌性リンパ管症（リンパ管に沿って連続性に増殖し，その周囲組織に浸潤する）となり，予後不良である．
【疫学】血行性転移が多い．リンパ行性では胃癌，大腸癌，乳癌などの腺癌によるものが多い．
【成因・病態】あらゆる癌において，肺に血行性転移をきたす可能性がある．リンパ行性では間質の浮腫，結合織の増殖をきたしやすい．
【症状】末梢肺野に多発する傾向がある．無症状で推移しやすい．癌性リンパ管症では進行性呼吸困難をきたしやすい．
【診断】胸部X線検査では，末梢肺野に境界鮮明な円形陰影を呈することが多い．癌性リンパ管症では境界不鮮明な浸潤陰影を呈する．
【治療】化学療法が中心となる．予後は一般に不良であるが，甲状腺癌の場合は比較的良好である．

3-6. その他の呼吸器疾患

3-6-1. 肺・気管支の変形・形成障害

1. 気管支拡張症
【概説】気管支が不可逆的に拡張した病態である．主に太めの中枢気道に器質的病変が認められる．
【疫学】医療技術の向上により，減少傾向である．
【成因・病態】先天性，後天性に分類される．先天性では，Williams-Campbell症候群がある．後天性では，感染後（百日咳，結核，麻疹など），原発性線毛機能不全症などが原因となる．原発性線毛機能不全症の中で，慢性副鼻腔炎，気管支拡張症，内臓逆位症を3主徴候とするものをKartagener症候群とよぶ．
【症状】起床時の湿性痰，気道感染の反復，血痰，ばち状指などがみられる．多くは，慢性副鼻腔炎を合併する．
【診断】胸部X線検査，CT検査で，線状陰影・索状陰影・輪状陰影が認められる．
　呼吸生理検査では，閉塞性障害，時に拘束性障害が認められる．進行すれば混合性障害となる．
【治療】去痰薬，気管支拡張薬の投与のほか，エリスロマイシン少量持続投与，体位ドレナージ，病巣切除などが行われる．

2. 肺嚢胞症
【概説】肺内に異常な空間が生じた病態で，気腫性と気管支性に分類される．
【疫学】ブラ，ブレブは，基礎疾患のない原発性自然

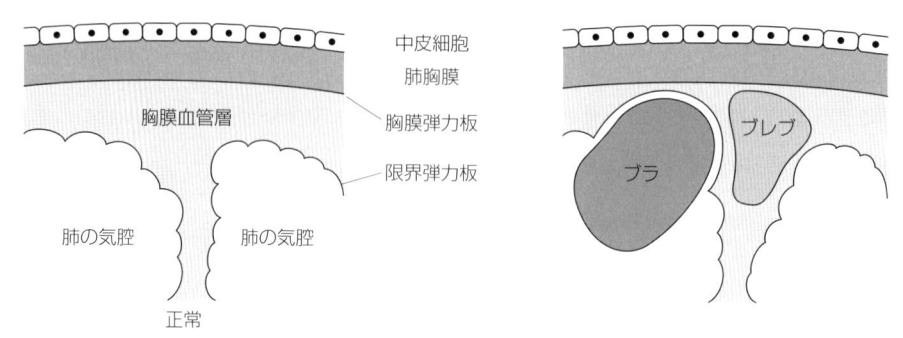

図 3-2 ブラとブレブの発生

気胸の原因となっている可能性がある.
【成因・病態】気腫性には，ブラ，ニューマトセル，ブレブがある.

ブラ（bulla）は，肺胞壁が破壊されて融合して生じた含気空間であり，肺尖と上葉に多く発生する（図 3-2）．気胸の発生はまれである．

ニューマトセル（pneumatocele）は，肺胞が融合するが，壁の破壊を伴わないものである．肺の中心部に多い．乳幼児に発生しやすい．

ブレブ（bleb）は，肺と胸膜の間に生じた含気空間に発生したものである（図 3-2）．肺胞外側の限界弾性板と肺胸膜側の胸膜弾性板の間に相当する．肺尖と上葉に多い．

気管支性は，胎生期の気管支の発生過程で生じた先天性異常である．肺内・縦隔内に発生する．気管支との交通はない．嚢胞内に液体貯留が認められる．
【症状】通常無症状である．ブラでは，巨大となれば呼吸困難を呈するが，気胸の発生はまれである．ブレブでは気胸が発生しやすい．
【診断】胸部 X 線検査で，肺紋理のない境界鮮明な明るい領域として描出される．
【治療】通常経過観察されるが，気胸を反復するようなら外科的切除が行われる．

3. 肺分画症
【概説】胎生期に肺および大血管の発生過程に異常が生じ，肺の異常組織塊（分画肺）が発生した病態である．
【疫学】肺葉内肺分画症が約 3/4，肺葉外肺分画症が約 1/4 を占める．
【成因・病態】正常肺とともに肺胸膜に覆われた肺葉内肺分画症と正常肺とは異なる固有の胸膜で覆われた肺葉外肺分画症がある．

肺葉内分画症は，胸部下行大動脈の支配を受け，帰路は肺静脈である．

肺葉外分画症は，胸部下行大動脈，腹部下行大動脈の支配を受け，帰路は奇静脈，門脈，下大静脈である．
【症状】肺葉内型では合併奇形がなく，気道感染が多い．

肺葉外型では合併奇形があり，その奇形に関する症状が出現する．気道感染はまれである．
【診断】大動脈造影により，分画肺に流入する異常血管を確認する．
【治療】外科的摘出を行う．

3-6-2. 代謝異常関連の肺疾患
1. 肺胞蛋白症
【概説】肺胞内に蛋白質が蓄積する原因不明の疾患である．30％は無症状であるが，進行すると労作時呼吸困難・咳嗽が出現する．

胸部 X 線検査で，蝶形陰影が認められる．呼吸生理検査では，拘束障害を呈する．

治療は，対症療法が中心となる．気管支肺胞洗浄で肺胞内に蓄積した蛋白質を洗い流すことも有効である．

2. 肺胞微石症

【概説】肺胞に多数の微細な結石が蓄積する原因不明の疾患である．結石はリン酸カルシウムが主体である．無症状の期間が長いが，進行すると労作時呼吸困難，咳嗽が出現する．数十年の経過で呼吸不全に至る．

胸部X線検査で，砂嵐状・雪嵐状陰影が認められる．

有効な治療法はない．

3-6-3．無気肺

【概説】肺の含気量が減少したため，肺が縮んだ病態を指す．病名ではなく，症状名である．閉塞性，圧迫性，粘着性（サーファクタント不足），瘢痕性（肺線維症など）に分類される（図3-3）．特有の症状はなく，原因疾患固有の症状が中心となる．

胸部X線検査で，無気肺はX線透過性が低下するため，白く写る．周囲の肺組織が牽引され気管支偏位，周囲の肺の代償性膨張などが認められる．

3-6-4．過換気症候群

【概説】心理的要因で，過換気発作を反復する病態を呈する．$PaCO_2$の低下により，呼吸性アルカローシスをきたすと，アルブミンが陰イオン化し，遊離Ca^{2+}が減少して，テタニー（口唇周囲・手のしびれ，けいれん）が発症する．また，血管収縮により，脳血流が低下して，頭痛，めまい，失神が出現する．

発作時には，ペーパーバッグ再呼吸法を行う．心理的要因について，精神療法も重要となる．

3-6-5．低換気症候群

器質的疾患以外で肺胞低換気をきたす一連の疾患である．

1．原発性肺胞低換気症候群

【概説】延髄の化学受容体・呼吸中枢の機能的異常である．$PaCO_2$の上昇に対する反応が低下して，不随意呼吸運動が障害された病態とされている．

2．Pickwickian症候群

【概説】高度の肥満により，呼吸時に喉頭が圧迫されて低換気となった病態である．延髄の化学受容体・呼吸中枢の機能も低下しており，呼吸性アシドーシスが常時存在する．睡眠中には気道閉塞が強くなり，呼吸性アシドーシスが増悪する．夜間に頻回に覚醒するため，日中に傾眠傾向となる．また，周期的無呼吸が特徴的である．

3．睡眠時無呼吸症候群

【概説】10秒以上の無呼吸を7時間の睡眠中に30回以上反復するものである．ノン-レム睡眠時にも無呼吸が出現することが条件となっている．

上気道の閉塞によることが多い．睡眠中の無呼吸により，呼吸性アシドーシスを呈する．高いいびきとなり，夜間頻雑に覚醒するため日中の傾眠傾向が認められる．高CO_2血症による血管拡張で，頭痛をきたす．低O_2血症により続発性多血症となる．本症は，高血圧の誘因ともなる．

診断には，パルスオキシメーター，在宅睡眠時呼吸モニター，終夜ポリソムノグラフィー（脳波・筋

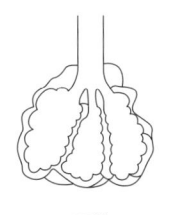

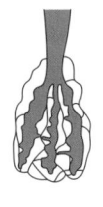

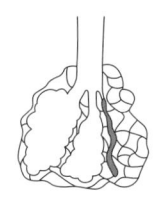

図3-3 各種の無気肺

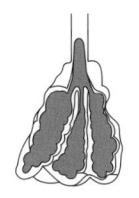

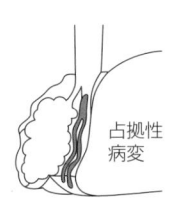

電図・眼球運動・心電図・いびきのレベル）などが行われる．

治療には，アセタゾラミドの投与（代謝性アシドーシスを誘導して呼吸中枢を刺激する）・経鼻的持続陽圧法（nasal CPAP）などが行われる．

3-6-6. 肺循環障害

1. 肺塞栓症

【概説】塞栓子（血栓，脂肪塊，空気，腫瘍細胞，羊水など）が肺動脈を閉塞させた病態である．

【疫学】肺塞栓症の約10％が肺梗塞となる．

【成因・病態】血栓症は非常にまれである．心疾患によるうっ血，悪性腫瘍，妊娠，産褥，骨折，術後，肥満，長期臥床，経口避妊薬長期服用などが誘因となる．飛行機内で，同一姿勢を長時間続けることも原因となり，エコノミークラス症候群とよばれる．

肺梗塞は，肺塞栓により末梢組織が壊死になった病態を指し，肺塞栓の重症型である．

【症状】突然の呼吸困難，浅表性呼吸，発汗，頻脈，チアノーゼ，胸痛，血痰などが出現する．

【診断】血液ガス分析で，呼吸性アルカローシスを呈する．胸部X線検査で無血管野が認められる．肺血管造影あるいはDSA（degital subtraction angiography）で，血流遮断が認められる．肺シンチグラフィーで，血流が途絶えた欠損像が認められる．

【治療】酸素吸入，ウロキナーゼ・tPA（tissue plasminogen activator）・ヘパリン・ワーファリンなどの投与，外科的塞栓除去術などが行われる．

2. 原発性肺高血圧症

【概説】原因不明の肺高血圧疾患である．

【疫学】若い女性に好発する．

【成因・病態】自己免疫，薬剤，遺伝性などの機序が考えられている．

【症状】進行するまで無症状であるが，次第に右心不全の徴候（肝腫大，頸静脈怒張，全身性浮腫など）が出現する．

【診断】聴診で心音Ⅱpが亢進する．機能的肺動脈弁閉鎖不全となり，拡張期逆流性雑音が聴取される．

肺動脈弁領域である胸骨左縁に収縮期拍動が認められる．Ⅳ音が聴取されることもある．

胸部X線検査で，末梢性肺血管陰影減少，左第2弓が突出する．

心電図では，右軸偏位，肺性P波，右室肥大が認められる．

心エコーでは，右室が左室より拡大する．

【治療】有効な治療はなく，予後はきわめて不良である．

3. 肺性心

【概説】肺高血圧により発生する右心不全である．

発生機序により，2分類される．

肺血管型では，反復性肺微小塞栓症，原発性肺高血圧症などである．換気障害型では，肺気腫，慢性気管支炎，肺結核後遺症などである．

症状は，原発性肺高血圧症と同様である．

4. 肺動静脈瘻

【概説】肺動脈と肺静脈が毛細血管を経ないで短絡した病態である．先天性としては，Osler-Rendu-Weber病（遺伝性出血性末梢血管拡張症）がある．後天性としては，肝硬変が代表的である．

呼吸困難，チアノーゼ，多血症，ばち状指などが認められる．

胸部X線検査では，境界明瞭な腫瘤陰影が認められる．肺動脈造影，DSAにより，確定される．

治療には，塞栓術がある．

5. 肺水腫

【概説】肺血管の外側に異常な水分が貯留し，肺胞が水分過多になった病態である．間質にとどまる場合は間質性肺水腫，増悪して肺胞に及んだ場合は実質性肺水腫とよぶ．

【疫学】左心不全に伴って出現することが多い．

【成因・病態】毛細血管の透過性亢進，毛細血管の静水圧上昇，毛細血管の膠質浸透圧の低下が原因となる．毛細血管の透過性亢進では毛細血管内皮細胞の障害が，毛細血管の静水圧上昇では左心不全が，毛

細血管の膠質浸透圧の低下ではネフローゼ症候群や肝硬変などが代表的である．毛細血管の膠質浸透圧の低下による肺水腫の頻度は低い．
【症状】頻脈，呼吸困難，頻呼吸，起坐呼吸，咳嗽，大量の痰（ピンク・バブル状）などが認められる．
【診断】聴診では水泡性ラ音が聴取される．胸部X線検査で蝶形陰影が認められる．血液ガス分析では$PaCO_2$低下，呼吸性アルカローシスが認められる．
【治療】モルヒネ・利尿薬・強心薬の投与，酸素吸入などが行われる．

6．急性呼吸促迫症候群
【概説】肺の毛細血管内皮細胞が急激に破壊され，毛細血管の透過性が一挙に亢進することで発症する．もともと adult respiratory distress syndrome とよばれていたが，成人に限定した疾患ではないため，最近は acute respiratory distress syndrome として認識されている．
【疫学】肺炎，誤嚥，敗血症などに基づくことが多い．
【成因・病態】毛細血管内皮細胞に接着分子が大量に発現し，好中球が集積活性化されることが成因とされている．その原因として，エンドトキシンショック，刺激性ガス吸入，パラコート，外傷性ショック，出血性ショックなどがあげられる．
【症状】急激な呼吸困難（線維化進行，サーファクタント欠乏）が出現する．
【診断】聴診により，水泡性ラ音が聴取される．胸部X線検査では，全肺野が白く描出される．
【治療】酸素吸入を行い，さらに持続的気道陽圧法，呼気終末陽圧呼吸法が併用される．輸液は少なめに設定される．

3-6-7．胸膜疾患
1．気胸
【概説】肺胸膜と壁側胸膜の間に空気が入った病態である．
【疫学】原発性自然気胸では，若年で背の高い瘦型男性に多い．喫煙者では発症率がきわめて上昇する．
【成因・病態】ブレブの破壊のほか，COPD，肺癌，肺結核，膠原病などに続発することがある．
　チェックバルブ現象により患側の激しい虚脱と流入した空気により縦隔を健側に偏位して健側肺を押しつぶす場合は，緊張性気胸とよばれる．
【症状】突然の胸痛，呼吸困難，乾燥咳嗽を呈する．
【診断】聴診で呼吸音減弱が認められる．緊張性気胸では心濁音界の健側偏移が認められる．頸静脈怒張をきたすこともある．
　胸部X線検査で，患部には肺血管陰影が消失する．
【治療】穿刺脱気・持続ドレナージが行われる．再発例では，肺の部分切除術，縫縮術，胸膜癒着術も行われる．

2．胸膜中皮腫
【概説】胸膜の中皮細胞に発生する腫瘍であり，良性と悪性がある．
　良性は，胸壁に接した境界鮮明な腫瘤である．
　悪性は，石綿曝露と関連しており，胸膜は肥厚して結節状となる．胸水貯留をきたし，胸水にはヒアルロン酸が豊富に含有されている．
　胸痛，呼吸困難をきたす．
　胸部CTにより，診断される．
　有効な抗腫瘍薬もなく，予後不良である．

3-6-8．縦隔疾患
左右の壁側胸膜の間の空間が縦隔である．

1．縦隔腫瘍
【概説】胸腺腫，奇形腫，神経性腫瘍，先天性囊胞，異所性甲状腺腫などがある．
　上大静脈症候群による上半身浮腫，表在静脈怒張・咳嗽，痰，呼吸困難，胸水貯留，嚥下困難，胸痛，背部痛などが出現する．胸腺腫では重症筋無力症が合併することがある．

2．縦隔炎
【概説】急性では，食道穿孔に続発（ほとんどは内視鏡検査の非適切操作）するものと義歯や魚骨などの

誤嚥によるものが代表的である．慢性では，結核性，真菌性，梅毒性などがある．

3. 縦隔気腫

【概説】激しい咳，怒責の直後に突然胸痛が発生する．皮下気腫を合併することがある．

東洋医学の視点

● 肺は皮膚機能も担当する

東洋医学の古典には，「肺は気を主（つかさど）り，鼻に開竅（かいきょう）する．その華は毛にある．」と記載されています．これは，肺の機能が外界と鼻で通じており，心の病態は皮毛に反映されることを意味します．肺は，1. 呼吸により清気を摂取し，2. 升提された先天の気，水穀の気と清気を合体させ真気という完成された気とし，全身に散布させ，3. 升提された腎精，水穀の精微と清気を合体させ血を生成し，4. 皮膚の機能を制御し，その防衛力を保持する機能単位です．肺は五行論で考えると，「金」に相当し，腎・膀胱を促進し，肝・胆を抑制します．大腸と表裏の関係にあり，五臓の中で一番上に位置します．また，肺気は衛気との関連が深く，肺陰は肺を滋潤し栄養を与える陰液を指します．肺は，呼吸に関与することは勿論ですが，古代では皮膚機能にも関わりがあると考えていました．

4. 循環器疾患

4-1. 心臓疾患

4-1-1. 心不全

【概説】心臓のポンプ機能が低下して、臓器が必要とするだけの血液を供給できない病態である。うっ血性心不全は、心臓に戻れない血液が臓器に溢れかえった状態を指した表現である。

分類としては、急性・慢性、高拍出性・低拍出性（拡張不全も含む）、左心・右心などがある。

【疫学】あらゆる心疾患により発生する可能性がある。高齢化に伴い増加傾向にある。

【成因・病態】心不全に伴い、ポンプ作用が低下する。これに対して代償機構が働くが、その後に心不全が増悪することになる。まず、代償機構としては、交感神経活性化、レニン-アンジオテンシン-アルドステロン系の亢進があげられる。

交感神経活性化の機序としては、β_1受容体の刺激により心筋収縮力が増大する。しかし、心筋細胞内でCaイオンが過剰となり細胞障害を招く。また、α_1受容体刺激により末梢血管が収縮することで、後負荷が増大することになる。

腎動脈血流の低下によりレニン-アンジオテンシン-アルドステロン系が亢進して、血圧が上昇する。しかし、アンジオテンシンによる血管収縮で後負荷が増大する。さらにNaイオン再吸収増大により循環血液量が増大し、前負荷も増大することになる。

さらなる代償機構に関与するものとして、心筋細胞から分泌されるナトリウム利尿ペプチドがある。心房からA-type（atrial natriuretic peptide：ANP）、心室からB-type（brain natriuretic peptide：BNP）が分泌される。これらは、強力なナトリウム利尿作用をもち、前負荷を減少させる。また、血管拡張作用をもつことから、後負荷を減少させる。さらに、心筋細胞肥大を抑制し、線維芽細胞増殖を抑制するため、心筋の保護作用を有することになる。

【症状】

a) 左心不全

1) 呼吸困難

左室のポンプ機能が低下することで、左室に戻れない血液が肺にうっ滞することになる。これにより、肺水腫が発生する。拡散障害・PaO_2低下をきたすことで、過換気となる。悪化すると起坐呼吸となる。静脈還流の増大によって、発作性夜間呼吸困難をきたすことがある。喘鳴を伴うと心臓喘息とよばれることもある。

2) 咳・痰

痰は肺胞に浸み出た液体により、ピンクのバブル状を呈する。

3) 易疲労感

骨格筋の酸素供給量の減少による乳酸蓄積が原因となる。

4) 睡眠時無呼吸

過呼吸後の$PaCO_2$増加によって、呼吸停止をきたすことがある。

b) 右心不全

1) 浮腫

右心系に戻ってこられない血液が体循環でうっ滞することで発生する。全身性浮腫、頸静脈怒張、肝腫大などが認められる。肺水腫をきたすことは通常ない。胸水は発生しうる。

2) 消化器症状

右心系に戻ってこられない血液が消化管粘膜にうっ滞することで発生する。食欲不振、悪心、便秘、腹部膨満感を呈する。

【診断】

① 胸部 X 線検査

心陰影の拡大が認められる．左心不全では，太い血管陰影が上肺野でも目立つ．蝶形陰影がみられることがある．右心不全では，上大静脈，奇静脈の拡張が認められる．

② 呼吸機能検査

拡散障害・拘束障害が認められる．

③ 血漿 BNP 値

この上昇は心不全の診断に有用である．このほか，呼吸困難の鑑別，慢性心不全の経過観察にも用いられる．

【治療】

a）急性心不全の治療

1) 一般療法

安静，酸素投与が重要である．

2) 薬物

利尿薬として，ループ利尿薬は即効性がある．

血管拡張薬として，硝酸薬は即効性がある．

塩酸モルヒネは，不安感を除き，過呼吸を抑制できる．また，血管拡張作用により後負荷を軽減する．静脈還流を減らすことで前負荷の軽減にも役立つ．

強心薬として，カテコールアミンのほか，ホスホジエステラーゼⅢ（phosphodiesterase-Ⅲ：PDE-Ⅲ）阻害薬，カルシウム感受性増強薬などが用いられる．PDE-Ⅲは心筋細胞内で産生されたc-AMPを分解する．PDE-Ⅲを阻害することで，c-AMP が保たれ，筋小胞体への Ca イオンのくみ上げが増加して心筋収縮力が向上する．カルシウム感受性増強薬（ピモベンダン・レボシメンダンなど）は，心筋細胞内の Ca イオン濃度が上昇しなくとも強心効果が発揮できる．

心房性ナトリウム利尿ペプチドは，利尿作用と血管拡張作用をもつ．遺伝子組み換え技術により，ANP が合成できるようになった．

3) 補助循環

大動脈内バルーンパンピング（intraaortic balloon pumping：IABP）は，大腿動脈からカテーテルを挿入し，胸部下行大動脈で拡張期にバルーンを膨らませ，収縮期に縮ませるものである（図4-1）．拡張期に大動脈圧が上昇して冠動脈への血流を増加させる．収縮期にバルーンが縮むことで，大動脈収縮期圧が低下して全身への血液駆出が容易となる．

経皮的心肺補助装置（percutaneous cardiopulmonary support：PCPS）は，脱血用カテーテルを大腿静脈から右房へ挿入して，血液を体外へ送り，膜型人工肺により酸素化し，大腿動脈に挿入した送血用カテーテルから戻す装置である．

補助人工心臓（ventricular assist system：VAS）

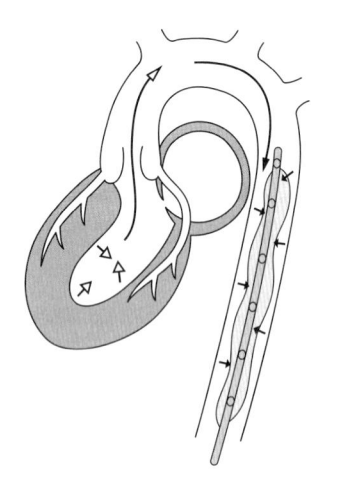

図 4-1　大動脈内バルーンパンピング

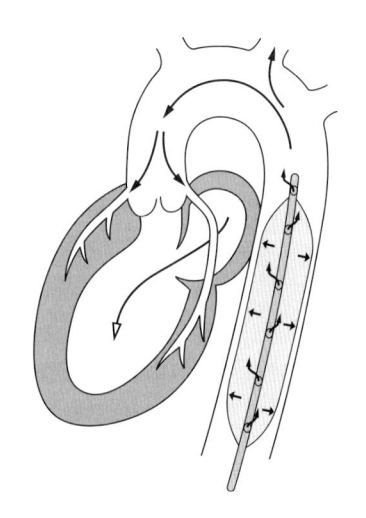

は，左房から脱血し，大動脈へ送血する装置である．

b）慢性心不全の治療

慢性心不全では不十分ながら，血行動態は代償機能をはたしている．治療の主眼は患者のQOLと生命予後にある．

一般療法としては，食事療法（減塩・低Kの予防），安静あるいは運動療法がある．

薬物療法としては，ACE阻害薬，アンジオテンシンⅡ受容体阻害薬，利尿薬，ジギタリス，β受容体遮断薬などが用いられる．ACE阻害薬は，末梢動脈収縮を抑制することで後負荷を軽減する．また，アルドステロンを抑制することで前負荷を軽減する．しかし，ブラジキニンが産生されることで，呼吸器を刺激し，空咳が発生する．一方，アンジオテンシンⅡ受容体阻害薬では，空咳は出現しない．

> **東洋医学用語**
>
> ● 結胸
> 　心窩部が膨隆して，石状に硬くなり，疼痛を訴える病態を指します．心不全などが代表的な疾患になります．

4-1-2. 不整脈

1. 不整脈の病態生理

【概説】心臓拍動の刺激は，洞結節に始まり，房室結節，His束，右脚，左脚（左脚前枝・左脚後枝），Purkinje線維と伝導していく（図4-2）．この刺激伝導系に関わる特殊心筋は自ら活動電位を発生させる自動能をもつ．この自動能は，洞結節が主体性をもち，その他では洞結節の刺激に従う機構となっている．活動電位の毎分発生頻度は，洞結節では60〜80，房室結節では40〜60回，Purkinje線維では30〜40回である．

洞結節など上位における活動電位の発生頻度が，下位よりも低下すると，下位が主体性をもつことになる．これを異所性興奮源とよぶ．このような心拍の状況は補充調律とよばれる．この出現は徐脈時に限られる．

一方，洞結節の刺激より，早期に発生するものがあり，このような異所性興奮源からの刺激は，期外収縮あるいは早期収縮とよばれる．持続して出現する場合には，発作性頻拍となる．これは，自動能の異常亢進あるいは新たな興奮が生じる撃発活動によって発生する．

洞結節の刺激が下位に伝達されない場合，ブロックとよばれる．ブロックの存在部位により，洞房ブロック，房室ブロック，脚ブロックなどに分類される．

洞結節の刺激が，副伝導路などにより，通常より早く伝わるものを早期興奮症候群とよぶ．

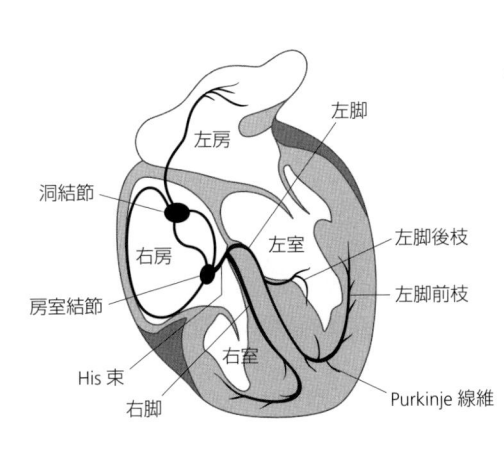

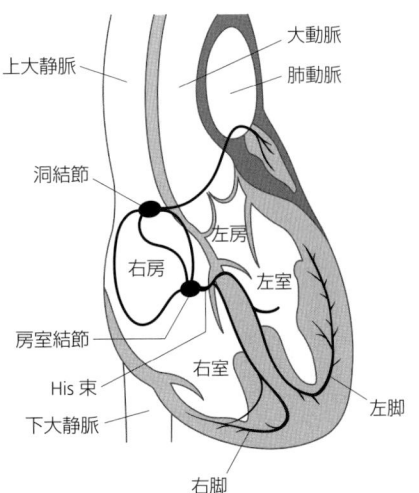

図4-2　心臓の刺激伝導系

4. 循環器疾患

刺激が本来の経路以外から伝わることでも、心筋を興奮させることが可能であり、これを再入（リエントリー）とよぶ。これには、解剖学的リエントリーと機能的リエントリーがある。

2. 頻脈性不整脈
a）期外収縮
1）心房性期外収縮
【概説】心房内に異所性興奮源がある。変形性P波が認められるが、QRS波は正常である。
2）房室結節性期外収縮
【概説】房室結節が異所性興奮源となる。房室結節から発した興奮が、通常の伝導とは逆向きとなるため、変形性P波が出現し、その向きが心房性とは逆となる。QRS波は正常である。また、房室結節の上部が異所性興奮源となると、P波はQRS波に先行する通常の順番となるが、房室結節の下部が異所性興奮源となると、QRS波がP波に先行することになる。
3）心室性期外収縮
【概説】心室内に異所性興奮源がある。P波は欠如し、幅広変形QRS波が出現する。

b）発作性頻拍
1）発作性上室性頻拍
【概説】突然出現し、急速に停止する頻拍で、3拍以上連続する頻拍である。変形性P波、正常QRS波（心室内変行伝導があれば変形）が認められる。原因としては、自動能の亢進、撃発活動、リエントリー、すべてあてはまるが、大半はリエントリーによる。
　症状としては、動悸、血圧低下、めまいなどが認められる。
　治療には、迷走神経刺激としては眼球圧迫（Ashner法）、息こらえ（Valsalva法）、冷水に顔をつける、頸動脈洞マッサージなどがある。そのほか、薬物治療、リエントリーの回路を断ち切るカテーテルアブレーションがある。
2）心室頻拍（図4-3）
【概説】突然出現し、急速に停止する頻拍で、3拍以上連続する頻拍である。6拍以上連続する頻拍とする考え方もある。P波欠如（原則上認められることになっているが、QRS波に隠れてみえない）、幅広変形QRS波が連発する。一応のリズムをきざむ（心室細動ではみられない）。QT延長症候群では、致死的な心室頻拍をきたすことがある。
　症状としては、動悸、血圧低下、めまいなどが認められる。
　治療には、薬物投与、カテーテルアブレーションがある。

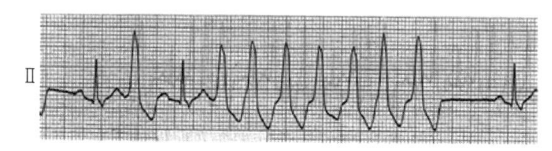

図4-3　心室頻拍の心電図

c）心房細動（atrial fibrillation：af）（図4-4）
【概説】心房が細かく震えるだけで、心房全体としての収縮が行えない状態である。心房内の複数の興奮波の不規則なリエントリーが原因とされる。心室への血液充満は70％が心室の拡張によるため、心房細動のみの場合、その障害は30％に止まる。
　心電図では、心房の震えが基線の揺れとして記録され、これをf波とよぶ。P波はない。QRS波の出現は偶然であり、形状は正常である。RR間隔は不規則となる。
　症状としては、動悸、失神がある。心房内に血栓を形成しやすく、脳塞栓などに注意が必要である。
　治療としては、抗不整脈薬の投与、除細動、抗凝固療法としてワーファリンの投与などがある。

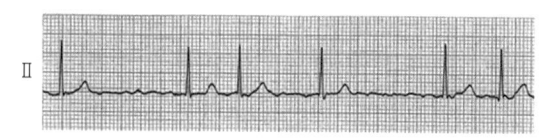

図4-4　心房細動の心電図

d）心房粗動（atrial flutter：AF）（図4-5）
【概説】心房が高頻度（毎分250～350回）で規則的に収縮している状態である。リエントリーを原因としている。

心電図では，P波は認められず，鋸歯状のF波として観察される．これは，規則的であるが，心室への伝導は減少（2：1あるいは4：1伝導が多い）している．QRS波は原則正常である．

症状としては，2：1伝導より強度であると，動悸・胸部不快感が出現する．

治療としては，抗不整脈薬の投与，除細動，心房ペーシングによる洞調律化，カテーテルアブレーションなどがある．

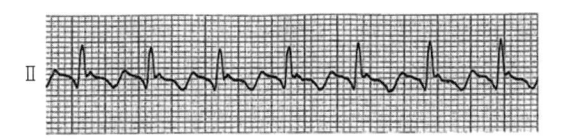

図4-5 心房粗動の心電図（2：1伝導）

e）心室細動（図4-6）

【概説】心室が細かく震えるだけで，心室全体としての収縮が行えない状態である．心停止と同様の病態といえる．誘因として，急性心筋梗塞，重症心臓弁膜症，心筋症，QT延長症候群などがある．

心電図では，低周波数の不規則連続性の波（P，QRS，T波は識別できない）が認められる．

症状としては，めまいともに，すみやかに意識消失に至る．

治療としては，除細動があげられる．近年，早急に治療が行えるよう，自動的に除細動が可能なAED（automated external defibrillator）が各所に設けられている．

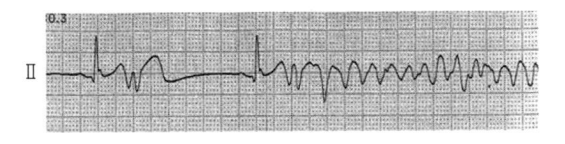

図4-6 心室細動の心電図

f）早期興奮症候群

【概説】心房と心室は房室結節で伝導されるが，副伝導路をもつことがある．これにより早期に興奮が伝わるものが早期興奮症候群である．原則として，先天性疾患である．副伝導路として，Kent束，James束，Mahaim束がある．Kent束をもつものはWPW（Wolff-Parkinson-White）症候群（図4-7），James束をもつものはLGL（Lown-Ganong-Levine）症候群とよばれる．Mahaim束をもつものには，疾患名がない．

心電図では，PQ時間の短縮，デルタ波，QRS時間の延長が認められる．

症状としては，合併症として発作性上室性頻拍が発症すると動悸，胸部不快感などが出現する．そのほか，心房細動，心室細動が発症することもある．

治療としては，合併症の発生時に迷走神経刺激，薬物投与が必要となる．再発予防にはカテーテルアブレーションが行われる．

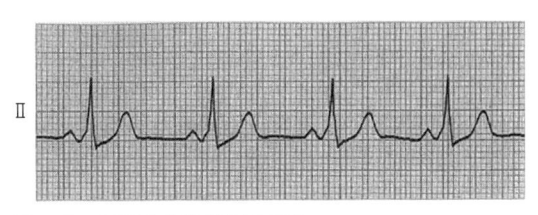

図4-7 WPW症候群の心電図

3．徐脈性不整脈

a）洞不全症候群（図9-8）

【概説】洞結節あるいはその周辺の病変によって，洞性徐脈，洞停止，洞房ブロックなどをきたした状態の総称である．多くは特発性である．

3分類され，Ⅰ型は，持続性洞性徐脈である．脈拍が50以下となる．Ⅱ型は一過性あるいは持続性の洞停止または洞房ブロックである．Ⅲ型は徐脈頻脈症候群である．

症状は，めまい，失神，心不全症状などである．

治療としては，自覚症状があればペースメーカーの植え込みが第一選択となる．

b）洞房ブロック

【概説】洞結節で生じた刺激が心房へ伝達されにくくなった状態である．心電図ではP波とそれに続くQRS波が脱落する．洞不全症候群に含まれるものである．

c）房室ブロック（1度・2度・3度）

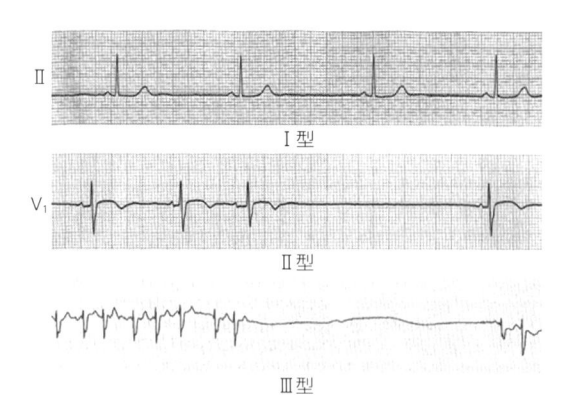

図4-8 洞不全症候群の心電図

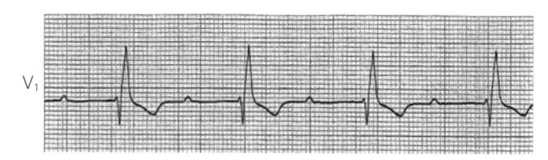

図4-9 第1度房室ブロックの心電図

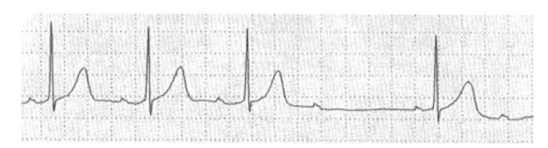

図4-10 第2度房室ブロックの心電図
（Wenckebach型）

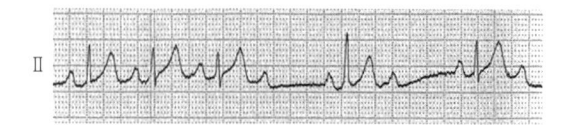

図4-11 第2度房室ブロックの心電図
（MobitzⅡ型）

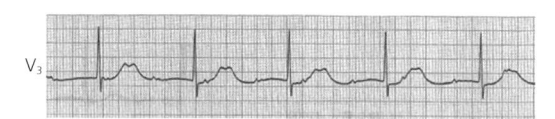

図4-12 第3度房室ブロックの心電図

【概説】心房の刺激が心室へ伝達されにくくなった状態である．第1度房室ブロック（図4-9）では，PQ時間延長が認められる．第2度房室ブロックでは，PQ時間が徐々に伸びてQRS波が消失するパターン（図4-10）を呈するものと突然QRS波が消失するパターン（図4-11）がある．第3度房室ブロック（図4-12）では，P波とQRS波が不一致となり，補充収縮が認められることがある．

d）脚ブロック（右脚・左脚・左脚分枝・2枝）

【概説】右脚，左脚前枝，左脚後枝の計3本がある．1本あるいは2本が障害されたものである．3本障害されると房室ブロックとなる．心電図では，QRS波の幅が広くなる．

東洋医学の視点

● 心臓を東洋医学の五臓からみる

　心不全や徐脈性不整脈では，気のエネルギーが低下しています．これには気虚として純粋に気のエネルギーが不足した病態もありますが，気滞があれば，結局，気の作用が低下して，気虚の病態を引き起こします．つまり，気虚，気滞が中心の病態といえます．さらに，気虚，気滞を起こす原因として，血虚，瘀血がからんでいることもあります．五臓からみれば，気虚とすれば脾，肺が主に関与してきます．また気滞とすれば肝が主になります．心のポンプ作用としては心が中心になります．このため，心・肝・脾・肺のかかわりが重要になってきます．純粋な心拍出としては心が中心ですが，その拍出する量，血流をどの部分にどの程度配分するかという調節は肝が担当します．また，しっかり，血流が血管内で保持させているのは脾になります．全体的に気をいきわたらせるために，肺が機能しています．このように，心・肝・脾・肺が各々の機能をはたし，それらが有機的に作用することで，順調な血流が保たれます．さらに，腎は心に陰分を補給していますが，腎機能が障害されると心が陰分の不足に陥り，心機能が十分発揮できない可能性も出てきます．

　このような心血虚や心陰虚の病態は頻脈性の不整脈を発生させる原因にもなります．陰分の不足から虚熱が発生して，気が虚状ながらあばれる状態を引き起こすことがあります．さらに，実熱として肝，心気が過剰に活動すると頻脈を引き起こします．この影には，場合によって腎陰虚もあ

ることに注意が必要です．
　心不全では，もともとの心機能の低下とともに，肺水腫や肝腫大，全身浮腫など，水滞の病態も合併してきます．これに対する注意も必要になります．

4-1-3．先天性心疾患

1．心房中隔欠損症（図4-13）

【概説】二次中隔が二次孔を閉鎖できないために，左房と右房の間に孔があいた疾患である．先天性心疾患のなかで頻度は第2である．40歳以上に限定すると第1位となる．女性に多い．左右シャントにより，右心系の血流量が正常の2〜4倍となる．

　小児期には，無症状であるが，40歳以上で労作時呼吸困難・動悸などが出現する．肺血管抵抗が上昇すると右房圧が左房圧より高くなり，Eisenmenger症候群となる．この場合には，右左シャントとなり，チアノーゼが出現するようになる．

　自然閉鎖することはないため，手術療法が必要となる．

2．心室中隔欠損症（図4-14）

【概説】心室中隔に欠損孔が生じた疾患である．先天性心疾患の中で最多である．半数近くで自然閉鎖が認められる．左右シャントにより，右心系の血流量が多くなる．

　シャントの量が多いと，乳児期早期から労作時呼吸困難，動悸などが出現する．感染性心内膜炎の危険性が高い．肺血管抵抗が上昇すると右房圧が左房圧より上昇して，Eisenmenger症候群となる．これでは，右左シャントとなり，チアノーゼが出現する．

　治療としては，心不全の加療のほか，自然閉鎖がなければ手術療法が必要となる．

3．心内膜床欠損症（図4-15）

【概説】一次孔心房中隔欠損，房室弁の変形による閉鎖不全，心室中隔欠損を合併した病態となる．心室中隔欠損がないものを部分型，あるものを完全型とよぶ．完全型は，Down症候群にみられやすい．部分型では，左右シャントのほか，全身へ駆出される血液量が減少する．完全型では，部分型より左右シャントが増大する．

　症状としては労作時呼吸困難，動悸などが認められる．肺血管抵抗が上昇して右房圧が左房圧より高

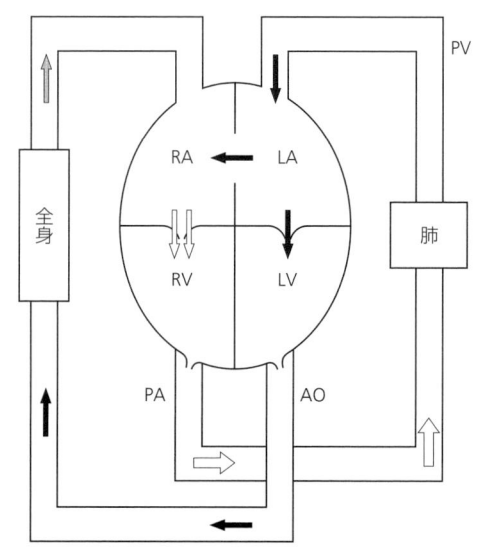

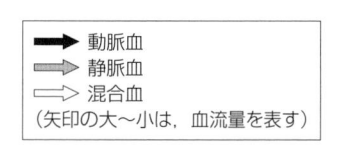

図4-13　心房中隔欠損症の血行動態

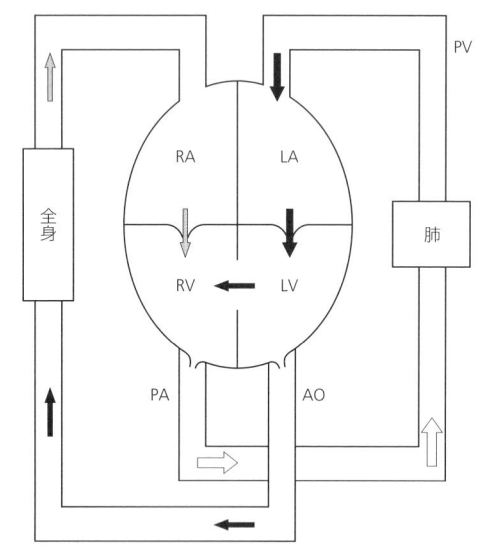

図 4-14 心室中隔欠損症の血行動態

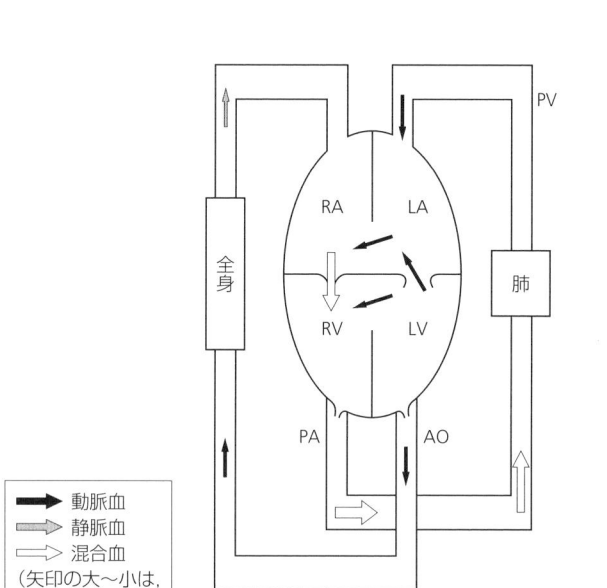

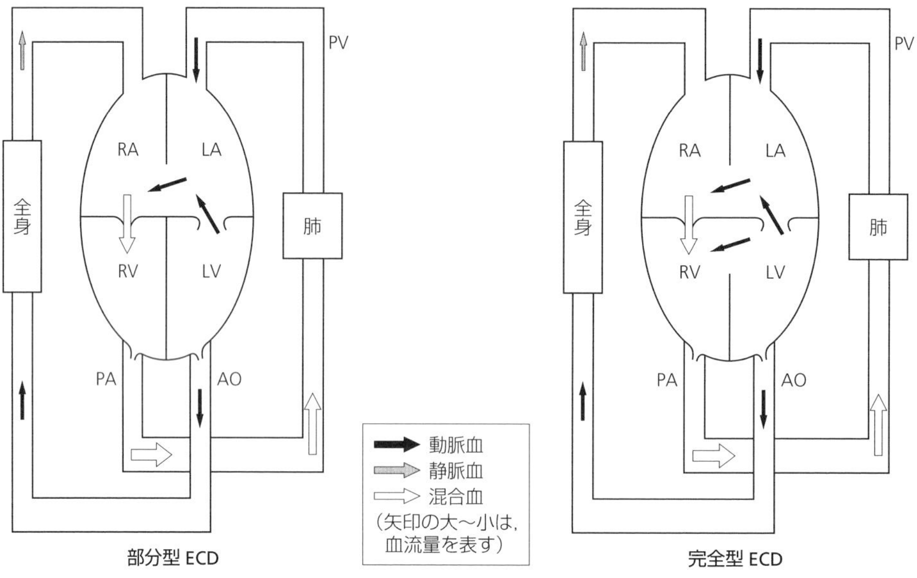

図 4-15 心内膜床欠損症の血行動態
部分型 ECD　　完全型 ECD

くなると Eisenmenger 症候群となる．右左シャントとなり，チアノーゼが出現する．

4. 動脈管開存症（図 4-16）

【概説】肺動脈と大動脈を結ぶ動脈管が開存したままの病態である．大動脈から肺動脈へ血液が流れるため，肺血流が増加する．このため，左心系に容量負荷が発生する．

症状としては，肺うっ血による呼吸困難，呼吸器感染症の反復などがみられる．肺血管抵抗が上昇して右房圧が左房圧より高くなると Eisenmenger 症候群となる．右左シャントとなり，チアノーゼが出現する．

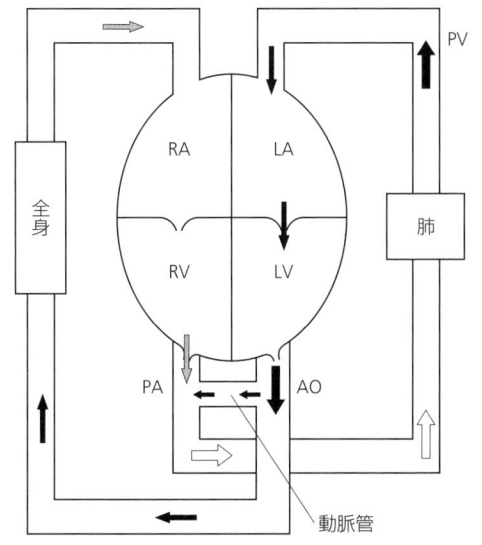

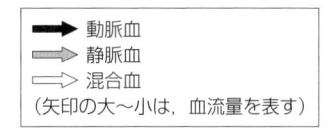

図4-16 動脈管開存症の血行動態

5. 肺動脈狭窄症
【概説】肺動脈弁自体の狭窄と肺動脈弁下部の狭窄がある．前者がほとんどである．全先天性心疾患の10%を占める．

肺血流が減少するため，労作時呼吸困難，易疲労感などが認められる．右室肥大をきたす．

6. Fallot 四徴症（図4-17，図4-18）
【概説】肺動脈狭窄（強度），肺動脈の発育不全による大動脈騎乗，心室中隔欠損，これらによる右室肥大を4徴とする疾患である．全先天性心疾患の10%を占め，第3位である．成人のチアノーゼ性心疾患の70%を占める．

肺血流が低下するため，チアノーゼが出現する．排便時，啼泣時，運動時などに低酸素発作を起こす．この場合に蹲踞（squat）の姿勢を取る．これは，しゃがむことで大腿静脈を圧迫して下肢からの酸素飽和度の低い静脈血が心臓に還流することを減らし，また，大腿動脈も圧迫することで末梢血管抵抗が高まり，後負荷が増大することで左室血が心室中隔の欠損部を通り，右室さらには肺動脈へと流れることで肺血流が増大して，動脈血の酸素飽和度が上昇するという自己防衛姿勢といえる．肺血管抵抗が強くなれば，右左シャントとなり，チアノーゼが悪化する．

低酸素発作には，胸膝位をとらせ，酸素吸入，モルヒネ投与を行う．根治のためには，手術による血行再建が必要となる．

7. 大動脈縮窄症
【概説】大動脈と動脈管の接続部の反対側で，大動脈の内膜と中膜が内腔に向かって柵状に張出し，限局性の狭窄をきたした疾患である．Turner症候群に合併しやすい．腎血流が低下することで，レニン-アンジオテンシン系が賦活される．

上肢の血圧は高いが，下肢の血圧は低い．左室肥大をきたす．

原則として，手術療法の適応となる．

8. Ebstein 奇形
【概説】三尖弁の形成不全があり，後尖と中隔尖が右室内に落ち込んでいる．これにより，三尖弁閉鎖不全の状態となる．小さな右室・大きな右房となる．心房中隔欠損合併または卵円孔開存が70%に認められる．

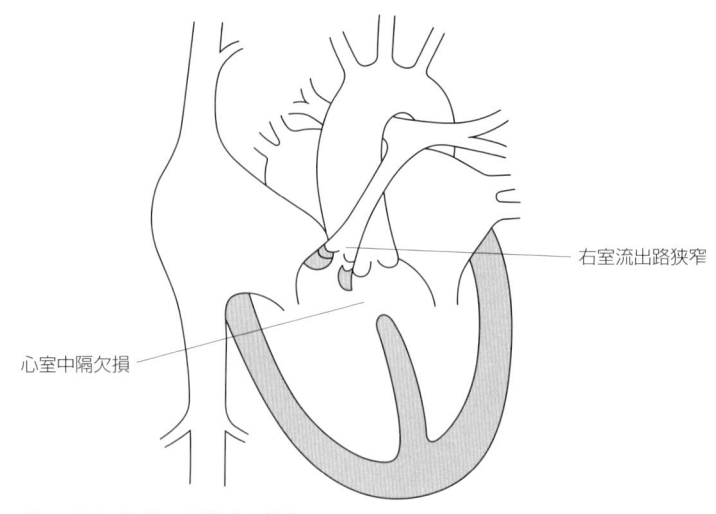

図 4-17 Fallot 四徴症の概念

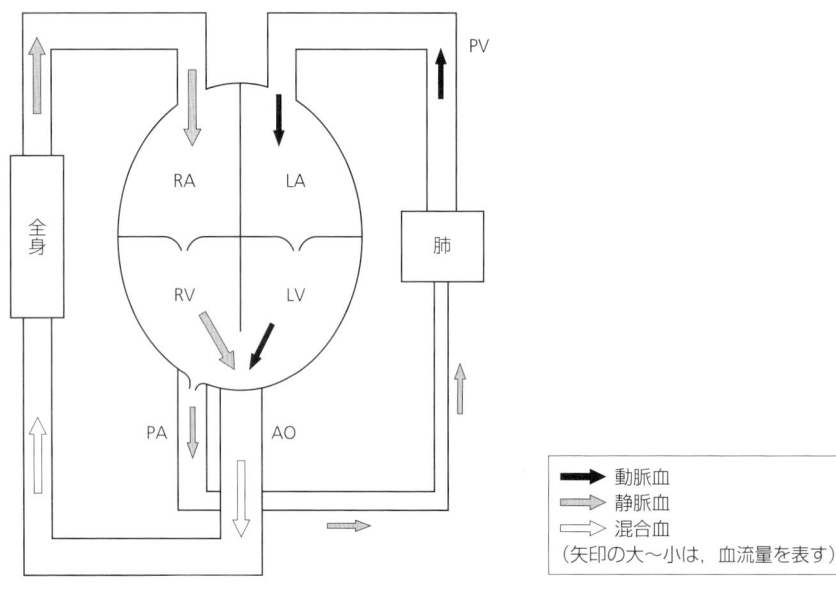

図 4-18 Fallot 四徴症の血行動態

9. その他の先天性心疾患

【概説】完全大血管転位症（シャントがないと生存不可），三尖弁閉鎖症（心房中隔欠損症，動脈管開存症，大血管転位症の合併あり），総肺静脈還流異常症（肺静脈→右房，心房中隔欠損症あり），部分総肺静脈還流異常症，両大血管右室起始症（心室中隔欠損症合併），総動脈管遺残症（1本となった大動脈と肺動脈が心室から起こる，心室中隔欠損症合併），肺動脈閉鎖症，左心低形成症候群などがある．

4-1-4. 後天性心疾患

1．リウマチ熱

【概説】A群β溶血性レンサ球菌による咽頭扁桃炎の数週間後に発症する．6〜8歳の学童期に好発するが，1960年代から激減，軽症化している．

心炎（僧帽弁閉鎖不全），多関節炎，小舞踏病（数

カ月後に発症），輪状紅斑（体幹，それに近い四肢に，2～3 cm のピンク色皮疹），皮下結節（硬，無痛）が認められる．

原則入院のうえ治療が行われる．十分量のPCGを10日間投与する．心炎を合併する場合には，ステロイドも併用する．

2．僧帽弁狭窄症

【概説】リウマチ熱後遺症が多かった．リウマチ熱の頻度も減少しているため，本症の発症も減少している．女性に多い．

左房に容量負荷が加わるため，肺水腫，肺高血圧をきたす．労作時呼吸困難，易疲労感，チアノーゼ，浮腫，心房細動の合併，脳塞栓，感染性心内膜炎，心筋梗塞などが認められる．聴診で僧帽弁開放音（opening snap），拡張期ランブルなどが認められる．

内科的治療としては，運動制限，食塩摂取制限，利尿薬・ジギタリス投与などがある．根治のためには手術療法を要する．

3．僧帽弁閉鎖不全症

【概説】原因として，リウマチ熱，僧帽弁逸脱症，腱索断裂，感染性心内膜炎，乳頭筋機能不全症候群などがある．左室・左房の両者に容量負荷が加わる．僧帽弁狭窄症ほど，重篤な肺うっ血はきたさない．

長期間無症状で経過する．徐々に肺うっ血に基づく症状が出現する．

内科的治療としては，運動制限，食塩摂取制限，利尿薬・血管拡張薬投与などがある．根治のためには手術療法を要する．

4．僧帽弁逸脱症候群

【概説】僧帽弁，特に後尖の一部が収縮期に左房内に逸脱する病態である．若年でやせた女性に好発する．

無症状のことが多いが，ときに易疲労感，息切れ，ちくちくした胸痛が出現することがある．多彩な不整脈，感染性心内膜炎を合併しやすい．聴診で収縮中期クリック音などが認められる．

僧帽弁閉鎖不全に準じた治療を行う．

5．大動脈弁狭窄症

【概説】原因として，リウマチ熱・加齢による弁硬化・先天性二尖弁がある．

長期間無症状で経過する．左室の圧負荷により，左室肥大（拡張はなし）となる．大動脈圧低下により脳血流が低下して失神をきたすことがある．徐々に左室の拡張期圧の上昇をきたし，肺うっ血となり，最終的に左心不全に陥る．相対的な冠血流低下により，狭心痛をきたすことがある．

原則，手術療法が行われる．

6．大動脈弁閉鎖不全症

【概説】原因としては，弁自体の異常と弁の支持組織の異常に分かれる．前者としては，リウマチ熱，感染性心内膜炎，加齢による弁硬化，先天性二尖弁があげられる．後者としては，Marfan症候群などの結合組織病，梅毒・大動脈炎症候群などの大動脈炎症性疾患，大動脈解離などがあげられる．リウマチ熱後遺症では，大動脈弁狭窄を合併する．

長期間無症状で経過する．左室は容量負荷により拡大する．最終的には左心不全となる．狭心痛をきたすことがある．

原則，手術療法が行われる．

7．三尖弁狭窄症

【概説】リウマチ熱後遺症として発症することが多い．僧帽弁狭窄を合併することが多い．

長期間無症状であるが，圧負荷により右房が拡大し，全身浮腫となる．さらに，容量負荷が加わり，右房の拡大が悪化する．最終的には右心不全に陥る．

僧帽弁狭窄に準じた治療を要する．

8．三尖弁閉鎖不全症

【概説】器質的なものとして，リウマチ熱後遺症として発症するもののほか，心内膜床欠損，Ebstein奇形に伴って発症することもある．しかし，多くは基礎疾患により右室が拡大して，三尖弁輪が拡大する

ことによる機能性のものである.

長期間無症状であるが,右房・右室両者に容量負荷が加わり,右心不全となっていく.

機能性のものでは,基礎疾患の治療が必要である.器質的なものでは,僧帽弁閉鎖不全に準じた治療が行われる.

9. 感染性心内膜炎

【概説】血流ジェットにより尖弁とその周囲組織が損傷し,この部位に血栓が形成される.菌血症が発生すると,この血栓をもとにコロニーが形成される.さらに免疫応答により周囲組織が破壊されると,フィブリンと血小板で感染性血栓が形成され,これが疣贅となる.心内部構造の欠損,弁膜症に合併する.基礎疾患の重篤度と発症頻度に相関はない.

発熱,関節痛,筋肉痛,脾腫,心雑音,出血斑,ばち状指などが認められる.

治療には,十分量の抗生剤が最低4週間投与される.

予防として,歯科,泌尿器,食道静脈瘤,妊娠中絶などの処置前30分にAMPC投与が行われる.

東洋医学の視点

● 心は中枢神経機能も担当する

東洋医学の古典には,「心は血脈を主り,舌に開竅する.その華は面にある.」と記載されています.これは,心の機能が外界と舌で通じており,心の病態は顔面に反映されることを意味します.心は,1)すべての臓腑の機能を統括し,2)一方で,特に腎に熱を供給する換わりに腎から水を補給され,3)意識レベルを保ち,4)覚醒,睡眠のリズムを調整し,5)血を循環させる機能単位です.心は五行論で考えると,「火」に相当し,脾・胃を促進し,肺・大腸を抑制しています.五臓の中で首席に位置するほど重要な臓器で,心臓の拍動にもとづく循環機能,大脳新皮質を主とする高次神経系の機能,一部の自律神経系機能を含めた機能系です.

4-2. 冠動脈疾患

4-2-1. 狭心症

【概説】狭心症は,虚血性心疾患の1つである.虚血性心疾患とは,心筋の酸素需要に酸素供給が追いつかないために生じる疾患である.狭心症は,一過性の心筋虚血に起因するもので,心筋壊死を起こさないことが特徴である.

【疫学】増加傾向にある.労作性狭心症が40〜60%,安静狭心症が10〜20%,両者を兼ねるものが30〜40%とされる.

【成因・病態】酸素の供給不足あるいは酸素需要の増大あるいは両者によって発症する.

酸素の供給不足としては,冠動脈の攣縮と冠動脈の動脈硬化があげられる.

冠動脈の攣縮は機能的であるが,急速に95%以上の狭窄が発生する.

冠動脈の動脈硬化は,種々の原因による血管内皮細胞の障害に基づく.血管内皮細胞が障害されると,流血中の低比重リポ蛋白(LDL)が内皮下に染み込む.そのLDLは酸化変性する.単球がマクロファージとなり,変性LDLを貪食する.貪食したマクロファージは脂質が過剰となり,泡沫細胞とよばれている.泡沫細胞は崩壊して脂質が散布される.そこへ,血管平滑筋が遊走し,脂質を包み込むようにして線維化する.このようにして,脂質コアと覆う線維性被膜によって肥厚性斑状病巣が形成される.これを粥腫(atheroma)あるいはプラーク(plaque)とよぶ.

少量の脂質コアを多くの線維性被膜で覆う場合は安定プラーク,多量の脂質コアを少ない線維性被膜で覆う場合は不安定プラークとよばれる(図4-19a).安定プラークは破綻が少ないが,成長しやすい.75%以上の狭窄で労作時の酸素供給不足,90%以上の狭窄で安静時酸素供給不足が発生する).不安定プラークは破綻しやすく,不安定狭心症,心筋梗塞を発症する(図4-19b).

心筋仕事量が増大すると,酸素需要が亢進して,

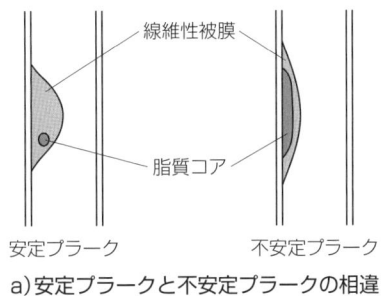

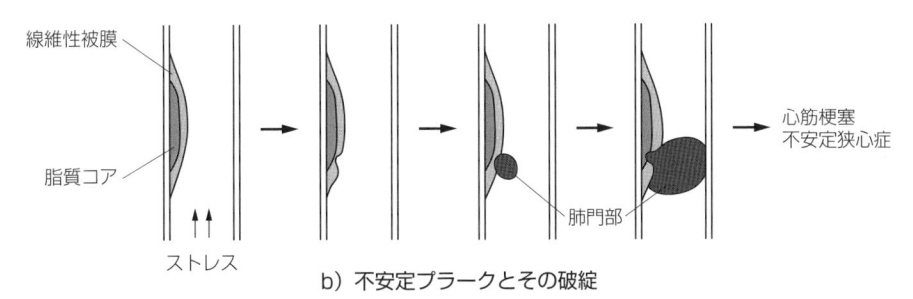

図4-19 安定プラークと不安定プラーク
a) 安定プラークと不安定プラークの相違
b) 不安定プラークとその破綻

これが過剰となれば，虚血性心疾患が発生することになる．心筋仕事量に規定する3因子として，心拍数，心筋収縮力，後負荷（収縮期血圧：大動脈圧）がある．臨床的には，心拍数×収縮期血圧として推定されている．これを rate pressure product（RPP）とよぶ．

【分類】労作，安静，冠攣縮，器質，異型，安定，不安定，冠血栓などと分類されるが，分類間に病態の重複がみられるものがあり，明確にされていない．

①病態からみた分類

大きくプラーク形成性（器質性）と攣縮性（冠攣縮性）に分けられる．

プラーク形成性（器質性）では，さらに安定プラーク形成性（労作性）狭心症と不安定プラーク形成性（不安定）狭心症に分類される．

攣縮（冠攣縮性）は，安静狭心症であり，大部分において異型狭心症となる．異型狭心症は，心電図でST波上昇が認められるもので，貫壁性虚血によるものである．

②心筋梗塞へ移行する危険性からみた分類

安定狭心症と不安定狭心症に分類される．安定狭心症は心筋梗塞への移行の危険性が低いが，不安定狭心症は心筋梗塞移行の危険性が高い．なお，不安定狭心症と心筋梗塞の病態は連続性があるため，両者を急性冠症候群とよんでいる．

不安定狭心症の発症機序としては，不安定プラーク，冠攣縮，安定プラークがあげられる．不安定プラークは，成長しにくいが，容易に破綻して血栓形成し，血栓が大きく成長して血管閉塞をきたす．冠攣縮においては，凝固能が亢進し，血小板凝集能が亢進する．安定プラークでも，まれではあるが，増大により閉塞をきたすことがある．

【症状】狭心痛が出現する．これは，漠然とした不快感，締扼感，圧迫感などで，左肩あるいは左腕に放散する．持続時間は数分以内である．硝酸薬の舌下投与で数分以内に消失する．安静狭心症では，安静時に出現し，特に明け方が多い．アルコール摂取，寒冷刺激，過呼吸，早朝運動で誘発される．運動量は関係しない．日内変動が認められる．

随伴症状としては，不整脈があり，動悸，失神などが出現する．

【診断】

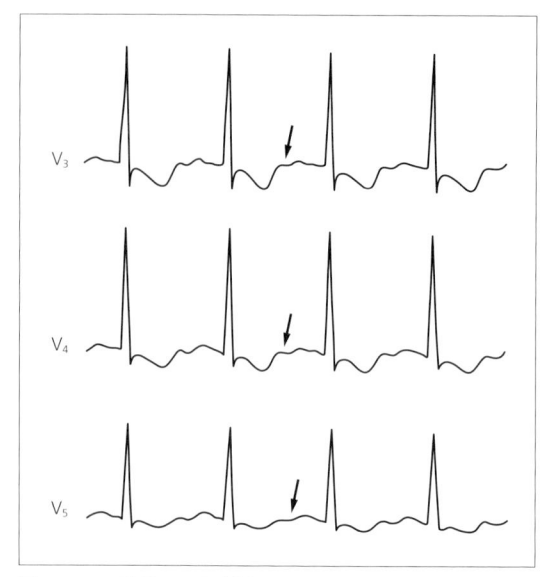

図 4-20 陰性 U 派（↓）

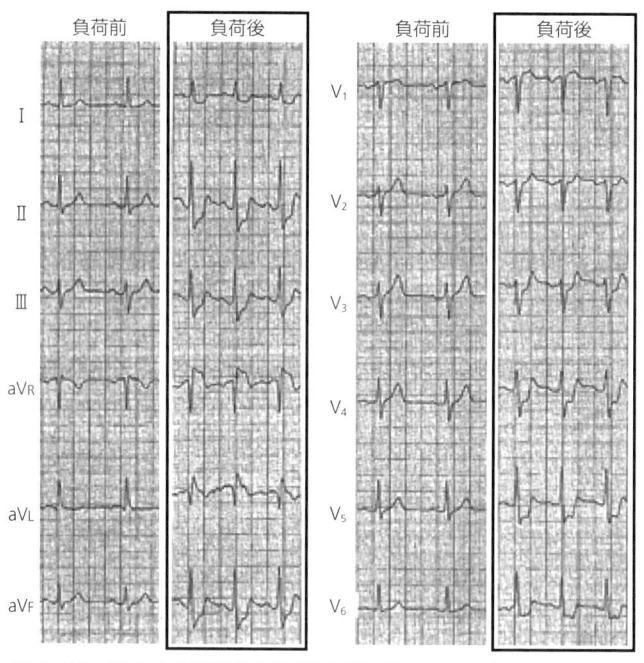

図 4-21 狭心症の運動負荷心電図（負荷前と負荷後）

①心電図・運動負荷心電図

　ST 波低下が特徴的である．これは，心内膜近くに限局した虚血において認められる．冠攣縮性狭心症などで，心筋壁を貫く虚血になると，心筋梗塞と同様に ST 波上昇をきたす．冠動脈は心臓の外壁から内側に向かう．収縮期の心筋組織圧は内側ほど高く血流障害を起こしやすいため，虚血は心内側のほうが起こりやすい．この場合は，電気的刺激は電極から遠ざかることになり，ST 波は低下することになる．一方，心筋壁を貫く虚血では，電気的刺激は電極に近づくことになり，ST 波は上昇することになる．

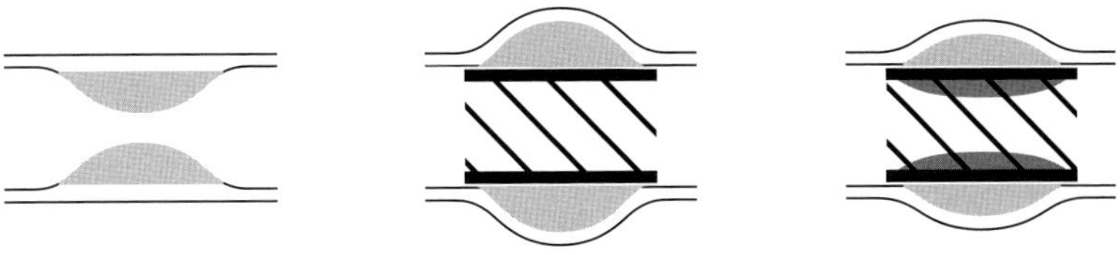

図 4-22 ステント使用による経皮的冠動脈インターベンション

陰性 U 波が現れる（図 4-20）．U 波は T 波に続く緩やかな波で，T 波と同じ極性である．通常 T 波は陽性であるが，狭心症により陰性 T 波と同じ陰性の極性となる．

労作性狭心症が疑われる場合には，運動負荷心電図が行われる（図 4-21）．

②ホルター心電図

冠攣縮性などの診断に試みる．24 時間，心電図を記録するが，その間に発作がなければ，有意な所見が得られないこともある．

③負荷心筋シンチグラフィ

運動負荷あるいは薬物負荷を行い，放射性同位元素が虚血部に集積しないことを確認する．感度，特異度ともに高いことが特徴で，負荷心電図に代わって普及してきている．

④心エコー

虚血部の心筋壁運動異常を確認する．薬物負荷心エコーも有効な方法である．

⑤冠動脈造影

器質性の場合，狭窄した冠動脈が確認される．75% 以上を有意な狭窄とする．冠攣縮性の場合には，過呼吸，アセチルコリンにより誘発させて，攣縮を確認する．

⑥血管内視鏡・エコー

冠動脈造影では狭窄が認められない部位にも，プラーク形成が発生することが確認されている．不安定プラークと安定プラークの鑑別も可能である．

【治療】一般療法として，食事指導，禁煙指導，誘因を避ける生活指導を行う．

発作時には，ニトログリセリンを舌下投与する．

非発作時の薬物療法においては，労作性ではβ受容体遮断薬が第一選択となる．これは，収縮力低下による心筋の酸素需要を減少させる．ただし，気管支喘息，急性心不全，閉塞性動脈疾患には禁忌となる．β受容体遮断薬が使用できない場合，Ca拮抗薬が用いられる．これは，収縮力低下による心筋の酸素需要を減少させるとともに，血管拡張により血圧低下，後負荷軽減に作用する．このほか，持続型硝酸薬も利用される．

安静狭心症では，Ca拮抗薬，持続型硝酸薬が投与される．β受容体遮断薬は攣縮誘発の危険性があり，使用されない．

薬物以外の治療としては，経皮的冠動脈インターベンション，冠動脈バイパス手術がある．経皮的冠動脈インターベンションは，冠動脈に挿入した道具により狭窄した冠動脈を拡張させる手技である．バルーンによる拡張，ロータブレーターによってやすりのように粥腫を削るもの，バルーンと刃物が一体となったカッティングバルーンによるもの，ステント挿入を行うもの（図 4-22），などがある．左冠動脈主幹部には禁忌となる．

冠動脈バイパス手術には，大伏在静脈，内胸動脈，橈骨動脈などが用いられる．

4-2-2. 心筋梗塞

【概説】虚血が一定時間持続したために心筋が壊死に陥り，不可逆的な障害をきたした病態である．発症後 4 週間以内を急性心筋梗塞，4 週以降で典型的な胸痛を欠き，症状所見が固定したものを陳旧性心筋梗塞と分類する．

【疫学】男性，60 歳代に多く発症する．

【成因・病態】不安定プラークの破綻によるものが

図 4-23 異常 Q 波の定義（STEP 内科学 5 循環器第 2 版，p.258）

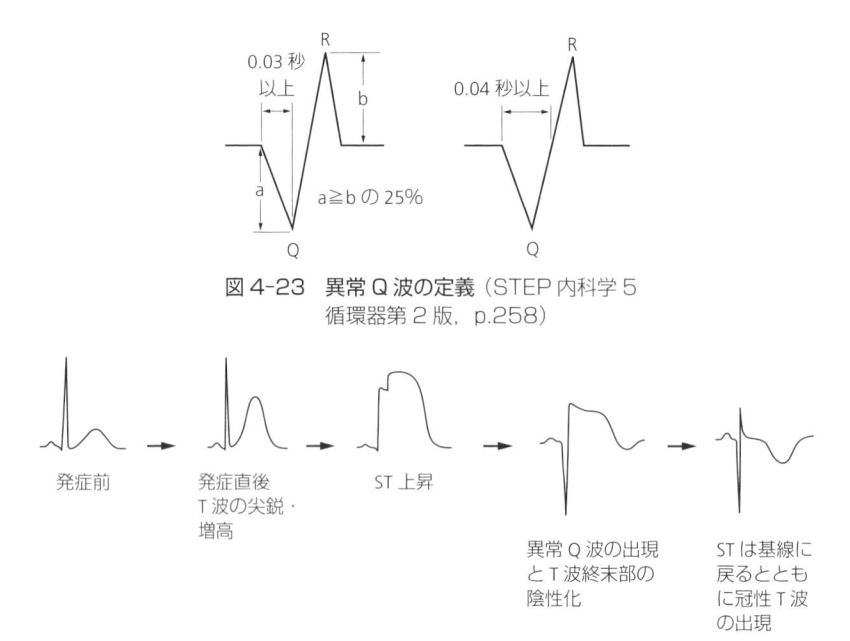

図 4-24 貫壁性心筋梗塞の心電図の経時的変化

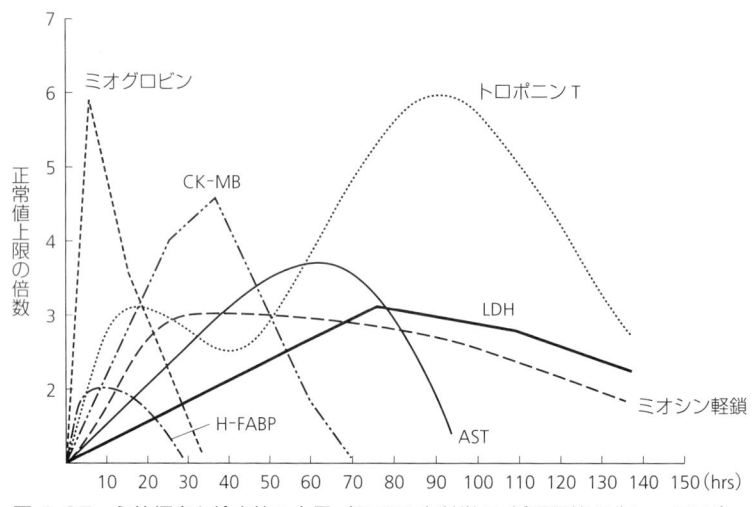

発症前 → 発症直後 T 波の尖鋭・増高 → ST 上昇 → 異常 Q 波の出現と T 波終末部の陰性化 → ST は基線に戻るとともに冠性 T 波の出現

図 4-25 心筋梗塞と検査値の上昇（STEP 内科学 5 循環器第 2 版，p.265）

多い．これ以外では，冠攣縮によることがある．典型的には貫壁性梗塞（心内膜側から外側へ）となるが，程度が軽いと，心内膜下梗塞にとどまる．

　心筋が虚血に耐えられる時間は，動物実験では 20 分とされるが，臨床的には，側副血行路プレコンディショニング（冠動脈閉塞前に短時間の虚血があると，梗塞に至るまでの時間が延長し，梗塞範囲も小さくなること）により，4 時間くらいまで延長する可能性がある．

【症状】半数は突然発症，半数は不安定狭心症を経て発症する．多くは 24 時間以内に狭心症発作が認められる．

　肩，腕に放散する強い胸痛で，30 分以上持続する．ニトログリセンは無効である．悪心嘔吐，冷汗，

顔面蒼白なども認められる．

合併症としては，不整脈，ポンプ失調，心破裂，乳頭筋機能不全症候群による僧房弁閉鎖不全，急性心膜炎，心室瘤，Dressler症候群（2～8週後に発熱，胸痛，胸膜摩擦音）などがある．

【診断】心電図では，T波増高，ST波上昇（心内膜下梗塞では低下），異常Q波（図4-23）（深く幅広，心内膜下梗塞では認められない）が認められる．約1週間後には，ST波は基線に戻り，T波が陰性化し，冠性T波となる（図4-24）．

血液検査では，発症後の経過により検査所見が異なる（図4-25）．発症2～4時間では，WBC，ミオグロビン，心筋型脂肪酸結合蛋白（H-FABP）が上昇する．発症4～6時間では，CK，AST，LDH，トロポニンT，ミオシンが上昇する．発症1～2日では，CRP，赤沈が上昇する．

心エコーでは，壁運動の異常が認められる．

心筋シンチグラフィでは，虚血部位に放射性同位元素が集積しない．

冠動脈造影では，内腔狭窄が認められる．

【治療・予後】胸痛に対してはモルヒネを投与する．ニトログリセリンは無効である．このほか，酸素投与を行う．再灌流療法としては，血栓溶解療法と経皮的冠動脈インターベンションがある．経皮的冠動脈インターベンションは，発症後6時間以内に行われることが重要である．

心筋の保護として，硝酸薬の点滴静注，β受容体遮断薬，ACE阻害薬，ARB（angiotensin receptor blocker）などが用いられる．

予後としては，致命率は10％以下まで低下している．心内膜下梗塞のほうが予後不良で，多枝病変が多く，再発が多いからとされている．

4-3. 心膜疾患

単に心膜といった場合，心外膜を指す．心膜は線維性心膜と漿膜性心膜に分かれる．漿膜性心膜は大血管起始部で反転し，壁側膜と臓側膜により，心膜腔が形成される．その中には，心膜液があり，通常20 mLである．

4-3-1. 心タンポナーデ
【概説】心膜液が増大して，心膜腔内圧が亢進し，心臓の拡張不全をきたし，心拍出量が低下する病態である．

原因としては，悪性腫瘍の心膜転移，感染症，尿毒症，膠原病，心膜切開後などの心膜炎をきたす疾患，粘液水腫，心破裂，大動脈解離，外傷などがあげられる．

まず，右心不全徴候が現れ，次に左心不全となる．

治療として，心膜穿刺，ドレナージが行われる．

4-3-2. 急性心膜炎
【概説】B群コクサッキーウイルスによる感染が最も多く，心筋炎を合併することがある．そのほか，悪性腫瘍の転移，リウマチ熱，膠原病，尿毒症，心膜切開後症候群，心筋梗塞などがあげられる．

胸骨を中心とした刺すような痛みがあり，頸部，背部，肩に放散する．深呼吸で増悪し，前傾姿勢で改善する．

治療として，安静臥床とし，心タンポナーデの発症に注意する．

4-3-3. 収縮性心膜炎
【概説】急性心膜炎の回復期に心膜の線維化が起こり，心膜腔が閉鎖した病態である．亜急性と慢性の経過がある．

拡張障害による右心不全では，頸静脈怒張が吸気時にかえって悪化するというKussmaul徴候が認められる．左心不全も出現する．

治療としては，心膜切開術が行われる．

4-4. 心筋疾患

4-4-1. 心筋炎
【概説】ウイルス感染によると考えられている．B

型コクサッキーウイルス，C型肝炎ウイルスなどがあげられる．
　動悸，胸痛，不整脈などが認められる．
　通常予後良好であるが，一部では慢性化する．
　対症療法のみである．

4-4-2．心筋症

　かつては，原因不明である特発性心筋症と，なんらかの原因に引き続いて発症する続発性心筋症に分類されていた．なんらかの原因が判明してきたこともあり，かつての特発性心筋症は単に心筋症，かつての続発性心筋症は特定心筋症とよばれるようになった．

　新分類により，心筋症は，肥大型心筋症，拡張型心筋症，拘束型心筋症，不整脈源性右室心筋症に分けられている．

1．肥大型心筋症

【概説】心室筋が異常に肥大して拡張しにくくなった病態である．約半数は家族性発症で，常染色体優性遺伝である．

　学童で発見されることが多く，20～30歳代で息切れ，動悸，めまい，失神，突然死，不整脈などをきたす．拡張型よりはるかに予後良好であるが，2～4％に突然死が認められる．

　β受容体遮断薬，Ca拮抗薬により治療される．また，心室中隔心筋切除術，中隔枝塞栓術なども行われる．

2．拡張型心筋症

【概説】心室が拡大し，収縮能が障害された病態である．一部で家族内発症が認められる．B群コクサッキーウイルス，C型肝炎ウイルスなどによるウイルス感染との関連性が指摘されている．

　労作時息切れが初発症状となる．左心不全症状から右心不全症状へと進行する．様々な不整脈も呈する．5年生存率が50％，10年生存率が40％弱で，予後不良である．

　ジギタリス，利尿薬，ACE阻害薬，β受容体遮断薬などが投与される．また，左心室部分切除術（Batista手術）も行われる．心臓移植も行われ，本疾患は心移植の最大の適応疾患となっている．

3．特定心筋症

【概説】原因として，Friedreich失調症，Duchenne型筋ジストロフィー，筋緊張性ジストロフィー，ダウノルビシン中毒，ビタミンB_1欠乏症，ヘモクロマトーシス，アミロイドーシス，II型糖原病，甲状腺機能低下症，サルコイドーシス，関節リウマチ，全身性強皮症，慢性アルコール中毒など多岐にわたる．

東洋医学用語

● 胸痺

　胸がつまったように痛む疾患を広く指します．狭心症，心筋梗塞，胸膜疾患，肺疾患，さらには消化器疾患まで含まれることになります．

4-5．動静脈疾患

4-5-1．動脈疾患

1．大動脈瘤

【概説】大動脈が限局性に50％以上拡張した病態である．真性，仮性，解離性に分類される（図4-26）．真性は，内膜・中膜・外膜の3層構造を保って拡張するもので，紡錘状の形態となる．仮性は，壁が破れ周囲に流出した血液が血腫をつくりかぶさったもので，嚢状の形態となる．解離性は，内膜が亀裂し，壁内に流入した血液で中膜が2層に解離したものである（図4-27，図4-28）．

【疫学】以前は，胸部大動脈瘤は梅毒性，腹部大動脈瘤は粥状硬化性が多いとされてきたが，近年は，粥状硬化性の占める割合が高くなっている．

【成因・病態】原因としては，粥状硬化，梅毒，炎症，Marfan症候群，外傷などがあげられる．梅毒など感染性の場合には嚢状の瘤となり，粥状硬化の場合には紡錘状の瘤となる傾向がある．嚢状の瘤のほ

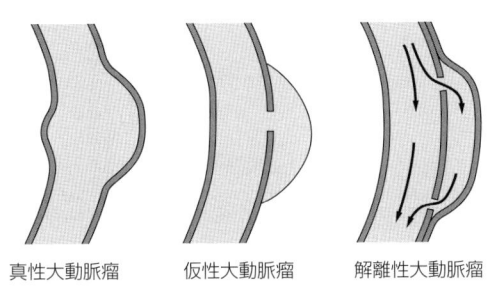

真性大動脈瘤　　仮性大動脈瘤　　解離性大動脈瘤

図 4-26　大動脈瘤の病理学的分類

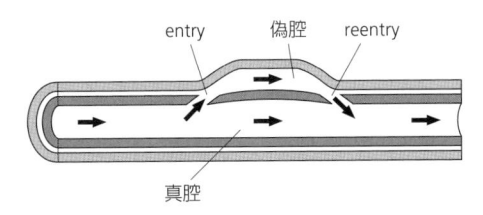

図 4-27　大動脈解離と entry および reentry

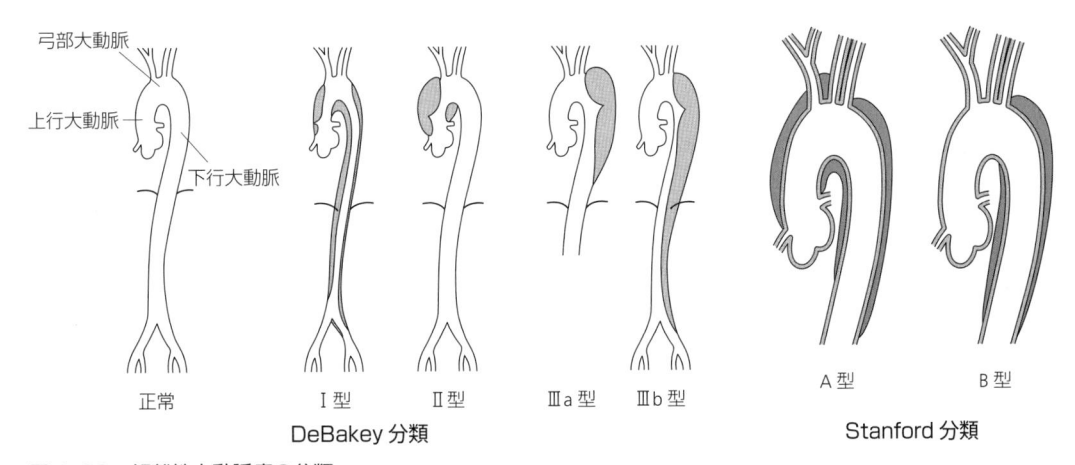

正常　　I型　　II型　　IIIa型　IIIb型　　A型　　B型
　　　　　DeBakey 分類　　　　　　　Stanford 分類

図 4-28　解離性大動脈瘤の分類

うが，紡錘状の瘤より破裂しやすい．

【症状】破裂するまでは，通常無症状である．動脈瘤による神経圧迫症状，血行障害などが出現することがある．

解離性では，大動脈の解離により激しい疼痛が出現する．ショック様であるが，血圧が上昇している．解離性の合併症として，心タンポナーデ，大動脈弁閉鎖不全とそれによる急性左心不全などがある．また，解離とともに狭窄が発生する（図4-29）．狭窄部位によって様々な症状を合併することになる（図4-30）．

【診断】胸腹部X線検査，CT，MRI，血管造影などにより行われる．

【治療】治療は，破裂前の手術が原則である．

2．高安動脈炎（大動脈炎症候群）

【概説】大動脈および基幹分岐動脈に非特異的炎症が発生して，血管内腔が狭窄することにより一群の

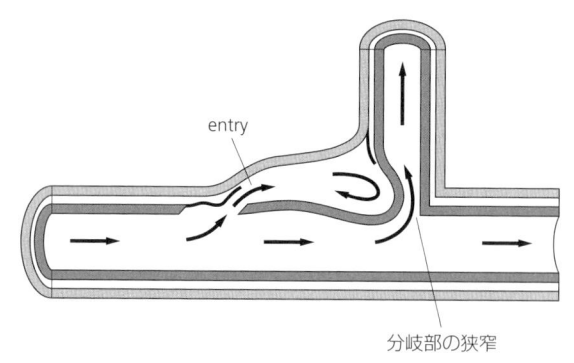

図4-29 大動脈解離と血管狭窄

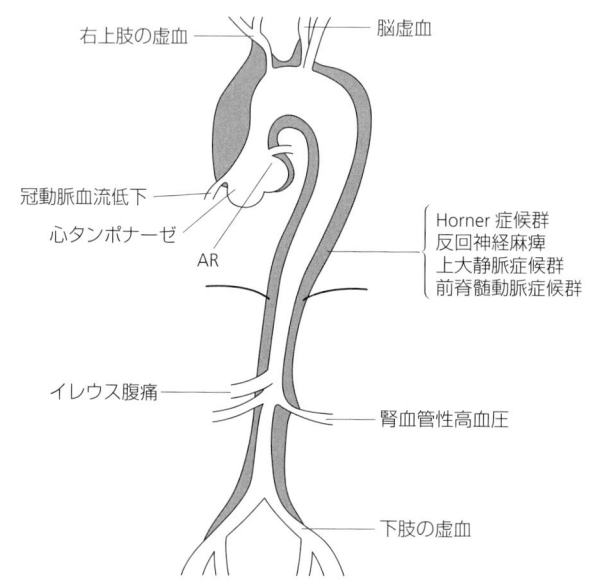

図4-30 血管狭窄の症状

症状を呈する疾患である（図4-31）．側頭動脈炎では中膜の巨細胞浸潤が主病変であるのに対し，本症では外膜から中膜に炎症が発生する．若い女性に好発して，自己免疫学的機序が考えられている．

腕頭動脈・鎖骨下動脈が狭窄すると，橈骨動脈の拍動低下が発生する．これは脈なし病といわれている．上肢のしびれ，冷感が出現する．

総頸動脈が狭窄すると，頭部循環が障害されて，頭痛，めまい，視力障害などが出現する．

下行大動脈が狭窄すると，上肢の血圧上昇，下肢の血圧低下をきたす．上肢の血圧上昇は腎血管性高血圧による．

腎動脈の狭窄で，腎血管性高血圧が発生する．

冠動脈の狭窄で，心筋梗塞，大動脈弁閉鎖不全症，動脈瘤などが発症する．

全身症状として，易疲労感，倦怠感，発熱などが認められる．

治療として，活動期にはステロイドが投与され，降圧療法，抗血小板療法なども行われる．

3. 急性動脈閉塞症

【概説】突然の四肢の主幹動脈が閉塞する疾患である．血栓あるいは塞栓が原因となる．

疼痛，脈拍消失，蒼白，知覚異常，運動麻痺が主

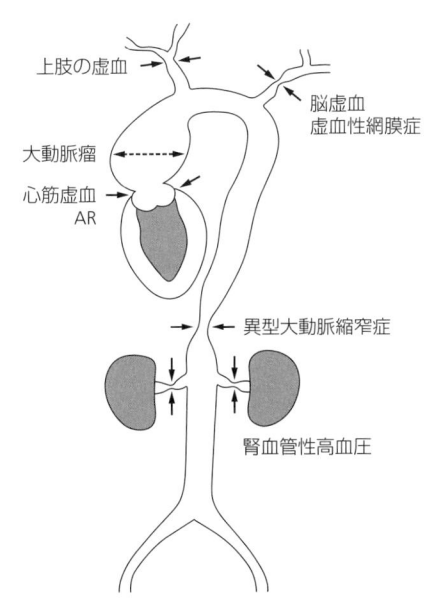

図 4-31 大動脈炎症候群の症状

要症状である.

6〜12 時間以内の血行再建が重要であり，ヘパリン投与，塞栓・血栓除去術が行われる.

4. 閉塞性動脈硬化症

【概説】四肢の主幹動脈の粥状硬化により，内腔が徐々に狭窄，閉塞する疾患である．高齢の男性に好発する．

側副血行路が発生しているため，疼痛，脈拍消失，蒼白，知覚異常，運動麻痺が段階的に出現する．間歇的跛行が認められる．

手術療法が必要となることが多い．経皮的血管形成術，ステント留置術，バイパス手術などが行われる．

5. 閉塞性血栓性血管炎

【概説】四肢の小動脈に，肉芽腫性炎症が発生して，内腔に血栓が形成され閉塞する疾患である．Buerger 病ともよばれる．20〜40 歳代の男性に好発し，喫煙との関連性が指摘されている．

指趾末端の難治性潰瘍が発生する．上肢にも発生することが特徴である．血栓性静脈炎も併発する．

薬物療法が中心となり，腰部交感神経切除術が行われることもある．

4-5-2. 静脈疾患

1. 静脈血栓症

【概説】原因としては，血流のうっ滞，血管内皮細胞の損傷，血液凝固能の亢進があげられる．血流のうっ滞としては，長期臥床，エコノミークラス症候群，手術後，産褥期などが，血管内皮細胞の損傷としては，カテーテル留置，頻回の静脈注射などが，血液凝固能の亢進としては，脱水，熱傷，ショック，多血症などがあげられる．

患部の熱感，浮腫性腫脹，緊満痛などが出現する．肺塞栓症，静脈瘤，潰瘍などが併発する．

血栓溶解療法，抗凝固薬投与，血栓除去術などが行われる．

2. 静脈瘤

【概説】静脈が屈曲蛇行して，内腔が拡張した疾患である．女性に多く，下肢の表在静脈に好発する．静脈弁の機能不全による．

患肢のだるさ，つっぱり感，疼痛，時に色素沈着，潰瘍をきたす．

ストリッピング手術，硬化薬を注入する硬化療法が行われる．

4-6. 血圧異常

4-6-1. 高血圧

血圧は，血流により血管壁が押される圧力を指す．これは，心拍出量と全血管抵抗の積により規定される．

心血管病の危険因子として，高血圧，喫煙，糖尿病，脂質代謝異常，肥満，尿中微量アルブミン，高齢，若年発症の心血管病の家族歴があげられており，心血管病による臓器障害は脳，心臓，腎臓，血管，眼底に及ぶとされる．特に，糖尿病と高血圧が併存するとその障害が飛躍的に増加することが知ら

1. 二次性高血圧

【概説】腎性高血圧（腎実質性高血圧，腎血管性高血圧），内分泌性高血圧（Cushing 症候群，原発性アルドステロン症，褐色細胞腫，甲状腺機能亢進症，末端肥大症），心血管性高血圧（大動脈炎症候群，大動脈縮窄症，大動脈閉鎖不全）に分類される．最も頻度が高いものは腎血管性高血圧である．

大脈（脈圧が増加する）をきたす疾患としては，甲状腺機能亢進症，大動脈閉鎖不全があげられる．これらでは，速脈（動脈壁が急激に持ち上がり，急激に元に戻る）も認められる．

上下肢，左右で血圧差が発生する疾患としては，大動脈縮窄症，大動脈解離，大動脈炎症候群などがある．

2. 本態性高血圧

【概説】二次性高血圧以外のすべてが対象となる．遺伝的要因，Na 摂取多量，肥満，喫煙，アルコールなどが要因としてあげられる．

3. その他の高血圧

【概説】早朝高血圧，白衣（診察室）高血圧，仮面高血圧などがある．白衣（診察室）高血圧は病院で高血圧となるが，家庭では正常なものを指す．仮面高血圧は，病院で低いが，家庭では高いものである．

東洋医学の視点

● 高血圧と気血水

血圧を規定するものとして，心拍出量，血液の総量，血液粘稠度，動脈壁の弾力性，細動脈の抵抗性，神経，ホルモンなどがあります．心臓が収縮する際の圧力で血液が送り出される最も血圧が高い収縮期血圧は，主に，心拍出量と動脈壁の弾力性に規定されます．心臓が拡張して静脈から血液が流入してくる際の血圧が最も低い拡張期血圧は，主に細動脈の抵抗性に規定されます．

高血圧には，収縮期血圧の上昇と拡張期血圧の上昇とがあります．拡張期血圧は血液を灌流させるために必要な基礎，最低ラインともいえますから，拡張期血圧が上がれば，収縮期血圧も上がることが多いです．拡張期血圧のみ上昇する病態としては，動脈壁の弾力性が十分保たれている場合といえます．

東洋医学的にみると高血圧は血管内圧が上昇していますから，体内をめぐるものが相対的に過剰になっている状態と考えることができます．過剰なものは，東洋医学的にはストレスなど，気の作用が亢進した状態，つまり，陽が亢進した状態とうっ血性心不全のように循環血液量が過剰になった状態，つまり，陰が亢進した状態とがあります．これら陰陽は両方とも相対的なものですから，陽が亢進したといっても，ストレス自体が非常に強く，陽自体が亢進した病態と過労や寝不足などにより陰が不足して陰虚，全体としてみると陽が過剰な病態とがあります．陰が亢進した状態についても，同様で，多湿の時期などに湿邪によって陰自体が過剰になった病態と，脾の働きが低下して陽が低下することで，相対的に水分が過剰になった病態とがあります．単に陽の過剰，陰の過剰とみるのではなく，全体として陰陽のバランスがどうなっているかに注意することが大切です．

まず，陽が過剰になった場合には，気の勢いが強くなりますから，一般的に収縮期血圧が高くなると考えられています．陽自体の過剰の場合には，患者の病態として気逆，気滞などが考えられます．ストレスの過剰，頑張りすぎ，精神的に余裕がない，などの生活環境に患者がおかれていないかチェックすることが重要です．寝不足などの陰虚が中心となった場合には，水分不足が根底にあります．

陰が過剰になった場合には，一般的に陰が過剰なら血管内の内容物が過剰になっているので，収縮期血圧も拡張期血圧も高くなると考え

られます．陰の過剰の病態についてみると，湿邪が過剰になった肥満症などの実の病態と，脾虚・腎虚などの気虚によるものが原因として考えられます．

一方，血管内の容積が血液量に対して小さい状態も考えられます．これは細動脈の抵抗性や動脈壁の弾力性と捉えることができます．細動脈の調整には交感神経，各種ホルモンなどが関与しますから，その不調は気虚，気滞などが主な原因と考えられます．動脈壁の弾力性の低下にも，気虚，気滞の病態が関与するといえますし，老化として腎虚の影響も大きいと考えられます．さらに，血液粘稠度の亢進としては瘀血の病態を考慮すべきです．

4-6-2. 低血圧

1. 本態性低血圧

【概説】収縮期血圧が 100 mmHg 未満を低血圧としている．原因疾患が認められないものを本態性低血圧とよぶ．放置しても臓器障害が生じる可能性がなく，病的意義は低い．

2. 二次性低血圧

【概説】心拍出量の低下あるいは全血管抵抗の低下が原因となる．心拍出量の低下としては，下痢，嘔吐，利尿薬過剰投与，Addison病などがあげられる．全血管抵抗の低下としては，Shy-Drager症候群，家族性アミロイドポリニューロパチー，糖尿病性ニューロパチーがあげられる．

小脈（脈圧が低下する）をきたす疾患としては，大動脈狭窄症などがある．この場合，遅脈（動脈壁がゆっくり持ち上がり，ゆっくり元に戻る）も認められる．

3. 起立性調節障害

【概説】学童に好発する．圧受容体の機能不全により発生する．

起立時に十分な心拍出量が確保できないため，たちくらみ，めまい，嘔吐・悪心などが出現する．早朝に症状が強く，午後に改善する．朝起きが苦手である．

昇圧薬，自律神経調整薬などが投与される．

5. 消化器疾患

5-1. 口腔咽頭疾患

5-1-1. 歯周病
【概説】歯肉溝に歯周病菌が侵入して炎症が生じたものを歯肉炎といい，さらに歯根膜周囲に波及し歯槽骨を融解していくものを歯周病とよぶ．

歯肉の腫脹発赤，出血をきたす．悪化すると歯牙の動揺，脱落が生じる．

歯磨き指導，歯肉マッサージ，歯垢除去などが行われる．

5-1-2. 顎関節症
【概説】開口運動障害，開口閉口時に疼痛が出現する病態である．不正咬合，慢性疲労，精神的ストレス，歯ぎしりなどが原因となる．

顎関節の安静，マウスピースの装着，鎮痛薬投与，筋弛緩薬投与などが行われる．

5-1-3. う歯
【概説】う蝕原性菌が産生する酸により，歯牙硬組織からカルシウムを主体とする結晶が溶解して生じるものである．侵食が象牙質に及ぶと冷水痛が，歯髄組織に及ぶと熱水痛，自発痛が出現する．

侵食が象牙質に止まれば，欠損部の補填により，歯髄組織に及べば歯髄の除去により加療される．

5-1-4. アフタ性口内炎
【概説】口腔粘膜，舌，舌小帯に浅い小潰瘍が出現するものである．ウイルス感染のほか，潰瘍性大腸炎，Behçet病，白血病などでも認められる．

5-1-5. 舌炎
【概説】口内炎が舌に限局しているものである．悪性貧血，ビタミンB不足，ナイアシン欠乏などで出現する．

5-1-6. 口角炎
【概説】ビタミンB_2不足で出現することが多い．口角の亀裂，疼痛を伴う．

> **東洋医学の視点**
>
> ● 気の流れの異常と熱
>
> 東洋医学の古典には，「脾は筋肉・四肢をつかさどり，口に開竅（かいきょう）する．その華は舌にある．」と記載されています．これは，脾の機能が外界と口で通じていること，脾の病態は舌に反映されることを意味します．脾は 1. 消化吸収により後天的な気血水の元である水穀の気および精微を生成し，2. これら水穀の気，精微と先天の気および腎での血水の元である腎精，腎陰を肝と協力して肺へ升提させ，3. 血流をなめらかにし，4. 筋の形成と維持を行う機能単位とされています．脾は五行論で考えますと，「土」に相当し，肺・大腸を促進し，腎・膀胱を抑制します．そして，胃と表裏の関係にあります．また，脾は水穀を消化，吸収することが主な機能としており，運化，升精，統血の作用を持ちます．運化とは転化と運輸を意味します．転化とは，胃との共同作業によって食物を消化吸収することです．運輸とは，消化吸収した食物の栄養分を主として肺に運ぶことです．脾は栄養物を肺に送り，心の力を借りて全身に散布します．このような機能を升精といっています．脾の運化が順調にいくと，気血津液が充分に生成

され，血が脈管から漏れないように統摂し，コントロールすることができるのです．これを統血といっています．

　このような脾胃の機能障害によって，口腔内に病変が生じることが多いのです．脾の食物を消化吸収する機能が衰える，あるいは過剰な食物を摂取して脾胃の機能に負担をかけると，不消化物が脾胃に停滞します．停滞すると熱を呼び込むことになるので，湿熱の病態が形成されます．この熱が上昇して口腔粘膜に障害を与えます．これで，口内炎や歯周病のうち歯肉炎などの発生することが理解されると思います．

5-2. 食道疾患

5-2-1. 食道炎（逆流性食道炎）・食道潰瘍

【概説】酸性胃内容物が食道に逆流して，食道粘膜に発赤，びらんをきたすものを逆流性食道炎とよぶ．食道炎は，逆流性以外にも様々な原因で発症する．潰瘍をきたすものを食道潰瘍とよぶ．

【疫学】高齢者では頻度が増加する．

【成因・病態】外傷・物理的化学的要因としては，食塊，薬物，熱い食物，アルカリ，酸，留置チューブなどがあげられる．

　感染性要因としては，ウイルス，細菌，真菌など様々である．

　消化性要因としては，胃液，胆汁，膵液があげられる．

　逆流性の要因としては，食道胃接合部の逆流防止弁機構の作用低下，食道蠕動運動の低下，食道粘膜の防御機構の低下，唾液などによる中和作用の低下，幽門不全による胆汁・膵液の逆流，腹圧上昇，不規則な食事，咳などがあげられる．

【症状】胸焼け，胸痛，狭窄感，異物感，嚥下困難，嘔吐，背部痛，夜間咳発作，嗄声などがある．耳痛，不整脈をきたすこともある．

【診断】食道X線検査，上部消化管造影，24時間食道内pHモニタリング，食道内圧測定などにより，診断される．

【治療】食事療法を行うとともに，制酸薬，粘膜保護薬が投与される．感染性のものでは，抗菌薬が投与される．消化管運動機能亢進薬が投与されることもある．このほか，外科的に，噴門形成術，腹腔鏡下手術が行われる．また，内視鏡下手術も行われる．

5-2-2. 食道癌

【概説】食道上皮から発生する悪性腫瘍である．

【疫学】罹患率は，10万人に対して男性14.2，女性1.9である．発症年齢としては60歳代，50歳代に多い．胸部中部食道に発生しやすい．扁平上皮癌が多い．

【成因・病態】アルコール，タバコ，熱い食物が危険因子とされている．

【症状】つかえ感，違和感，狭窄感，胸骨後不快感，嚥下困難，胸痛，嘔気嘔吐，食欲不振，体重減少，嗄声などが認められる．

【診断】食道造影検査，内視鏡検査によって行われる．ヨード染色法により，扁平上皮癌では，上皮内グリコーゲンと反応することを利用した色素内視鏡も用いられる．ヨードを使用することで，肉眼的に発見困難な場合に有用となる．超音波内視鏡では，癌深達度，リンパ節転移の診断に有用となる．そのほか，CT，MRI，PETも利用される．

　肉眼的分類を行い，さらに深達度，転移の有無を確認する．深達度では，癌腫の深達度が粘膜下層までと推定される表在型と癌腫の深達度が粘膜下層以上と推定される進行型に分類される．

【治療】リンパ節転移がなければ，局所切除が行われる．腫瘍が2cm以下であれば内視鏡下粘膜切除術，2cm以上であれば粘膜下切開剥離術が行われる．粘膜下で遠隔転移がない場合には外科的切除術となる．高度進行癌の場合，遠隔転移がある場合には化学療法，放射線療法となる．

86   5. 消化器疾患

> **東洋医学用語**
> ● 噎膈・膈噎
>   嚥下困難の状態を指し，食道癌，食道アカラシア，などが含まれます．

5-2-3. 食道アカラシア

【概説】 下部食道噴門部の弛緩不全による食物の通過障害，食道異常拡張などがみられる機能性疾患である．ラテン語で chalasia は「緩める」，a は「否定」を意味している．

【疫学】 10万人に1人の頻度で発症する．20〜50歳が好発年齢である．

【成因・病態】 食道蠕動運動障害である．下部食道括約筋が嚥下時に弛緩不全を起こす．形態から3分類される（図5-1）．

【症状】 嚥下障害，食物逆流，胸痛，咳嗽などがある．

【診断】 胸部X線検査，食道造影，内視鏡検査，食道内圧検査などから診断される．食道癌の危険性が高いため，ヨード染色による色素内視鏡により，食道癌との鑑別が重要となることもある．

【治療】 Ca拮抗薬，ニトログリセリンにより，上昇した食道内圧を下降させる．

内視鏡治療としては，バルーン拡張術，ボツリヌス菌毒素局注療法がある．

外科的手術は，バルーン拡張術が無効な時に適応となる．

生活指導としては，軟食物摂取，就寝前数時間の経口摂取禁止，睡眠時上体を高くする，などが行われる．

5-2-4. 食道静脈瘤

【概説】 門脈圧上昇により，食道粘膜下に生じた門脈-大循環系側副血行路の一部に生じた静脈瘤である．

【疫学】 中下部食道の他，胃噴門部に発生しやすい．

【成因・病態】 肝硬変に基づくものが最も多く，90%を占める．肝硬変の原因としてはC型肝炎が最多である．この他には，特発性門脈圧亢進症，原発性胆汁性肝硬変症，肝外門脈閉塞症などがあげられる．

左胃・後胃・短胃静脈が，本来の門脈への流れとは逆向きとなって，大循環系に流入することで発生する（図5-2）．

【症状】 静脈瘤が破裂することで，大量の新鮮血を吐血する．

【診断】 食道造影，内視鏡，超音波内視鏡などにより行われる

基礎疾患検索には，腹部エコー，CT，血管造影，肝生検などが行われる．

【治療】 急性出血時には，内視鏡的静脈瘤結紮術あるいは Sengstaken-Blakemore 管を用いた圧迫止血

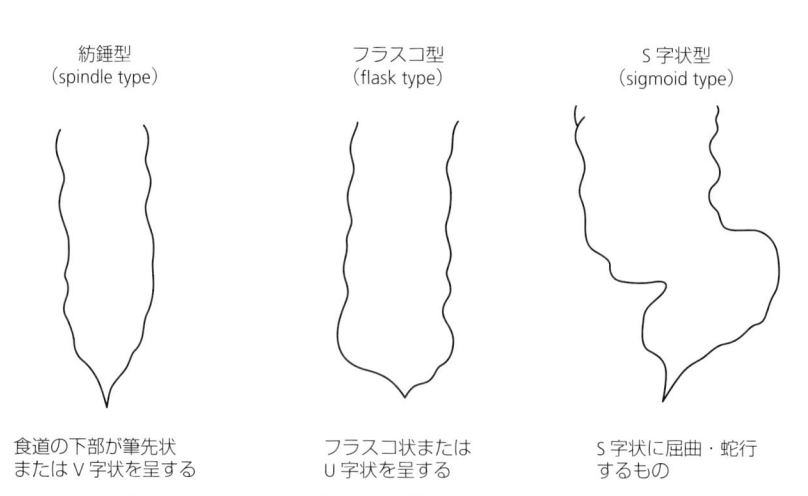

紡錘型 (spindle type)	フラスコ型 (flask type)	S字状型 (sigmoid type)
食道の下部が筆先状 またはV字状を呈する	フラスコ状または U字状を呈する	S字状に屈曲・蛇行 するもの

図 5-1　食道アカラシアのX線分類（拡張分類）

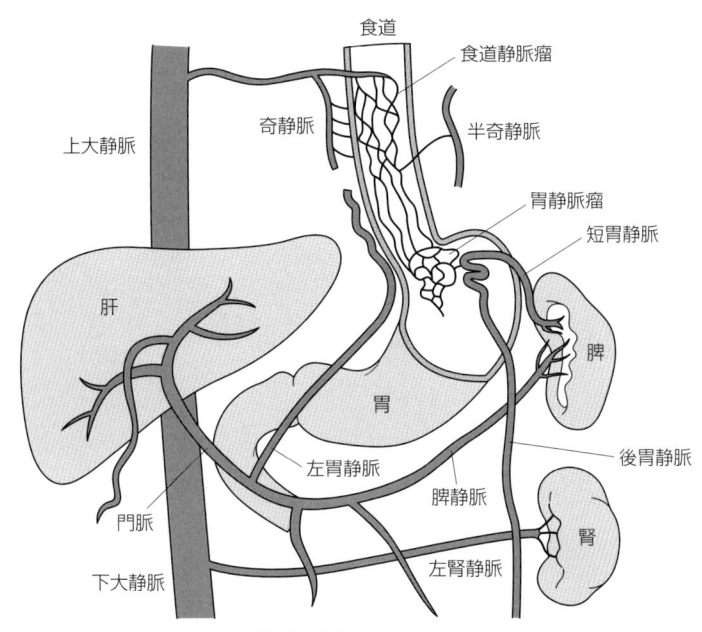

図 5-2 静脈の走行と食道胃静脈瘤

が行われる．以後，内視鏡的硬化療法や手術療法が行われる．

5-2-5. Mallory-Weiss 症候群
【概説】嘔吐などの腹圧・胃食道内圧の急激な上昇により胃噴門部近傍の粘膜に裂創が生じ，これにより吐血・下血をきたすものである．
【疫学】30〜50 歳の男性に好発する．
【成因・病態】誘因として，飲酒後の嘔吐，咳嗽，排便時のいきみ，腹部打撲，妊娠悪阻，分娩などがあげられる．食道破裂もきたしうる．なお，食道破裂のうち，誘因がないものは，特発性食道破裂とよばれる．
【症状】激しい嘔吐を反復した後，吐血する．出血量が多いと下血，ショックもみられる．
【診断】内視鏡により，粘膜裂創と出血を確認する．特発性食道破裂では皮下気腫，縦隔気腫が併発することがあり，また，水溶性造影剤により消化管からの漏出を確認することで鑑別する．
【治療】自然に止血することが多い．
　内視鏡的止血としては，エタノール局注，クリップ止血，高周波凝固法，レーザー凝固法，アルゴンプラズマ凝固法などが利用される．
　薬物しては，H_2ブロッカー，PPI（proton pump inhibitor）などが投与される．
　なお，食道破裂の場合，早期であれば内視鏡的縫合も可能であるが，16 時間以上経過した場合には外科的療法が必要となる．

5-2-6. 食道裂孔ヘルニア
【概説】食道裂孔から胃の一部が縦隔内へ逸脱したものである．
【疫学】加齢とともに増加し，60 歳代では 60％に認められるとの報告がある．
【成因・病態】肥満・脊椎変形による腹圧上昇，加齢による横隔膜食道靱帯の脆弱などが成因となる．
　分類としては，滑脱型，傍食道型，混合型がある（図 5-3）．滑脱型は最も多く，食道炎の合併がみられる．傍食道型では，胃食道接合部は正常である．
【症状】滑脱型では，胸焼け，呑酸，げっぷ，胸痛などがみられる．逆流性食道炎，食道潰瘍の合併がある．
　傍食道型では，胸痛，つかえ感，圧迫感，嚥下障害，呼吸困難，心悸亢進，頻脈などがみられる．胸

88　5. 消化器疾患

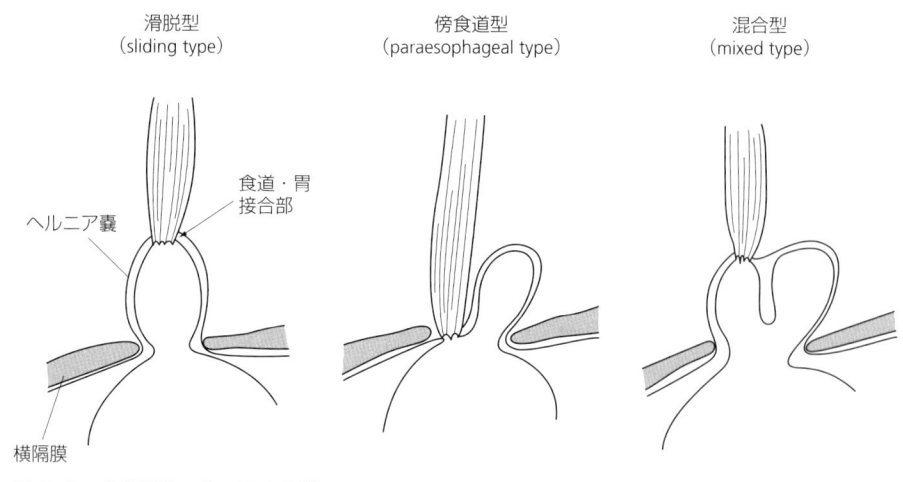

滑脱型
（sliding type）　　傍食道型
（paraesophageal type）　　混合型
（mixed type）

ヘルニア嚢　　食道・胃接合部

横隔膜

図5-3　食道裂孔ヘルニアの分類

焼けは起こりにくい．
【診断】胸部X線検査で，胃噴門部の胃泡の位置異常が認められる．
　上部消化管造影は，型分類に有用である．
　内視鏡検査により，ヘルニアの程度を把握する．
　この他，24時間pHモニタリング，食道内圧測定が行われる．
【治療】生活指導では，高蛋白・低脂肪食を勧め，臥位の制限を行わせる．
　薬物としては，H_2ブロッカー，PPIなどが投与される．効果がなければ，外科的療法が行われる．

東洋医学用語

● 噯気（あいき）
東洋医学では，げっぷを噯気とよびます．

5-3. 胃十二指腸疾患

5-3-1. 急性胃炎
【概説】急性に発症した胃粘膜固有層に限局した炎症を指す（図5-4）．
【疫学】明確な頻度は不明であるが，15%とするものがある．
【成因・病態】ストレス，ヘリコバクターピロリ，ア

ニサキス，薬剤性（NSAIDs，アスピリン，抗癌薬，抗菌薬）などが誘因としてあげられる．
【症状】心窩部痛，吐気，嘔吐などがある．
【診断】内視鏡検査により，びらん・出血を確認する．
【治療】抗コリン薬，H_2ブロッカー，PPIなどが用いられる．

5-3-2. 慢性胃炎
【概説】慢性の経過をとる胃粘膜の炎症を指す．
　これまで，症候的・形態学的・生検組織学的など，様々な側面から診断されてきている．そこで，特に症候的側面からみた場合にはfunctional dyspepsia（機能性胃腸症）とよばれるようになってきている．
【疫学】明確な頻度は不明である．20〜90%と報告は様々である．
【成因・病態】ほとんどが，ヘリコバクターピロリ感染に基づく．
【症状】胃痛，不快感，嘔気，もたれ感などがある．
【診断】内視鏡検査，組織診，胃X線造影などの検査のほか，血清抗壁細胞抗体，ガストリン，ペプシノゲンなどが測定される．
　分類には，成因，局在性，病理，内視鏡所見を加味したシドニーシステムがある（図5-5）．
【治療】薬物として，抗コリン薬，H_2ブロッカー，

図 5-4 潰瘍とびらんの区別

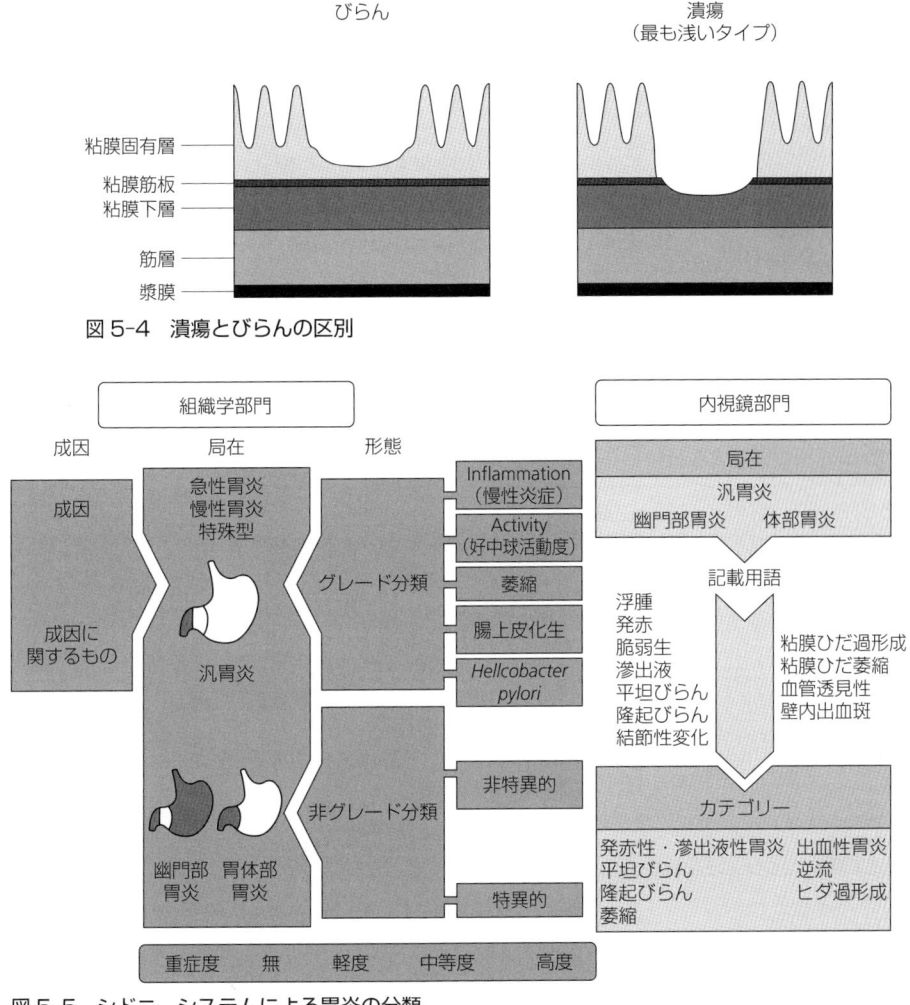

図 5-5 シドニーシステムによる胃炎の分類
(Misiewiez J. J Gastroenterol Hepatol. 1991: 6: 207)

PPI, 消化管運動改善薬, 抗不安薬などが用いられる.

5-3-3. 消化性潰瘍

【概説】胃・十二指腸に病理学的に粘膜筋板を超えて粘膜下層より深部の粘膜欠損を認めた場合を指す（図5-4）.

【疫学】発生率は胃潰瘍で2％，十二指腸潰瘍で1％程度とされている. 年齢では，胃潰瘍で40〜50歳代，十二指腸潰瘍で20〜40歳代に多い. 性別では男性は女性の6倍とされている. 胃潰瘍は，小弯側，前庭部に好発する.

【成因・病態】ヘリコバクターピロリ感染, ストレス, クローン病, 結核, 梅毒, サイトメガロウイルス感染など様々である.

【症状】心窩部痛, 背部痛, 食欲不振, 吐血, タール便などがある.

【診断】内視鏡検査, 胃X線検査により行われる.

胃X線検査において，バリウムの溜りをニッシェとよぶ.

内視鏡所見から, 図5-6のように分類される.

【治療】H₂ブロッカー, PPIが投与される. ヘリコバクターピロリが陽性の場合, 除菌（PPI＋アモキシシリン＋クラリスロマイシン）が行われる.

stage			内視鏡所見
活動期	A₁	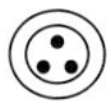	パンチドアウト潰瘍で，辺縁は浮腫により腫脹，潰瘍底は厚い苔をもち，出血，凝固塊がみられる
	A₂	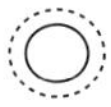	浮腫は軽度となり，潰瘍底は白苔で覆われる
治癒期	H₁	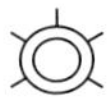	浮腫は縮小し，辺縁に再生上皮による発赤帯がみられる 粘膜皺襞の集中がみられるようになる
	H₂	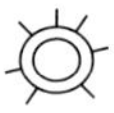	潰瘍はさらに縮小し，辺縁の発赤帯は幅が広くなり，粘膜皺襞の集中が明瞭となってくる
瘢痕期	S₁	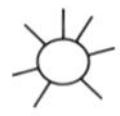	白苔は消失し，粘膜皺襞集中の中心に発赤を認める（赤色瘢痕　red scar）
	S₂	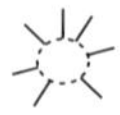	発赤は消失し，粘膜皺襞の集中だけがみられる（白色瘢痕　white scar）

図 5-6　消化性潰瘍の崎田・三輪分類
（崎田隆夫他，胃潰瘍の診断，胃・十二指腸潰瘍のすべて，内科シリーズ2，東京：南江堂：1972. p.200-11）

内科的治療が有効でない場合，外科的治療が行われる．

ヘリコバクターピロリの除菌に成功すると再発率は5％以下となる．

東洋医学の視点

● 気の流れから胃をみる

　胃炎，胃潰瘍は，気のめぐりが悪い（気滞あるいは気逆），あるいは気が不足している（気虚）病態であると考えられます．全体的にみれば，気の異常と捉えると理解しやすいでしょう．

　気の異常は各々合併することがあり，どの気の異常が主体かに注意が必要です．肝気がうっ積して気滞，気逆となり，脾を抑制して病態が発生する（木乗土）場合，脾虚がすでにあり，このため本来正常な機能であった肝が相対的に過剰となり，相乗の病態を生じ，脾虚が進行する場合，脾胃が気逆の状態となり，脾機能が病的に亢進し，肝機能を減弱させてしまう（土侮木）場合など東洋医学的に見た病態は様々です．このようなわけで，症状としては，肝気と脾気の乱れにより様々です．

5-3-4. Zollinger-Ellison 症候群

【概説】非β細胞性膵島腫瘍のホルモン過剰分泌による難治性消化性潰瘍である．ガストリン過剰分泌により胃酸分泌が亢進して発症する．40歳代男性に多く，男女比は2：1である．

　胃X線検査，内視鏡，血液検査でのガストリン高値により診断する．

　治療は腫瘍切除である．予後不良である．

5-3-5. 腫瘍性病変

1. 胃ポリープ

【概説】胃粘膜の良性隆起性病変を指す．有茎性と無茎性に分類される．山田分類がよく用いられる（図 5-7）．

　通常無症状であるが，20 mm を超えて，びらん，潰瘍を伴うと不快感などが出現する．内視鏡検査，胃X線検査により診断される．

　20 mm 以上ならポリペクトミーが行われる．

2. 胃癌

【概説】胃粘膜上皮細胞から発生する悪性新生物である．

【疫学】発生は減少傾向にある．

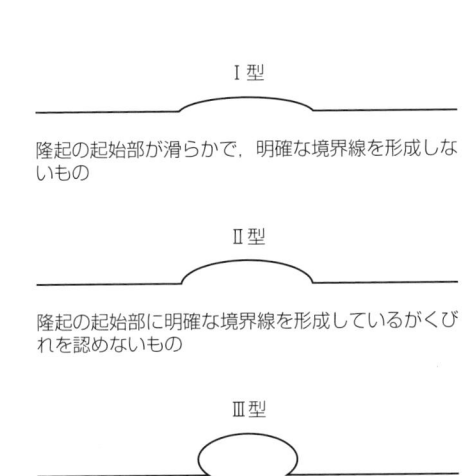

I型

隆起の起始部が滑らかで，明確な境界線を形成しないもの

II型

隆起の起始部に明確な境界線を形成しているがくびれを認めないもの

III型

隆起の起始部に明らかなくびれを形成しているが，茎の認められないもの

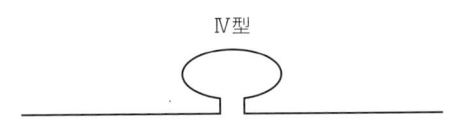

IV型

明らかに茎のあるもの

図5-7 胃ポリープの山田分類

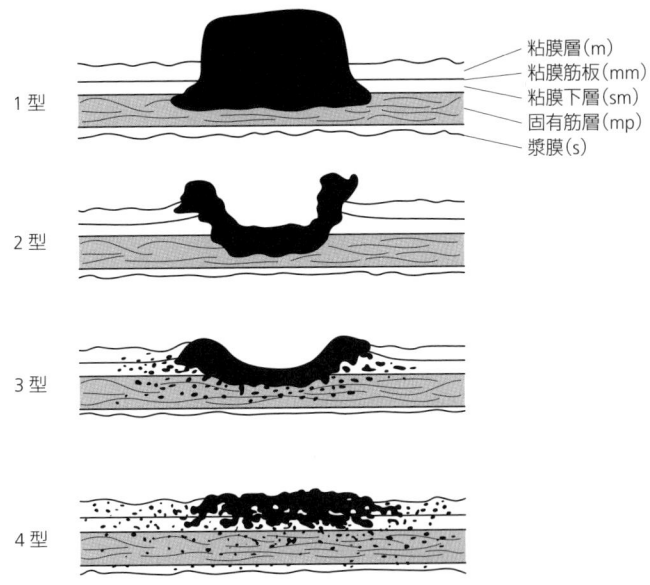

1型／2型／3型／4型　粘膜層(m)／粘膜筋板(mm)／粘膜下層(sm)／固有筋層(mp)／漿膜(s)

図5-8 胃癌の肉眼分類（日本胃癌学会：胃癌取扱い規約．第13版，金原出版；1999）

【成因・病態】ヘリコバクターピロリ感染の関連性が指摘されている．

　高分化型と未分化型に分類され，ほとんどが腺癌である．

　転移には，血行性（肝，肺，骨），リンパ行性，腹膜播種がある．

　癌細胞が筋層まで浸潤した進行癌と粘膜下層にとどまる早期癌に分類される．各々，さらに肉眼的に4型（図5-8），3型（図5-9）に分類される．

【症状】腹痛，嚥下困難，腹部膨満感，嘔気・嘔吐などが認められる．

【診断】胃X線検査，内視鏡検査，超音波検査などにより行われる．

【治療】内視鏡的治療（粘膜切除・粘膜下層切開剥離），外科的療法，化学療法が行われる．放射線療法は無効である．

3. 胃粘膜下腫瘍

【概説】非上皮性腫瘍の総称である．ほとんどが良

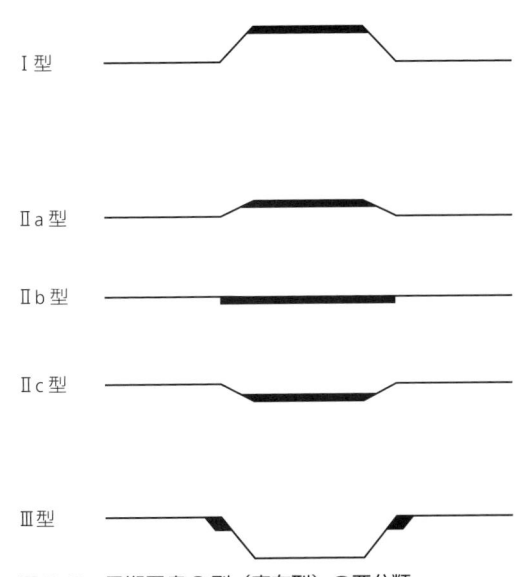

I型／IIa型／IIb型／IIc型／III型

図5-9 早期胃癌0型（表在型）の亜分類（日本胃癌学会：胃癌取扱い規約．第13版，金原出版，1999）

性である．

【疫学】良性では，ほとんどが平滑筋腫である．

【成因・病態】平滑筋，血管，脂肪，神経が発生源となる．

平滑筋腫と神経性腫瘍の鑑別が困難で，かつ両者は発生学的に同一であることから，Gastrointestinal stromal tumor：GIST（消化管間葉系組織由来腫瘍）という概念が生まれてきている．これは，40〜60歳男性に好発し，胃体上部から中部に多い．
【症状】心窩部痛，食欲不振，胸やけなどが出現することがある．

カルチノイドでは，胃体部に多く，多発性で，セロトニンなどの分泌による紅潮・毛細血管拡張・喘息・下痢などが認められる．
【診断】胃X線検査，内視鏡検査により行われる．
【治療】20 mm 以下では経過観察，20〜40 mm では注意深く観察，40 mm 以上では潰瘍形成が認められたりする．また肉腫のことが多く，切除を考慮する必要がある．

カルチノイドでは 10 mm 以下では局所切除，20 mm 以上では外科的切除となる．

東洋医学用語

- 胃反・反胃・胃翻
  幽門部癌などで，朝食事をして夕に嘔吐，あるいは夕食の食事を翌朝に嘔吐することを指します．

5-3-6．胃切除後症候群

【概説】胃切除（図5-10）後の機能性・器質性障害を指す．

早期ダンピング症候群では，高浸透圧の食物が急激に小腸に流出して循環血液量減少することで，血管作動性物質が放出される．これにより，発汗，顔面紅潮，頭痛，動悸，めまい，しびれ，腹痛，腹部膨満などが出現する．

後期ダンピング症候群では，食後2〜3時間後，炭水化物が小腸へ流出して高血糖，インスリンの過剰分泌をきたす．これにより，低血糖となり，易疲労感，冷汗，頻脈などが出現する．

輸入脚症候群は，BillrothⅡ法による輸入脚に障害をきたしたものである（図5-11）．内腔が狭窄することによる通過障害，胆汁・膵液のうっ滞と胃への逆流などが発生する．これを防ぐために，変法として Roux-en-Y 法が開発された（図5-12）．これは，Braun 吻合（十二指腸の断端を空腸の輸出脚に

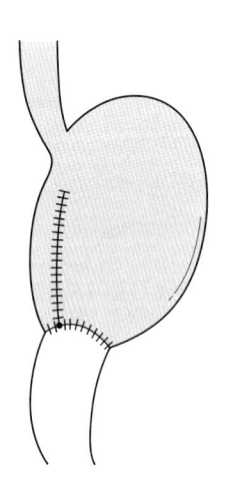

BillrothⅠ法　　　　　　　　BillrothⅡ法

図5-10　BillrothⅠ法とBillrothⅡ法

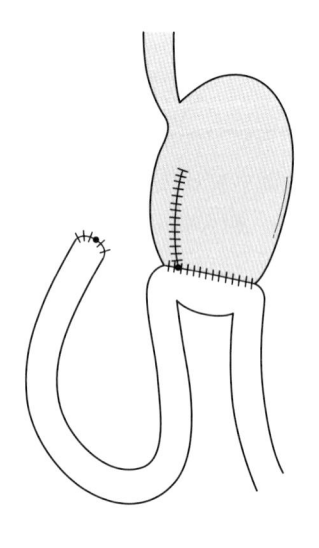

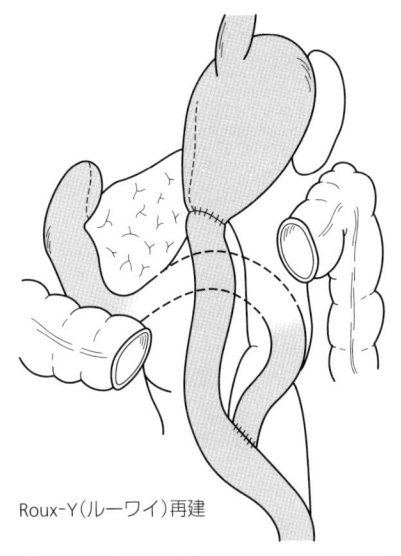

figure 5-12 幽門側胃切除術後の再建方法
Roux-Y(ルーワイ)再建

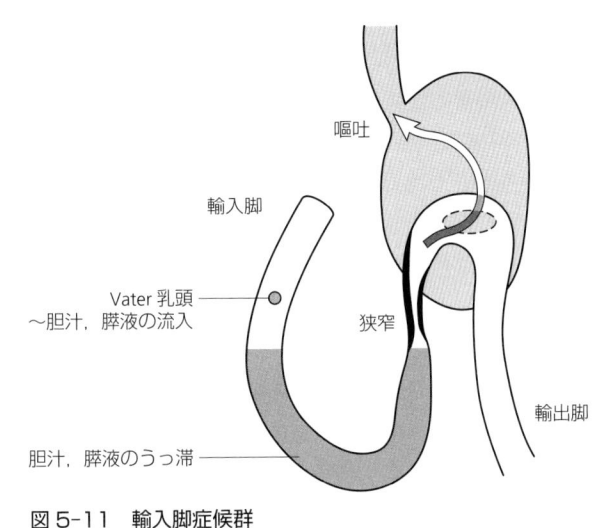

図5-11 輸入脚症候群

吻合)を利用するものである.

大球性貧血は，内因子欠乏によるビタミン B_{12} の吸収障害により発生する.

これらの治療としては，食事回数の増加，抗セロトニン薬・抗ヒスタミン薬などの服用，低血糖時の糖分摂取，ビタミン B_{12} 筋注などが行われる.

5-4. 小腸大腸疾患

5-4-1. 感染性腸炎・急性胃腸炎

【概説】散発性下痢症，食中毒，旅行者下痢症などに分類される．病原体からみると，細菌，ウイルス，原虫などに分類できる．食品，水を介した経口感染が主である．

感染性腸炎の4大原因菌としては，カンピロバクター，サルモネラ，大腸菌，腸炎ビブリオがあげられる．ウイルスとしては，ノロウイルス，ロタウイルスなどがある．

その他，非炎症性・毒素性，炎症性・組織侵入性，全身感染（菌血症）性に分類することもできる．非炎症性・毒素性のものとして，腸炎ビブリオ，黄色ブドウ球菌，毒素性大腸菌などが，炎症性・組織侵入性のものとして，ロタウイルス，ランブル鞭毛虫などが，全身感染（菌血症）性のものとして，サルモネラ，カンピロバクター，赤痢アメーバ，腸管出血性大腸菌などがあげられる．

治療としては，脱水に対して補液，細菌性のものには抗菌薬が投与される．O-157などの腸管出血性大腸菌感染では，出血性尿毒症症候群を合併することがあり，注意が必要である．

東洋医学の視点

● 胃腸炎

六病位については，感冒の項目を参照してください．

胃腸炎は，東洋医学の病理学の基本の1つである表裏で表すと，裏になります．急性胃腸炎は，外邪が体内に侵入して発症します．通常，外邪はまず皮膚表面で人体の正気と争うことになりますから，外邪が侵入した初期に，胃腸炎を発症することはないわけです．外邪が表にある太陽病で，胃腸炎を呈する病態はありません．また，半表半裏の部位に外邪がいる少陽病でも，胃腸炎は必ずしも発症しません．裏に外邪が侵入した陽明病，あるいは陰病である太陰病，少陰病，厥陰病でよくみられるのです．もっとも，太陽病であっても，太陽病とともに

裏の陽明病などを同時に発症する（合病），あるいは太陽病の症状を引きずりながら，裏の陽明病や陰病などを発症する（併病）場合には，胃腸炎を起こしうるわけです．寒熱で表現すると，両方の可能性があります．陽明病がからんだ場合には熱の要素がありますから，他の病位の寒の病態との兼ね合いとなり，陽明病の熱の要素が勝てば，熱の病態となります．そうでない場合には寒の病態となります．

このように，急性胃腸炎は，裏熱証あるいは裏寒証となります．虚実に関しては，外邪が非常に強ければ実証，外邪より正気が問題となって不足した病態であれば虚証となります．

慢性胃腸炎では，基本的に裏寒虚証です．慢性病態では，さらに気血水病態を考えてみるといいでしょう．気虚が基本です．特に脾胃の虚証となります．純粋に脾胃の虚証なのか，つまり，気滞，気逆など他の病態から気虚が引き起こされている可能性に注意が必要です．純粋な気虚であれば，二次的に水滞が併発することがあります．気滞や気逆が関係してくると，所見も複雑となります．また，気虚が基本病態としても，気虚が非常に悪化した場合には，気血両虚となり，全身の衰弱状態をきたします．

5-4-2. 薬剤起因性腸炎
1．抗生物質起因性腸炎
【概説】急性出血性大腸炎は，経口ペニシリン系抗菌薬投与中に，下血，下痢，腹痛をきたすものである．起炎菌として，多くは *Klebsiella oxytoca* である．

偽膜性大腸炎は，広域スペクトラム抗菌薬の投与により，粘血便を伴う下痢，腹痛，しぶり腹，発熱などを呈する疾患である．内視鏡により，数mmの黄白色隆起（偽膜）が観察される．菌交代現象により，*Clostridium difficile* の異常増殖をきたしたことによって発症する．

2．その他の薬剤起因性腸炎
【概説】腸炎を発症しうる薬剤としては，NSAIDs（慢性関節リウマチなどに対して），カリウム製剤，経口避妊薬，バソプレッシン，エルゴタミン（血管収縮），利尿薬，降圧薬，ジギタリスなどがあげられる．

5-4-3. 急性虫垂炎
【概説】虫垂閉塞に伴って起こる急性化膿性疾患である．
【疫学】若年者に頻度が高い傾向がある．手術頻度は減少している．
【成因・病態】虫垂内の糞便，ねじれによる閉塞が発生すると，虫垂の内圧が上昇し，虫垂の拡張をきたすことで，易感染性が生じる．
【症状】虫垂の拡張伸展によって，心窩部痛，さらに右下腹部痛が発生する．特徴的な圧痛点を図5-13に示す．

虫垂の感染によって，発熱が発生する．

虫垂漿膜の炎症によって，腹痛，悪心，筋性防御（腹壁圧迫による筋の反射性収縮），Blumberg徴候（圧迫した時により離した時のほうが疼痛が強い：腹膜への炎症波及）が認められる．

その他に，Rovsing徴候（下行結腸を逆方向に圧迫して回盲部を充満させると疼痛），Rosenstein徴候（左側臥位でMcBurney点を圧迫すると仰臥位より疼痛が増強）が認められることがある．

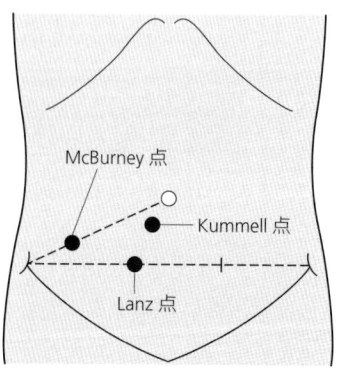

図5-13 急性虫垂炎の圧痛点

【診断】特徴的な症状，白血球増多，虫垂炎に特徴的な圧痛（図5-13），筋性防御などから行われる．

【治療】虫垂切除，抗菌薬投与が基本である．汎発性腹膜炎を併発すると予後不良となる．

> 東洋医学用語
> ● 腸癰
>   虫垂炎を腸癰とよびました．

5-4-4．炎症性腸疾患

1．Crohn病

【概説】若年者，原因不明の慢性炎症性腸疾患である．

【疫学】10歳代後半〜20歳代に多く発症する．

【成因・病態】原因不明である．腸内細菌・食物などの環境因子，遺伝的因子，免疫異常が想定されている．その1つとして，腸管局所のサイトカイン産生異常により，腸管透過性が亢進し，炎症亢進，粘膜破綻をきたして潰瘍形成にいたることがあげられる．

　病理学的には，肉眼では，skip lesion，縦走潰瘍（腸間膜付着側，結腸ひもに沿って発生），敷石像（粘膜下層の浮腫，細胞浸潤，粘膜筋板の引きつれによる）などが観察される．組織学的には，炎症は，粘膜，特に粘膜下層において，全層性炎症として認められる．非乾酪性類上皮細胞肉芽腫を呈する．

【症状】腹痛，下痢，体重減少，発熱，肛門病変，貧血，食欲不振，血便，口内アフタ，結節性紅斑，虹彩炎，関節炎，強直性脊椎炎，壊死性膿皮症，静脈性血栓症，膵炎，肺線維症，心筋炎などが認められる．

【診断】血液検査では，炎症反応亢進，貧血，低アルブミン，低コレステロールなどが認められる．内視鏡検査，消化管X線造影検査などから診断される．

【治療】栄養療法としては，完全静脈栄養，完全経腸栄養などが用いられる．

　薬剤としては，ステロイド，サラゾピリン，5-アミノサリチル酸（ペンタサ），免疫抑制薬，抗TNF-α抗体などが投与される．

　そのほか，外科的治療がある．

2．潰瘍性大腸炎

【概説】原因不明の大腸直腸のびまん性非特異性炎症性疾患である．

【疫学】若年者から高齢者まで発症は様々である．

【成因・病態】遺伝的因子のほか，免疫学的にはThがTh2に分化しやすい病態が考えられている．

　病理学的には，肉眼的に，びまん性粘膜障害，易出血，血管透見像消失，粗糙，全周性潰瘍が認められる．また，直腸から口側へ病変が連続していることが特徴である．組織学的には，粘膜全層の炎症細胞浸潤，陰窩膿瘍が特徴である．

【症状】持続あるいは反復する粘血便，発熱，関節炎，結節性紅斑などが認められる．長期例では大腸悪性腫瘍の合併が認められる．

【診断】血液検査における炎症反応亢進のほか，内視鏡検査，消化管X線造影検査などにより行われる（図5-14）．

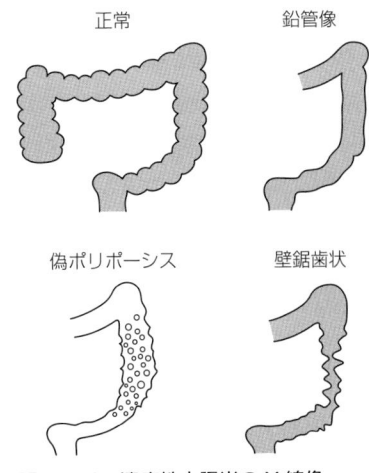

正常　　　　　　鉛管像

偽ポリポーシス　　壁鋸歯状

図5-14　潰瘍性大腸炎のX線像

【治療】薬剤としては，サラゾピリン，5-アミノサリチル酸（ペンタサ），ステロイド，免疫抑制薬などが投与される．

　このほか，白血球除去療法，経静脈栄養療法，外科療法などが行われる．

5-4-5. 腫瘍性腸病変

1. 大腸ポリープ

【概説】粘膜面の限局性隆起性病変である.

【疫学】年齢とともに頻度は増加して, 40歳代では 10～20％とされている.

【成因・病態】上皮性と非上皮性に分けられる. 多くは腺腫性ポリープと過形成ポリープである. 腺腫は良性腫瘍であるが, 癌が発生する可能性がある. その他では癌化しない

①腺腫性ポリープ

腺管腺腫, 絨毛腺腫, 腺管絨毛腺腫に分類される. 前癌病変であり, 発癌は 10 mm 程度の腺腫にみられる.

②過誤腫性ポリープ

若年性ポリープと Peutz-Jegher 型ポリープに分類される. 若年性ポリープは, 10代までの小児に発症する. 腸重積, 血便などで発見され, 有茎性である. Peutz-Jegher 型ポリープはポリポーシスとなることが多い.

③炎症性ポリープ

潰瘍性大腸炎で典型的に認められる. Crohn 病に出現することもある.

【症状】時に血便, 腹痛が出現する.

【診断】内視鏡検査, 注腸 X 線検査などにより行われる.

【治療】腺腫においては, 5 mm 以下では経過観察, 5 mm 以上では内視鏡治療が行われる.

他種類のポリープでは, 症状, 大きさに応じて治療が選択される. 表面型では食塩水を注入して粘膜切除, 2 cm を超える場合には外科切除を考慮する.

2. 消化管ポリポーシス

【概説】ポリープが 100 個以上多発するものをポリポーシスとよぶ. 大腸, 小腸に発生することが多いが, 胃に発生することもあるため, 消化管ポリポーシスと表現される.

【疫学】Cronkhite-Canada 症候群の約70％は, わが国で発症している.

【成因・病態】遺伝性と非遺伝性とがある.

①腺腫性大腸ポリポーシス

常染色体優性遺伝である. 放置すれば 100％癌化する. 多腫瘍性で, 脂肪, 甲状腺, 副腎などにも腫瘍が発生する.

骨腫と軟部組織腫瘍を合併したものを Gardner 症候群とよぶ.

中枢神経腫瘍を合併したものを Turcot 症候群とよぶ. これは, 腺腫性大腸ポリポーシスとは異なる疾患とする考えもある.

②若年性ポリポーシス

消化管悪性腫瘍, 先天性奇形の合併がある.

③Cowden 病

顔面多発丘疹, 口腔粘膜乳頭腫, 四肢末端小丘疹が合併する.

④Cronkhite-Canada 症候群

脱毛, 皮膚色素沈着, 爪萎縮, 蛋白漏出, 癌合併が認められる.

⑤Peutz-Jeghers 症候群

常染色体優性遺伝である. 口唇, 皮膚粘膜に色素沈着が認められる. 食道以外の全消化管に発生する. 腸重積, 貧血の合併がみられる. 膵癌, 乳癌, 子宮癌の合併が認められる. 組織学的には, 粘膜筋板が樹脂状に延長し, 正常腺管と同様の腺管が増生し, 上皮の過形成が認められる.

【症状】腹部不快感, 便痛異常, 血便などが認められる.

【診断】内視鏡検査, 注腸 X 線検査などにより行われる.

【治療】ポリープに準じる. 腫性大腸ポリポーシスでは, 早期に大腸全摘術が行われる.

3. 大腸癌

【概説】大腸粘膜から生じた上皮性悪性腫瘍である. 発生部位により, 直腸癌, 結腸癌に分類される.

【疫学】癌死の第2位（女性1位, 男性4位）である.

【成因・病態】多くは隆起型で, 組織学的には分化型腺癌が多い.

腺腫と癌腫の相関に関しては, 大きさ 10 mm 以上

の腺腫内に癌腫が発生し，軽度異型腺腫→高度異型腺腫→粘膜癌→浸潤癌へと進展する．

de novo 癌は，粘膜から直接発生するものである．家族性大腸腺腫症，遺伝性非ポリポーシス性大腸癌，潰瘍性大腸炎，Crohn 病などが母体となる．

【症状】早期癌の場合は，検診で発見される．

進行癌の場合には，血便，便通異常，通過障害，腹部腫瘤，体重減少，貧血などが認められる．

【診断】便潜血検査，内視鏡検査，注腸 X 線検査（図5-15），CT 検査などにより行われる．

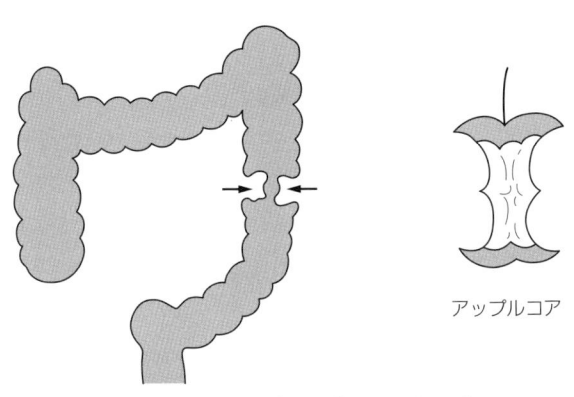

図 5-15 結腸癌の X 線像（アップルコアサイン）

【治療】早期癌では，内視鏡的摘除術が行われる．ポリペクトミー，粘膜切除術，粘膜切開剥離術などがある．

進行癌では，化学療法・外科的切除術が行われる．放射線療法は無効である．

東洋医学用語

● 積聚と癥瘕（しゃくじゅ と ちょうか）

腹部腫瘤のうち，気の異常によるものを積聚，血の異常によるものを癥瘕と古人は考えていました．積・癥は移動しないもの，聚・瘕は移動しうるものとして区別していました．

5-4-6. 吸収不良症候群

【概説】経口摂取した栄養素の消化吸収過程に障害があるため，栄養失調をきたす疾患である．

【疫学】様々な消化吸収障害があるため，発生頻度も高い．

【成因・病態】吸収障害は，脂肪，脂溶性ビタミン，糖質，蛋白質，水溶性ビタミン，微量元素など様々である．このため，各種欠乏に応じて様々な症状を呈することになる．さらに，腸管のみでなく，肝，胆，膵，リンパなど多くの臓器の障害が関与する場合もある．

病態は，大きく 3 分類される．

腸管内加水分解異常・ミセル形成異常によるものとしては，膵酵素欠乏，胆汁酸異常などがある．

粘膜細胞異常によるものとしては，原発性では二糖類分解酵素欠乏症，無 β リポ蛋白欠損症などが，小腸疾患ではセリアックスプルー病，Crohn 病，腸結核，Whipple 病，アミロイドーシス，原虫症などがある．

リンパ管閉塞によるものとしてはリンパ腫，腸結核，腸リンパ管拡張症などがある．

【症状】体重減少，るい痩，浮腫，無気力，倦怠感，貧血，慢性下痢，脂肪便，出血などが認められる．

【診断】消化吸収試験が行われる．脂肪に関しては糞便中脂肪定量検査，糖質に関しては糖質負荷試験，胆汁酸に関しては胆汁酸負荷試験，ビタミン B_{12} に関してはシリング試験，膵液に関しては PFD（pancreatic function diagnostant）試験がある．

血液スクリーニング，画像検査などを通して，診断される．

【治療】原疾患の治療と栄養状態の改善（完全静脈栄養など）が必要である．

5-4-7. 蛋白漏出性胃腸症

【概説】血漿蛋白，特にアルブミンの管腔内への漏出により，低蛋白血症をきたす疾患である．

【疫学】原疾患により頻度は様々である．

【成因・病態】リンパ管内圧上昇，うっ血性心不全，消化管の毛細血管透過性亢進，癌，炎症性腸疾患，潰瘍形成疾患などが原因となる．アルブミンには腸肝循環が認められる（図 5-16）．本疾患では消化器への漏出が大きく，血中のアルブミンが維持できない．この他，粘膜障害による Ménétrier（メネトリ

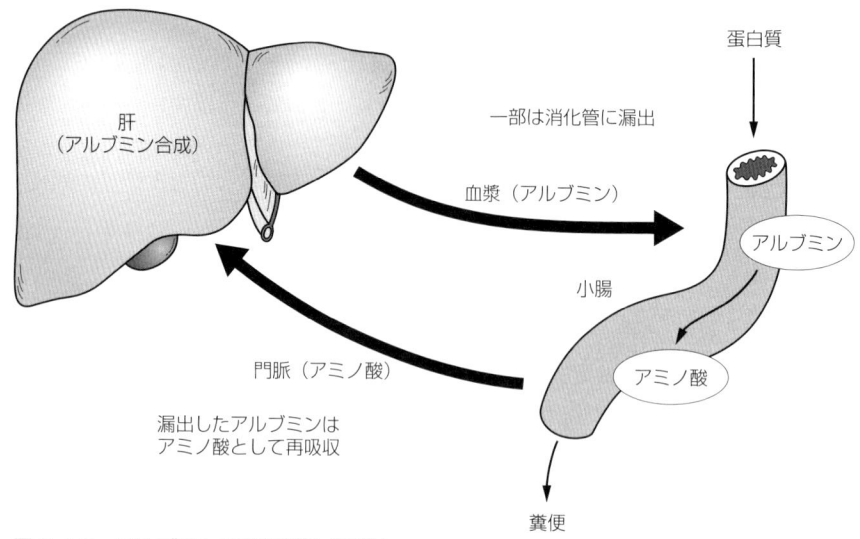

図5-16 アルブミンの腸肝循環（正常）

エール）病がある．

【症状】浮腫，胸水，腹水，リンパ球減少による易感染傾向，下痢，脂肪便，低Ca血症によるテタニーなどが発生する．

【診断】α₁アンチトリプシン試験を行う．α₁アンチトリプシンは，腸管で再吸収されないため，排泄量を測定することにより，蛋白漏出の程度を推定することができる．

血液検査，便検査，内視鏡検査，消化管X線検査により，診断していく．

【治療】利尿薬・アルブミン製剤の投与，食事療法（低脂肪・高蛋白）などが行われる．

5-4-8. 過敏性腸症候群

【概説】便通異常を伴う腹痛あるいは腹部不快感を示す疾患で，器質的異常が認められないものである．下痢型，便秘型，混合型がある．

【疫学】女性に多く，10〜20歳代に好発する．

【成因・病態】腸管の神経過敏，脊髄後根での知覚情報が過剰に中枢へ伝達されること，心因的要素の関与など推定されている．

【症状】左下腹部痛が多い．排便時に便意切迫し，腹痛も出現するが，排便後改善する．排便回数が1週間に3回以下あるいは1日に3回以上となる．便性は，堅便あるいは軟便，下痢便など様々である．腹部膨満，残便感，肛門不快感，放屁，嘔気，易疲労感，うつ状態，不安感なども出現する．

【診断】血液・画像検査などにより，異常所見がないことを確認する．

【治療】増悪因子（食事，生活環境など）の除去，高分子重合体ポリカルボフィルカルシウム・消化管運動機能調整薬・乳酸菌製剤・抗不安薬・漢方薬などの投与が行われる．

東洋医学の視点

● 気の不足と流れの異常

過敏性腸症候群の東洋医学的病態は，気虚と気滞を主体としたものです．これに気逆，血虚，瘀血，水滞などが付随することもありますが，基本は気虚と気滞です．この判断を正確に行うためには，問診が重要です．症状の出現様態，合併症状・所見などをうまく引き出すことが大切です．冷えによる腹痛，易疲労感，食欲不振などは気虚を示唆します．腹部膨満感，ゲップ，排ガスが多い，抑うつ，怒り，神経過敏，焦燥感などは気滞を示唆します．この中で怒り，神経過敏，焦燥感が強い場合には気逆の要素も考慮する必要があります．気虚が中心の患者さん

では，冷え症・食後の眠気・多汗などが合併しやすいです．

5-4-9. 虚血性大腸炎
【概説】急性非閉塞性循環障害による腸管の障害である．
【疫学】高齢者に好発する．脾弯曲部からS状結腸に好発する．
【成因・病態】血液量の減少，腸管内圧上昇による循環不全などが原因となる．脾弯曲部の上下腸間膜動脈吻合部に多く発生する．
【症状】急激な腹痛，下痢，血便が出現する．
【診断】注腸造影検査，内視鏡検査で，びらん，浮腫，縦走潰瘍，出血凝固壊死が認められる．
【治療】保存的治療となるが，必要により緊急外科手術が行われる．

5-4-10. 消化管憩室
【概説】消化管の壁の一部が外方の漿膜側へ嚢状に突出し，盲端腔を形成したものである．
【疫学】大腸が最も多く，以下，十二指腸，食道と続く．胃，空腸，回腸での発生はまれである．
【成因・病態】憩室の内腔には粘膜がある．その外側において筋層を有するか否かで分類される．筋層をもつものを真性憩室，筋層をもたないものを仮性憩室とよぶ．
　Zenker憩室は，咽頭食道に発生するもので，圧出性（仮性）である．
　Meckel憩室は，回盲弁の約50cm口側に，卵黄腸管の遺残として発生する真性憩室である．胃，膵，十二指腸，大腸粘膜が迷入していることがある．
　十二指腸憩室，大腸憩室は，圧出性（仮性）である．
　なお，Rokitansky憩室は，消化管ではないが，傍気管支（牽引性）に発生する憩室である．
【症状】不快感，腹痛，下痢，憩室炎，腸重積などが発生する．
【診断】消化管X線検査，内視鏡検査が行われる．憩室炎では超音波検査，CT検査が行われる．穿孔した場合には，単純X線検査で確認される．Meckel憩室の異所性胃粘膜の確認には，シンチグラフィーが用いられる．
【治療】食事指導が主体となる．必要により，内視鏡的止血，外科的切除が行われる．

5-4-11. 腸閉塞
【概説】腸管内容の通過が途絶される病態である．
【疫学】機械的イレウスが90％以上を占める．そのうち，術後の癒着が大半を占める．
【成因・病態】機械的イレウスと機能的イレウスに分類される．
　機械的イレウスは，さらに単純性と複雑性に分類される．単純性は循環障害がないもので，術後の癒着，炎症性癒着，腫瘍などによるものである．複雑性は循環障害があるもので，絞扼性とも表現される．腸重積，腸軸捻転，嵌頓などにより発生する．
　機能的イレウスは，さらに麻痺性と痙攣性に分類される．麻痺性は腸管蠕動運動の低下によるもので，腹膜炎・糖尿病などが原因となる．痙攣性は腸管の分節運動の過剰によるもので，鉛中毒，薬物中毒などが原因となる．
【症状】腹痛，嘔吐，脱水，ショックなどが認められる．
【診断】腹部単純X線検査において，立位撮影でニボーを確認する．
【治療】機械的，特に絞扼性イレウスでは外科的手術が適応となる．
　機能的の場合には，補液，ガス排除などが行われる．

5-4-12. 機能性便秘
【概説】便秘は，通常1日1回ある排便の間隔が延長，あるいは排便量が減少している状態を指す．大腸癌，術後の腸管癒着，Hirschsprung病などの器質的疾患をもたない場合，機能性便秘と表現される．
【疫学】糞便が長時間腸内に停滞することにより，大腸癌の発生頻度が高くなるという報告もある．

【成因・病態】弛緩性・痙攣性・直腸性に分類される.

弛緩性便秘は，大腸蠕動運動が低下し，腸内容物の通過時間延長することで，水分再吸収が増大し，便秘になる.

痙攣性便秘は，下部に痙攣性収縮が発生して，糞便通過が遅延することで発症する.

直腸性便秘は，多忙な現代人に多いもので，便意を催しても忙しくてトイレに行けずにこらえていることなどが原因となる.

この他にも，抗コリン薬，向精神薬などの副作用として便秘が起こることもよく知られている.

【症状】弛緩性便秘では，腹部膨満が中心で，便意が少ない.

痙攣性便秘では，腹痛を伴うことが多く，兎糞状の硬い便となり，残便感も発生する.

直腸性便秘では，便意を催す頻度がきわめて減少する.

便秘に伴う腹部膨満感，残便感，腹痛などにより，二次的にイライラ感などの精神症状をきたすこともある.

【診断】器質的疾患を除外したうえで診断される.

【治療】運動の励行や食生活の改善，排便習慣をつけさせるなどの生活習慣指導を行う.

この後に必要なら薬物療法を併用する. 弛緩性便秘には膨張性または刺激性下剤が，痙攣性便秘には刺激の少ない塩類下剤が用いられる. 直腸性便秘には直腸を刺激するよう坐薬が適するが，弛緩性便秘を伴うことが多いため，弛緩性便秘の治療を行うことが多い.

東洋医学用語

● 脾約

東洋医学では，大便が秘結して出なくなることを脾約とよぶことがあります.

東洋医学の視点

● 気の異常

便秘は腸管の運動機能が低下した状態です. 腸管運動が停滞しますから，気滞の状態が関係することは容易に想像されることでしょう. 気滞は全身に気滞があって，その影響が腸管に現われるもの，腸管のみに気滞があるものに大きく分かれます.

全身の気滞にも，気滞が一次的なもの，二次的に気滞が生じるものに分かれます. 一次的とは気の流れに直接関与する肝・肺・心の機能異常といえます. 肝は，ぐるぐる回すように気を巡らせています. 肺は体内から外へ，上方から下方へと直線的に気を動かしています. そして，心はこれら肝・肺の気の巡り作用を調節・統合しています. これら肝・心・肺の気の循環・調節機能に異常をきたせば，全身の気滞が生じます. 食物は全体としてみると，口から入って，最終的に肛門から便となって排出されるわけですから，その動きは上から下です. このため，肺の機能異常によって生じた便秘の場合には，下から上への異運動，つまり嘔吐・嘔気などが合併する可能性に注意が必要になります. 二次的とは他の原因が元々あって，気滞を生じるという意味です. 例えば，気虚です. 気虚によって，エネルギー産生が低下していると，元気もないのですが，そのうち，気の巡りにも悪影響が出て，気滞を起こさせます. 血虚では，もともと陰液である血が不足して，陰である寒が不足するために，虚状ですが，熱っぽくなります. この熱によって，気の動きが不安定になって，気滞を引き起こすことがあります. 瘀血の場合にも，気の巡りに悪影響が出るので，気滞が発生します. このようにみますと，一次的な便秘は実証・熱証となることが多いです. 虚証も時にあります. 一方，二次的な便秘で，気虚がベースになる場合には，虚証，寒証となります. 血虚の場合には虚証，熱証となります. 瘀血の場合には，虚実，寒熱が様々に発生します. 患者の病態は様々ですから，その把握をしっかり行うことは大変重要になってきます.

腸管のみに気滞が生じる場合は，主に食事内容によります．食事の内容によって，腸管に負担をかけることで生じます．一般的には，寒の食事を摂ることで生じます．通常，便秘解消のために，冷たい牛乳，冷水，生野菜サラダなどをよく摂取します．これは，腸管がまだ元気な間には有効です．しかし，腸管が弱ってくると，次第にこのような寒性の食事は腸管にダメージを与えます．腸管の気虚状態をつくり，ひいては気滞を起こすわけです．

5-5. 肝胆膵疾患

5-5-1. 肝炎

1. 急性肝炎・劇症肝炎

【概説】主に肝炎ウイルスの肝細胞への急性感染の結果生じる肝臓の急性炎症疾患である．劇症肝炎は急激広汎に起こる肝細胞壊死による肝機能不全を呈するもので，予後不良である．その診断基準としては，発症から8週以内にPTが40％以下に低下，昏睡Ⅱ度以上の肝性脳症と定められている．

【疫学】頻度としては，A型肝炎が50％，B型肝炎が30％，C型肝炎が10％，そのほかにE型肝炎がある．

【成因・病態】感染経路として，A型では経口（水・生鮮魚介），B型では不適切医療行為，薬物乱用による汚染血液，性行為，垂直感染（無症候性），C型では汚染血液，輸血，E型では経口とされている．

【症状】発熱，悪心，嘔吐，黄疸，肝腫大などが認められる．

【診断】血液検査において，AST，ALT，ビリルビンの上昇，ウイルス抗原・抗体，HCV-RNA，HEV-RNAの陽性を確認する（図5-17）．肝所見について，超音波検査，CT検査も行われる．

【治療】安静・食事療法が基本となる．劇症肝炎では，血漿交換・血液濾過透析なども行われる．そのほか，B型肝炎ウイルス（HBV）感染には核酸アナログ，HBV・C型肝炎ウイルス（HCV）感染にはインターフェロン，自己免疫の関与があればステロイドが投与される．また，肝移植も選択されることがある．

2. 慢性肝炎

【概説】主に肝炎ウイルスの感染とそれに伴う肝機能障害が6カ月以上持続するものを指す．

【疫学】HBV・HCVによる感染が大部分である．そのほか，自己免疫・代謝性（Wilson病など）がある．

【成因・病態】B型慢性肝炎においては，大部分は母子垂直感染による．幼小児期は免疫能が未発達なため発症せず，無症候性キャリアとなる．成人期になり一過性の肝炎となり，その後再び無症候性キャリアとなることが多い．一部は肝硬変へ進行する．成人期では水平感染により急性肝炎発症となることが多い．

C型慢性肝炎においては，汚染血液との接触などによる感染が多い．顕性あるいは不顕性の急性肝炎となり，慢性肝炎へ移行する．

【症状】自覚症状に乏しい．全身倦怠感，易疲労感，食欲不振などを呈することがある．

【診断】血液検査において，AST・ALT・ビリルビンの上昇，ウイルス抗原・抗体，HBV-DNA・HCV-RNAの陽性，HCVゲノタイプを確認する（図5-18）．ALTは肝細胞の細胞質のみ，ASTは細胞質のほか，ミトコンドリアにも存在しているため，ウイルス性肝炎では，ALT優位の上昇となる．

肝生検において，主に門脈域の線維性拡大が認められる．

【治療】B型慢性肝炎には，インターフェロン，核酸アナログ（ラミブジン），ステロイド（一時的）などが投与される．

C型慢性肝炎には，インターフェロン＋リバビリンが投与される．

そのほか，肝庇護薬（グリチルリチンなど）も投与される．

【予後】HBV感染では，80％以上が無症候性キャリアとなり，90％以上がセロコンバージョンが起こる．

102   5. 消化器疾患

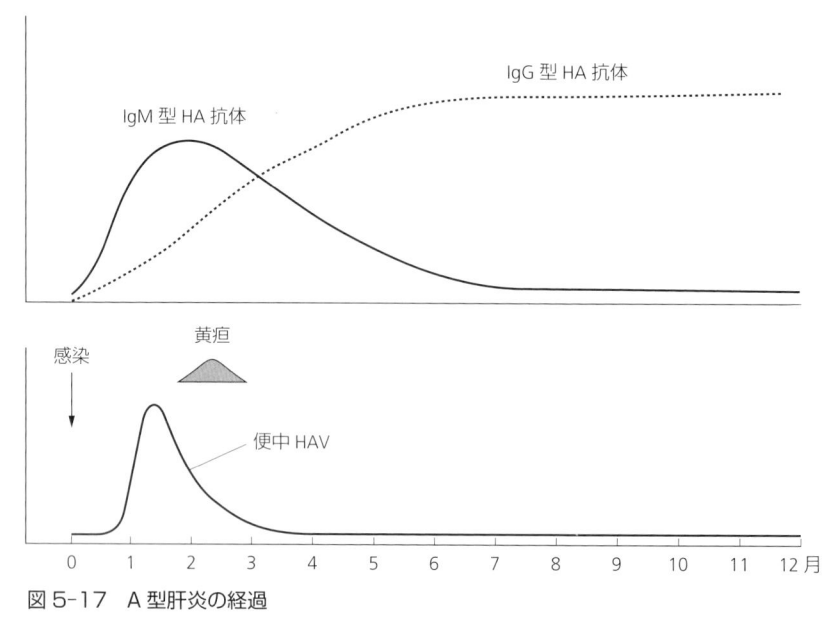

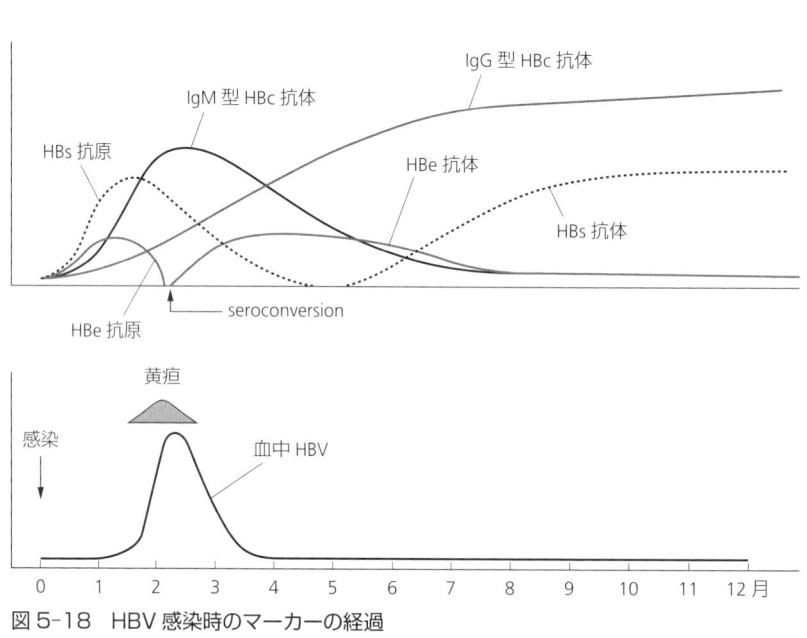

図5-17 A型肝炎の経過

図5-18 HBV感染時のマーカーの経過

HCV感染では，肝硬変へ移行することが多い．肝硬変では，年率8%で肝癌へ進展する．

3. 自己免疫性肝炎
【概説】明らかな機序が不明な自己免疫が関与する肝炎である．
【疫学】中年女性に多い．

【成因・病態】Antibody-dependent cell-mediated cytotoxicity，あるいはcytotoxic T cellによる直接的攻撃が考えられている．
【症状】倦怠感，黄疸，食思不振，関節痛，発熱などが認められる．

適切な治療がされないと早期に肝硬変に進行する．自己免疫疾患，膠原病の合併が1/3に認められ

る．甲状腺炎・関節リウマチ・Sjögren 症候群などが代表的である．
【診断】抗核抗体，高γグロブリン血症が認められる．通常，肝炎ウイルスマーカーは陰性である．
【治療】ステロイド，免疫抑制薬が選択される．早期診断・早期治療が重要である．HCV 感染が契機となって発症する場合には，インターフェロン療法を行い，ステロイドは用いられない．
【予後】ステロイドで寛解すれば予後はよい．反応しない場合は進行する．

東洋医学の視点

● 肝炎

　肝炎はアルコールの過剰摂取やウイルス感染などによって惹起されます．感染自体は炎症による熱と肝組織の腫脹をきたしますから，東洋医学でいう湿熱の状態です．また，アルコールも湿や熱を誘導する物質ですから，体内に湿熱が蓄積することになります．当然，肝にも湿熱が貯まります．このような状態は東洋医学の五臓で考えると，肝の他，脾の病態にも注意が必要です．

　西洋医学でいう肝は飲食物が消化管で吸収され，血液に入った物質が門脈を通過して集まってくるところです．肝は吸収された物質を糖，脂肪酸，コレステロール，蛋白質など様々な物質を産生し，グリコーゲンとして蓄積したりします．さらに，様々な不用物質の分解や毒素の解毒を行ったりします．人体に必要な水穀の精微を取り込むという意味では東洋医学の脾，グリコーゲンを蓄積する点ではグリコーゲンを血とみなすことができますから，血を蔵する，つまり，東洋医学では文字通り肝と捉えることができます．すなわち，西洋医学でいう肝は東洋医学でいう脾と肝と両方の作用をもつことになります．肝炎では肝の湿と熱をもとに，肝細胞が破壊していくことにより，その機能低下をきたすことになりますから，東洋医学でいう脾気虚，肝血虚の病態を誘導しやすくなります．さらに，このような病態から，気の循環が障害され気滞の病態，さらに血行障害も起こしうるわけですから，瘀血の病態にも注意が必要になります．

5-5-2．肝硬変

1．肝硬変

【概説】肝臓全体で肝細胞壊死と再生が繰り返し起こった肝障害の終末像である．慢性，進行性の経過をとり，多くは不可逆的である．
【疫学】B 型肝炎，C 型肝炎が進行して発症するものが多い．
【成因・病態】B 型肝炎から移行するものが 10～20％，C 型肝炎から移行するものが 50～60％を占める．このほか，自己免疫性，胆汁うっ滞性，代謝性，薬剤性，アルコール性などが原因としてあげられる．

　肉眼的再生結節の形成，グリソン鞘と中心静脈との間の線維性隔壁，肝小葉の改築（線維隔壁に囲まれた偽小葉に置換されること），びまん性病変が特徴といえる．
【症状】代償期には，症状が少ない．非代償期になると，腹水，黄疸，肝性脳症，出血，浮腫，門脈圧亢進症状などを呈する．肝におけるエストロゲン異化作用が低下することにより，エストロゲン過剰状態をきたすと，くも状血管腫，手掌紅斑，女性化乳房（男性に発生）が認められる．
【診断】血液検査では，ALT より AST 優位の上昇（肝細胞の破壊が高度のため），ビリルビン上昇（直接・間接ともに），γグロブリン上昇，ヒアルロン酸上昇，Ⅳ型コラーゲン上昇，アルブミン低下，コリンエステラーゼ低下，アンモニア上昇，AFP（α-fetoprotein）上昇，PT 延長などが認められる．

　色素排泄試験では，インドシアニングリーン（ICG）が用いられ，肝から胆へ排出される率が低下するため，停滞率は上昇することになる．

　画像検査としては，CT 検査，超音波検査，腹腔鏡検査などが行われる．
【治療】運動・栄養（高カロリー，高蛋白）療法のほ

か，塩分制限，水分制限などを指導する．利尿薬，アルブミンの投与が行われる．

肝性脳症においては，アミノ酸負荷軽減のため低蛋白食とし，ラクツロース，カナマイシン（アンモニア産生抑制）などが投与される．

食道静脈瘤の破裂には，緊急止血が行われる．

【予後】肝硬変における3大死因は，肝細胞癌合併，消化管出血，肝不全である．

> **東洋医学の視点**
>
> ● 肝硬変
>
> 肝硬変は肝炎が長期化して，破壊された肝細胞が再生されず，肝組織が線維化してきたものです．肝細胞の絶対数が不足して，正常な肝機能が発揮できない状態なのです．こうなりますと，必要な代謝や解毒ができず，不用物質，有害物質，毒素などが蓄積して，生体の恒常性が保てなくなります．肝には充分に血液が流れず，脾や静脈にうっ滞して，脾腫・静脈瘤などが合併してきます．東洋医学でいえば肝炎に比較して重症な脾気虚，肝血虚，さらに顕在化した重度の瘀血といった病態といえます．

2. 原発性胆汁性肝硬変

【概説】肝内小胆管が破壊されて，胆汁うっ滞をきたした慢性非化膿性破壊性胆管炎に基づき，肝硬変へ進展したものである．

【疫学】中年女性に多い．

【成因・病態】胆汁うっ滞をもとに肝硬変に進行したものである．自己免疫学的機序が考えらえている．

【症状】皮膚瘙痒，黄疸，出血，黄色腫などを呈する．肝細胞癌の合併頻度は高くない．

【診断】血液検査で，肝機能障害，胆道系酵素の上昇，特にALPの上昇が顕著である．また高コレステロール血症を呈する．自己抗体として，抗ミトコンドリア抗体が認められる．IgMの高値が認められる．

【治療】ウルソデオキシコール酸，ベザフィブラート，コルヒチン（抗線維化，免疫抑制，抗炎症），ステロイドなどが投与される．末期には，肝移植が考慮される．

5-5-3. アルコール性肝障害

【概説】過剰な飲酒により脂肪肝に始まり，終末像である肝硬変にいたる一連の肝障害を指す．

【疫学】アルコール摂取量が多いほど，飲酒期間が長いほど，出現しやすくなる．同じ飲酒量であれば，女性の発症率が男性より高くなる．

【成因・病態】

エチルアルコールから代謝されるアセトアルデヒドは，肝細胞のミトコンドリアを直接傷害する（図5-19）．

```
エチルアルコール ──→ アセトアルデヒド ──→ 酢酸
                  *1                *2
    *1：アルコール脱水素酵素
        チトクローム P450 酵素 CYP2E1
        カタラーゼ
    *2：アルデヒド脱水素酵素
```

図5-19 エチルアルコールの代謝

エチルアルコールの代謝に負担がかかることによって，脂肪酸のβ酸化が滞り，肝細胞にトリグリセリドが蓄積する．一方，ピルビン酸は還元されて乳酸が多量に産生されることになる．

エチルアルコールの代謝において，酸化が必要なことから，肝細胞は酸素欠乏状態となる．

アセトアルデヒドは，コラーゲン合成酵素を活性化させることで，膠原線維が増生される．

このような酸化ストレスにより肝細胞の過剰なアポトーシスが発生し，肝細胞が減少し，炎症が惹起されることで，線維化が進行することになる．

進行度によって，アルコール性脂肪肝，アルコール性肝線維症，アルコール性肝炎，アルコール性肝硬変に分類される．

【症状】脂肪肝，肝線維症の病態では，自覚症状は認められない．さらに進展すると，腹水，黄疸，脳症などが出現する．

【診断】血液検査では，ALTよりASTが優位な上

昇となる．アルコール性肝障害では，肝細胞の障害が強く現れる．TG が上昇し，脂質代謝の亢進により ChE も上昇する．しかし，肝炎，肝硬変と病状が進行すると，ChE は低下する．そのほか，腹部エコー検査などが行われる．
【治療】禁酒が第一である．そのほか，病状に応じて加療される．
【予後】脂肪肝・肝線維症では，断酒により改善する．

肝炎・肝硬変では，5 年生存率は，飲酒が継続されると 50％以下であるが，断酒により 80％以上に改善する．

5-5-4．薬剤性肝障害
【概説】薬剤による直接あるいは免疫学的機序により肝細胞，胆管細胞に障害が生じるものを指す．中毒性とアレルギー性に分類される．
【疫学】中毒性としては，抗悪性腫瘍薬，イソニアジド，リファンピシン，テトラサイクリンなどがある．アレルギー性に関しては膨大な数にのぼる．
【成因・病態】中毒性とアレルギー性に分類され，これとは別に，病態として肝細胞障害型，胆汁うっ滞型，混合型にも分類される．

障害の発生機構として，まず，チトクローム P450 活性上昇があり，これには有毒な代謝産物，他の P450 活性の抑制などが考えられる．このほか，代謝関連酵素の阻害，代謝産物がハプテンとして抗原性を発揮して肝障害を惹起することなどがあげられる．
【症状】服薬後，通常 1 週間以内，遅くとも 2〜3 カ月以内に発症する．食欲不振，倦怠感，黄疸などが出現する．アレルギー性では，発熱，皮疹，皮膚瘙痒などが出現する．
【診断】血液検査で，肝機能障害が認められる．アレルギー性では，好酸球増多のほか，リンパ球刺激試験（DLST）が陽性となる．
【治療】原因薬剤を中止し，安静，臥床とする．ステロイド，肝庇護薬，ビタミン剤などを投与する．
【予後】通常，対象薬剤の中止により軽快する．劇症の経過をたどるものもある．慢性の胆汁うっ滞型や肝障害型は予後不良である．

5-5-5．脂肪肝
【概説】肝細胞内に中性脂肪を中心とした脂肪が貯留したものである．組織学的に肝小葉の 1/3 以上の脂肪化を呈するものである．
【疫学】肝疾患としては，非常に頻度が高い．
【成因・病態】飲酒，肥満，糖尿病，薬剤（ステロイドなど），内分泌疾患（Cushing 症候群，甲状腺機能亢進症，甲状腺機能低下症），妊娠，循環障害，低栄養（アポ蛋白合成低下による TG の肝蓄積による），中心静脈栄養など様々な原因がある．
【症状】自覚症状は，ほぼないといえる．
【診断】血液検査で，ALT 上昇，ChE 上昇が認められる．超音波検査では，エコー輝度上昇が，CT 検査では，CT 値のびまん性低下が認められる．
【治療】原因除去，食事療法，運動療法などが行われる．
【予後】脂肪肝は，可逆性の病変で予後良好であるが，非アルコール性脂肪性肝炎（nonalcoholic steatohepatitis：NASH）もあり，これは肝硬変，肝癌へ進展する可能性があり，注意が必要である．

5-5-6．肝癌
【概説】肝に発生する悪性腫瘍である．
【疫学】悪性腫瘍による死亡原因の 3 位である．男性に多い．

転移性肝癌の発生頻度は，原発性肝癌の 3 倍以上である．

B 型（20％）・C 型（70％）肝炎からの移行が多い．

転移性肝癌では，門脈を介するものが多く，原発巣としては胃・大腸・膵臓などである．
【成因・病態】HCV 感染性肝癌では，HCV 感染がきわめて慢性に進行することから，肝硬変を経て発症することが多い．HBV 感染性肝癌では，ウイルス遺伝子の組み込みに起因するため，肝炎の状態から発症することもある．
【症状】無症状で発見されることが多い．進行によ

り黄疸，腹水，出血などが出現する．
【診断】血液検査では，ALTよりAST優位の肝機能障害，腫瘍マーカーとしてAFP，PIVKA-Ⅱ（protein induced by vitamin K absence-Ⅱ）の上昇が認められる．胆管細胞癌のマーカーとしてはCEA（carcinoembryonic antigen），CA（carbohydrate antigen）19-9などがある．

そのほか，CT，MRI，血管造影が行われる．
【治療】肝切除・ラジオ波焼灼術（針電極による），経皮的エタノール注入（エコーガイド下），経カテーテル肝動脈化学塞栓術（抗癌薬注入），動注化学療法（血管塞栓術不能例に対して），全身化学療法（転移例など），放射線療法，肝移植（重症肝硬変合併など）などが行われる．

5-5-7. 胆石症・胆嚢炎

【概説】胆石症は，胆石により食後の疝痛発作をきたすものである．胆嚢炎は，細菌感染により，胆嚢に炎症をきたすものである．
【疫学】胆石症は，女性に多く，種類としてはコレステロール胆石が多い．背景因子として5fがある．つまり，forty（中年）・fatty（肥満）・female（女性）・fair（色白）・fecund（多産）である．

胆嚢炎の起炎菌としては，グラム陰性桿菌が多い
【成因・病態】胆石ができやすい状況としては，胃切除後，肝硬変，心臓弁膜置換術後，溶血性貧血などがある．

胆嚢炎は，腸内細菌の上行性あるいは門脈行性感染によることが多い．
【症状】Charcotの3徴として，疼痛・発熱・黄疸がある．心窩部痛，右季肋部痛などが出現し，これらは右肩から肩甲骨へ放散する．

脂肪食，暴飲暴食，ストレスで誘発されやすい．
【診断】Murphy徴候を確認する．これは，胆嚢炎，胆管炎において，右季肋下を押した状態で，深吸気をした際に痛みが生じるものである．

超音波検査も行われる．胆石では強エコー像とacoustic shadow（音響陰影）が認められる．胆嚢炎では腫大，壁肥厚，debris（残骸，残飯の意味），sludge（泥の意味）が認められる．

CT検査は，胆石の石灰化の検出能が最も高い．
【治療】全身管理，抗菌薬投与，胆道ドレナージ，外科治療などが行われる．

5-5-8. 胆管炎

【概説】胆管狭窄あるいは閉塞によって生じた胆汁うっ滞に腸内細菌の上行性あるいは門脈行性感染を起こして発症するものである．
【疫学】50～80％は総胆管結石などの良性疾患から，15～50％は胆道癌などの悪性疾患に合併する．10～15％は重篤な急性閉塞性化膿性胆管炎となる．
【成因・病態】成因として，胆管結石，胆道腫瘍，胆嚢炎の波及などがある．

胆汁の肝静脈へ逆流することで，敗血症が発症しやすくなり，さらには，DIC，多臓器不全へと進行する．
【症状】Charcotの3徴として，疼痛・発熱・黄疸がある．心窩部痛，右季肋部痛などが出現し，これらは右肩から肩甲骨へ放散する．敗血症，多臓器不全へと進行すると，エンドトキシンショック，意識障害を呈するようになり，Charcotの3徴を加えたものをReynoldsの5徴とよぶ．
【診断】血液検査，腹部エコー検査によって行う．
【治療】内視鏡あるいは経皮経肝胆道ドレナージ，抗生剤投与などが行われる．

5-5-9. 原発性硬化性胆管炎

【概説】胆管壁に線維性肥厚が生じ，胆管が閉塞する疾患である．
【疫学】男性に多い．20歳代と50～60歳代に分布する．潰瘍性大腸炎の合併が特徴的である．
【成因・病態】病因不明である．自己免疫の関与が示唆されている．
【症状】無症状で経過するが，胆管の狭窄，閉塞により顕在化する．
【診断】抗好中球細胞質抗体が検出されることがある．画像検査としては，ERCP（endoscopic retrograde cholangio-pancreatography）が有用である．

【治療】ステロイド・高用量ウルソデオキシコール酸の投与，胆管ドレナージ，バルーン拡張術，ステント挿入，肝移植などが行われる．
【予後】進行性で予後不良である．診断からの生存期間は 12 年とされる．

5-5-10. 胆道腫瘍
1. 胆嚢癌
【概説】60〜70 歳代女性に多い．胆石合併が多い．膵胆管合流異常があると高率に発生する．

診断においては，腫瘍マーカーとして CEA，CA19-9 が用いられる．

治療は，外科的切除に限定される．

2. 胆管癌
【概説】60〜70 歳代で，やや男性に多い．胆石合併は少ない．先天性胆道閉鎖や原発性硬化性胆管炎で高率に発生する．

3. 胆嚢ポリープ
【概説】有茎性は良性，広基性は悪性が多い．

4. 胆嚢腺筋症
【概説】癌化の可能性は低い．症状が出現すれば，外科的切除が行われる．

5-5-11. 膵胆管合流異常
【概説】先天的に十二指腸壁外で合流するものである．Oddi 括約筋の影響を受けないため，膵液・胆汁が各々胆嚢・膵臓へ逆流して，様々な症状を呈する．女性に多い．腹痛発作が特徴的である．

検査としては，ERCP，超音波検査，血液検査などが行われ，血清アミラーゼが高値となる．

治療としては，胆嚢切除＋肝外胆管切除＋胆管空腸吻合などが行われる．

5-5-12. Budd-Chiari 症候群
【概説】肝静脈三主幹あるいは肝部下大静脈の閉塞や狭窄，もしくは両者の並存により門脈圧亢進をきたすものである．症状としては，うっ血肝から門脈圧亢進により腹水，肝腫大，下腿浮腫，下肢静脈瘤，胸腹壁の上行性皮膚静脈怒張，食道静脈瘤，脾腫などがある．

検査としては，下大静脈造影により狭窄閉塞の有無を確認する．このほか，CT 検査，MRI 検査で側副血行路の有無を診断する．

治療には，バルーンカテーテルによる穿通拡張術，ステント挿入，TIPS（transjugular intrahepatic portsystemic shunt），肝移植などがある．

予後は，急性型は不良であるが，慢性型では治療に余裕があり，比較的良好である．

5-5-13. 膵炎
1. 急性膵炎
【概説】膵臓への侵襲により，活性化された膵酵素（トリプシン・ホスフォリパーゼ A）によって自己融解をきたし，周囲組織から全身へ影響が及ぶ疾患である．
【疫学】明確な頻度は不明である．
【成因・病態】アルコール，胆石などがあげられる．
【症状】上腹部痛，嘔気，嘔吐，発熱などが出現する．座位前屈（背中を丸める）により症状が改善することが特徴的である．
【診断】血清アミラーゼ高値を呈する．造影 CT 検査が有用である．
【治療】輸液・膵酵素阻害薬の投与などが行われる．

2. 慢性膵炎
【概説】膵臓に不規則な線維化，細胞浸潤，実質の脱落，肉芽組織などが生じ，外分泌・内分泌機能の低下をきたしたものである．
【疫学】男性ではアルコールによるものが多いが，女性では 60％は原因不明である．
【成因・病態】アルコールによる膵腺房細胞・導管が障害されると，膵液流出障害が発生し，膵液構成成分が変化し，蛋白栓が形成され，内圧が上昇し，膵細胞の障害が増強される．
【症状】腹痛，背中痛，食欲不振，嘔吐，下痢などが

ある．
【診断】血液検査で，血清アミラーゼ，リパーゼ，エラスターゼの上昇を確認する．このほか，膵外分泌機能検査，画像検査が行われる．
【治療】禁酒・消化酵素剤の投与などが行われる．

5-5-14. 膵臓腫瘍
1. 膵癌
【概説】膵臓に発生する上皮性悪性腫瘍である．腺癌が多い．膵炎の合併がある．体尾部癌では発見が遅く，進行癌となる．
　予後はきわめて不良である．

2. 内分泌腫瘍
【概説】膵臓の内分泌器官に発生した腫瘍である．最も多いのがインスリノーマ，次いでガストリノーマである．各種ホルモンの過剰産生により，以下のような症状が出現する．
　インスリノーマは膵島B細胞由来で，低血糖を呈する．
　グルカゴノーマでは，壊死性遊走性紅斑，耐糖能異常を呈する．
　ガストリノーマは，Zollinger-Ellison症候群ともよばれ，胃潰瘍，胃酸分泌過多，下痢などを呈する．膵島非B細胞腫瘍で，悪性に頻度が高い．
　VIP（vasoactive intestinal polypeptide）産生腫瘍では，下痢・低K血症・胃無酸症などを呈する．
　ソマトスタチノーマでは，糖尿病症状，胆石，下痢，低酸症などを呈する．

5-6. その他

5-6-1. 消化管異物
【概説】異物としては，PTP（press through package），包装，魚骨，義歯，コイン，電池，アニサキス（サバ，アジ，イカなどの摂取による）などがある．
　X線検査，内視鏡検査により，異物を確認する．内視鏡的把持鉗子による除去が行われる．

東洋医学の視点

● 肝胆膵は現代医学とは一致しない
　東洋医学の古典には，「肝は筋を主り，目に開竅する．その華は爪にある．」と記載されています．これは，肝の機能が外界と目で通じていること，肝の病態は爪に反映されることを意味します．なお，ここでの「筋」は腱や筋膜を意味します．肝は，1）脾の升提作用（緩んだ筋肉を引き締め，後天・先天の精や水穀の気，先天の気を肺へ持ち上げようとする作用）を補助するなど，気血水を滞りなく全身に巡らせて，新陳代謝を行い，2）精神活動を調節し，3）血を貯蔵して全身に栄養を供給し，4）筋緊張を維持する機能単位です．肝は五行論で考えると，「木」に相当し，心・小腸を促進し，脾胃を抑制しています．また，肝は西洋医学における自律神経系，中枢神経系，運動神経系，肝臓の部分機能，血液循環の調節機能，視覚系の一部，月経調節などを含めた機能系と考えることができます．このため，西洋医学の肝臓とは大きく異なるのです．
　胆は決断を司ると考えていました．また，膵は脾の一部と捉えていました．

6. 泌尿生殖器疾患

6-1. 腎不全

6-1-1. 急性腎不全

【概説】腎臓は，不要になった蛋白代謝産物，電解質を排泄して体液の恒常性を維持する器官である．腎不全は，腎機能が障害されたものであり，日または週単位で腎不全に陥るものを急性腎不全とよぶ．

【疫学】高齢者に発症しやすい．

【成因・病態】腎前性，腎性，腎後性に分類される．

腎前性は，腎臓に流入する血液量の減少に基づくもので，脱水，出血，心不全，肝硬変，ショック，動脈閉塞などが要因となる．低 Na 尿，高浸透圧尿を呈する．

腎性は，ネフロン（糸球体＋尿細管）の障害に基づくもので，腎炎，尿細管壊死（腎虚血），腎毒性物質などが要因となる．高 Na 尿，正常浸透圧尿を呈する．

腎後性，尿管の閉塞に基づくもので，腫瘍などが要因となる．高 Na 尿，正常浸透圧尿を呈する．

【症状と検査所見】（図 6-1）

①乏尿期

乏尿（1 日尿量が 400 mL 以下）が出現する．体液過剰が過剰となり，高血圧，浮腫，肺水腫，心不全などをきたす．

高窒素血症となり，BUN, Cr の上昇（特に BUN）が認められる．一般に BUN/Cr 比が 20 以上では腎前性，腎後性腎不全，BUN/Cr 比が 15〜20 では腎性腎不全が考えられる．BUN/Cr 比は 10 が正常である．BUN は Cr と異なり，若干尿細管で再吸収される．糸球体濾過量が低下すると，BUN が再吸収される分だけ血清中の BUN の上昇が上回ることになり，BUN/Cr 比が上昇することになる．腎前性，腎後性では，尿細管機能が正常であるので，BUN/Cr 比の上昇が 20 に達することもある．腎性では尿細管機能も障害されるため，上昇はやや低下することに

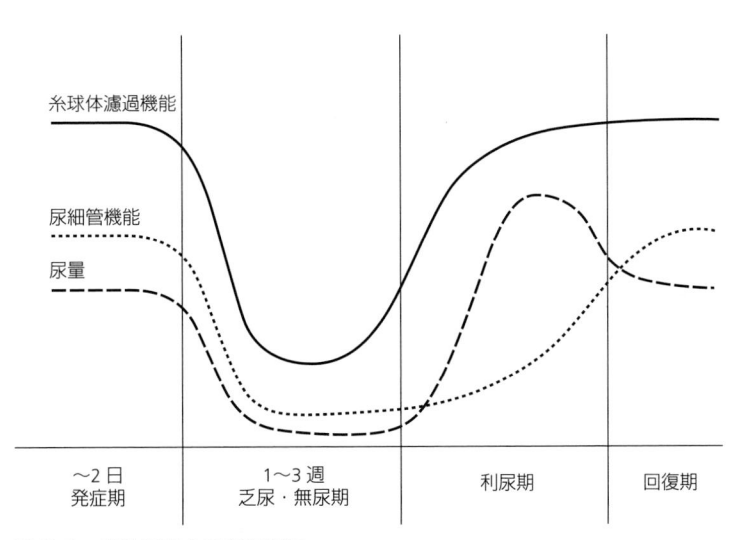

図 6-1 急性腎不全の臨床経過

なる.

電解質異常としては，体液過剰で希釈されることによる低Na血症，排泄不良による高K血症・高P血症，Pと結合してリン酸カルシウムとなり骨などに吸収されることによる低Ca血症が認められる.

体液過剰による希釈，腎機能障害によるエリスロポエチン産生低下のため，貧血を呈する.

②利尿期

尿細管上皮細胞の再生により，尿量が増加する．乏尿に対する反応として多尿傾向となる．尿中にNa，Kなどが排泄されやすくなるため，その極端な低下に注意が必要となる.

【診断】身体所見と血液・尿所見から判断する（表6-1）.

【治療】

①乏尿期

高K血症の治療，水・電解質制限を行う.

食事療法としては，蛋白制限とし，脂質糖質中心で高カロリーとする.

透析は，上記で改善しない場合に適応となる.

②利尿期

水・電解質管理を行う．低Na・K血症に注意を要する.

【予後】救命率は，50%とされる.

6-1-2. 慢性腎不全

【概説】数カ月から数年の単位で腎不全となるものである.

【疫学】透析療法の導入となる腎疾患として，糖尿病性腎症は増加傾向にあり，最も多い．また，慢性糸球体腎炎は減少傾向にある.

【成因】糖尿病，慢性糸球体腎炎，腎硬化症，嚢胞腎，慢性腎盂腎炎などによることが多い.

【病態】病初期は，機能しない不可逆的状態になったネフロンと代償性に機能亢進状態となったネフロンが混在している．機能亢進状態となったネフロンでは，糸球体内圧が上昇して，糸球体濾過量が増大している．さらに，糸球体内圧の上昇が刺激となり，メサンギウムからサイトカインが誘導され，サイトカインは炎症性細胞を誘導する．尿細管上皮も機能亢進により炎症性細胞を誘導することとなり，糸球体の荒廃が徐々に進行する.

病期分類は以下のとおりである.

　第1期（予備能低下期）

　　50%のネフロンが機能，無症状

　第2期（腎機能低下期）

　　30%のネフロンが機能，軽度高窒素血症

　第3期（腎不全期）

　　30%以下のネフロンが機能，糸球体濾過量も30%以下

　第4期（尿毒症期）

　　10%以下のネフロンが機能

【病態生理からみた症状・検査所見】

①排泄機能の障害

BUN，Crの排泄が低下することで，高窒素血症となる.

水代謝異常により，等張尿が多量（濃縮できない）に出るようになる.

Na代謝異常として，低Na血症となる．尿細管での再吸収が低下することによる.

表6-1　尿所見による腎性，腎前性急性腎不全の鑑別

	腎前性	腎性
尿比重	>1.020（高張）	1.008〜1.012（等張）
尿浸透圧（mOsm/kg）	>500	<350
尿中ナトリウム濃度（mEq/L）	<20	>40
Cr（尿/血清）比	>40	<20
FENa（%）	<1	>2

FENa=（尿Na/血清Na）/（尿クレアチニン/血清クレアチニン）×100（%）

K代謝異常として，高K血症となる．これは，末期のアシドーシスが進行した場合に，補正のために出現する．

代謝性アシドーシスは，酸の処理能力低下により出現する．

Mg代謝異常として，高Mg血症となる．これは，濾過の低下とともに，Kと同様，代償性の機序が働くとされる．

②リンとカルシウムの代謝異常

Pの代謝異常として，高P血症となる．これは，濾過の低下によるが，初期はPTHの上昇により代償されて顕在化しない．

Caの代謝異常として，腎におけるビタミンDの活性低下，Pとの結合による異所性石灰化などにより，低Ca血症をきたす．PTH上昇により骨からCaが遊離されて，線維性骨炎が発生する．PTH上昇により血清Caの上昇をきたすはずであるが，ビタミンDの活性低下の影響のほうが大きいため，低Ca血症となる．

線維性骨炎のほか，ビタミンDの活性低下により骨軟化症をきたす．線維性骨炎と骨軟化症が合併した病態を腎性骨異栄養症とよぶ．

③高血圧

この要因としては，細胞外液の過剰とレニン-アンジオテンシン-アルドステロン系の亢進があげられる．さらに，腎機能の低下により降圧ホルモンであるキニンの産生が低下することも高血圧を助長することになる．

④腎性貧血

体液過剰による希釈，エリスロポエチン産生低下，高窒素血症による赤血球寿命の低下などが要因である．

⑤糖・脂質代謝異常

血糖調節能低下による．高血糖，低血糖の両方が発生しうる．

高TG血症，低HDL血症が認められる．

⑥免疫

細胞性免疫が低下し，易感染性となる．

【治療】食事療法としては，蛋白制限，高カロリー，塩分制限，リン摂取制限，K摂取制限などが行われる．

降圧療法としては，ACE阻害薬，ARBなどが投与される．

そのほか，沈降炭酸カルシウム（Pを吸着して抑制），活性型ビタミンD製剤，重炭酸ナトリウム（アシドーシス補正），エリスロポエチン製剤（貧血対策）なども投与される．

症状が進行すると，透析（腹膜・血液），腎移植が行われる．

6-1-3．尿毒症

【概説】腎機能が高度に低下し，全身臓器に障害がおよび，多彩な症状を呈する病態を指す．排泄すべき物質が体内に蓄積して発症するとして，その物質を尿毒症毒素とよぶ．

【成因・病態】BUN 80 mg/dL以上では精神症状が出現しやすくなることから，BUNは尿毒症毒素の1つの候補といえる．しかし，通常では存在しない物質が数千も発見されている．また，症状もBUN高値のみでは説明できない．

【症状】精神神経症状としては，易疲労感，頭重感，記銘力低下，幻覚，せん妄，昏睡などがある．

末梢神経障害としては，虫が這う感じ，刺す感じ，燃えるよう，などがある．

循環器症状としては，高血圧，心不全，浮腫などがある．

呼吸器症状としては，肺水腫，代謝性アシドーシスに対する代償性過呼吸などがある．

消化器症状としては，悪心，嘔吐，下痢，吐血，下血などがある．

そのほか，貧血，尿毒症毒素による血小板機能低下に伴う出血，易感染性，皮膚の瘙痒感なども認められる．

6-2. 原発性糸球体疾患

6-2-1. 原発性糸球体腎炎

【概説】本来，臨床診断名ではなく，メサンギウム細胞と基質の増殖を伴う病態を指す，いわゆる病理診断名である．WHOによる病理組織学的分類上では非常に多い．腎生検が行われるまでは，以下のような臨床分類が用いられる．

　急性腎炎症候群
　急速進行性腎炎症候群
　反復または持続性血尿症候群
　慢性腎炎症候群
　ネフローゼ症候群

【病理】腎小体には，輸入細動脈，輸出細動脈，毛細血管，メサンギウム細胞などが認められる（図6-2）．

メサンギウム細胞の増殖とは，1つのメサンギウム領域に4つ以上の細胞が認められる場合を指す．

メサンギウム基質の増殖とは，1つのメサンギウム領域の面積が通常の2倍以上になる病態を指す．

巣状とは，病変標本中の糸球体において障害が50～80%未満にとどまる場合を指す．

びまん性とは，巣状以上の障害を呈する場合を指す．

分節性とは，1個の糸球体の一部分に病変がある場合を指す．

全節性とは，1個の糸球体全体に病変がある場合を指す．

【成因・病態】Ⅲ型アレルギーが要因となる．免疫複合体が補体を活性化する．補体が肥満細胞や好塩基球を刺激してヒスタミンなどが遊離し，複合体が組織に沈着すると，好中球による組織の貪食・組織の障害が発生する．

Ⅱ型アレルギーも要因となる．基底膜に対する自己抗体が，抗原（基底膜）と結合して補体が活性化し，糸球体障害が発生する．

1. 急性腎炎症候群

【概説】大半が溶連菌感染後急性糸球体腎炎であるが，一部，慢性腎炎の急性増悪なども含まれる．

【疫学】5～12歳男児に発生しやすい．

【成因・病態】A群β溶血性連鎖球菌に関して，Ⅲ型アレルギーを基盤として発症する．びまん性管内性増殖性（病理）をきたす．

【症状】血尿，高血圧，浮腫などが出現する．

【診断】血液検査では，BUN・Crの上昇，C3・C4・CH50の低下が認められる．

【治療】低塩，低蛋白，高カロリー食とする．抗菌薬

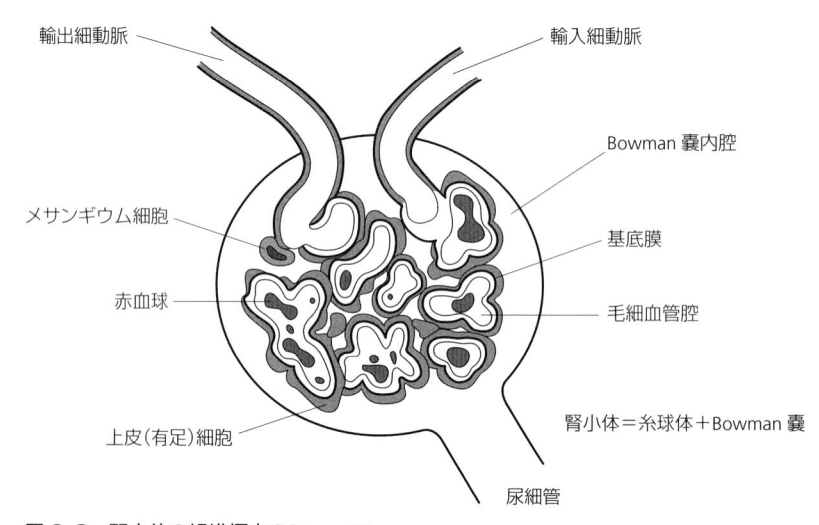

図6-2　腎小体の組織標本のシェーマ

を投与する．

2. 急速進行性腎炎症候群
【概説】数週から数カ月後には末期腎不全となる腎炎である．
【疫学】わが国では，免疫関与の低い pauci-immune 型が多い．
【成因・病態】病理学的には，糸球体に半月体が形成される．びまん性管外増殖性腎炎の形態をとる．

原因によると，抗糸球体基底膜抗体型（Ⅱ型アレルギーの関与），免疫複合体型（Ⅲ型アレルギーの関与），pauci-immune 型（免疫関与が低い）に分類される．

【症状】腎炎の症状が急速に悪化して，ネフローゼ症候群を呈することもある．
【診断】臨床症状と病理学的所見からなされる．
【治療】ステロイドパルス療法，免疫抑制剤投与などが行われる．

3. 慢性糸球体腎炎症候群
【概説】IgA 腎症，膜性増殖性糸球体腎炎，膜性腎症，巣状糸球体硬化症などがある．膜性腎症，巣状糸球体硬化症については，ネフローゼ症候群の項で解説する．

a) IgA 腎症
【概説】メサンギウムを中心に IgA がびまん性に沈着するものである．メサンギウム増殖性糸球体腎炎に属する．日本で最も多い原発性糸球体腎炎である．Ⅲ型アレルギーが関与する．病理学的には，巣状，分節性，びまん性，全節性様々であり，半月体形成が認められる．

学童～青年期に発症し，血尿，蛋白尿を呈する．ネフローゼ症候群を呈することは少ない．血清 IgA は高値となり，補体は正常である．60％は改善あるいは正常化するが，40％は進行性に悪化する．

b) 膜性増殖性糸球体腎炎
【概説】メサンギウム領域と内皮細胞が増殖し，かつ基底膜が肥厚するものである．基底膜と内皮細胞の間に免疫複合体が認められるもので，Ⅲ型アレルギーが関与するタイプ（Ⅰ型），基底膜中央に沈着物が認められるタイプ（Ⅱ型）がある（図6-3）．

小児期から若年期に好発し，ネフローゼ症候群を呈する．持続性な低補体血症が認められる．比較的進行性で，ステロイド抵抗性を示す．

6-2-2. ネフローゼ症候群
【概説】尿中に蛋白が多量に漏出してしまう疾患である．蛋白尿，低蛋白血症，高脂血症（高 T-cho 血

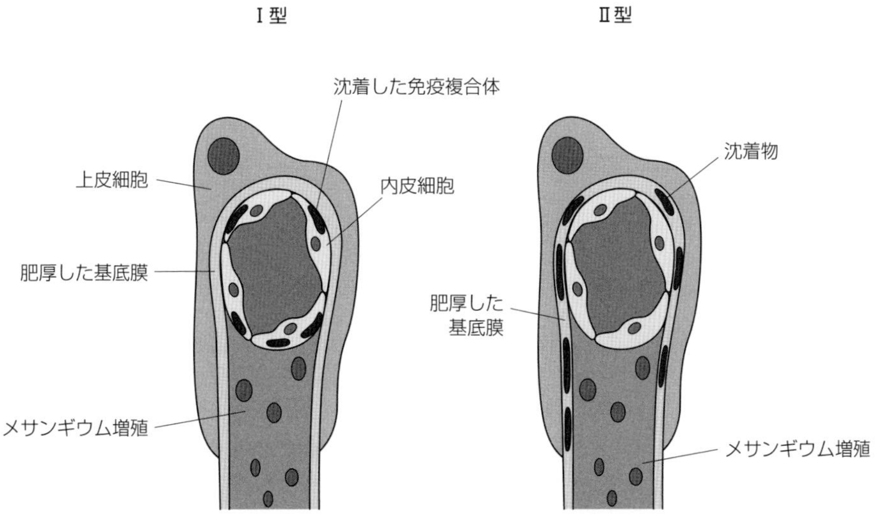

図 6-3 膜性増殖性糸球体腎炎の病理像（STEP 内科 4 腎・呼吸器 第 2 版, p119）

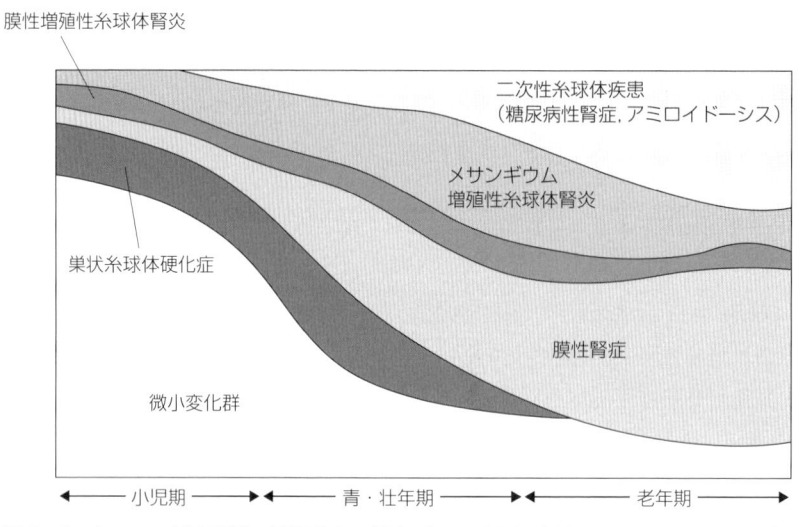

図 6-4 ネフローゼ症候群の原因疾患の頻度（コンパクト内科学，p281，一部改変）

症，高 TG 血症），浮腫が特徴的である．

原発性としては，微小変化型ネフローゼ症候群，膜性腎症，巣状糸球体硬化症，膜性増殖性糸球体腎炎などがある（図 6-4）．

続発性としては，糖尿病性腎症，アミロイド腎，ループス腎炎，アレルギー性反応，感染症，悪性腫瘍などがある（図 6-4）．

1．微小変化型ネフローゼ症候群

【概説】病理学的には，糸球体に微小な変化のみ認められるものである．
【疫学】小児のネフローゼの 80％を占め，2～6 歳に発症しやすい．成人のネフローゼの 20％を占める．
【成因・病態】T 細胞が産生するなんらかのサイトカインが上皮細胞を変性させ，選択性の高い蛋白尿を発生させていると考えられている．
【症状】急速に進行する．
【診断】症状，血液・尿検査から行われる．血清補体価は正常である．
【治療】安静，保温とし，ステロイド・利尿薬などが投与される．予後良好とされる．

2．膜性腎症

【概説】基底膜がびまん性に肥厚して，緩徐にネフローゼ症候群を呈するものである．
【疫学】SLE，B 型肝炎，悪性腫瘍，金製剤や D ペニシラミンなどの投与によって発症することがある．
【成因・病態】免疫複合体が基底膜上皮下へ沈着することによる．基底膜が Bowman 嚢内腔に突出して，スパイク様突起が形成，成長し，免疫複合体を包み込む形で基底膜が肥厚していく（図 6-5）．細胞成分の増殖が少ないため，炎症に乏しい病態といえる．
【症状】発症は緩徐である．血尿は軽度である．腎静脈血栓症の頻度が高い．
【診断】血清 IgG，補体は正常である．
【予後・治療】30％は自然寛解する．10～20％は十数年経過して末期腎不全となる．明確な治療法は確立していない．

3．巣状糸球体硬化症

【概説】糸球体が巣状かつ分節性に硬化した疾患である．
【疫学】比較的若年者に好発する．全ネフローゼ症候群の 10％を占める．
【成因・病態】分節性とは糸球体の一部に病変があることで，硬化とはメサンギウム基質のみの増加を指す．糸球体障害性のサイトカインが関与するとさ

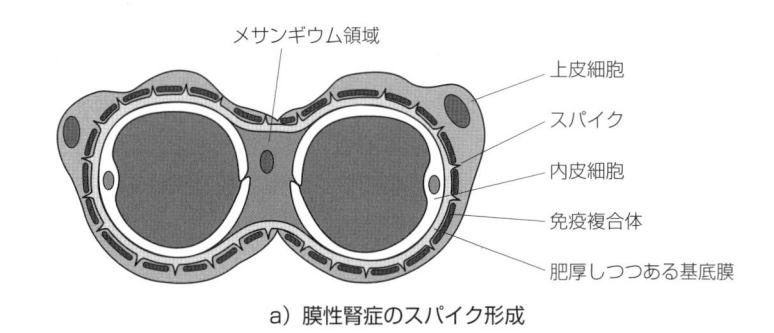

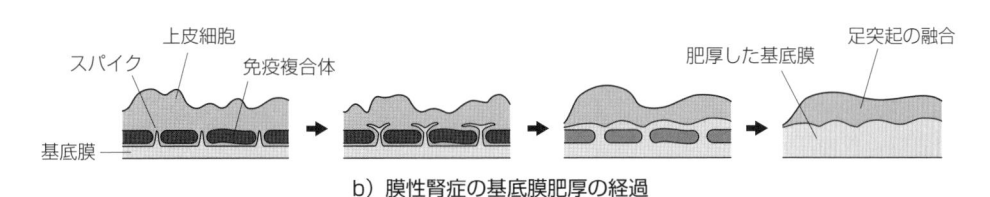

図6-5 膜性腎症の病理像（STEP内科学4 腎・呼吸器 第2版, p132）

a）膜性腎症のスパイク形成

b）膜性腎症の基底膜肥厚の経過

れている.

【症状】緩徐に進行する．顕微鏡的血尿が認められる．

【診断】血清IgG, IgM, 補体は正常である．

【予後・治療】十数年の経過で半数以上が末期腎不全となる．ステロイド抵抗性である．

東洋医学の視点

● ネフローゼ症候群

ネフローゼ症候群は蛋白尿をきたすように，血管内に蛋白質を留めておくことができなくなることを基本病態とします．あるべき所に維持できないという状態は気虚に相当します．気虚において，血を統べることができない，つまり不統血が認められることと似ているといえます．これは脾気に相当しますが，気虚があれば他の臓の気虚であっても，関連した所見と考えることができます．このような蛋白の漏れは腎の糸球体で起こっていますから，腎虚としてもよいわけです．また，低蛋白血症によって，浸透圧が維持できなくなると，血管内の水分が血管外に移動するので，浮腫をきたします．これは東洋医学では水滞の病態になります．気虚に伴う水滞はよく経験されることですから，理解しやすいでしょう．さらに高脂血症が有名ですが，これは低蛋白により，肝が刺激を受けて蛋白合成が活発になった結果，蛋白合成と一緒にコレステロールの産生も増強されたためです．蛋白は頑張って作られても，腎糸球体でどんどん漏れてしまいますから，低蛋白は改善しないのです．しかし，コレステロールは体内に残りますから，どんどん高値になっていきます．この病態は血を増産しているような状況ですから，東洋医学における脾あるいは腎の機能亢進とみなすことができます．つまり，脾・腎の機能低下と機能亢進が混在した病態というわけです．この病態を基本として，蛋白尿をきたす様々な原因がありますから，その要素が加わってくると考えればよいわけです．

自己免疫性疾患のような病態が一次的にネフローゼ症候群に関与する場合には，炎症が関係しますから，熱の要素が入ります．また，様々な腎疾患により腎機能が低下して二次的にネフ

> ローゼ症候群が発症する場合には，寒の要素が強くなります．

6-3. 腎血管性障害

6-3-1. 腎硬化症
【概説】高血圧による腎細動脈の硬化性病変である．無症状のものから，蛋白尿，血尿，高血圧随伴症状を呈するものまである．急速に高血圧が進行するものでは，拡張期圧が130 mmHgとなることがある．

6-3-2. 腎血管性高血圧
【概説】腎動脈が狭窄することにより，続発性アルドステロン症をきたしたものである．若年女性では大動脈炎症候群，小児では線維筋性異型性が考慮される．また，元々ある高血圧が急速に進行する場合，上腹部に血管雑音が聴取される場合などにも，注意が必要である．

6-3-3. 腎梗塞
【概説】心房細動・感染性心内膜炎などにより，塞栓症が発生することで生じることが多い．突然の腰痛，腹痛，高血圧，血尿・蛋白尿が認められる．

6-3-4. 腎静脈血栓
【概説】脱水，ネフローゼなどによって，血栓が発生して生じる．疼痛，血尿，蛋白尿，乏尿などが認められる．

6-4. 尿細管機能異常

6-4-1. 尿細管
【概説】近位尿細管では，水分，Na，ブドウ糖，アミノ酸，リン，重炭酸などの再吸収が行われる．遠位尿細管では，近位尿細管で再吸収からもれた物質の再吸収と調整が行われる．

6-4-2. 近位尿細管障害
【概説】尿細管の障害により，吸収すべきものが吸収できずに漏れてしまうことによって発生する．腎性糖尿，Hartnup病，シスチン尿症，くる病，Fanconi症候群，Lowe症候群などがある．

腎性糖尿は，血糖値が170 mg/dLを超えると，再吸収できずに尿糖が出現するものである．

Hartnup病は，中性アミノ酸の吸収障害により，特にトリプトファンの欠乏からニコチン酸欠乏となり，ペラグラ（皮膚炎，下痢，認知症などを呈する疾患）が出現する．

シスチン尿症は，シスチンのほか，二塩基性アミノ酸のすべてで吸収障害が生じるものである．シスチンによる尿路結石が生じる．

くる病は，リン，Caの不足により発生する．

Fanconi症候群は，近位尿細管のあらゆる吸収すべきものが吸収できなくなる病態である．シスチン結石，低P血症，低K血症，尿糖，高P尿などを呈する．

Lowe症候群は，白内障，筋緊張低下，精神発達遅延とともに尿細管障害を呈するものである．

6-4-3. 遠位尿細管障害

1. Bartter症候群
【概説】低K血症・代謝性アルカローシス・続発性アルドステロン症を特徴としながら高血圧を呈しない疾患である．これには，ヘンレ係蹄におけるNa$^+$-K$^+$-2Cl$^-$ポンプの異常が指摘されている（図6-6）．Clが管腔内に多くなるとNaの再吸収が不十分と判断されるため，レニン分泌が亢進する．これにより，続発性アルドステロン症が発生して，低K血症をきたす．低K血症によりプロスタグランジン（PG）産生が亢進することになる．PGの降圧作用により血圧は正常となる．

2. Gitelman症候群
【概説】サイアザイド感受性NaClポンプ異常による．Bartter症候群と類似の機構により，低K血症，代謝性アルカローシス，続発性アルドステロン症を

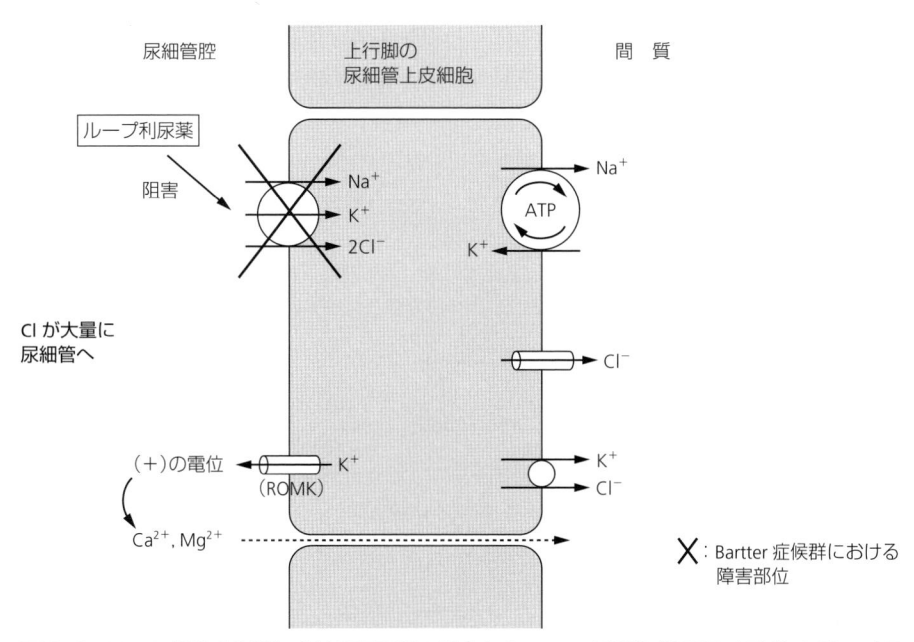

図 6-6 Henle 係蹄上行脚における再吸収の機序と Bartter 症候群（STEP 内科学 4 腎・呼吸器 第 2 版, p148, 一部改変）

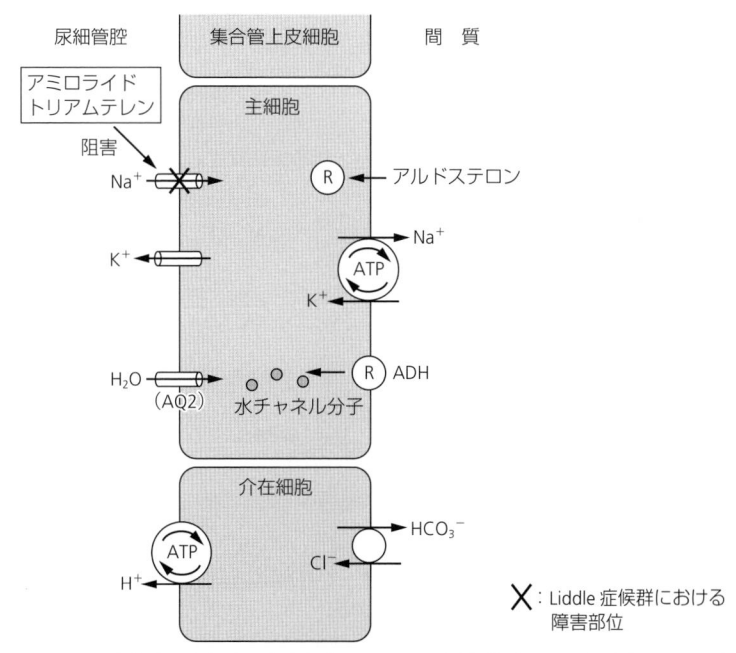

図 6-7 集合管の主細胞・介在細胞と Liddle 症候群（STEP 内科学 4 腎・呼吸器 第 2 版, p151, 一部改変）

呈する（図 6-6）．Bartter 症候群よりも遠位尿細管における Mg 再吸収が強く障害されるため，低 Mg 血症が必発する．Bartter 症候群では，Ca の再吸収も障害されて，高 Ca 尿症となるが，本症では Ca の排泄は低下しているため，低 Ca 尿症となる．

3. Liddle 症候群

【概説】アミロライド感受性 Na チャネル異常で

ある（図6-7）．高Na血症による高血圧が出現する．引き続いて低K血症，代謝性アルカローシスが発生する．血漿のアルドステロン，レニンは低下している．

6-4-4. 尿細管性アシドーシス

1. 近位尿細管性アシドーシス

【概説】HCO_3^-の再吸収障害に基づく（図6-8）．重篤化しにくい．低K血症，高Cl血症（交換されるべきHCO_3^-が不足するため，体内に残る）を呈する．

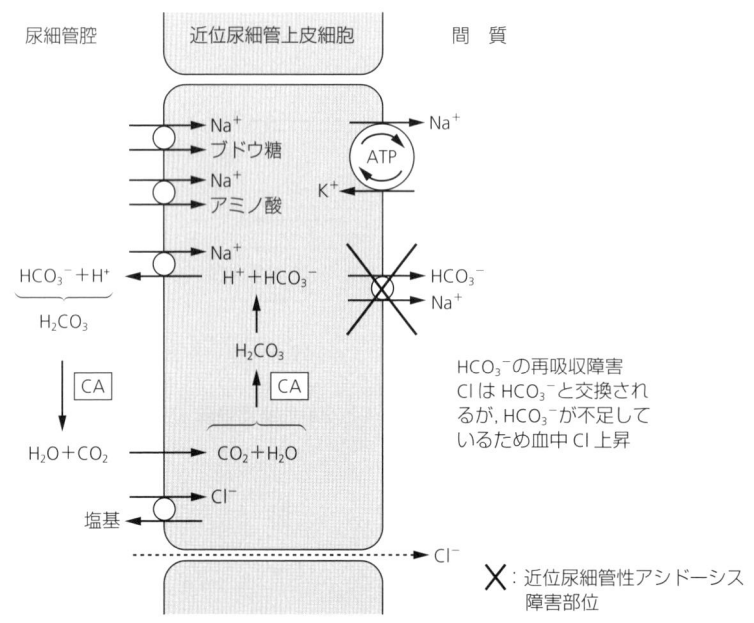

図6-8 近位尿細管における再吸収の機序と近位尿細管性アシドーシス
（STEP内科学4 腎・呼吸器 第2版, p153, 一部改変）

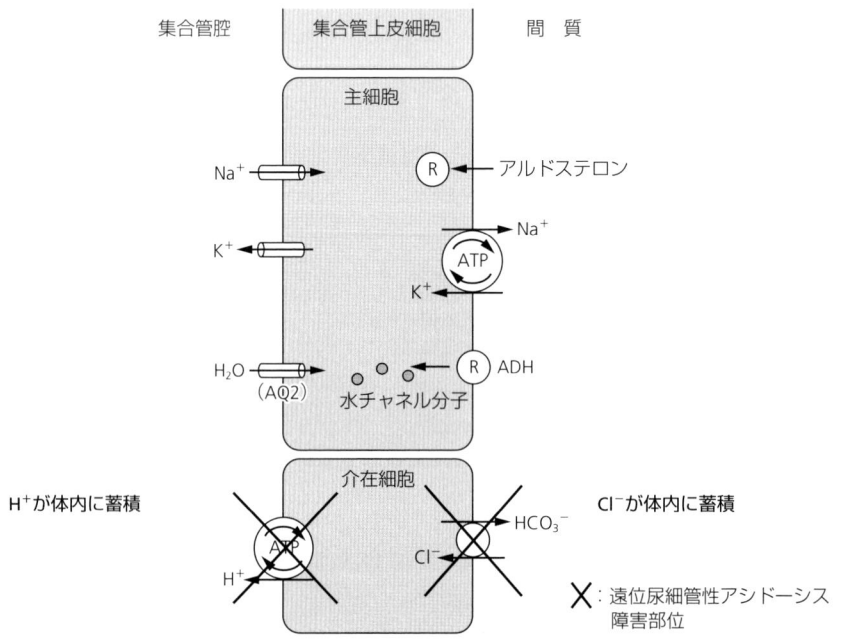

図6-9 集合管の主細胞・介在細胞と遠位尿細管性アシドーシス
（STEP内科学4 腎・呼吸器 第2版, p151, 一部改変）

2. 遠位尿細管性アシドーシス

【概説】H^+の分泌低下に基づく（図6-9）。低K血症（Na再吸収のためにK排泄亢進），高Cl血症（HCO_3^--Cl^-ポンプが作動せず，体内に残る）が認められる。また，H^+増加に対して，アルブミンと結合する形でアシドーシスを改善させるため，元々アルブミンと結合していたCaが遊離され尿中に排出されるため，高Ca尿症をきたす。一方，H^+増加に対して，リン酸塩を利用するために，PTH分泌が亢進することによる高Ca尿症発症機序も考えられる。血中のCaの余剰分は尿中に排出されるため，高Ca血症はきたさない。低K血症により，ADHに対する反応性が低下して，多尿となり，脱水をきっかけにレニン分泌亢進をきたし，続発性アルドステロン症を発症することになる。

6-5. 間質性腎炎

【概説】腎実質がネフロンと血管を指すのに対して，腎間質は上記の間にある結合組織を指す。腎間質は尿細管周囲に多い。間質性腎炎は，尿細管にも炎症が及ぶことがある。

6-5-1. 急性間質性腎炎

【概説】間質の浮腫が特徴的である。薬剤性のものでは，βラクタム系によるものが多く，アレルギーの関与とされている。用量依存性に発生する場合には，尿細管壊死が発生する。

発熱，皮疹，血尿，腰痛，$β_2M$（$β_2$ microgloburln）・NAG（N-acetyl-$β$-D-glucosaminidase）上昇などが認められる。

6-5-2. 慢性間質性腎炎

【概説】間質の線維化と尿細管の萎縮が特徴的である。慢性腎盂腎炎・薬剤（NSAIDs），カドミウム，痛風，Sjögren症候群，放射線障害などが原因としてあげられる。

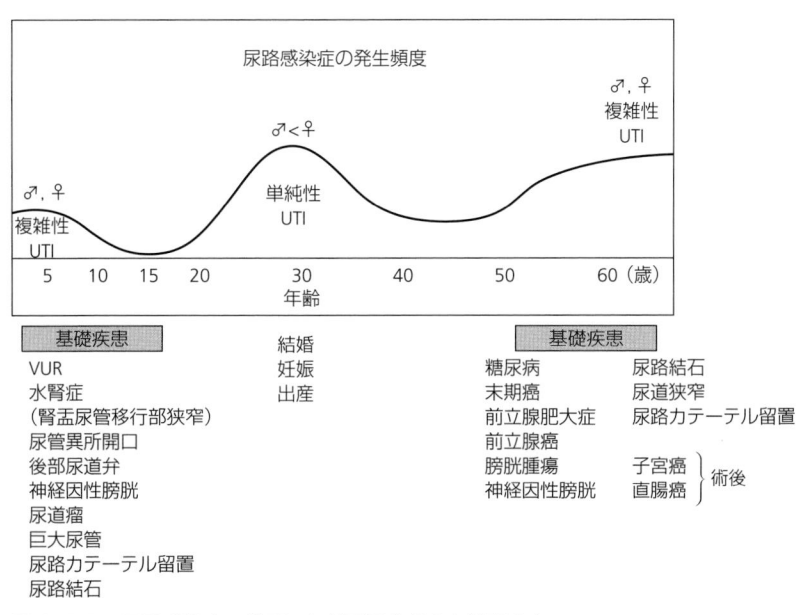

図6-10 尿路感染症の性別・年齢別発生頻度と基礎疾患
(TEXT 泌尿器科学 第3版, p167)

6-6. 尿路感染症

【概説】腎臓から尿道までの感染症を指す．発生部位により，腎盂腎炎，膀胱炎，尿道炎に分類される．また，単純性（基礎疾患なし），複雑性（基礎疾患あり）にも分類される．

【疫学】女性が多い（5〜6：1）．複雑性では男女差が少ない（図6-10）．

【成因・病態】ほとんどが上行性感染（外尿道口から微生物が侵入して膀胱，腎盂へと進行）である．

【症状】発熱，悪寒，戦慄，尿混濁を呈する．腎盂腎炎ではCVA tenderness，腰痛，悪心，嘔吐などが，膀胱炎では排尿痛，頻尿，残尿感などが認められる．

【診断】血液検査では，白血球数増加，赤沈亢進，CRP上昇が認められる．尿検査では，腎盂腎炎において白血球円柱が認められる．

【治療】抗菌薬が投与される．

6-7. 腎腫瘍・嚢胞

6-7-1. 腎臓癌

【概説】Grawitz腫瘍ともよばれる．50歳以上に発症することが多く，男女比は3：1である．肉眼的血尿，腎腫瘤，腎部疼痛などが出現する．血行性転移が多く，肺転移となることが多い．

6-7-2. 腎盂腫瘍

【概説】高齢者，男性に好発する．初発症状としては，血尿が大半である．

6-7-3. 多発性嚢胞腎

【概説】常染色体優性遺伝では，進行性であり，肝嚢胞が約60%に合併する．

常染色体劣性遺伝では，非常にまれな疾患であり，乳児期に死亡することが多い．肝にも嚢胞，線維症が合併する．

6-7-4. 単純性腎嚢胞

【概説】最も頻度が高いもので，無症状で経過する．

6-7-5. 髄質性海綿腎

【概説】先天性多発性の小嚢胞を呈する疾患である．結石を伴うことがある．30歳以降に発症する．血尿，感染症などを呈する．

6-7-6. 後天性腎嚢胞

【概説】血液透析が長期間に及ぶと出現することがある．腎癌へと進展する危険性が指摘されている．

6-8. 尿路結石

【概説】尿路に結石が発生したものである．部位別分類では，上部尿路結石（腎結石，尿管結石）と下部尿路結石（膀胱結石，尿道結石）となる（図6-11）．腎結石において，結石が腎盂と腎杯を満たす場合には珊瑚状結石とよばれる．腎石灰沈着症とも表現される．

【疫学】上部尿路と下部尿路の発生比率は95：5である．男女比は2.5：1である．男性では11人に1人，女性では26人に1人の割合で生涯に1回罹患することになる．

成分として，カルシウム含有は80%以上を占める．シュウ酸Ca結石が尿路結石の90%を占める．リン酸Ca結石が2%，尿酸結石が1.5%（男性の2位），リン酸マグネシウムアンモニウム結石が3%（女性の2位）を占めている．シスチン結石は0.5%程度である．

【成因・病態】結石は，無機成分（晶質）と有機成分（基質）からなる．最初，結晶核が形成され，結晶が成長し，さらに結晶の凝集が起こり，最終的に結石となる（図6-12）．

【症状】疼痛としては，疝痛，側腹部痛，腰背痛，下腹痛，放散痛，膀胱刺激症状などが出現する（図6-13）．このほか，血尿，尿路感染症の合併が認められる．

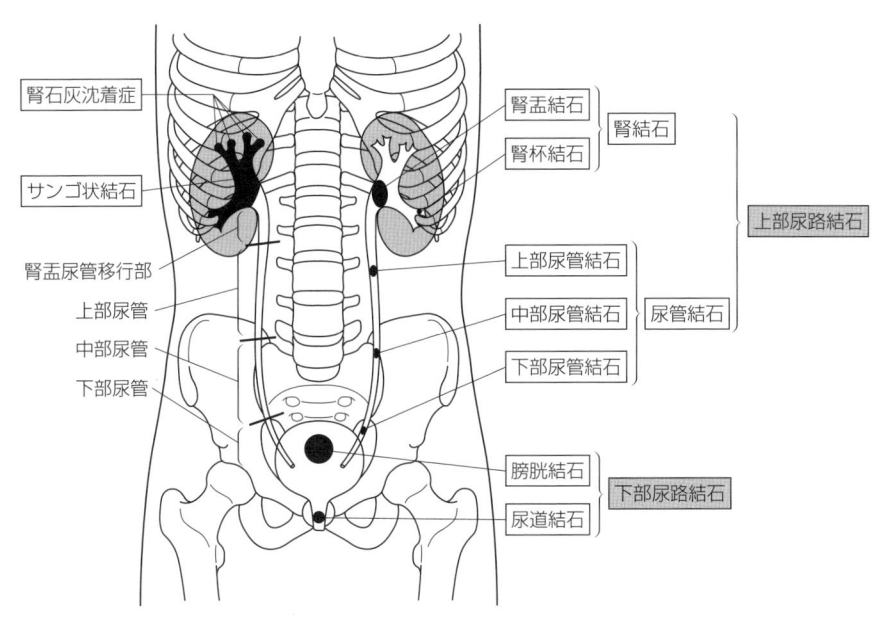

図6-11 尿路結石の部位別名称

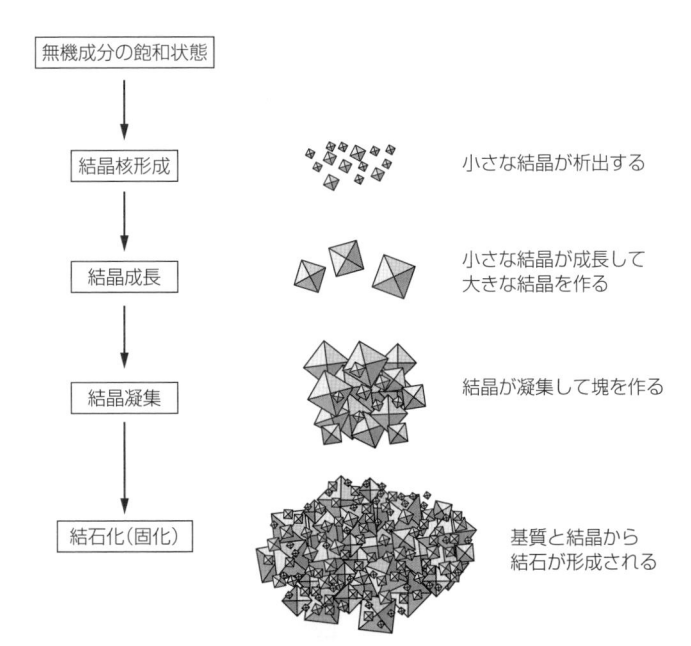

図6-12 尿路結石の形成過程の概要(TEXT泌尿器科学 第3版, p213)

表6-2 結石成分とX線透過度（水を1とした結石密度）の関係
(TEXT泌尿器科学 第3版, p216)

結石成分	結石密度	全体的な印象
リン酸カルシウム結石	22.0	非常に強く写る
シュウ酸カルシウム結石	10.8	強く写る
リン酸マグネシウムアンモニウム結石	4.1	やや写りにくい
シスチン結石	3.7	やや写りにくい
尿酸結石	1.4	非常に写りにくい

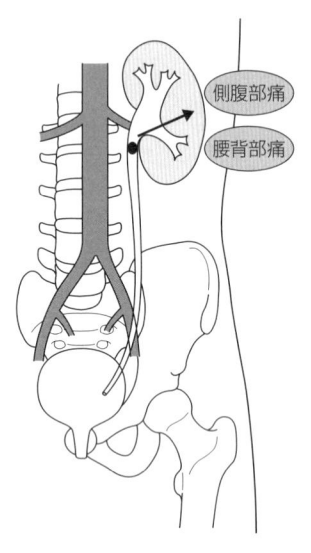

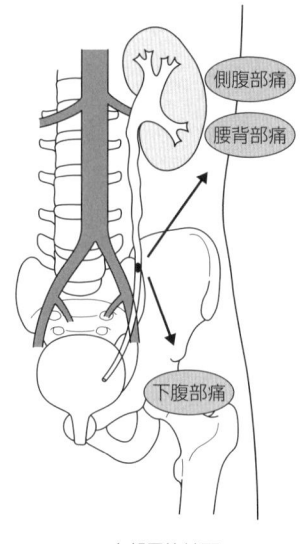

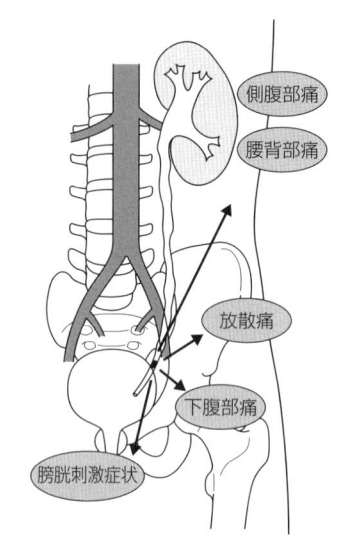

a. 腎盂結石, 腎盂尿管移行部結石　　b. 中部尿管結石　　c. 下部尿管結石

図 6-13　上部尿路結石の存在部位と疼痛の関係

【診断】超音波, X線（ただし, 尿酸結石は写らない, シスチン結石も写りにくい）, CT検査により, 結石を確認する（表6-2）.

【治療】疼痛管理を行う. 結石の自然排出促進としては, 5 mm 以下では, 利尿・運動・抗コリン薬などにより加療する. 10 mm 以上ではこのような治療の適応ではなく, 結石溶解療法となる.

尿酸結石では, 尿アルカリ化, アロプリノール投与が行われる. シスチン結石では, 尿アルカリ化, Dペニシラミン投与が行われる. カルシウム結石では, 基礎疾患の治療が行われることが多い.

このほか, 対外衝撃波砕石術, 経皮的腎砕石術, 経尿道的尿管砕石術などが行われる.

東洋医学用語

● 腎は呼吸, 成長にも関与する

東洋医学の古典には, 「腎は骨を主り, 耳に開竅する. その華は髪にある.」と記載されています. これは, 腎の機能が外界と耳で通じていること, 腎の病態は髪に反映されることを意味します. 腎は, 1) 両親から受け継いだ先天の気などを元にして成長, 発育, 生殖を司り, 2) 骨, 歯牙を形成維持し, 3) 心から受けた熱とともに水を温め, 全身に供給する形で水分代謝を調節し, 4) 肺で完成された気を取り込んで（納気）, 吸気機能を安定させて呼吸機能を維持し, 5) 精神機能を保持する機能単位です. 西洋医学の腎より幅広い機能をもつことがわかります.

6-9. 膀胱疾患

6-9-1. 神経因性膀胱

【概説】神経疾患に伴う下部尿路機能障害を指す. 蓄尿障害と排尿障害がある.

【疫学】小児では二分脊椎, 成人男性では脊髄損傷, 高齢者では脳血管障害, 糖尿病, パーキンソン病によることが多い（表6-3）.

【成因・病態】以下のような蓄尿, 排尿機構（図6-14, 図6-15）のいずれかに障害が発生することで

6. 泌尿生殖器疾患

表 6-3 神経因性膀胱をきたしうる主な神経疾患

脳疾患	末梢神経の疾患
①脳血管障害	①代謝疾患
②脳腫瘍	a．糖尿病
③脳性麻痺	b．ビタミン欠乏症
④脳外傷	c．アルコール性
神経変性疾患，神経脱髄疾患	②骨盤腔内手術
①Parkinson 病	a．直腸切除術
②多系統萎縮症	b．広汎子宮全摘徐術
③認知症（痴呆）	③感染症
脊髄疾患	a．帯状疱疹
①脊髄損傷	b．Guillan-Barré 症候群
②脊髄腫瘍	④脊髄円錐，神経根障害
③頸部脊椎症	a．腰椎疾患（腰部椎間板ヘルニア，頸椎症，腰部脊柱管狭窄，腰椎腫瘍など）
④頸椎後縦靱帯骨化症（OPLL）	b．二分脊椎
⑤HTLV-1 関連脊髄症（HAM）	c．脊髄係留症候群 tethered cord syndrome
⑥二分脊椎，脊髄系留症候群 tethered cord syndrome	その他
⑦腰椎疾患	①薬剤性
⑧動静脈奇形（AVM）など脊髄血管障害	②心因性
⑨多発性硬化症	a．non-neurogenic bladdar（Hinman 症候群）
⑩脊髄炎	

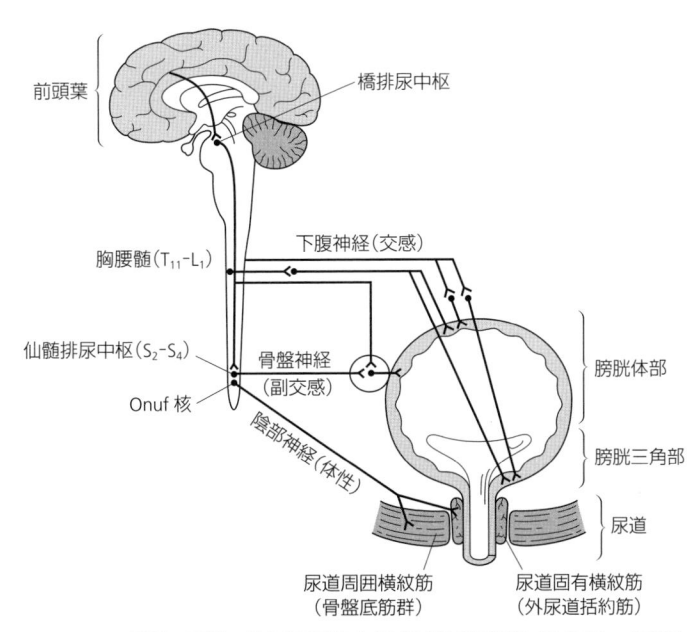

図 6-14 膀胱，尿道の神経性調節（TEXT 泌尿器科学 第 3 版, p360）

生じることになる．

①蓄尿神経調節

　膀胱に尿がたまると，その刺激が骨盤神経求心路から仙髄に入り，橋排尿中枢，さらには大脳皮質に達し，尿意を感じることになる．同時に，仙髄から上行した刺激が，胸髄腰髄の交感神経核を興奮させる．交感神経核から下腹神経が遠心路となり，膀胱平滑筋アドレナリン β 受容体に作用し膀胱を弛緩させ，膀胱頸部から尿道にかけて存在する内尿道括約筋アドレナリン α 受容体に作用して尿道を収縮さ

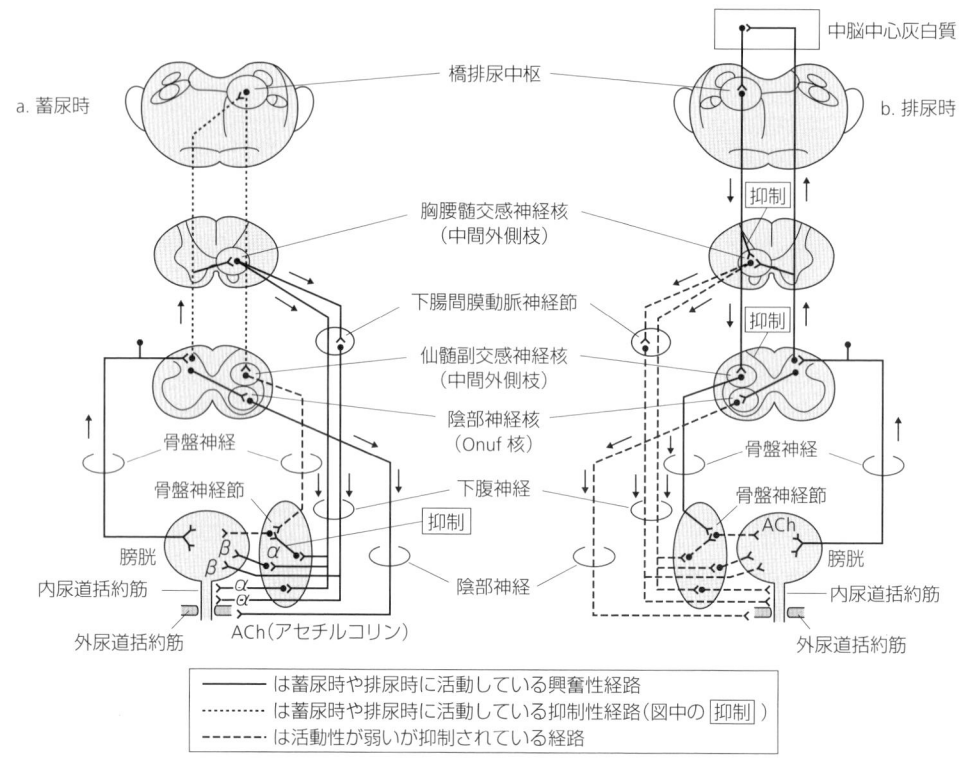

図6-15 蓄尿・排尿の調節メカニズム（TEXT 泌尿器科学 第3版, p361）

せ，さらに，骨盤神経節の副交感神経を制御して，膀胱収縮を抑制する．

橋排尿中枢は，仙髄の副交感神経核を抑制し，膀胱を弛緩させる．

骨盤神経からの刺激が，仙髄の陰部神経核（Onuf核）を興奮させ，陰部神経が遠心路となり，外尿道括約筋アセチルコリン（ACh）受容体に作用し，尿道を収縮させる．

②排尿神経調節

膀胱内の尿量が増量して大脳皮質が尿意を強く感じると，橋排尿中枢を興奮させ，橋排尿中枢からの遠心路は，仙髄副交感神経核を興奮させることになる．仙髄副交感神経核からの骨盤神経遠心路は，膀胱平滑筋ACh受容体に作用して，膀胱を収縮させる．

橋排尿中枢は，胸髄腰髄の交感神経核を抑制する．交感神経核から下腹神経が遠心路となり，膀胱平滑筋アドレナリンβ受容体を介して膀胱弛緩作用を解除し，内尿道括約筋アドレナリンα受容体を介して尿道の収縮を解除し，骨盤神経節における副交感神経の興奮伝達抑制作用を解除する．

また，橋排尿中枢は，陰部神経核を抑制し，陰部神経による外尿道括約筋ACh受容体を介した尿道収縮作用を解除する．

【症状】

①無抑制膀胱

膀胱からの求心路は保たれる（尿意あり）．仙髄排尿中枢への上位中枢からの抑制経路の障害（抑制不能の膀胱収縮）が発生する．これにより，尿意はあるが，自分で制御できず，尿が漏れてしまう，残尿は少ない，といった病態が発生する．

②反射性膀胱

仙髄より上位の脊髄障害である．仙髄排尿中枢からの求心路，仙髄への遠心路が途絶えることにより，尿意なし，仙髄を介する反射で排尿，残尿多い，といった病態となる．自動性膀胱ともいう．

表 6-4　下部尿路機能障害

1. 排尿症状
   尿勢低下，尿線途絶，尿線分割，腹圧排尿，排尿遅延，終末滴下
2. 蓄尿症状
   昼間頻尿，夜間頻尿，尿意切迫感，尿失禁（切迫性，腹圧性）
3. 排尿後症状
   残尿感，排尿後滴下

③自律性膀胱

仙髄と膀胱の間の知覚路と運動路両者の障害，あるいは仙髄の障害である．尿意なし，収縮不能，といった病態となる．

④知覚麻痺性膀胱

仙髄と膀胱の間の知覚路の障害である．尿意なし，膀胱容量増大，といった病態となる．

⑤運動麻痺性膀胱

仙髄と膀胱の間の運動路の障害である．尿意あり，膀胱収縮不良といった病態となる．

以上，下部尿路障害を整理すると，表 6-4 の通りとなる．

【診断】症状，尿検査，膀胱機能検査（尿流量，膀胱内圧，括約筋筋電図など），画像検査などにより行う．

【治療】蓄尿障害には，抗コリン薬投与，仙骨神経ブロック，尿道コラーゲン注入術，人工括約筋埋め込み術などが行われる．排尿障害には，コリン作動性薬，α_1ブロッカー投与，間歇的自己導尿，用手圧迫排尿などが行われる．

東洋医学用語

● 遺溺（いにょう）・遺溲（いそう）・遺屎（いし）

東洋医学では，小便失禁を遺溺，遺溲とよびます．この場合，大便失禁も含むことがあります．なお，大便失禁には遺屎という用語もあります．

● 癃閉（りゅうへい）

東洋医学では，排尿困難で，尿閉となったものを癃閉と呼びます．

表 6-5　過活動膀胱の病因

Ⅰ．神経因性
1) 脳幹部橋より上位の中枢の障害
   脳血管障害，Parkinson 病，多系統萎縮症，認知症，脳腫瘍，脳外傷，脳炎，髄膜炎
2) 脊髄の障害
   脊髄損傷，多発性硬化症，脊髄小脳変性症，脊髄腫瘍，頸椎症，後縦靱帯骨化症，脊柱管狭窄症，脊髄血管障害，脊髄炎，二分脊椎
Ⅱ．非神経因性
1) 下部尿路閉塞　2) 加齢
3) 骨盤底の脆弱化　4) 特発性

6-9-2. 過活動膀胱

【概説】尿意切迫感を主症状とし，通常は頻尿，夜間頻尿を，時に切迫性失禁を伴う症状症候群である．神経因性膀胱と異なり，蓄尿障害を主とする概念である．

【疫学】神経因性膀胱と同様である．加齢により増加する．

【成因・病態】神経因性膀胱とそれ以外には，前立腺肥大症，加齢による蓄尿機能低下などの原因がある（表 6-5）．

【症状】尿意切迫感，昼間頻尿，夜間頻尿，切迫性尿失禁を呈する．

【診断】尿意切迫感，昼間頻尿，夜間頻尿，切迫性尿失禁のうち，尿意切迫感があれば，診断される．昼間頻尿とは 8 回以上，夜間頻尿とは 1 回以上を指す．

1 日排尿回数 8 回以上かつ，尿意切迫感週 1 回以上を基準とする．

【治療】生活指導，膀胱訓練，排泄介助の指導が行われる．

理学療法としては，骨盤底筋訓練，バイオフィードバック療法（骨盤底筋訓練の効果を膣圧計，筋電図などで認知させていく）などがある．

薬物としては，抗コリン薬，抗うつ薬，フラボキサート（膀胱容量拡大）などがある．

このほか，神経ブロック，電気刺激療法などが行われる．

東洋医学の視点

● 排尿障害

　排尿障害は東洋医学的に見て腎虚と脾虚が主要病態です．腎は先天の気を有するところですから，加齢によってどうしても機能低下をきたしてしまうのが腎になります．加齢により症状が悪化する可能性が高いといえます．先天の気は生まれながらにして決まっており，誕生後に補充することはできないといわれています．このため，先天の気をいかに大切に保持していくかということが大切になります．理想的な生活を送ったとしても先天の気は消費されてしまいます．暴飲暴食，寝不足，過剰な性生活などは先天の気さらには，先天の精といって，先天的に保有している物質的なものも消費を促進してしまいます．

　また，脾には内臓が本来あるべき位置に留めて置く機能があります．この脾の機能が低下することで，内臓下垂，膀胱脱，子宮脱（陰挺下脱）などが出現することがあります．このような内臓の位置異常から排尿障害をきたすことがあります．さらに脾は筋肉の機能を調節しているため，この機能が低下すれば膀胱括約筋の収縮障害が起こり，排尿障害を引き起こす可能性があります．脾の機能が低下した脾虚の状態では，消化吸収機能も低下していますから，食事内容にも注意して消化のよい食事を摂るような指導も重要になるでしょう．

　以上述べた点は虚証における排尿障害になります．この他，特に若年者においては，気の流れの不調が原因となることが多々あります．力はしっかりあっても，調節機能が取れていないために障害が生じるというものです．これには肝気の障害が関係します．肝は気の流れを調節していますが，この流れが過剰あるいはうっ滞することにより，気の正常な作用が障害を受けます．

6-10. 前立腺疾患

6-10-1. 前立腺肥大症

【概説】前立腺に発生する良性腫瘍である．

【疫学】発生頻度は，40歳代で10％未満，50歳代で50％，80歳代で90％とされ，男性の生理的老化現象とみることもできる．

【成因・病態】移行領域（従来の内腺）から発生する．腺腫と線維筋腫が混在している．活性型男性ホルモンである5α-ヒドロテストステロンが高値であることが要因と考えられている．

【症状】尿道・会陰部の不快感と圧迫感，排尿困難，尿意頻数，夜間頻尿などがある．

【診断】残尿測定，尿流量測定，尿道膀胱造影，超音波検査などにより行われる．

【治療】ホルモン剤（アンチアンドロゲン），α_1受容体遮断薬（尿道括約筋弛緩），アミノ酸製剤（グルタミン・アラニン・アミノ酢酸の合剤），漢方薬などの投与，手術療法などが行われる．

6-10-2. 前立腺癌

【概説】前立腺に発生する悪性腫瘍である．

【疫学】50歳未満には少ないが，以後急激に発症頻度が上昇する．典型的な高年齢癌である．

【成因・病態】辺縁領域（従来の外腺）から発生する．アンドロゲン依存性腫瘍で，腺癌である．

【症状】症状は，前立腺肥大症に類似する．骨転移が多い．

【診断】腫瘍マーカーとして，PSA (prostate specific antigen) を測定する．そのほか，画像検査などが行われる．

【治療】手術療法，ホルモン療法，放射線療法，化学療法などがある．

6-11. 男性生殖器疾患

6-11-1. 陰茎勃起障害（ED）
【概説】不十分な勃起あるいは勃起時の変形により性交ができない病態を指す．
【疫学】若年者から高年者まで広く発症している．
【成因・病態】陰茎海綿体への血液流入障害，流出抑制機構の障害と勃起時の陰茎変形からなる．

分類としては，病歴分類と原因分類がある．

病歴分類としては，一次性は一度も勃起したことがないもの，二次性は以前勃起できたが，できなくなったものを指す．

原因分類としては，機能性は心理的ストレスによるものである．器質性では，さらに，陰茎性（陰茎索，矮小陰茎，埋没陰茎，陰茎弯曲症，陰茎海綿体炎など），神経性（神経系の障害），血管性（動脈硬化，動脈閉塞症など），内分泌性（高プロラクチン，甲状腺機能障害，副腎機能障害など），その他（糖尿病，腎不全，泌尿生殖器性炎症，外傷，薬物，加齢など）に細分類される．

【診断】夜間陰茎勃起現象の記録，循環器系検査，神経系検査，電気生理学的検査，陰茎背神経伝導速度，球海綿体筋反射（陰茎亀頭をつまむ，圧迫することで球海綿体や肛門括約筋の収縮を視覚，肛門に挿入した指により評価），排尿機能検査，心理精神機能検査などから評価する．

【治療】心理行動療法が行われる．

薬物としては，ホスホジエステラーゼ5型阻害薬，抗不安薬，自律神経調整薬などが用いられる．

その他，血流流入系再建術，血液流出系抵抗作成術，勃起補助具の利用，陰茎海綿体内注射，陰茎プロステーシス（陰茎中に支柱）などが行われる．

東洋医学の視点

● ED
陰茎勃起障害の基本病態は気の作用が不十分で，血を陰茎に運べない，血を陰茎に運んでも陰茎で保持できない状態です．心理的要因からみると気滞と気逆の混在が中心です．気の流れが滞る，また気が逆上することにより，性欲減退，性行に対するあせりなどが出ます．このような気の滞り，気の逆上により，気の本来の作用が低下するわけですから，気虚と同様の症状が出現することもあります．また，気虚などの他の病態があって二次的に気滞・気逆が発症することもありえます．様々な病態が混在している可能性があるわけです．しかし，気滞・気逆が基本です．

気滞・気逆が一次的なものとしては，気の流れに直接関与する肝・肺・心の機能異常といえます．二次的とは他の原因が元々あって，気滞・気逆を生じるという意味です．例えば，気虚です．気虚によって，エネルギー産生が低下していると，元気もないのですが，そのうち，気の巡りにも悪影響が出て，気滞を起こさせます．血虚では，もともと陰液である血が不足して，陰である寒が不足するために，虚状ですが，熱っぽくなります．この熱から気の動きが不安定になって，気滞や気逆を引き起こすことがあります．このようにみますと，一次的な陰茎勃起障害は全体として，実証・熱証となることが多いです．一方，二次的な陰茎勃起障害で，気虚がベースになる場合には，虚証，寒証となります．血虚の場合には虚証，熱証となります．

6-11-2. 男性更年期障害
【概説】加齢による血中男性ホルモン低下に基づく症候群である．
【疫学】明確な頻度は不明である．
【成因・病態】Leydig細胞の質的量的減少による．
【症状】身体においては，骨格筋量低下，筋力低下，体温調節異常，発汗異常，ほてり，睡眠障害，関節痛，骨密度低下，内臓脂肪蓄積などが認められる．

性機能においては，性欲低下，勃起障害，射精障害などが認められる．

精神においては，うつ，不安，パニックなどが認

表6-6 androgen decline in the aging male（ADAM）質問票

1.	性欲（セックスしたいという気持ち）の低下がありますか	はい	いいえ
2.	元気がなくなってきましたか	はい	いいえ
3.	体力あるいは持続力の低下はありますか	はい	いいえ
4.	身長が低くなりましたか	はい	いいえ
5.	"日々の愉しみ"が少なくなったと感じていますか	はい	いいえ
6.	物悲しい気分・怒りっぽいですか	はい	いいえ
7.	勃起力は弱くなりましたか	はい	いいえ
8.	最近，運動をする能力が低下したと感じていますか	はい	いいえ
9.	夕食後うたた寝をすることがありますか	はい	いいえ
10.	最近，仕事の能力が低下したと感じていますか	はい	いいえ

設問1あるいは7が"はい"の場合，それ以外の8問中3問が"はい"の場合，ADAMと判定する．

められる．

【診断】問診（質問表）（表6-6），低テストステロン血症の確認によって行われる．

【治療】男性ホルモン補充療法が行われる．

6-12. 女性生殖器疾患

6-12-1. 更年期障害

【概説】おおよそ，45～55歳の期間が更年期とされる．この時期に，卵巣機能が低下するためホルモンバランスがくずれ，精神的，身体的な多種自覚症状が出現する．

【疫学】女性の約80％は，多少の症状を自覚するとされている．

【成因・病態】女性ホルモン低下に基づき，視床下部の神経活動に変化をきたすことが原因とされている．

【症状】顔のほてり（hot flush），のぼせ，気温などに左右されない発汗などは，血管運動神経症状である．

不眠，イライラ，憂うつ，無気力感などは，精神神経症状であり，本症状が中心となることが多い．

表6-7 簡易更年期指数

＜参考＞簡略更年期指数（SMI）質問表　　小山嵩夫，日本医師会雑誌，1993；109：259-64.
症状の程度に応じ，○印をつけてから点数を入れ，その合計点をもとにチェックする．
どれか1つの症状でも強くなれば（強）に○をつける．

		（強）	（中）	（弱）	（無）	点数
血管運動神経症状	顔がほてる	10	6	3	0	
	汗をかきやすい	10	6	3	0	
	腰や手足が冷えやすい	14	9	5	0	
	息切れ，動悸がする	12	8	4	0	
精神神経系症状	寝つきが悪く，眠りが浅い	14	9	5	0	
	怒りやすく，イライラする	12	6	4	0	
	くよくよしたり，憂うつになる	7	5	3	0	
	頭痛，めまい，吐き気がよくある	7	5	3	0	
運動神経系症状	疲れやすい	7	4	2	0	
	肩こり，腰痛，手足の痛みがある	7	5	3	0	
					合計点	

更年期指数の評価
　0～ 25点：上手に更年期を過ごしています．これまでの生活態度を続けてよいでしょう．
　26～ 50点：食事，運動などに注意を払い，生活様式などにも無理をしないようにしましょう．
　51～ 65点：医師の診察を受け，生活指導，カウンセリング，薬物療法を受けたほうがよいでしょう．
　66～ 80点：長期間（半年以上）の計画的な治療が必要でしょう．
　81～100点：各科の精密検査を受けた上で，更年期障害のみである場合は，専門医による長期的な対応が必要でしょう．

この他，性交痛，腟の乾燥感，尿失禁，残尿感などの泌尿生殖器症状，頭痛，めまい，肩こり，ものわすれ，朝の手指のこわばり感，手足のしびれ感，皮膚の蟻走感なども認められる．

【診断】自覚的評価法として数種類が利用されている．更年期指数，クッパーマン指数（Kuppermann index）は，不定愁訴のスコアリングに比重が高い設定となっているものである．簡易更年期指数（simplified menopausal index：SMI）（表 6-7）は，外来実施がしやすいもので，E2（estradiol）低下や臨床症状を反映しており，治療効果とスコアの変化が対応していることが特徴である．

うつ尺度テストとしては，SDS（self-rating depression scale），SRQ-D（self-rating questionnaire for depression）がある．

卵巣機能評価として，血中エストロゲン（E2），LH，FSH を測定する．血中エストロゲン値が 10 pg/mL 未満かつ FSH 値が 40 mIU/mL 以上を示せば閉経と判断する．

このほか，総コレステロール・LDL-コレステロール値の上昇などの脂質代謝障害，高回転型骨代謝による骨量減少，皮膚のコラーゲン減少などの所見を参考にする．

鑑別疾患としては，中等度以上の神経症・うつ病・ヒステリーなどの精神神経科的疾患，甲状腺機能低下症，高プロラクチン血症などがあげられる．

【治療】カウンセリング，食事・運動療法，漢方薬・精神安定薬・睡眠導入薬・鎮痛薬の投与，ホルモン補充療法などが行われる．

> 東洋医学の視点
>
> ● 更年期障害
> 　更年期とは東洋医学でいう腎の機能が成長から衰退へと大きな変化を迎える時期と捉えることができるでしょう．このような腎の機能衰退とともに，体全体の陰陽のバランスが不安定となるために，例えば陽が亢進してほてり，不安感，いらだち，不眠などが，また，陰の過剰となって，水滞の状態から発汗，関節痛，こわばり，浮腫などが複雑に絡み合って症状が出現します．ここで大切なことは，年齢的にみても，少なからず虚の状態がみられることです．いくら体力があって実証であったとしても，更年期を迎えて虚の状態が存在します．腎の虚証です．腎にも気に相当する陽，血・水に相当する陰の両方が様々な割合で虚しているわけです．虚の状態がベースにあって，相対的に陰が不足すれば陽が過剰な状態となり，陽の亢進症状が現れ，逆に相対的に陽の不足があれば陰が過剰な状態となり，陰の亢進症状が現れます．陰の変化は比較的外に可視的に症状・所見が現れやすいといえます．例えば，血虚ならば，顔色不良，つやがない，皮膚乾燥など，瘀血なら，目のクマ，シミ，静脈瘤など，水滞なら浮腫などです．陽あるいは気の異常は何気ないしぐさ，眼光が弱い，話す言葉に力がない，などから判断しますが，視覚からの情報は比較的少ないといえます．症状の現れ方から，陰陽バランスの乱れの割合を判断することになります．

6-12-2．月経異常

【概説】初経年齢，月経周期の整順性，月経血の量，月経随伴症状，不妊症の有無などについて聴取することが重要である．これにより，思春期早発症，早発閉経，頻発月経，稀発月経，無月経，過多月経，過少月経，月経困難症などの診断が可能となる．

1．月経の開始と終止の異常

【概説】思春期早発症，原発性無月経，早発閉経がある．これらは続発性無月経に比較すると頻度は非常に低い．

2．月経周期の異常

【概説】頻発月経，稀発月経，無月経がある．卵巣機能が不安定な時期である思春期や更年期に多く発生する．これらの機能性出血では，コントロール困難な出血が持続することがある．

a）稀発月経

【概説】稀発月経は，周期の延長（周期3カ月以内）（39日以上の周期）が認められるものである．排卵性（卵胞期の延長）と無排卵性に分類される．内分泌異常，まれに全身性疾患によることがある．

排卵性の場合には，挙児希望がなければ治療しない．その他の場合には，ホルモン療法などが行われる．

b）頻発月経

【概説】頻発月経は周期の短縮（24日以内）をきたすものである．排卵性と無排卵性に分類される．排卵性では，さらに卵胞期短縮型と黄体期短縮型に分類される．

思春期，閉経前では貧血が軽度なら無治療とする．挙児希望ではホルモン療法などが行われる．

c）無月経

【概説】3カ月以上月経がないものを指す．原因に応じて，各種治療が行われる．

> **東洋医学用語**
> ● 暗経
> 東洋医学では，無月経を暗経とよぶことがあります．

3．経血量の異常

【概説】過少月経と過多月経に分類される．それに付随して，出血日数が短いものを過短月経，長いものを過長月経とよぶ．

a）過少月経

【概説】過少月経とは，経血量が20～30 mL以下のものを指す．また，過短月経とは，出血日数が2日以内のものを指す．臨床的にあまり問題とはならない．

機能性のものとしては，黄体機能不全，無排卵，希発月経，高PRL血症，甲状腺異常などがある．器質性のものとしては，子宮腔癒着，子宮内膜炎，子宮発育不全などがある．

黄体機能不全には黄体賦活療法，黄体ホルモン補充が行われる．無排卵の場合には，排卵誘発が行われる．その他，原因に応じて治療が選択される．

b）過多月経

【概説】過多月経とは，経血量が150 mL以上のものを指す．また，過長月経とは，出血日数が8日以上のものを指す．

機能性と器質性に分類される．

機能性で，プロゲステロン非関与（無排卵）の場合には，内膜剥脱が不完全なことによる．機能性排卵性では，黄体機能不全に基づく内膜の不規則剥脱による．

器質性として，代表的な疾患は子宮筋腫である．好発年齢は40歳代である．これに周期の異常である頻発月経が併発すると失血量は多量となる．子宮筋腫はその子宮内の発生部位によって症状の程度が異なり，特に粘膜下子宮筋腫では，その大きさに関係なく過多月経の程度が強い．

治療は，機能性では，プロスタグランジン合成阻害薬，抗プラスミン薬，性ホルモン製剤などが投与される．子宮筋腫に対しては，対症療法の他，手術療法が選択されることがある．

4．月経困難症

【概説】頻度が高く臨床的に重要なものは，子宮筋腫，子宮内膜症，機能性月経困難症である．

a）子宮筋腫

【概説】過多月経とともに，下腹部痛，腰痛がみられることが多い．これは，プロスタグランジンの上昇により，子宮収縮を引き起こすために疼痛が発生すると考えられている．

診断には，内診，超音波検査などが用いられる．さらに詳細に発生部位や大きさなどの検索はMRIやCT検査で行われる．

治療には，鎮痛薬，プロスタグランジン合成阻害薬，鉄剤，ホルモン製剤，漢方薬などの投与のほか，手術療法がある．

> **東洋医学用語**
> ● 月信痛
> 月経痛を指します．

- 血瘀痛

  月経が順調になく，腰痛をきたすものを指します．
- 血蠱(けっこ)

  子宮筋腫あるいは，これに類する腫瘍を指します．
- 血崩

  月経過多を指します．

b）子宮内膜症

【概説】比較的頻度は高く，また最近増加傾向である．病巣が子宮周囲にも進展して，出血や壊死を繰り返し，周囲組織と強い癒着を形成する．子宮の可動性も制限されるため，強度の月経痛が認められる．また，月経時以外の性交痛や排便痛などもみられる．

診断は，問診，内診，超音波検査，血中CA（cancer antigen）125測定などにより行われる．チョコレート嚢胞（卵巣の嚢胞性子宮内膜症）では，MRIやCT検査も用いられる．診断不可能な場合には腹腔鏡検査が必要となる．月経困難症や不妊があり，原因不明の症例に対しては，診断と治療を兼ねて腹腔鏡が行われる．

治療は，子宮筋腫と同様である．

東洋医学用語

経漏

不正性器出血を指します．

c）機能性月経困難症

【概説】月経困難症で頻度が高い．本症では，器質性疾患が認められない．解剖学的に性器が未熟な思春期女性，経腟分娩の経験のない若い女性に多い．機能性月経困難症の正確な頻度は不明であるが，軽度のものまで含めるとかなりの頻度と考えられる．

診断には，月経異常をきたす疾患の鑑別が重要となる．子宮筋腫と子宮内膜症を除外することで，機能性出血，卵巣機能不全，機能性月経困難症と診断

することが可能となる．

治療は，薬物療法が中心である．

東洋医学の視点

- 月経異常

月経異常は月経周期，月経の経血量，開始・終止の時期，月経痛に関する異常に分類されます．また，月経の経血量と関連して，月経期間の異常があげられます．月経は，腎気が底支えをして，生殖器の基本的機能を発揮させ，脾気が食事からの栄養分を生殖器に補給し，肝気が様々な生殖器の機能がスムースに作用するようにして，調節されています．肺気は基本的に生存に必要な酸素を供給し，気のめぐりの調節を一方で行っています．心気はこれら臓気を総合的に調節しています．このように，五臓の気は全てが関係しているわけですが，特に，腎，肝，さらに脾の機能が重要といえます．

まず，月経周期についてみると，周期が短いことは，腎気・脾気が弱く，脱落膜を支持する機能が低下する，あるいは肝気が亢進して脱落膜の交代を促進することが原因として大きいものといえます．逆に，周期の延長は，腎気・脾気が過剰となり，脱落膜を支持する機能が亢進する，あるいは肝気が低下して脱落膜の交代に対応できないことが原因として大きいものといえます．この場合，腎・脾気の亢進は通常きわめてまれな病態ですから，ほとんどの場合，肝気の低下が問題となります．

経血量に関しては，少ない場合としては，脱落膜の形成が弱く，経血の産生量が少ない場合，産生に異常はないが，経血として排出される量が少ない場合が考えられます．前者の場合は，腎・脾気の低下が大きな要素となります．後者の場合には，肝気の低下が問題となります．経血量が多い場合としては，産生量が多い場合，脱落膜の形成は正常であるが，経血として排出されても，子宮内膜の状態が悪く，止血機能が低下しているため，経血以外の出血が持

続する場合があります．前者の場合には，腎・脾気の過剰亢進が，後者の場合には，腎気の他，特に脾気の統血作用が低下した状態を判断できます．これらは，月経の持続する期間とも関連します．期間が短い場合には，腎・脾気の低下があるが，脾の統血作用は保たれている状態，期間が長い場合には，肝気の亢進，腎・脾気の低下，特に統血作用が低下した状態と考えられます．

　開始・終止の時期の問題として，開始の早遅については，早い場合には，肝気・腎気の早期亢進が，遅い場合には，逆となります．終止についてみると，早い場合には，肝気の亢進継続，あるいは腎気の早期低下が考えられます．一方，遅い場合には，腎気の保持機能が良好であることが大きな要因と考えられます．

　月経痛に関しては，様々な要因が複雑に関連して説明が困難ですが，一般的には，瘀血・気滞による気・血の循環障害が最大の要因です．それに，上記で示した肝・腎・脾気の機能異常が絡み合って病状を形成することになります．

6-12-3. 月経前症候群（premenstrual syndrome：PMS）

【概説】身体的，精神的症状が月経前7〜10日ごろより起こり，月経開始あるいは月経中に消失する不定愁訴症候群である．

【疫学】明確な頻度は不明であるが，軽度のものまで含めると非常に頻度が高いとされる．

【成因・病態】エストロジェン，プロゲステロン，オピオイドペプチドなどの急激な上昇や変動，セロトニンの分泌異常，プロラクチン，アルドステロンの分泌異常などが考えられている．

【症状】身体症状としては，水分貯留（浮腫，体重増加），胃腸症状，乳房症状，皮膚症状（蕁麻疹，瘙痒），呼吸器症状（喘息，鼻炎），血管運動神経障害症状（頭痛，肩こり，腰痛，関節痛，顔面紅潮）などがある．

精神症状としては，不安感，イライラ，易刺激性，うつ，無気力，情緒不安定，集中力低下，欲求衝動，過食などがある．

【診断】問診を中心になされている．

【治療】水分・塩分制限，ホルモン療法（ゲスタゲン，排卵抑制，Gn-RH agonist），ブロモクリプチン投与（乳房腫脹に）・プロスタグランジン合成阻害薬・漢方薬の投与などが行われている．

6-12-4. 子宮頸癌

【概説】子宮頸部に初発する癌である．

【疫学】女性の性器腫瘍で最も多い．好発年齢は40〜60歳代である．

【成因・病態】ヒト乳頭腫ウイルス感染との関連が示唆されている．

【症状】不正性器出血，接触出血，帯下の増加などが認められる．

【診断】問診，内診，画像検査，組織診などにより行われる．

【治療】手術療法，放射線療法，化学療法などがある．

6-12-5. 子宮体癌

【概説】子宮体に初発する癌である．

【疫学】子宮癌全体の30％程度を占める．閉経後に好発する．

【成因・病態】未婚，不妊，閉経後，妊娠出産回数が少ない，女性ホルモン服用，などとの関連性が指摘されている．

【症状】不正性器出血，帯下の増加などが認められる．

【診断】問診，内診，画像検査，組織診などにより行われる．

【治療】手術療法，放射線療法，化学療法などがある．

6-12-6. 腹圧性尿失禁

【概説】尿道閉鎖機構不全のため，膀胱収縮を認めることなく，尿が漏れる病態である．

【疫学】加齢とともに頻度が上昇する．
【成因・病態】尿道過可動・内因性括約筋不全などが考えられている．
【症状】腹圧をかけることで，尿漏れが発生する．
【診断】問診，画像検査などが行われる．
【治療】訓練，電気刺激，薬物投与，外科療法が行われる．

6-12-7. 骨盤内臓下垂
【概説】膀胱瘤，子宮脱，小腸瘤，直腸瘤がある．

【疫学】加齢とともに頻度が上昇する．
【成因・病態】骨盤底支持機構の脆弱化による．
【症状】子宮脱・膀胱瘤により，会陰部不快感が出現する．

膀胱瘤が軽度であれば，尿道過可動による腹圧性尿失禁をきたし，重症となると排尿困難，尿閉となる．
【診断】外陰部の診察，特に腹圧をかけた場合の変化を確認すること，画像検査などにより行われる．
【治療】外科的療法が中心となる．

7. 血液・造血器疾患

7-1. 赤血球系疾患

7-1-1. 貧血

1. 貧血総論
【概説】循環血液全体に含まれるヘモグロビンあるいは赤血球総量の減少を指す.
【指標】単位容積当たりの赤血球数(RBC), ヘモグロビン濃度(Hb), ヘマトクリット(Ht) などが用いられる. Hb は鉄欠乏性貧血の程度とよく相関しており, 男性 13 g/dL 未満, 女性 10 g/dL 未満を貧血とする.
【症状・所見】息切れ, 動悸, 皮膚粘膜蒼白, 収縮期雑音, 静脈コマ音(低調連続性, 粘性低下と流速増大による)などが認められる.
【分類】小球性低色素性, 正球性正色素性, 大球性(正色素性)に分類される.

【指数】平均赤血球容積(mean corpuscular volume: MCV), 平均赤血球血色素濃度(mean corpuscular hemoglobin concentration: MCHC), 平均赤血球色素量(mean corpuscular hemoglobin: MCH) などがある.

2. 鉄欠乏性貧血
【概説】鉄不足のためにヘモグロビンが合成できず, 貧血をきたした疾患である.
【疫学】全貧血の半数以上を占める.
【成因・病態】
①鉄の代謝(図 7-1)

ヒトの体内に鉄は 3 g 存在する. 1 g は貯蔵鉄(フェリチン, ヘモジデリン)として, 2 g はヘム鉄としてである.

1 日に食事から 1 mg の鉄を摂取する. また, 1 日に皮膚粘膜脱落により 1 mg の鉄を消失する. 女性

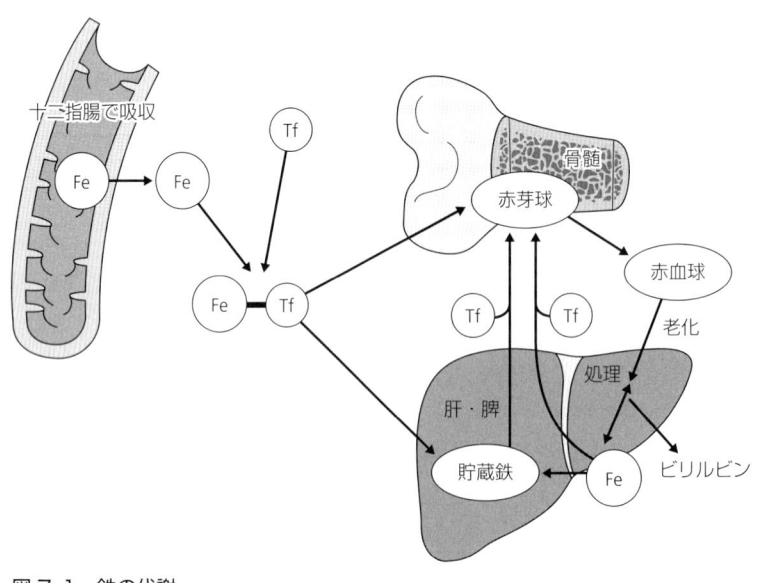

図 7-1 鉄の代謝

は月経により15～40mgの鉄を消失している．

食事の鉄はFe^{3+}であり，胃酸によりFe^{2+}に還元されて十二指腸で吸収される．これは，トランスフェリンと結合して，骨髄・肝脾へと送られる．骨髄では，赤芽球の産生に利用され，肝脾では貯蔵鉄として蓄えられる．

②血中での動態

トランフェリン飽和率は，トランスフェリン全体の何％が鉄を運搬しているかの指標である．

総鉄結合能（total iron binding capacity：TIBC）は，血清鉄（すでにトランスフェリンに結合している）と不飽和鉄結合能（unsaturated iron binding capacity：UIBC）の総和である．

トランフェリン飽和率＝血清鉄／TIBC×100（％）となる．

③成因

鉄の吸収不全（偏食，胃全摘出など），鉄の喪失増大（消化管出血，月経など），鉄の供給不足（未熟児後，乳児後期，思春期，妊娠，授乳など）があげられる．

貧血の進行は，貯蔵鉄減少→血清鉄減少→顕在化した貧血となる．

【症状】爪変形脆弱化，スプーン状爪，口角炎，舌炎，食道粘膜萎縮，萎縮性胃炎，異食症などが現れる．

【診断】血液検査でHb低下，血清鉄低下，TIBC上昇，UIBC上昇，フェリチン低下が認められる．小球性低色素性貧血となる．

【治療】鉄の補充（2～3カ月継続）が行われる．また，ビタミンCなどの還元剤が併用される（Fe^{2+}からFe^{3+}に酸化されないように）．

3．鉄芽球性貧血

【概説】ヘムの合成異常のため，鉄が利用できず，ミトコンドリア内に蓄積してしまう疾患である．

【疫学】明確な頻度は不明であるが，非常に少ない（100人程度）とされる．

【成因・病態】先天性では，δ-アミノレブリン酸（δ-ALA）合成酵素の活性低下によるものがある．

後天性では，特発性のものとしては，骨髄異形成症候群（MDS：myelodysplastic syndrome）が，二次性のものには，薬物，金属鉛，慢性アルコール中毒，炎症，腫瘍の関与などがあげられる．

【症状】ヘモジデローシスは，フェリチンが放置され変性してヘモジデリンとなり肝脾などに蓄積するものである．

ヘモクロマトーシスは，ヘモジデリン全身性に沈着し，皮膚が青銅色に変化をきたすものである．

【診断】末梢血検査では，小球性低色素性＋正球性正色素性貧血が認められる．また，赤血球の奇形が認められる．

骨髄では，過形成，赤芽球優位，環状鉄芽球が認められる．

血液検査では，血清フェリチン上昇，トランスフェリン低下，TIBC・UIBC低下が認められる．

【治療】ピリドキシンは，δ-ALAの補酵素でもあり，この投与により，δ-ALAの活性が上昇することがある．このほか，輸血（鉄過剰を促すため，慎重に投与する必要がある），鉄キレート薬投与などが行われる．

4．再生不良性貧血

【概説】骨髄の荒廃，低形成により，末梢では汎血球減少をきたす疾患である．

【疫学】わが国では，有病者が4000～6000人と推定されている．

【成因・病態】先天性では，Fanconi貧血（心腎骨奇形と腫瘍合併）がある．

後天性では，特発性と二次性に分類される．二次性では，肝炎後，薬剤（クロラムフェニコール，抗癌薬），有機溶媒，放射線などがあげられる．

【症状】貧血，易感染性，出血が主要となる．

【診断】血液検査では，血清鉄上昇，フェリチン上昇，TIBC・UIBC低下，エリスロポエチン上昇が認められる．

骨髄は低形成で，造血巣が脂肪組織と置換しており，脂肪髄とよばれる．

【治療】重症では，造血幹細胞移植（主として骨髄移

植）が行われる．

中等症では，免疫抑制療法とともに，造血能を亢進させるために，蛋白同化ホルモンが補助的に併用されることがある．

このほか，支持療法として，成分輸血，白血球減少に対して G-CSF（granulocyte colony stimulating factor）投与などが行われる．

5．赤芽球癆

【概説】赤血球系統のみにおいて，骨髄が低形成となる疾患である．赤血球系統のみの再生不良性貧血といえる．

【疫学】Diamond-Blackfan 症候群は，全世界で 400 例ほど報告されている．

【成因・病態】先天性としては，Diamond-Blackfan 症候群がある．

後天性には，急性のものとしてはパルボウイルス B19 感染がある．慢性のものとしては自己免疫性があり，胸腺腫が合併する．

【症状】貧血が認められる．

【診断】末梢血検査では，正球性正色素性であり，血液検査では血清鉄上昇，フェリチン上昇，TIBC・UIBC 低下，エリスロポエチン上昇が認められる．

【治療】Diamond-Blackfan 症候群は，ステロイドによく反応する．効果が低い場合には，骨髄移植が考慮される．慢性では免疫抑制剤が投与される．

6．巨赤芽球性貧血

【概説】ビタミン B_{12} あるいは葉酸欠乏による核の成熟障害で発症する貧血である．

【疫学】悪性貧血は 10 万人に 1 人程度の発症である．

【成因・病態】核の成熟が障害されるが，細胞質は成長できるため，巨赤芽球（核は小さく，細胞質は大きい）となる．無効造血とよばれる．無効造血を呈する疾患としては，他には MDS，鉄芽球性貧血がある．

ビタミン B_{12} は，胃の内因子（intrinsic factor：IF）と結合して，回盲部へ移動して吸収される．血中ビタミン B_{12} はトランスコバラミン II と結合して運搬される．

ビタミン B_{12} は，サクシニル CoA の産生，チミジン合成に関与（葉酸も関与）する．このため，ビタミン B_{12} が不足することにより，チミジン産生低下をきたし，DNA 合成が阻害されることになる．

ビタミン B_{12} が不足する原因としては，摂取不足と吸収不足がある．摂取不足としては，菜食，慢性アルコール中毒などがある．吸収不足としては，内因子欠乏と回腸吸収障害がある．内因子欠乏の原因としては，胃全摘出，自己免疫学的機序による胃粘膜萎縮（悪性貧血）などがある．回腸吸収障害としては，吸収不良症候群，短腸症候群などがある．

葉酸欠乏は，妊娠，成長促進期，炎症，悪性腫瘍などで発生しやすい．経口避妊薬，フェニトイン投与も関連する．慢性アルコール中毒が原因となることもある．

【症状】消化器症状（Hunter 舌炎；舌萎縮，発赤，疼痛），末梢神経障害（深部感覚障害，運動失調，下肢痙性麻痺など），白髪などが認められる．

葉酸欠乏の場合には，末梢神経障害はきたさない．

【診断】末梢血検査では，大球性貧血（MCV 上昇），汎血球減少，好中球の過分葉が認められる．

骨髄は過形成を呈する．

【治療】ビタミン B_{12} 欠乏では，ビタミン B_{12} の筋肉注射を行う．胃全摘などで，内因子がない場合には，経口では吸収されない．

葉酸欠乏の場合には，葉酸補充を行う．

7．溶血性貧血

【概説】赤血球の破壊が促進した病態を呈する．

【疫学】後天性では自己免疫性が最も多い．先天性では遺伝性球状赤血球症が最も多い．

【症状】貧血は，正球性正色素性を呈する．なお，骨髄は過形成となる．

黄疸が発生する．ヘモグロビンはグロビンとヘム（鉄＋ポルフィリン）から構成される．ポルフィリンは脾などで間接ビリルビンに代謝され，肝でグルクロン酸抱合を受けて直接ビリルビンとなり，胆汁中に排泄される．腸管でウロビリノーゲンに代謝さ

7. 血液・造血器疾患

表 7-1 溶血性貧血の分類（その1）

・先天性
　赤血球の膜異常………遺伝性球状赤血球症
　赤血球の酵素異常……G6PD 欠損症，PK 欠損症
　ヘモグロビンの異常…鎌状赤血球症，不安定 Hb 症，サラセミア
・後天性
　抗体による障害………自己免疫性溶血性貧血，血液型不適合
　赤血球の膜異常………発作性夜間血色素尿症（PNH）
　機械的障害……………赤血球破砕症候群

表 7-2 溶血性貧血の分類（その2）

・赤血球の異常…………先天性溶血性貧血＋PNH
・赤血球以外の異常……後天性溶血性貧血－PNH

表 7-3 溶血性貧血の分類（その3）

・血管内溶血……PNH，G6PD 欠損症
　　　　　発作性寒冷 Hb 尿症（PCH），赤血球破砕症候群
・血管外溶血……遺伝性球状赤血球症，PCH 以外の自己免疫性溶血性貧血，Hb 異常症

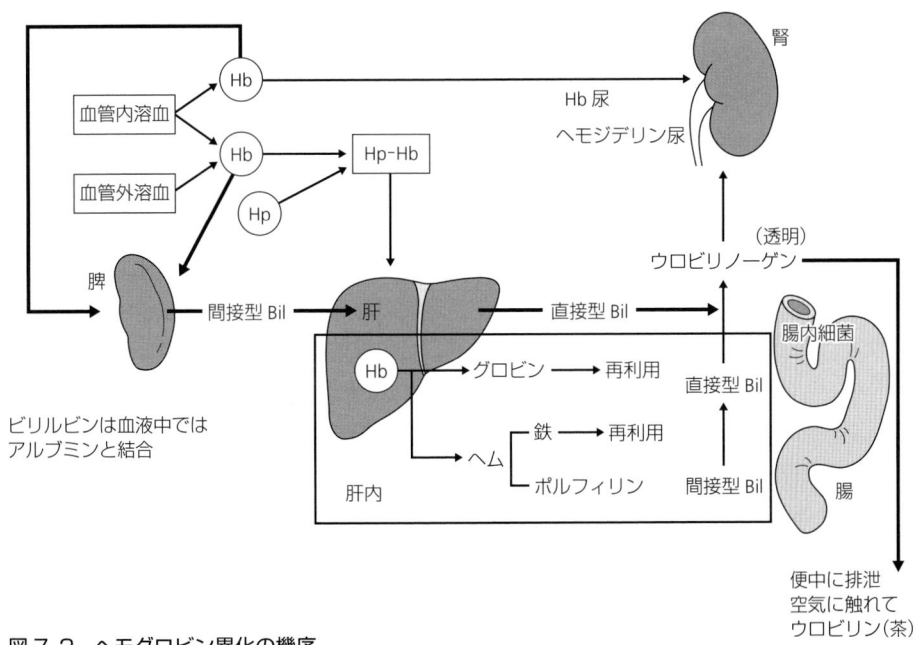

図 7-2 ヘモグロビン異化の機序

れ，糞便あるいは尿中へ排泄される．赤血球が破壊されることで，ビリルビンが上昇し，黄疸が発生することになる．なお，血中ではヘモグロビンはハプトグロビンと結合している．

脾腫は，血管外溶血において破壊された赤血球の処理を行うため，機能亢進をきたして発生する．なお，血管内溶血においても，破壊途中の赤血球が脾臓を通過するため，機能亢進をきたして少なからず，脾腫が発生することになる．

褐色尿は，血管内溶血の場合において発生する．これは，ヘモグロビンあるいは代謝されたヘモジデリンが尿中に排泄されるためである．

【成因・病態】血管内外での溶血についての考え方は以下のとおりである．

赤血球が脆弱だから溶血が発生する．その程度の問題である．

脆弱性が高いと，血管内ですぐ溶血して，血管内溶血となる．

脆弱性が低いと，血管内ですぐには溶血しない．一部は溶血する可能性もあるが，多くは，脾臓まで通過してから，脾臓で異常性を察知されて，脾臓の血管外で処理されることになる．これが血管外溶血である．

溶血性貧血は，種々の視点から分類することが可能である（表7-1～7-3）．

次に，成因別に，その特徴，病態を記載する．

a）遺伝性球状赤血球症

【概説】細胞骨格が保てなくて球状となる．脾臓では血糖値が低く乳酸値が高い状態である．エネルギー消費が高い球状赤血球は通過しづらい．脾臓で捕捉され，マクロファージで処理される．血管外溶血である．

b）ピルビン酸キナーゼ欠損症

【概説】ATP産生低下，ポンプ作用低下でKが細胞外に漏出するため，赤血球が金平糖状態となる．これが，脾臓で捕捉され，マクロファージで処理される．血管外溶血である．

c）グルコース6リン酸脱水素酵素欠損症

【概説】五単糖リン酸系の回路が機能せず，NADPHの産生が低下する．このため，酸化されやすい状態となっている．負荷がかかると酸化され，その場で溶血する．血管内溶血である．

d）ヘモグロビンの異常

【概説】鎌状赤血球症では，変形能の低下により脾臓で処理される．血管外溶血である．

メトヘモグロビン血症では，ヘム鉄が本来の2価の第一鉄ではなく，3価の第二鉄となっており，酸素を運べない病態である．チアノーゼが発生する．

表7-4 自己免疫性溶血性貧血の分類

広義のAIHA	温式抗体によるもの	→狭義のAIHA（IgG抗体）
	冷式抗体によるもの	→寒冷凝集素症 CAD（IgM抗体）
		→発作性寒冷血色素尿症 PCH（IgG抗体）

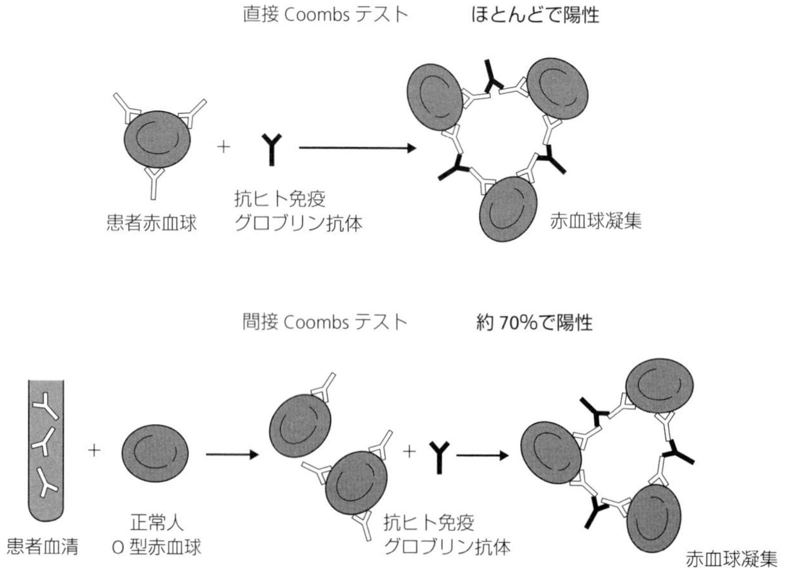

直接Coombsテスト　ほとんどで陽性

患者赤血球 ＋ 抗ヒト免疫グロブリン抗体 → 赤血球凝集

間接Coombsテスト　約70％で陽性

患者血清 ＋ 正常人O型赤血球 → ＋ 抗ヒト免疫グロブリン抗体 → 赤血球凝集

図7-3 Coombsテスト（STEP内科2 感染症・血液 第2版, p.245）

血管外溶血である.

サラセミアでは，α鎖あるいはβ鎖ヘモグロビンの生成障害である. α鎖あるいはβ鎖が障害されて，ヘモグロビン量が半減するため，小球性となる. 奇形（標的赤血球）をきたし，脾臓で捕獲される. 血管外溶血が主とされる.

e）自己免疫性溶血性貧血
【概説】Ⅱ型アレルギーである. 自己抗体が赤血球膜に結合する温度によって，温式抗体と冷式抗体に分類される（表7-4）.

1）狭義の自己免疫性溶血性貧血
【概説】温式抗体で，IgG抗体に属する. 脾でマクロファージに貪食される. 血管外溶血である. Coombsテストで陽性となることが多い（図7-3）.

2）寒冷凝集素症
【概説】冷式抗体で，IgM抗体に属する. 抗体が，寒冷曝露で補体C3とともに赤血球膜に結合する. 脾臓のマクロファージに貪食されることになる. 血管外溶血であり，また，補体が活性化されれば血管内溶血も発生する.

3）発作性寒冷血色素尿症
【概説】冷式抗体で，IgG抗体に属する. 寒冷曝露で補体C1qとともに赤血球膜に結合する. 温化により，補体の古典的経路を活性化して，血管内溶血が発生する.

4）発作性夜間血色素尿症
【概説】後天的に生じた遺伝子の突然変異が原因である. 補体制御蛋白の障害により，補体副経路の異常活性化が発生し，赤血球膜が障害されて，血管内溶血となる. 造血幹細胞の異常のため，白血球も血小板も補体に壊される. 補体活性化の促進には，アシドーシスが関与しており，特に夜間の呼吸性アシドーシスの影響が大きいとされる.

検査として，Ham試験（本症では0.2N塩酸の酸性状態で容易に溶血），砂糖水試験（等浸透圧だが，Na, Kがないため，低イオン強度環境にあり，この状態において補体が活性化されやすい）がある.

5）赤血球破砕症候群
【概説】行軍あるいは，弁置換患者において発生しやすい. 血管内溶血である.

7-1-2．多血症
【概説】循環血液全体に含まれるヘモグロビンまたは赤血球総量の増加した病態である.

真性多血症は，骨髄における造血幹細胞が腫瘍性に増殖するものである. 血液粘稠性増加により，顔面紅潮，頭痛，耳鳴，疲労，血栓，出血をきたす. また，脾腫，肝腫大，尿酸上昇（核酸放出による）が認められる. 白血球数増加（好塩基球上昇）と関連して，皮膚瘙痒，胃潰瘍が認められる. 白血病へ転化することもある. 治療には，瀉血，骨髄抑制薬投与などがある.

> **東洋医学の視点**
>
> ● 貧血
>
> 貧血は，血液，赤血球の不足から起こりますから，人体を構成する物質の不足，つまり，陰液が不足した状態です. 発症初期は，あるべき物質が不足したことに体が驚いて，冷えを感じます. しかし，陽気が陰液不足に対して相対的に過剰となっているので，虚した状態でありながら，熱状を呈するようになってきます. 倦怠感，動悸，息切れなどとともに，寝つけない，イライラするなども伴ってきます. しかし，一方では，血虚から気の作用を低下させて気虚を併発することもあります. こうなると気血両虚となって，全体としては冷えが優位となってきます. 気虚が初発で，二次性に血虚となるケースも当然あります. このような場合には，冷えが続くことが多いといえます. 病状の経過にして十分注意する必要があります.
>
> 自己免疫性溶血性貧血に関しては，自己抗体を産生してしまうという点では気虚かもしれませんが，成熟した赤血球を産生できるという意味では，気虚と表現することは不適当です. この場合には，免疫機能を傷害する肝・腎の異常の存在に注目するべきでしょう.

続発性多血症は，エリスロポエチン産生過剰によるものである．高所滞在，先天性チアノーゼ疾患，換気不全，エリスロポエチン産生腫瘍（腎癌，肝癌，小脳血管芽細胞腫）などが原因となる．

相対的多血症は，脱水状態が主な病態である．下痢，嘔吐，発汗，発熱，利尿薬投与など，様々な誘因がある．慢性ストレスのある中年男性に多いとされる．

7-2. 白血球系疾患

7-2-1. 白血病

1. 白血病総論

【概説】造血幹細胞の分化のある段階で，骨髄に異常な染色体をもった白血病細胞が誕生し（異常クローンの発生），それが腫瘍性に増殖したものである．

【病態】異常細胞に占拠されることで，骨髄抑制（正常な赤血球，白血球，血小板が産生されない）をきたす．

悪性の要素として，臓器浸潤（肝，脾，リンパ，歯肉，皮膚，髄膜などへ）があげられる．

【分類】急性と慢性に分類される．

急性は，一定の段階より幼若な芽球と正常クローン由来の正常な成熟した血球だけで，中間段階が欠如している．これを白血病裂孔とよぶ．すなわち，分化できない異常クローンの腫瘍性増殖といえる．

慢性は，異常クローンの増殖であるが，幼若な芽球から成熟した血球まで各段階が切れ目なく存在し，さらに後者が徐々に増加していく病態を指す．つまり，分化できる異常クローンの腫瘍性増殖といえる．

【成因】もともとDNAが脆弱で，突然変異を起こしやすいことが要因となる．Down症候群，Fanconi貧血などがあげられる．

放射線照射は，確率的影響（一定の閾値なし）としてあげられる．

ベンゼン，一部の抗癌薬も原因となる．

HTLV-1などのウイルス感染も原因の1つである．

【疫学】白血病による死亡率は人口10万人に5名とされている．

好発年齢は小児と中高年齢層にある．小児では急性リンパ性白血病が中心であり，中高年齢層では骨髄性白血病が多くなる．

2. 急性白血病

【概説】急性リンパ性白血病（ALL）と急性骨髄性白血病（AML）がある．

骨髄中の芽球割合を診断基準としている．5％未満であれば正常，5～30％未満であれば骨髄異形成症候群，30％以上では白血病と診断する．

リンパ性と骨髄性の分類については，顆粒球中のアズール顆粒に含まれるペルオキシダーゼの存在を根拠とする．ミエロペルオキシダーゼ染色で陽性芽球が3％以上であれば骨髄系，ミエロペルオキシダーゼ染色で陽性芽球が3％未満であればリンパ系と診断する．また，アズール顆粒の融合したAuer小体が認められる場合には骨髄系と診断する．

【分類】異常クローンの分化の程度により分類される．FAB（French-American-British）分類（1976年）と新WHO分類（1999年）がある．

FAB分類のうち骨髄性白血病については，全世界でよく用いられている（図7-4）．

新WHO分類では，染色体異常をもつものを1つの疾患単位とし，また，芽球の割合を20％以上とした．造血・リンパ組織の腫瘍をまとめて扱っている．リンパ性白血病では，新WHO分類が用いられることが多い（表7-5）．

【症状】骨髄抑制として，貧血，感染，出血が認められる．また，肝腫，脾腫，リンパ腫，骨痛，関節痛も出現する．

中枢神経白血病は，髄膜浸潤するもので，小児ALLに多い．

縦隔腫瘍は，T cell ALLに多い．

歯肉腫脹は，M4，M5 AMLで多い．

緑色腫は，AMLで白血病細胞が腫瘤化するもので，頭蓋骨にできやすい．眼球突出が認められる．

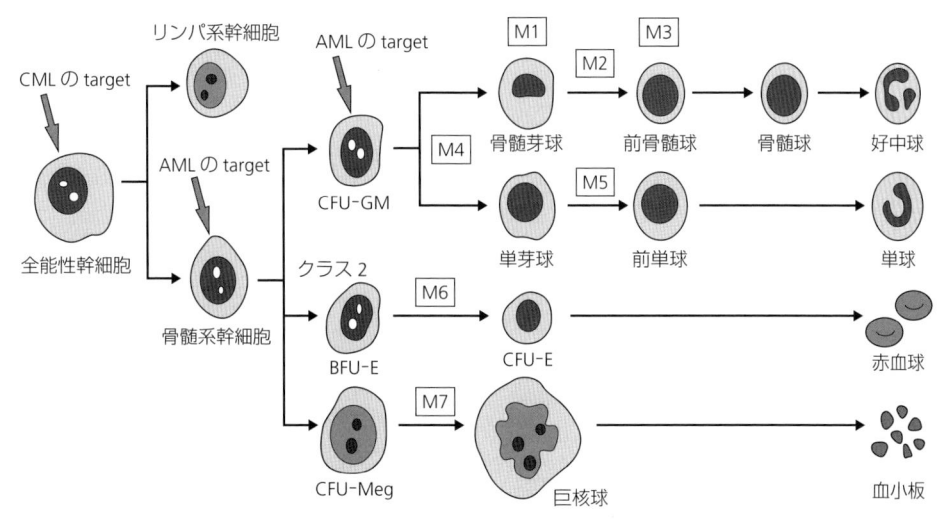

図7-4 急性骨髄性白血病のFAB分類

表7-5 急性リンパ性白血病の分類

B細胞性ALL
・early pre-B ALL
・common ALL
・pre-B ALL
・B-ALL
T細胞性ALL
・pre/pro-T ALL
・T-ALL

commun ALLが最も頻度が高い．
B-ALLにBurkittリンパ腫がある．

【診断】末梢血検査では，WBC上昇，貧血，血小板減少が認められる．

骨髄検査では，芽球が増加している．

血液生化学検査では，LDH上昇，尿酸上昇が認められる．

【治療】化学療法が行われる．骨髄芽球が5%未満となれば完全寛解とする．次に支持療法が行われる．

造血幹細胞移植は，化学療法が無効な場合，50歳未満で行われる．50歳以上でGVHD（graft versus host disease）が増加するため，通常，適応はない．造血幹細胞移植として，骨髄移植（同種・自家），末梢血幹細胞移植（同種・自家，G-CSF大量投与の併用），臍帯血幹細胞移植，骨髄非破壊的前処置を用いた造血幹細胞移植（ミニ移植，通常の骨髄破壊前処置に耐えられない患者を対象とする）が行われる．

3. 骨髄異形成症候群

【概説】造血幹細胞に生じた異常クローンの増殖で，1つ以上の骨髄系細胞の異形成と無効造血をきたすものである．

【疫学】高齢者に多い．化学療法に続発することがある．

【成因・病態】急性白血病に移行することがあり，前白血病状態といえる．骨髄は過形成で，芽球は30%未満である．

【症状】白血病に類似する．

【診断】検査所見も白血病に類似する．

【治療】免疫抑制剤投与・造血幹細胞移植・化学療法などが行われる．

4. 慢性白血病

a）慢性骨髄性白血病（CML）

【概説】多能性幹細胞の腫瘍性増殖をきたすものである．フィラデルフィア染色体が認められる．これは，第9染色体と第22染色体の相互転座（t(9;22)(q34;q11)）である．

発症は緩徐で，脾腫，肝腫大，腹部膨満，食欲不

振などが出現する．確定診断後3〜4年で急性転化（急性の特徴）が出現する．

治療は，インターフェロン，ヒドロキシカルバミド，チロシンキナーゼ阻害薬などが投与される．予後不良である．

b）慢性リンパ性白血病（CLL）

【概説】異常クローンの小型リンパ球の腫瘍性増殖である．無症状例と急速進行悪化例がある．

易感染性となり，自己免疫疾患，悪性腫瘍が高率に合併する．γグロブリン低値（体液性免疫が低下するため），ツベルクリン反応陰性（細胞性免疫が低下するため），Coombs試験陽性（一方で異常γ-グロブリンが産生されるため）が認められる．

治療には，クロラムブシル，フルダラビンなどが投与される．

5．成人T細胞白血病

【概説】HTLV-1の感染（垂直，性，血液）により発生する．

【疫学】わが国には120万人のキャリアがおり，半数近くが九州地方である．本症を発症する確立は，年間0.05％である．感染から発症までの期間は20〜40年とされる．

【分類】くすぶり型，慢性型，リンパ腫型，急性型がある．

【診断】末梢血検査では，核の深い切れ込みと分節，花弁状が観察される．

血液検査で，抗HTLV-1抗体，Ca・LDH上昇が認められる．

【治療】化学療法が行われるが，反応は悪く，予後不良である．

> **東洋医学の視点**
>
> ● 白血病
>
> 白血病は骨髄で，異常白血球が増殖する疾患です．実の病態といえます．では，骨髄で起こった反応ですから，腎実証でしょうか．腎が実することはないので，肝気がコントロールされずに，腎気が二次的に実した病態と説明することもあります．

7-2-2．骨髄腫と類縁疾患

【概説】γ-グロブリンが上昇する場合には，多クローン性高γ-グロブリン血症と単クローン性高γ-グロブリン血症がある（図7-5）．

多クローン性高γ-グロブリン血症には，リンパ腫，膠原病，肝硬変，感染，悪性腫瘍などがあげられる．単クローン性高γ-グロブリン血症には，M（monoclonal）蛋白血症，骨髄腫，マクログロブリン血症，H鎖病などがあげられる．

1．骨髄腫

【概説】形質細胞が腫瘍性増殖するものである．
【疫学】高齢者に多く発症する．IgG型が多い．
【成因・病態】分類としては，IgG型，IgA型，IgD型，IgE型，Bence Jones型がある．

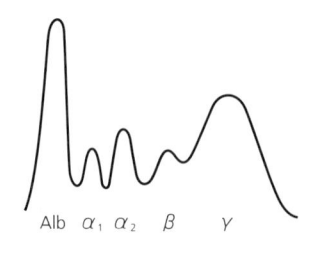

多クローン性　　　　　　　　　単クローン性

図7-5　多クローン性と単クローン性高γ-グロブリン血症の電気泳動図

IgMについては，M蛋白血症はある．これは，リンパ球様細胞の増殖によるため，骨髄腫とはよばれない．

Bence Jones蛋白は，異常クローンがつくるL鎖であり，56℃前後で白濁し，さらに温度を上昇させると溶解する特徴がある．

なお，H鎖中心の増殖は，H鎖病とよばれる．腫瘍細胞はリンパ球系である．

【症状】腰痛，背部痛，骨折，貧血，高Ca血症，易感染，アミロイドーシスなどが認められる．

【診断】X線検査で，打ち抜き像が認められる．

末梢血検査では，連銭形成（赤血球）が認められる．

【治療】化学療法，放射線療法，移植などが行われるが，予後不良である．

2．マクログロブリン血症

【概説】IgM産生細胞が腫瘍性増殖をきたした疾患である．

【疫学】高齢者に多く発症する．骨髄腫の約10％の発症頻度である．

【成因・病態】リンパ球様細胞の腫瘍性増殖であり，形質細胞ではない．このため，骨髄腫とはよばれない．

【症状】リンパ節腫脹，脾腫，肝腫大が認められる．骨病変はない．

過粘稠度症候群として，めまい，頭痛，痙攣，意識障害，心不全，出血，網膜静脈怒張などが出現する．

クリオグロブリンの性質をもち，温度低下で沈殿，上昇で溶解する特徴がある．このため，低温部では症状が増悪する．

また，易感染性をきたす．

【治療】化学療法，血漿交換などが行われる．骨髄腫より予後良好である．

7-2-3．骨髄線維症

【概説】全身の骨髄組織が過剰に線維化する疾患である．

【疫学】60歳前後の高齢者に好発する．

【成因・病態】特発性と続発性に分類され，続発性では，悪性腫瘍の骨転移，白血病（M7），骨髄腫，リンパ腫，結核，ベンゼン中毒などがあげられる．

病態の特徴としては，骨髄線維化，髄外造血とそれに伴う脾腫，白赤芽球症があげられる．

【症状】貧血，脾腫，左季肋部痛などが出現する．

【診断】末梢血検査では，WBC上昇（変形，幼若），Plt上昇（変形，幼若）が認められる．骨髄検査では，dry tapとなり，低形成（巨核球は多い）となっている．

【治療】特異的な治療はない．4〜5年で感染，出血などで死亡することが多い．

7-3．リンパ網内系疾患

7-3-1．悪性リンパ腫

【概説】リンパ組織から発生する悪性腫瘍の総称である．リンパ性白血病も含まれることになる．ただし，本書ではリンパ節など末梢のリンパ組織に発生する腫瘍に限定する．

Hodgkinリンパ腫（Hodgkin病）と成熟B細胞腫

表7-6 Hodgkinリンパ腫と非Hodgkinリンパ腫の比較

	Hodgkinリンパ腫（HL）	非Hodgkinリンパ腫（NHL）
頻度	5％以下	ほとんど
全身症状	多い	少ない
初発部位	リンパ節初発	節外初発もしばしば
進展	連続性	非連続性
白血化	まれ	まれではない
予後	よい	よくない

（STEP内科2 感染症・血液 第2版，p.300）

瘍あるいは成熟 T, NK 細胞腫瘍である非 Hodgkin リンパ腫に分類される（表 7-6）.

1. Hodgkin リンパ腫（Hodgkin 病）
【概説】リンパ節に, Reed-Sternberg 細胞, Hodgkin 細胞が認められるリンパ腫である.
【疫学】悪性リンパ腫の 5% 程度を占める（欧米では 20% である）. 30 歳前後と 60 歳以降に発症ピークがある.
【成因・病態】Reed-Sternberg 細胞は複数の核をもった巨細胞で, Hodgkin 細胞は単核である. 腫瘍細胞であるが, その起源は不明である.

腫瘍性増殖でリンパ節が占拠破壊されるわけではない. サイトカインを分泌して, 炎症性細胞を集めることで, リンパ節腫脹, 全身症状を発現させている.
【症状】リンパ節腫脹（横隔膜より上部が多い）が認められる. Waldeyer（ワルダイエル）輪（図 7-6）など, 横隔膜より上部に初発することが多い. 連続性に拡大していく. 肝腫大, 脾腫, 発熱, 盗汗, 体重減少, 瘙痒感なども出現する. 末梢血に腫瘍細胞が出現することがあり, 白血化とよばれる.
【診断】末梢血検査では, リンパ球減少, 好酸球増加が認められる.

細胞性免疫の低下が認められる.

Ga シンチ, CT, 超音波, 骨髄生検, 内視鏡検査なども行われる.
【治療】病変が限局している場合には放射線照射が行われる.

進行例では, 化学療法と放射線照射が併用される. さらに進行した場合には, 化学療法となる.

2. 非 Hodgkin リンパ腫
【概説】単クローン性腫瘍性増殖をする悪性リンパ腫である.
【疫学】悪性リンパ腫のほとんどを占める.
【成因・病態】腫瘍細胞の起源は B 細胞あるいは T 細胞である.
【症状】全身症状が少ない. 非連続的な進行を呈する. しばしば白血化も認められる. 予後不良である.

a）濾胞性リンパ腫
【概説】胚中心の暗調域に存在する B 細胞に由来する腫瘍細胞が増殖したものである. 比較的予後良好である.

b）MALT（mucosa associated lymphoid tissue）リンパ腫
【概説】MALT は, 消化器, 泌尿生殖器, 呼吸器粘膜で発達し, IgA を産生している. 腫瘍細胞は, リ

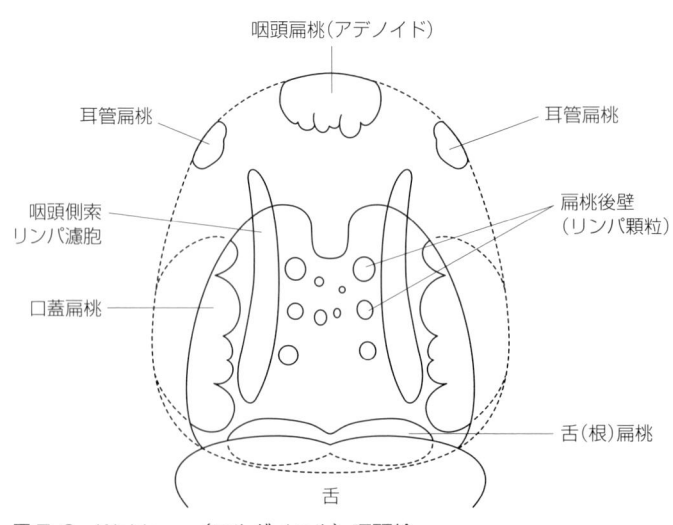

図 7-6　Waldeyer（ワルダイエル）咽頭輪

図7-7 リンパ小節の構造

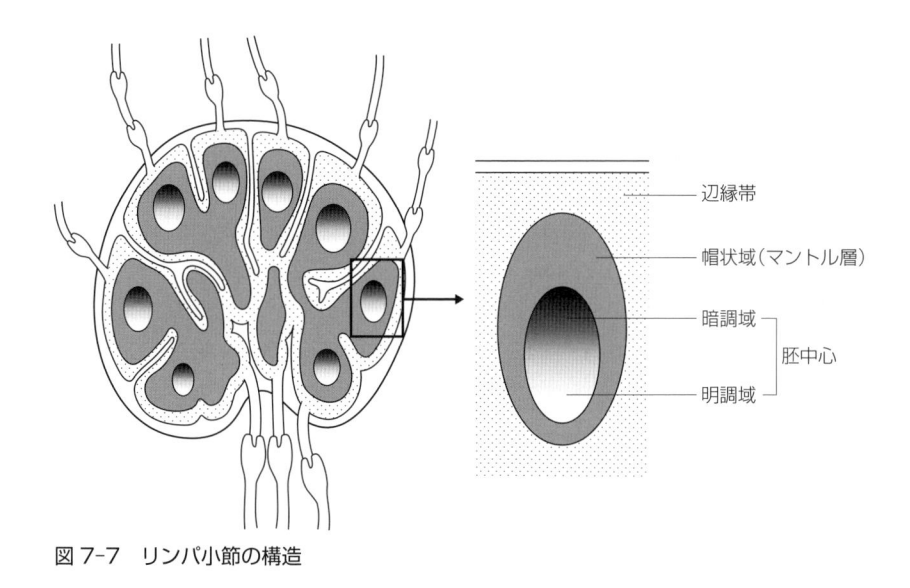

ンパ節辺縁帯のB細胞に由来する．胃，唾液腺，甲状腺に好発する．比較的予後良好である．

c）マントル細胞リンパ腫
【概説】帽状域（マントル層）のB細胞に由来するリンパ腫である．染色体において転座が認められる．高齢者に好発し，中等度悪性を呈する．

d）びまん性B大細胞型リンパ腫
【概説】悪性リンパ腫の30〜40％を占める．高齢者に好発し，中等度悪性を呈する．

e）Burkittリンパ腫
【概説】東アフリカ男児に好発する．胚中心の明調域のB細胞に由来するリンパ腫である．染色体において，転座が認められる．EBV感染と関連性がある．顎骨周辺の腫瘤，眼球突出，白血化が認められる．高度悪性を呈する．

f）未分化大細胞型リンパ腫
【概説】T細胞に由来するリンパ腫である．染色体において，転座が認められる．中等度悪性を呈する．

g）血管免疫芽球型T細胞リンパ腫
【概説】アレルギーあるいはウイルス感染に免疫系の刺激状態が存在し，その環境変化で腫瘍化する可能性がある．発熱，体重減少，盗汗などの全身症状が出現する．多クローン性高γ-グロブリン血症を呈する．高度悪性である．

h）菌状息肉腫
【概説】皮膚原発の腫瘍性増殖を呈し，次第にリンパ節，肝脾へと浸潤していく．成熟T細胞に由来するリンパ腫である．限局病変では比較的予後良好であるが，リンパ節浸潤をきたすと根治は困難となる．

i）Sezary症候群
【概説】瘙痒感が強い紅皮症を呈する成熟T細胞由来のリンパ腫である．限局病変の菌状息肉腫より予後不良であるが，リンパ節浸潤をきたした菌状息肉腫よりは予後良好である．

j）節外性NK/T細胞性リンパ腫
【概説】鼻腔に初発する．高度悪性である．

k）末梢性T細胞リンパ腫
【概説】成熟T細胞由来のリンパ腫である．高度悪性を呈する．

【治療】放射線照射，化学療法，抗CD20モノクローナル抗体（リツキシマブ）投与，造血幹細胞移植などが行われる．

7-4. 出血性疾患

7-4-1. 止血機構総論

1. 一次止血と二次止血

【概説】出血部位に血小板が粘着凝集することで，止血するものを一次止血とよぶ．さらに，凝固因子で最終的にフィブリンが析出して止血栓が形成されるものを二次止血とよぶ．

2. 血小板の機能

【概説】血小板は骨髄の巨核球からちぎれて発生する．2/3が血管内，1/3が脾臓に存在する．寿命は10日である．

血小板には，2種類の顆粒がある．濃染顆粒にはADP，α顆粒にはvon Willebrand因子（vWF），血小板由来成長因子（platelet-derived growth factor：PDGF）が含まれている．

血小板の機能は，粘着，放出，凝集にあるといえる（図7-8）．

①粘着

通常はプロスタサイクリン（プロスタグランジンI_2：PGI_2），一酸化窒素（NO）により，粘着能は不活化されている．血管破綻により，血管内皮細胞のコラーゲン，血小板表面の糖蛋白（GPIb/IX複合体），血漿・血小板・血管内皮のvon Willebrand因子，これら3つと血小板で粘着が発生する．

②放出

GPIb/IX複合体と生成されたトロンビンが血小板を刺激して，血小板から偽足が発生する．さらに，血小板内から顆粒が放出される．特に，ADPは凝集に関与する．さらに，細胞膜のフォスフォリパーゼ活性が上昇することで，リン脂質からアラキドン酸が生成される．これは，cyclooxygenase（COX-1）により，トロンボキサンA2（TXA2）が生成され，これが凝集に関与する．

③凝集

血小板同士がかたまって集まる現象である．GPIIb/IIIa複合体が関与する．これはフィブリノゲンと結合しやすいため，Plt-GPIIb/IIIa複合体-fibrinogen-GPIIb/IIIa複合体-Pltが形成される（一次凝集）．これらは，ADP，TXA2，アドレナリン，リストセチン，コラーゲンなどにより，さらに凝集が促進されることになる（二次凝集）．

3. 血液凝固因子と機能

【概説】凝固因子は，factor（F）とよばれる．12種類が知られている（表7-7）．ほとんどが，肝臓で産生される．FIIIは血管内皮下組織で，FVIIIは肝脾のマクロファージから産生される．FII，VII，IX，Xは

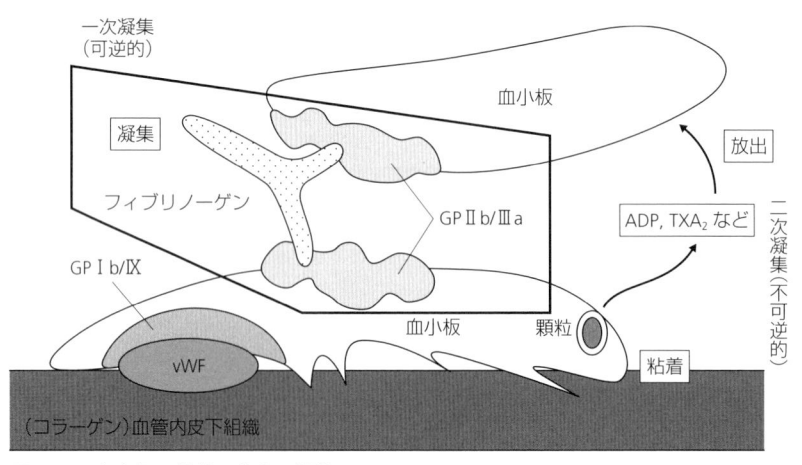

図7-8 血小板の粘着・放出・凝集

表 7-7 凝固因子一覧表

Ⅰ.	フィブリノーゲン fibrinogen
Ⅱ.	プロトロンビン prothrombin
Ⅲ.	組織因子（組織トロンボプラスチン）tissue thromboplastin
Ⅳ.	カルシウムイオン Ca^{2+}
Ⅴ.	不安定因子 labile factor
Ⅵ.	（欠番）
Ⅶ.	安定因子 stable factor
Ⅷ.	抗血友病因子 antihemophilic factor
Ⅸ.	血友病 B 因子 hemophilia B factor
Ⅹ.	Stuart-Prower 因子
Ⅺ.	PTA: plasma thromboplastin antecedent
Ⅻ.	Hageman 因子
ⅩⅢ.	フィブリン安定化因子 fibrin stabilizing factor

ビタミンK依存性である．ビタミンK欠乏では未完成の因子が産生され，protein induced by vitamin K absence（PIVKA）とよばれる．

【凝固系の機序】（図7-9）凝固系は，外因系と内因系に大別される．外因系とは，凝固因子として血液外部（血管内皮下組織）で必要とすること，内因系とは凝固因子が血液内部に含まれていることを意味している．

外因系では，血管内皮細胞が障害されて，FⅢ，トロンビンで活性化されたFⅦa，Ca^{2+}，リン脂質による複合体がまず形成される．これは，FⅩを活性化させてFⅩaとする．FⅩaは，FⅤa，Ca^{2+}，リン脂質とともに複合体を形成する．これは，FⅡをトロンビンに，トロンビンはFⅠをフィブリンに変化させる．フィブリンは，トロンビンとCa^{2+}により活性化されたFⅩⅢaにより安定化フィブリンとなる．

内因系では，FⅫが活性化されてFⅫaとなり，これがFⅪを活性化してFⅪaとする．これが，FⅨを活性化してFⅨaとする．FⅨaは，トロンビンとCa^{2+}により活性化されたFⅧa，Ca^{2+}，リン脂質と

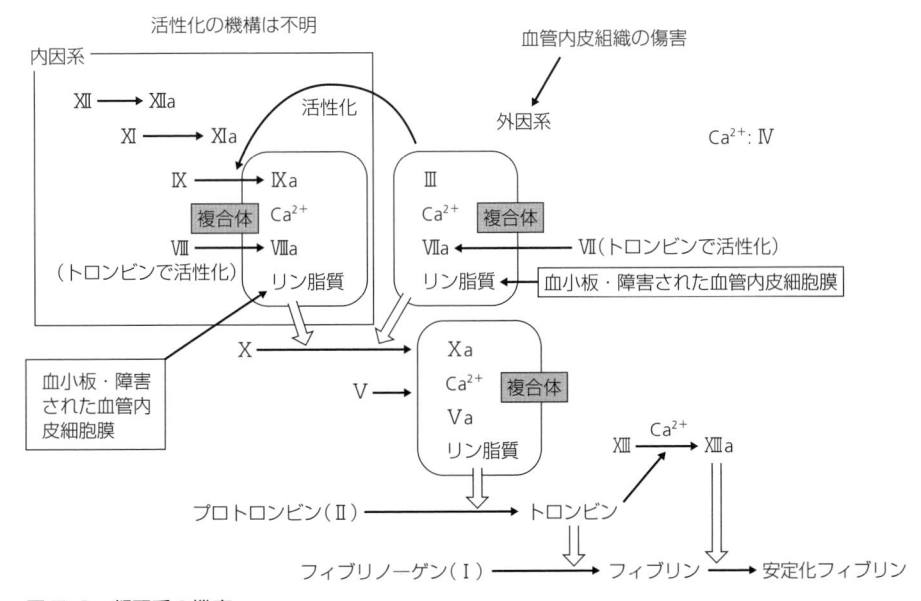

図 7-9 凝固系の機序

ともに複合体を形成する．この複合体がFXを活性化してFXaとする．以後の反応は，外因系と同様である．

【凝固系の制御（図7-10）】アンチトロンビンⅢ（ATⅢ）は，肝臓で合成される蛋白で，血管内皮細胞から分泌されるヘパラン硫酸，体外より投与されたヘパリンなどと結合することで，活性化される．活性化されたATⅢは，トロンビンと結合するとトロンビン活性を阻止する．また，FⅨおよびFⅩと結合して，これらの活性を阻害する．

トロンボモジュリン（TM）は，血管内皮細胞から分泌される蛋白である．TMは，トロンビンと結合することで，トロンビン活性を阻止する．さらに，TMとトロンビンの複合体は，プロテインC（PC）を活性化する．PCは，肝臓で合成される蛋白で，FⅤとFⅧを分解することで，凝固系の機能亢進を抑制する．この反応にはプロテインSが補酵素として作用している．さらに，PCは，plasminogen activator inhibitor-1（PAI-1）と結合して，その活性を抑制する．つまり，血栓溶解を助長する作用がある．

4．線溶系機構

【概説】線溶系は線維素溶解系を縮めたものであり，線維素とはフィブリンを指す．線溶系とは，合成されたフィブリンを溶解する機構である．

【線溶系の機序（図7-11）】肝臓で合成されたプラスミノーゲンは，血管内皮細胞で産生されるプラスミノーゲンアクチベーターによりプラスミンとなる．プラスミノーゲンアクチベーターには，血管内皮細胞で産生されるt-PAと腎臓で産生されるウロキナーゼがある．プラスミンは，フィブリンをフィブリン分解産物（fibrin degradation product：FDP）に分解する．

フィブリンは，D分画-E分画-D分画という構造（D-E-D構造）に，D分画のα鎖にはフィブリノペプチドA，E分画のβ鎖にはフィブリノペプチドBを結合している．これにトロンビンが作用すると，2種類のペプチドが離解して，フィブリンモノマーとなる．これは，さらに重合してフィブリンポリマーとなる．この段階ではD-E-D構造のみである．ここに，FⅩⅢが作用することで，安定化フィブリンとなる．これは，D分画とD分画の間に強固な架橋を形成することによる（図7-12）．プラスミンは，D分画-E分画間を離解させることはできるが，D分画-D分画間では離解させられない．このため，安定化前のフィブリンでは，D分画，E分画のみに離解

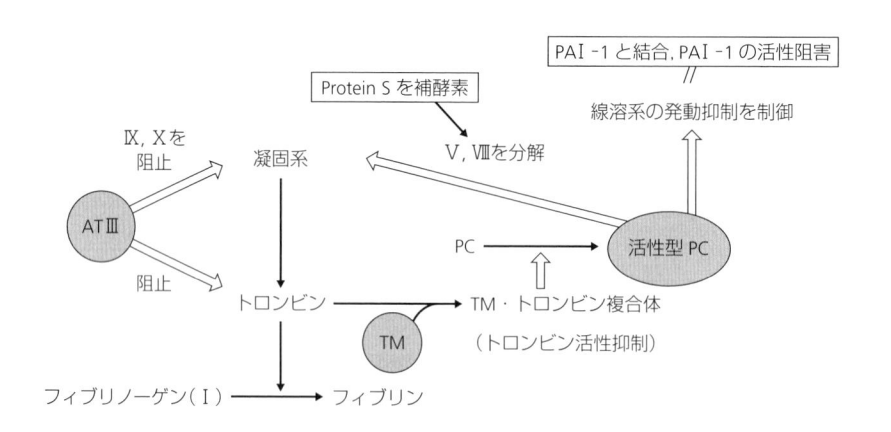

ATⅢ: antithrombinⅢ（肝臓で合成，ヘパラン硫酸・ヘパリンで活性化）
TM: thrombomodulin（血管内皮から分泌）
PAⅠ-1: plasminogen activator inhibitor-1
PC: protein C

図7-10 凝固系の制御機序

7. 血液・造血器疾患　149

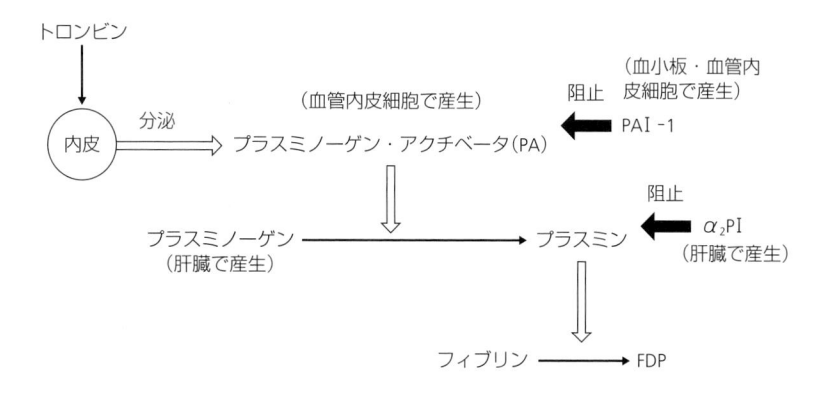

PAI-1: plasminogen activator inhibitor-1
α₂PI : α₂plasmin inhibitor
FDP: fibrin degradation product

図 7-11　線溶系の機序と制御

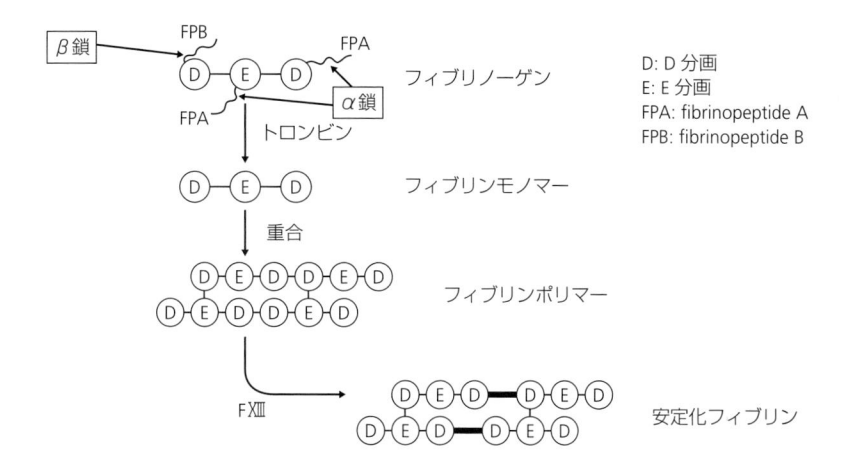

D: D分画
E: E分画
FPA: fibrinopeptide A
FPB: fibrinopeptide B

トロンビンはフィブリノーゲンからペプチドを除去
FXⅢはD分画とD分画の結合を強固にする

図 7-12　フィブリンの生成

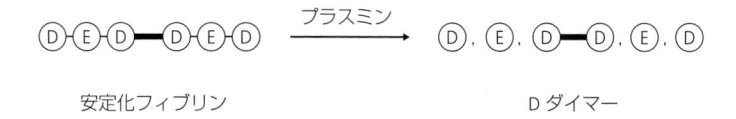

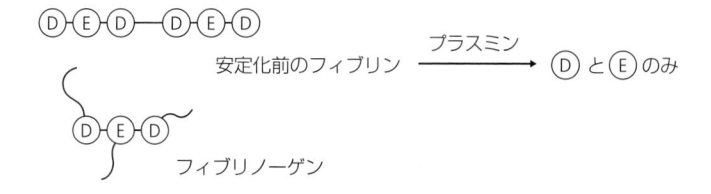

プラスミンはD-E-D分画の間を切断するが，FXⅢにより強固にされた
D-D分画を切断することができない

図 7-13　フィブリンとフィビリノーゲンの分解産物

されるが，安定化フィブリンでは，D分画，E分画のほかに，D-D分画が残存することになる（図7-13）．

【線溶系の制御】（図7-11）plasminogen activator inhibitor-1（PAI-1）は，PAと結合して，PAを不活化させる．

α_2-plasmin inhibitor（α_2PI）は，プラスミンと結合して，その活性を阻害する．

5. 止血機構に影響を及ぼす薬剤

①抗血小板薬

a）アスピリン

シクロオキシゲナーゼ（COX-1）をアセチル化して，活性を不可逆的に失活させる．また，TXA2の産生を阻害し，血小板の二次凝集を抑制する．他のNSAIDでは可逆的な阻害にとどまる．

b）エイコサペンタエン酸（EPA）

血小板内のアラキドン酸と置換していくことで，アラキドン酸から生成されるTXA2の産生が低下する．

c）チクロピジン

血小板表面のADP受容体を阻害することで，血小板凝集を抑制する．

②抗凝固薬

a）ワーファリン

ビタミンKと類似構造をもつ．肝において，ビタミンK作用に拮抗することで，FⅡ，Ⅶ，Ⅸ，Ⅹの産生を低下させる．催奇形性がある．凝固系を制御するプロテインC，プロテインSもビタミンK依存性であることから，ワーファリンにより産生が抑制される．本剤投与により，出血傾向だけでなく，血栓形成傾向にも注意が必要となる．

b）ヘパリン

ATⅢを増強させる．ATⅢが減少すれば，ヘパリンの効果も減弱することになる．

c）アルガトロバン

抗トロンビン作用がある．ATⅢの関与は必要ない．

③線溶薬

a）ウロキナーゼ

プラスミノーゲン・アクチベーターの一種である．

b）t-PA

プラスミノーゲン・アクチベーターの一種である．ウロキナーゼと異なり，フィブリンの存在下のみで効果が発現する．

7-4-2. 出血性疾患総論

【概説】出血の原因は，血管，血小板，凝固系，線溶系に求めることができる（表7-8）．

出血の特徴としては，以下のとおりである．血小板と毛細血管の異常では，皮膚，粘膜などの表在性出血で，紫斑が認められる．紫斑には，点状出血，斑状出血があり，圧迫で消失しない．凝固系の異常では，関節，筋肉内などの深部出血が認められる．線溶系の異常では，にじみ出る出血oozingが認められる．

7-4-3. 血管異常による出血傾向

1. アレルギー性紫斑病

【概説】Ⅲ型アレルギーである．小児期，男児に多い．感冒後，紫斑，関節痛，腹痛が出現する．腎炎を合併することがある．

表7-8 出血性疾患の一覧

血管の異常 →	血管性紫斑病，Osler-Rendu-Weber病
血小板の異常	
数の不足 →	急性白血病，再生不良性貧血，ITP，TTP，DIC
機能の異常 →	血小板無力症，Bernard-Soulier症候群，von Willebrand病
凝固因子の不足 →	血友病，von Willebrand病
線溶系の過亢進 →	DIC

2. Osler-Rendu-Weber 病

【概説】常染色体優性遺伝である．細静脈，毛細血管において弾性組織，平滑筋が欠損しているので，血管拡張，動静脈瘻，貧血，血管破綻をきたしやすい．

> **東洋医学の視点**
>
> ● 血管異常による出血
> 血管の障害による出血は，血管が血管内に血液を保持しておくことができないわけですから，明らかに気の作用不足です．つまり，気虚です．脾の統血作用の低下によります．気虚になる原因はさらに複雑にからんでいる可能性にも注意してください．

7-4-4. 血小板減少による出血傾向

【概説】血小板減少は，産生障害，破壊亢進，異常プールに原因を分類することができる（表7-9）.

なお，異常クローンをもつ骨髄巨核球の腫瘍性増殖による血小板増多症では，血小板数が増加するが，血栓を形成することで，結果的に出血傾向を呈することがある．

1. 特発性血小板減少性紫斑病

【概説】免疫学的機序で血小板が破壊する疾患である．急性型は，小児に多く，ウイルス感染の先行があり，自然回復例が多い．慢性型は，成人女性に多く，難治例が多い．

骨髄検査で巨核球の増加が認められる．血液検査では，PAIgG（platelet associated IgG）が陽性となる．

治療には，γグロブリン大量療法，輸血，摘脾などが行われる．

2. 血栓性血小板減少性紫斑病

【概説】細血管に血栓が形成されることで，血小板が消費されて発症する．紫斑，溶血性貧血，腎障害，精神障害，発熱などが認められる．

治療には，血漿交換などが行われる．

> **東洋医学の視点**
>
> ● 血小板減少による出血
> 骨髄での血小板産生が低下している場合には気虚，自己免疫性の機序による場合には肝気，腎気の障害を考えることになります．現象は同じでも，病態が異なれば，東洋医学的病態も異なってきます．

7-4-5. 血小板の質的異常による出血傾向

1. Bernard-Soulier 症候群

【概説】常染色体劣性遺伝である．血小板表面の糖蛋白であるGPⅠb/Ⅸ複合体の欠損が原因である．粘着能の障害をきたす．

2. 放出障害症　platelet release abnormality

【概説】血小板の顆粒の欠如・放出機構の障害である．粘着能と凝集能の障害をきたす．

表7-9 原因別分類による血小板減少症

1）産生障害
　・骨髄での産生不良
　　　骨髄占拠病変……急性白血病，骨髄腫，癌の骨髄転移
　　　造血幹細胞の異常……再生不良性貧血，PNH
　・無効造血……巨赤芽球性貧血，MDS
2）破壊亢進
　・免疫学的機序によるもの……ITP，SLE，薬剤性
　・それ以外の理由によるもの……TTP，DIC
3）異常プール……肝硬変，Banti 症候群

3. 血小板無力症

【概説】常染色体劣性遺伝である．GPⅡb/Ⅲa複合体の欠損が認められる．凝集能の障害をきたす．

> **東洋医学の視点**
>
> ● 血小板機能異常による出血
>   血小板の機能異常は，やはり気虚でしょう．気の作用が不十分で完璧な血小板として形成できない状態です．これには，血小板を完成させるための物質が不足している可能性もありますから，そうすると血虚がからんできます．血小板数の不足は，血虚が中心となることもありえます．実際には気の作用不足が主となります．

4. 後天性の異常

①薬剤
　アスピリン，その他のNSAIDなどの投与があげられる．

③尿毒症
　老廃物の体内蓄積による．粘着能，凝集能の障害をきたす．

④M蛋白血症
　M蛋白に血小板が覆われることで発症する．粘着能・凝集能の障害をきたす．

7-4-6. 凝固因子欠乏による出血傾向

1. 血友病

【概説】血友病Aは，FⅧの活性低下，血友病Bは，FⅨの活性低下をきたしたものである．ともに，伴性劣性遺伝である．

　関節内出血，関節変形拘縮，筋肉内出血，筋拘縮，末梢神経圧迫，麻痺などが出現する．

　治療には，凝固因子補充，リハビリテーションなどが行われる．筋肉注射は禁忌である．

2. von Willebrand 病

【概説】常染色体優性である．von Willebrand factor (vWF)が低下あるいは欠損する疾患である．vWFは，血小板，血管内皮細胞から血漿中に分泌されるもので，血小板のGPⅠb/Ⅸ複合体と結合して血管内皮のコラーゲンと血小板を粘着させる分子糊としての機能，FⅧの安定化機能をもつ．vWFが不足することで，血小板粘着能の障害，FⅧが分解されやすくなることで，内因系凝固障害が発生する．

　検査においては，リストセチン凝集反応低下が認められる．リストセチンはvWFとGPⅠb/Ⅸ複合体の結合を促進するものである．

　治療には，vWF高用量のFⅧ製剤，DDAVP (1-deamino-8-D-arginine vasopressin) (血管内皮細胞に貯蔵されたvWFの分泌を促す) の投与がある．

> **東洋医学の視点**
>
> ● 凝固因子不足による出血
>   凝固因子の不足は，血虚と気虚が中心となるでしょう．特に先天的な疾患が多いので十分に先天の精が補給されなかった可能性が考えることになります．

3. 抗リン脂質抗体症候群

【概説】抗リン脂質抗体には，lupus anticoagulant (LA)，抗カルジオリピン抗体 (aCL) などがある．このような抗体が存在することで，血栓形成（下肢深部静脈血栓症），習慣性流産などをきたす．

　検査においては，aPTT，PT延長が認められる．これは，リン脂質と凝固因子が結合して反応が進行しないためである．

　治療には，抗凝固療法，血栓溶解療法などが行われる．

7-4-7. 線溶亢進による出血傾向

1. DIC (disseminated intravascular coagulation)

【概説】線溶系の亢進には，一次線溶亢進と二次線溶亢進がある．一次線溶亢進が，フィブリンとは関係なく線溶系が亢進する病態であるのに対し，二次線溶亢進は大量に生じたフィブリンを溶解するために生じるもので，DICとよばれる．

【疫学】頻度としては，固形癌45%，感染症16%，

白血病 15％である．

【成因・病態】
① 組織因子の血管内流入

外傷，熱傷，常位胎盤早期剝離，羊水塞栓など，組織トロンボプラスチン（Tf）が血管内に流入して，血栓が形成されることから，線溶系が亢進するものである．

② 急性前骨髄性白血病

白血病細胞内に大量の Tf が含有されることから，この Tf が放出されて発症する．

③ エンドトキシンショック

単球，マクロファージに Tf を産生させることが原因となる．

④ 固形癌

腫瘍細胞が Tf 様物質や直接 FX を活性化する cancer procoagulant を分泌することによる．腫瘍細胞を攻撃するために，活性化したマクロファージが IL-1，TNF を分泌して，血管内から Tf を分泌すること，腫瘍細胞表面のリン脂質が凝固を促進させることなども考えられる．

【症状】細血管内で播種性に凝固が発生すると，血小板，凝固因子が不足して出血をきたすことになる．血管がつまって虚血性組織障害が発生すると，赤血球が破砕，断片化して，線溶系が亢進する．このようにして，出血が助長される．

【診断】血液検査で，血小板減少，PT 延長，aPTT 延長，フィブリノーゲン減少，FDP 増加などが認められる．

【治療】基礎疾患の治療が必要である．

抗凝固療法としては，ヘパリン，ATⅢ，合成抗トロンビン薬投与などが行われる．

補充療法を行うと，新たな血栓が形成されて，線溶亢進となり悪循環になることに注意が必要である．

血小板，凝固因子が極度に減少した場合には，血小板輸血，新鮮凍結血漿補充も行われる．

2．一次線溶亢進による出血傾向

【概説】一次線溶亢進は，フィブリンとは関係なく線溶が亢進するものである．このような病態としては，プラスミノーゲンアクチベーターの過剰産生，PAI-1，α_2PI の欠損などがあげられる．プラスミノーゲンアクチベーターの過剰産生の原因としては，ショック，外傷，高体温，悪性腫瘍などがある．PAI-1，α_2PI の欠損としては，先天性，肝障害などがある．

治療には，トラネキサム酸（抗線溶薬）投与がある．

東洋医学の視点

● 線溶系の亢進による出血

線溶系の亢進は，もともとは凝固能が過剰に亢進して凝固因子などを消費しつくして，凝固する機能が低下した状態です．凝固物を処理するために線溶系が活発になっています．外から外邪が侵入して発生するものが多いでしょう．その結果，肝気が亢進して凝固能を活発にさせていることもあります．

8. 代謝・栄養疾患

8-1. 糖代謝異常

8-1-1. 糖尿病
【概説】インスリンの作用不足により生じる慢性の高血糖を主徴とする代謝性疾患である.
【疫学】1型糖尿病は,10万人に1.5人の発症頻度とされる.2型糖尿病が圧倒的に多い.
【分類・成因】1型と2型に分類される.

1型は,膵β細胞の破壊によるもので,通常は絶対的インスリン欠乏に至るものを指す.自己免疫性,特発性がある.

2型は,インスリンの分泌低下を主体とするもので,インスリン抵抗性が多い.遺伝子異常が関与するもの,他疾患に伴うもの(膵外分泌疾患,膵内分泌疾患,肝疾患,薬剤性,感染症,免疫機序,遺伝的症候群の一部分症状)がある.

妊娠中のみに糖尿病となるものを妊娠糖尿病として,別に扱われる.

【病態】健常者では,食事に関わらず,血糖は70〜140 mg/dLで一定である.このコントロールにインスリンが関与している.

インスリン分泌は,基礎分泌+追加分泌(食後)となる.基礎分泌は,夜間,空腹時に起こる.血糖低下により,インスリン分泌は低下する.これにより,肝からのブドウ糖放出が増加することになる.このようにして,血糖がコントロールされている.一方,追加分泌については,ブドウ糖が吸収されると門脈中のブドウ糖濃度が上昇することで,インスリンの追加分泌が発生する.これにより,肝でブドウ糖の取り込みが増加し,筋や脂肪組織に取り込まれることになる.

【症状】多尿,口渇,多飲,体重減少がよく知られているが,自覚症状はない場合が非常に多くなってきている.

症候について,高血糖に基づく症候,脂肪分解亢進に基づく症候,蛋白分解亢進に基づく症候,血管障害に基づく症候,神経障害に基づく症候に分類する.

1. 高血糖に基づく症候

インスリンの分泌低下により,ブドウ糖の細胞膜透過性が低下する.肝でのブドウ糖合成が亢進する.糖利用障害と糖産生亢進により,高血糖となる.続いて,糖尿が発生し,浸透圧利尿により,口渇・多尿が発生する.また,水晶体の代謝障害により,白内障を発症する.

2. 脂肪分解亢進に基づく症候

糖利用障害により,肝でのグルコース利用が低下して,ATP産生も低下する.これにより,脂質代謝が亢進することになる(図8-1).脂肪酸のβ酸化により,アセチルCoAが産生され,ATP産生へと代謝が行われる(図8-2).この際,ミトコンドリアではケトン体産生も亢進することになり,その過剰な産生によって,ケトアシドーシス昏睡が発生する.細胞質ゾルでは,T-cho産生が亢進して,高脂質血症が発生する.このようにして,空腹で多食の症状が発生する.

脂肪酸のβ酸化の機序は以下の通りである.大きくアシルCoAとしてミトコンドリア内への移動,ミトコンドリア内でのβ酸化の過程に分けられる.

脂肪酸はアルブミンに運ばれ,肝細胞の細胞質ゾルへ移動する.脂肪酸の代謝はミトコンドリア内で行われるが,脂肪酸のままではミトコンドリア内へ移動できない.コエンザイムA(CoASH)が脂肪酸

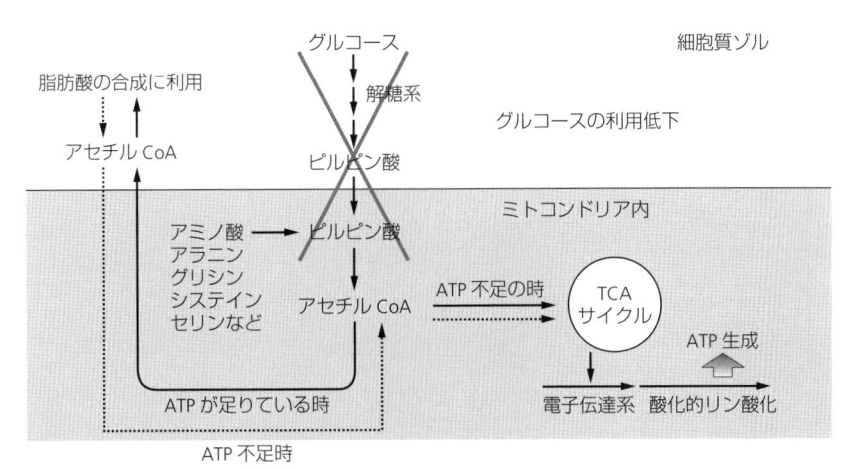

図8-1 糖尿病時の脂質代謝

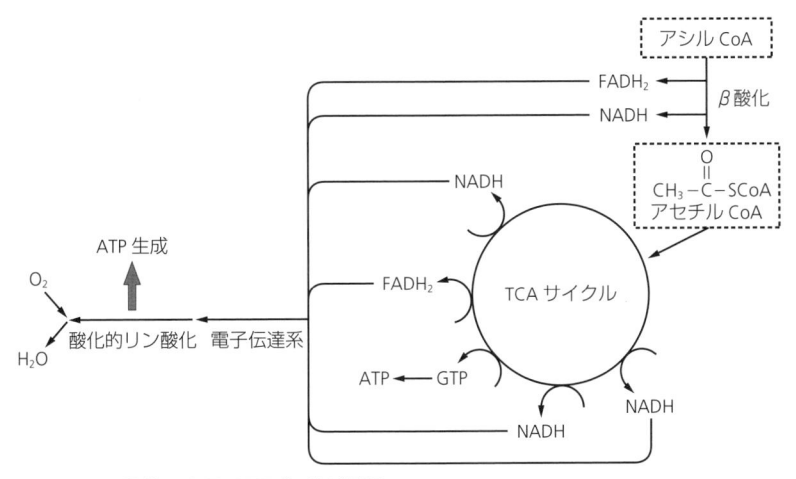

図8-2 β酸化によるATP生成の過程

のカルボキシル基と反応することで，アシルCoAとなり，ミトコンドリア内へ移動することが可能となる（図8-3）．実際には，アシルCoAからアシルカルニチンに代謝されてから移動し，ミトコンドリア内で再度アシルCoAに変換される（図8-4，図8-5）．なお，アシル基とは，カルボン酸にあるカルボキシル基のOHを除いた部分を指す（図8-6）．

ミトコンドリア内に移動したアシルCoAは，そのβ位にある炭素が酸化されることでアセチルCoAが産生される．ある分子の炭素は，構成される重要な官能基に隣接したものから，α炭素，β炭素，γ炭素と命名される（図8-7）．β酸化とは，β炭素が酸化されることである．アシルCoAのβ炭素が酸化されることで，アセチルCoAと炭素数が2個減少したアシルCoAとなる（図8-8）．1度のβ酸化により，アセチルCoAは2個ずつ炭素数が減少することになり，最終的には全てアセチルCoAに分解される（図8-9）．

このようにして多量に産生されたアセチルCoAは，ミトコンドリア内で代謝されて，多量のケトン体（アセト酢酸・ヒドロキシ酢酸・アセトン）が生成される．多量にあるアセチルCoAは，細胞質ゾル

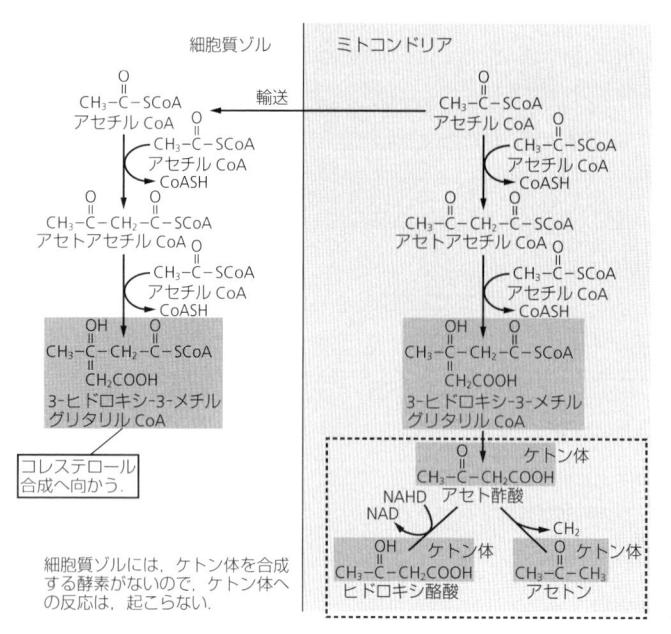

156　8. 代謝・栄養疾患

図 8-3　ケトン体生成とコレステロール合成の違い

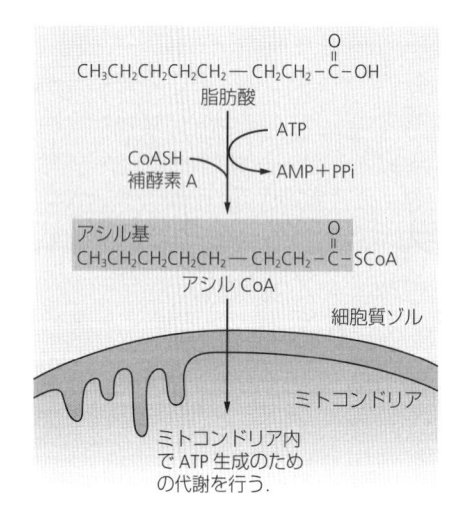

細胞質ゾルには，ケトン体を合成する酵素がないので，ケトン体への反応は，起こらない．

図 8-4　脂肪酸からのアシル CoA の生成

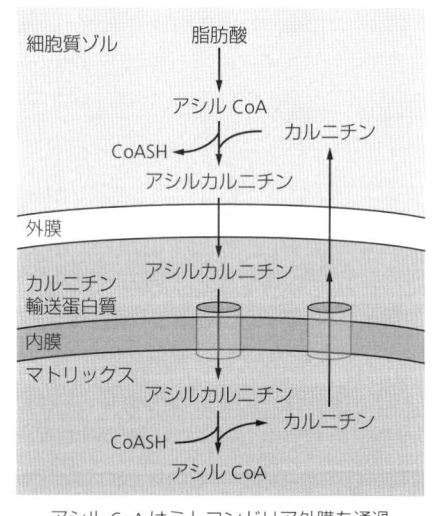

図 8-5　アシル CoA のミトコンドリア内への輸送

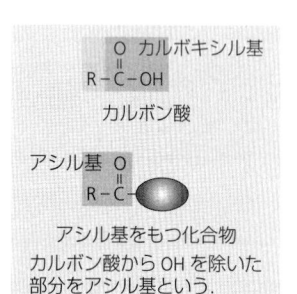

アシル CoA はミトコンドリア外膜を通過する際にアシルカルニチンになり内膜を通過後に再度アシル CoA に変化する

図 8-6　アシル基

脂肪酸のようにカルボキシル基（−COOH）をもっているものは，アルコール性の OH や CoA の SH と反応して，水が取れて結合することができる．この時できる，カルボキシル基をもつ物質からカルボキシル基の OH を除いた残りの部分をアシル基とよぶ．

アシル基をもつ化合物
カルボン酸から OH を除いた部分をアシル基という．

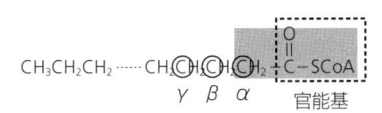

図8-7 炭素の命名

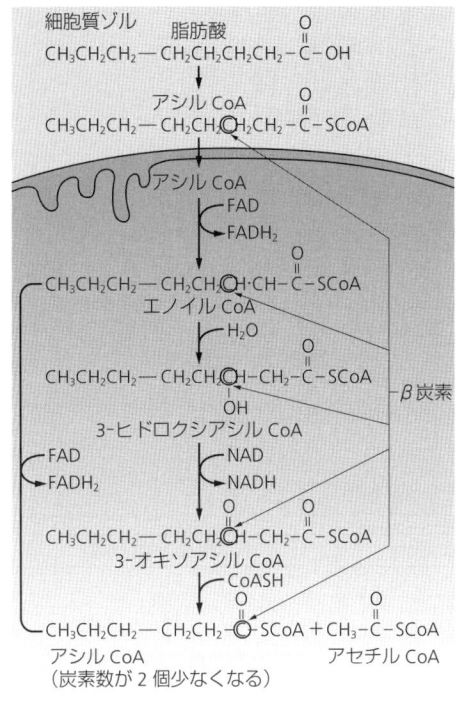

図8-8 β酸化の過程 ⓒβ炭素

図8-9 β酸化によるアシルCoAの分解過程

にも輸送される．しかし，細胞質ゾルにはケトン体生成に関与する酵素がないため，コレステロールが多量に産生されることになる．

3．蛋白分解亢進に基づく症候

インスリンは筋などにおいて蛋白合成を促進し，蛋白分解を抑制する．インスリン作用の減弱により，蛋白分解が亢進し，体重減少，高窒素血症が発生する．

4．血管障害に基づく症候

高血糖により，流入側の毛細血管は拡張するが，流出側の毛細血管は拡張していないため，内圧が上昇して血管障害が発生する．微小血管のみならず，大血管にも障害が拡大する（図8-10）．合併症の項で解説する．

5．神経障害に基づく症候

合併症の項で，解説する．

【診断】血糖値は，空腹時110 mg/dL未満が正常である．空腹時126 mg/dL以上，あるいは随時200 mg/dL以上は糖尿病型である．

75g OGTT（経口ブドウ糖負荷試験）が行われる．75 gのブドウ糖を250～350 mLの溶液として経口負荷する．負荷後，30分，1時間，2時間に血糖を測定する．空腹時110 mg/dL未満かつ2時間後140 mg/dL未満が正常である．空腹時126 mg/dL以上あるいは2時間後200 mg/dL以上を糖尿病とする．

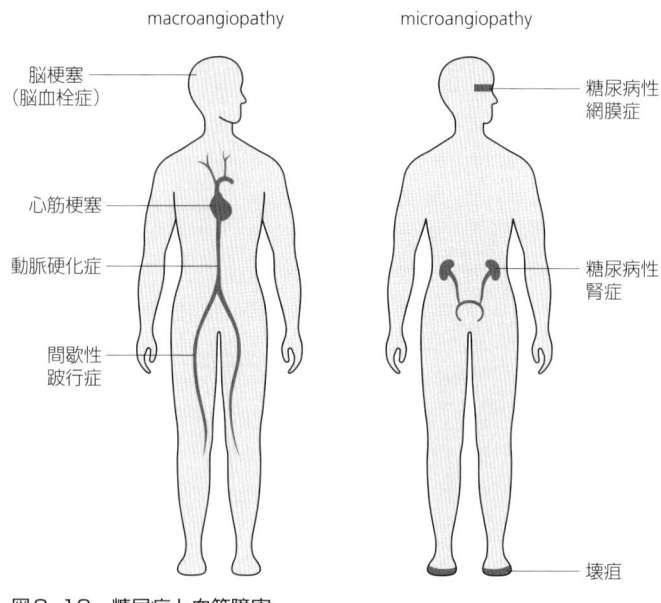

158   8. 代謝・栄養疾患

図8-10　糖尿病と血管障害

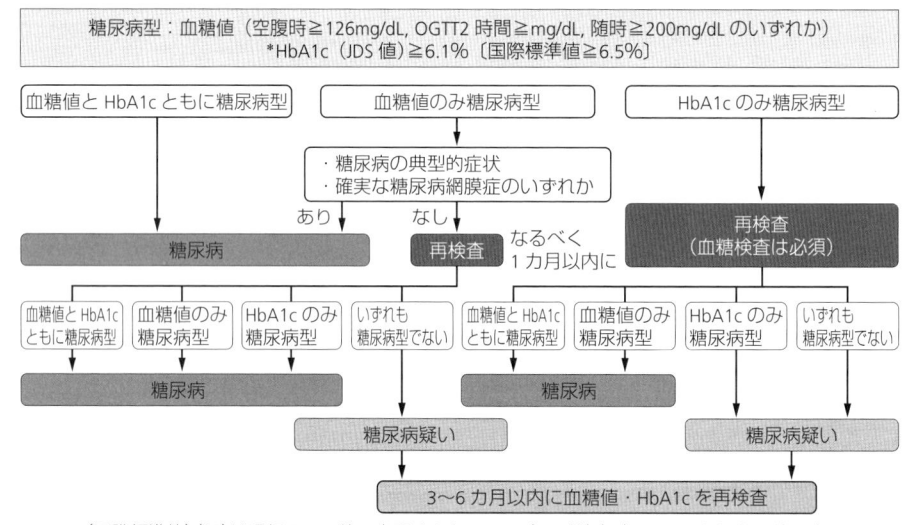

図8-11　糖尿病の臨床診断のフローチャート

*HbA1c（国際標準値）(%)は現行のJDS値で表記されたHbA1c(JDS値)(%)に0.4%を加えた値で表記．

（糖尿病．2010; 63(6):450-67より一部改変）

正常でも，糖尿病型でもない場合を境界とする．

赤血球中のヘモグロビンは蛋白質であり，ブドウ糖と非酵素的に結合（緩徐に進行）している．全ヘモグロビン中でブドウ糖と結合した割合をHbA1cとして表す．過去1〜2カ月の平均血糖を反映する．5.8%未満を正常とする．

診断の流れは図8-11のとおりである．

【治療】食事療法，運動療法，薬物療法がある．

食事療法では，適正なエネルギー摂取が重要である．標準体重を（身長m×身長m×22）kgとして，1日必要カロリーを25〜30 kcal/kgと設定する．これから，1日の必要カロリーは（身長m×身長m×

22)×(25〜30 kcal/kg) と計算されることになる．バランスのとれた食品構成とする．全カロリーの50〜60％を炭水化物，1〜1.2 g/kg標準体重を蛋白質として，残りを脂質に配分する．

運動療法では，10,000歩/日を心がけ，最大酸素摂取量の50％強度を維持する．急性効果として血糖降下作用，慢性効果としてインスリン感受性の改善があげられる．血糖コントロール不良，眼底出血，腎不全では禁忌である．

薬物療法は，食事療法，運動療法で改善しない場合に適応される．経口薬療法としては，以下のとおりである．スフルフォニル尿素薬には，インスリン分泌促進作用がある．ビグアナイド薬は，肝での糖新生を抑制する．乳酸アシドーシスに注意が必要である．αグルコシダーゼ阻害薬は，食前に服用することが重要で，消化管での糖質吸収を遅延する．腹部膨満に注意が必要である．チアゾリジン薬は，インスリン抵抗性を改善する．速効型インスリン分泌促進薬は，作用時間がスフルフォニル尿素薬より短時間であり，食前に服用する．

インスリン注射は，経口薬で改善が得られない場合に投与される．種類としては，超速効型・速効型・混合型・中間型・持効型がある．強化インスリン療法とは，1型において，健常人の血中インスリン濃度を再現し，良好な血糖コントロールを得ようとするものである．自己血糖測定を導入している．

治療目標は，糖尿病細小血管症，動脈硬化性疾患の発症と進展の阻止にある．健康人と変わらない日常生活の質の維持，寿命の確保が重要である．検査値の目標としては，体重は標準，血圧は130未満/80未満，HbA1cは6.5未満，できれば5.8未満，T-choは200未満，LDL-Cは120未満，TGは150未満 HDL-Cは40以上である．

【合併症】

a) 急性合併症

糖尿病ケトアシドーシスと高血糖性高浸透圧昏睡が代表的である（表8-1）．

①糖尿病ケトアシドーシス

高度のインスリン不足により糖代謝が障害されると，代償性に脂質代謝が亢進し，ケトーシスが発生する．さらに浸透圧利尿により脱水が加わることで重症化する．

治療は，脱水に対して補液，高血糖に対してインスリンが投与される．

②高血糖性高浸透圧昏睡

高度な高血糖のため脱水が進行し，意識障害が発生する．ステロイド投与中・高カロリー輸液中などに発生しやすい．

治療は，脱水に対して補液，高血糖に対してインスリンが投与される．インスリンに対する反応はケトアシードスより良好である．

b) 慢性合併症

①糖尿病性網膜症

網膜血管の血流障害により発症する．網膜に出

表8-1 糖尿病ケトアシドーシスと高血糖性高浸透圧昏睡の比較

	糖尿病ケトアシドーシス	高血糖高浸透圧昏睡
年齢	若年者に多い	高齢者に多い
誘因	インスリン注射の中止 急性感染症	ステロイド投与，高カロリー輸液 急性感染症
身体的所見	脱水　アセトン臭 kussmaul 大呼吸	脱水
検査所見 　血糖 　ケトン体 　HCO_3^- 　血漿浸透圧 　血漿 pH	 250〜1000 mg/dL 尿中（3+） 10 mEq/L 以下 330 mOsm/L 以下 7.3 未満	 500 mg/dL 以上 尿中（−）〜（+） 16 mEq/L 以上 335 mOsm/L 以上 7.3〜7.4

血，白斑，浮腫が出現する．進行すると，網膜と硝子体に新生血管が増加して，視力障害が悪化する．

病期は，正常，単純網膜症，増殖前網膜症，増殖網膜症に分類される．増殖前網膜症，増殖網膜症に対して，光凝固療法が行われる．

②糖尿病性腎症

腎血管の血流障害により発症する．尿中アルブミン排泄が増加する．糸球体濾過率は，初期には増加するが，徐々に低下し，悪化すれば透析を行うことになる．

腎症の進展予防には厳格な血糖管理・血圧管理が重要となる．血圧は 130/80 mmHg 未満が目標となる．食事は，蛋白制限が必要で，0.8 g/kg 標準体重/日 以下を目指す．

③糖尿病性神経障害

高血糖による神経細胞の代謝障害が原因である．

単神経障害は，栄養血管の閉塞によるもので，外眼筋麻痺，顔面神経麻痺などを呈する．3 カ月以内に自然治癒することが多い．

多発神経障害では，左右対称性びまん性で，四肢末端の自発痛，異常感覚（ピリピリ，ジンジン），知覚低下などをきたす．また，自律神経障害をきたすこともあり，消化管異常，低血圧，勃起障害を呈する．

④糖尿病性足壊疽

神経障害，血管障害をもとに，足に皮膚潰瘍を発生させる．

神経障害が中心の場合には，外傷，靴擦れが引き金となって，過重部位に発生する．疼痛が自覚されず重篤化しやすい．

栄養血管障害の場合には，趾尖部，踵に発症しやすい．

治療としては，不良肉芽除去，抗生物質投与などが行われる．

東洋医学の視点

● 糖尿病

糖尿病は東洋医学では，消渇と表現されています．糖尿病が重症化すると喉が渇いて多飲となり，さらに多尿となる．つまり，飲んでも飲んでも水分が消えていくことを消渇と表現したようです．よって，症状が顕在化した場合の東洋医学的な病態の特徴は津液の不足といえます．

糖尿病は血中のブドウ糖が脾によって通常に処理されないために，体内に過剰に停滞するために，体に悪さをするといった病態といえます．つまり脾虚がベースにあることが多いといえます．これにより栄養分ともいえる精が蓄積されすぎる状態となり，これによって熱が生じてくることがあります．この熱がもととなり津液が消耗されると津液不足となります．脾虚により気の力が減少し，気虚となると腎の機能にも障害が生じます．これにより小便・大便の排泄異常が現れます．津液不足は血液粘度を上昇させ，瘀血の病態を発生させます．これにより脳卒中，腎障害，網膜障害，末梢神経障害なども合併することになります．

8-1-2．低血糖

1．外因性低血糖

【概説】糖尿病治療薬の不適切使用によるものが多い．アルコール摂取によって，糖新生が抑制されること，酢酸に代謝される際に脂質代謝が抑制されてブドウ糖が消費されることにより発症することもある．

2．空腹時低血糖

【概説】インスリンの過剰，血糖上昇ホルモンの不足，肝臓におけるグリコーゲン貯蔵，代謝の障害などが原因としてあげられる．

インスリンの過剰としては，インスリノーマ，インスリン自己免疫症候群などがある．

血糖上昇ホルモンの不足としては，糖質コルチコイドの低下をきたす病態，例えば，Addison 病，下垂体機能不全症などがある．

肝臓におけるグリコーゲン貯蔵，代謝の障害としては，肝硬変，糖原病などがある．

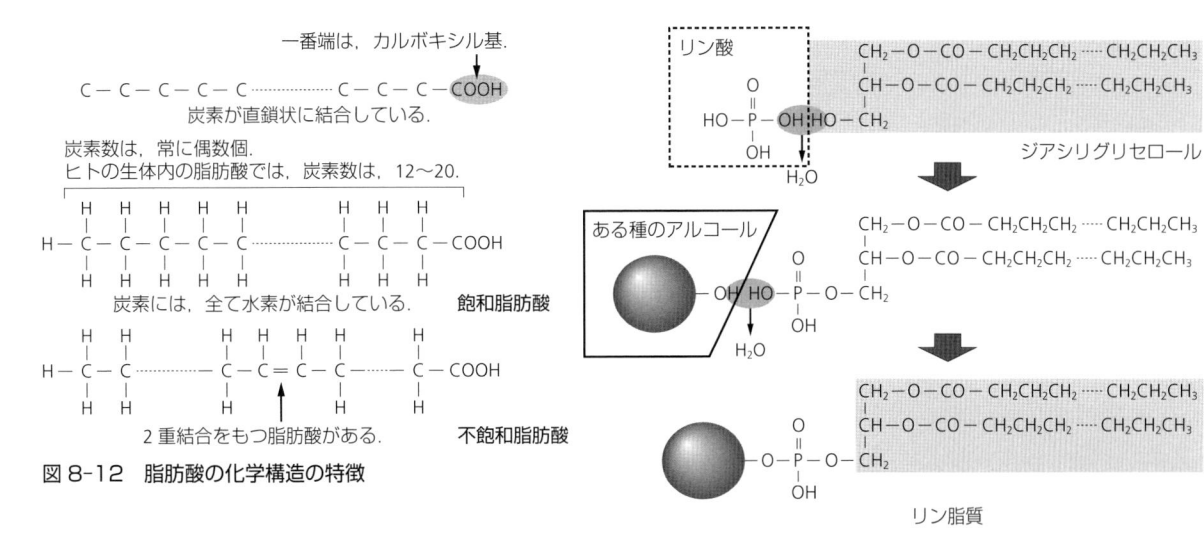

図8-12 脂肪酸の化学構造の特徴

図8-13 リン脂質の化学構造の成り立ち

3. 反応性低血糖

【概説】食後に，かえって低血糖になるものである．胃切除後の後期ダンピング症候群，甲状腺機能亢進症，ロイシン過敏性低血糖（ロイシンのインスリン分泌促進作用に過敏に反応するもの，6カ月以内の乳児に多い）などがある．

8-2. 脂質代謝異常

8-2-1. 脂質代謝

【食事による脂質摂取】食事中の脂質は，中性脂肪（トリグリセリド），エステル型コレステロール，遊離型コレステロール，脂肪酸（図8-12），リン脂質（図8-13）からなる．大半が中性脂肪である．コレステロールのうち遊離型は30％である．

トリグリセリドは，グリセロール（グリセリン）1分子に脂肪酸が3分子結合したものである（図8-14）．トリグリセリドは，トリアシルグリセロールともよばれる．エステル型コレステロールは脂肪酸とコレステロールがエステル結合したものである．

【脂質の消化吸収】

1. 十二指腸

トリアシルグリセロールは，膵臓から分泌されるリパーゼにより分解されて，脂肪酸とジアシルグリセロールになる．ジアシルグリセロールはさらに，リパーゼにより分解されて，脂肪酸とモノアシルグリセロールになる（図8-15）．

エステル型コレステロールは，膵臓から分泌されるコレステロールエステラーゼにより，分解されて脂肪酸とコレステロールになる（図8-16）．

2. 小腸

リパーゼやコレステロールエステラーゼによって生成された脂肪酸のうち，短鎖脂肪酸は，血液中に入り肝へ移動する（図8-17）．

長鎖脂肪酸は，モノアシルグリセロール，ジアシルグリセロールとともに，小腸粘膜上皮細胞へ取り込まれる．これらは，トリアシルグリセロールに生成されて，リンパ管に入り，鎖骨下静脈へ流入する（図8-17）．

コレステロールは，小腸粘膜上皮細胞へ取り込まれてから，リンパ管に入り，鎖骨下静脈へ流入する（図8-17）．

3. 小腸～鎖骨下静脈

リンパ管中において，トリアシルグリセロール，コレステロールは，グロブリン蛋白質とともに球状

162   8. 代謝・栄養疾患

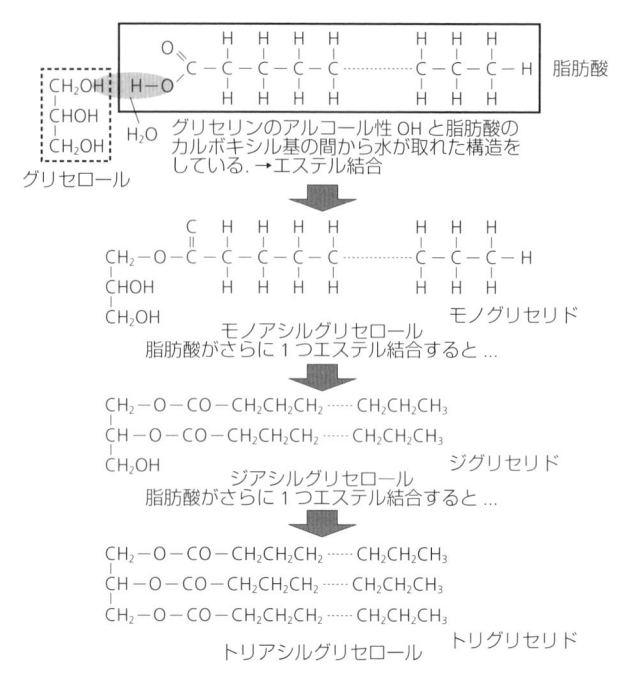

図8-14 単純脂質の化学構造

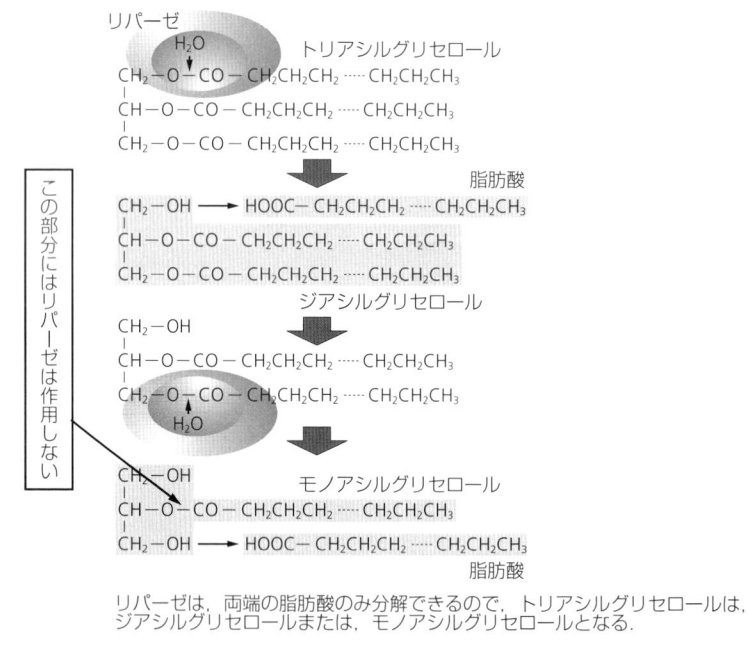

図8-15 リパーゼによるトリアシルグリセロールの分解

になって，血中へ入る．この球状になったものを球状脂肪，あるいはカイロミクロンとよぶ．また，脂質と蛋白質と構成されることから，リポ蛋白質ともよぶ．

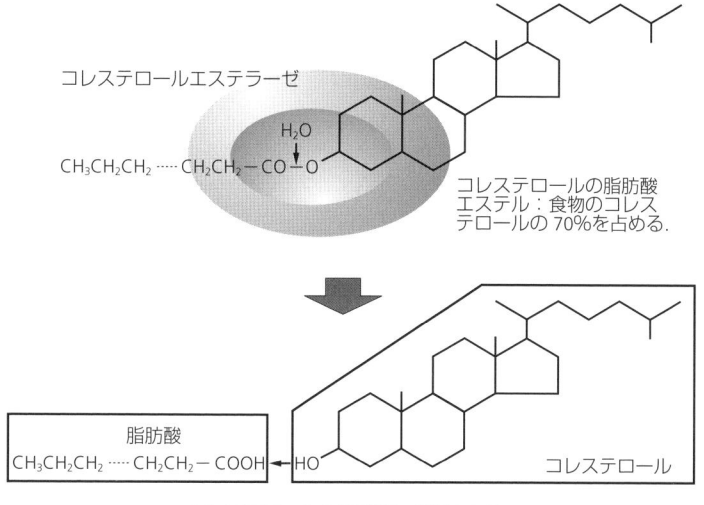

図 8-16 コレステロールエステラーゼの機能

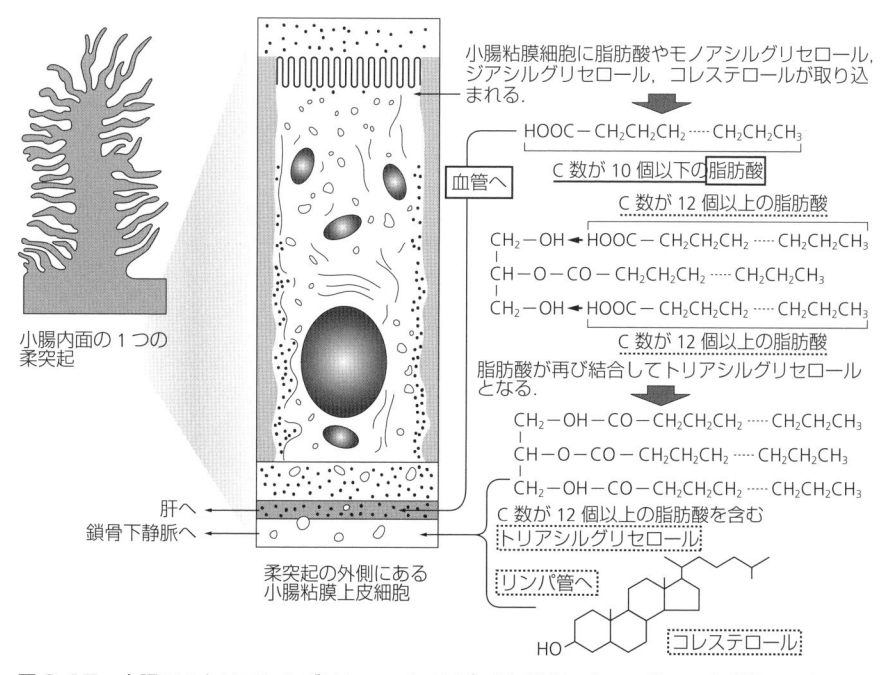

図 8-17 小腸でのトリアシルグリセロールの再合成と消化によって生じた脂質類の吸収

4. 肝

小腸から血中に入り，肝に移動した短鎖（低級）脂肪酸は，炭素をつなげて長鎖（高級）脂肪酸となり，さらにトリアシルグリセロールに生成される．これにコレステロール，蛋白質が結合して VLDL（very low density lipoprotein）となり，血中に入る．VLDL は，カイロミクロンより脂肪が少なく，蛋白が多い．VLDL は，カイロミクロンより小さく，重い．

5. 血中

カイロミクロン，VLDLは，コレステロールよりトリアシルグリセロールが多い構造である．これらが，トリアシルグリセロールリパーゼで脂肪酸が取れることで，IDL（intermediate density lipoprotein）となる．これは，コレステロールの割合が上昇して，VLDLより重くなっている（図8-18）．

IDLは，血中のほか，肝でさらにトリアシルグリセロールが分解されて，LDL（low density lipoprotein）となる．これは，コレステロールの多い脂肪球となっている．

6. 血中および肝

IDLは肝で（あるいは血中で）さらにトリアシルグリセロールが分解され，コレステロールの多い脂肪球（LDL）となる（図8-19）．

LDL（low density lipoprotein）は，肝でコレステロールが除去されて，蛋白含量が高いHDL（high density lipoprotein）となる（図8-19）．

【善玉・悪玉コレステロール】LDLは，コレステロールを組織へ配送（転送）する主役である．コレステロールを多く含み，血管壁にコレステロールを付着させる．つまり，動脈硬化の原因となるものであり，LDL中のコレステロールは悪玉コレステロールとよばれる．

HDLは，コレステロールを組織から回収（逆転送）する主役である．血管壁についたコレステロールを除去する．直接あるいは間接的に肝臓でリサイクルし，LDLが付着する血管壁の部分に結合して，LDLが血管壁に付着してコレステロールを壁に付着させないよう防御している．LDLの酸化を防止し

図8-18 カイロミクロンとVLDLからできるIDL

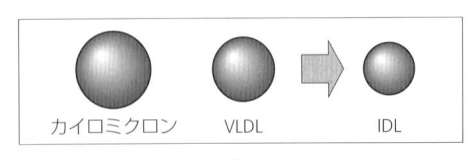

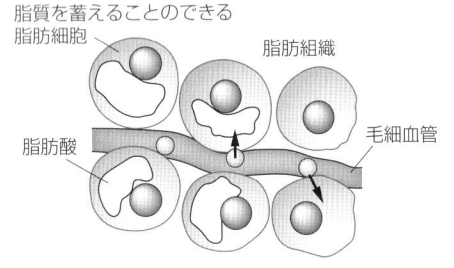

カイロミクロンやVLDLは，脂肪組織などで分解を受け，脂肪細胞に脂肪酸を取り込まれながら小さくなり，IDLとなる．

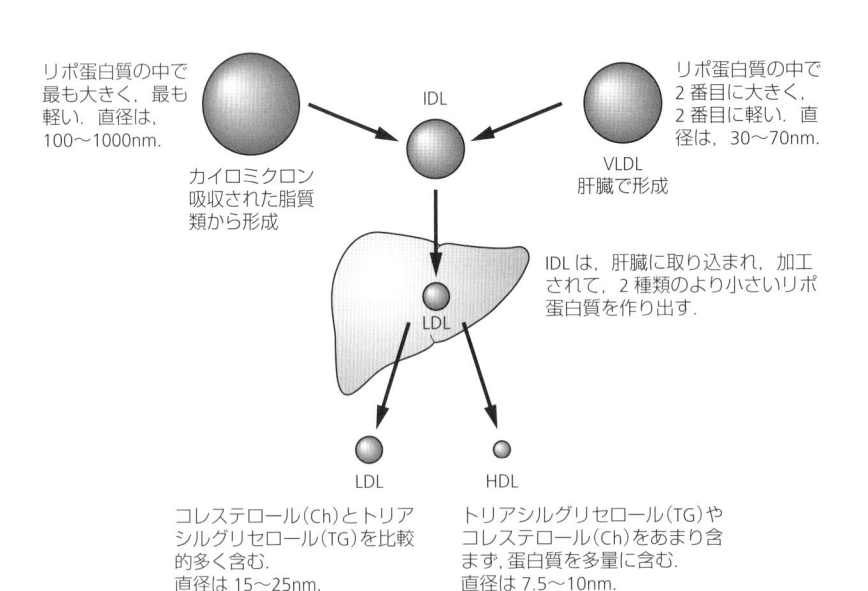

図8-19 肝臓で形成されるLDLとHDL

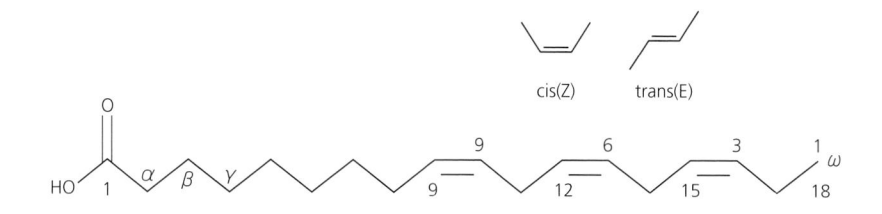

ω-3脂肪酸は，炭素鎖のメチル末端から数えて3番目の炭素-炭素結合に初めて二重結合が現れるものである．
ヒトに必須なω-3脂肪酸として，α-リノレン酸（18:3, ω-3; ALA）は，上記のように表現される．その他必須ω-3脂肪酸として，エイコサペンタエン酸（20:5, ω-3; EPA）およびドコサヘキサエン酸（22:6, ω-3; DHA）である．これら3種の不飽和脂肪酸は，18, 20, 22の炭素鎖にそれぞれ3, 5, 6カ所の二重結合をもつ．すべての二重結合はシス配置である．

図8-20　ω-3脂肪酸

ている．このため，HDL中のコレステロールは善玉コレステロールとよばれる．

【VLDLからLDLへの移行】 血中において，中性脂肪主体のVLDLがコレステロールが増加したLDLに変化する機構については，CETP（コレステロールエステル転送蛋白）が関与している．

CETPは，コレステロールを回収したHDLからVLDL, IDL, LDLにコレステロールエステルを逆転送し，交換に中性脂肪を取り込む作用がある．CETPは肝臓から分泌されている．

【ω-3脂肪酸・ω-6脂肪酸】 ω-3脂肪酸は，n-3脂肪酸（n-3 fatty acid）ともよばれ，不飽和脂肪酸の分類の1つである．一般にω-3位に初めて炭素-炭素二重結合をもつものを指す（図8-20）．栄養学的に必須なω-3脂肪酸としては，α-リノレン酸（ALA），エイコサペンタエン酸（EPA），ドコサヘキサエン酸（DHA）などがある．

ヒトは，ω-3脂肪酸をデノボ合成することはできないが，18炭素ω-3脂肪酸のALAから20, 22炭素の不飽和ω-3脂肪酸（EPA, DHA）を形成することができる．これらの変換は，リノール酸から誘導される必須なω-6脂肪酸とともに競争的に起こる．したがって，ω-3脂肪酸が食物から直接得られる場合，またはω-6類似体の量がω-3の量を大きく上回らない場合，組織内での長鎖ω-3脂肪酸は効率的に蓄積される．逆に，ω-6を摂りすぎるとω-3が生成できないことになる．

ω-6脂肪酸はω-6位に初めて炭素-炭素二重結合をもつものを指す．ω-6脂肪酸からはアトピーを激化させ，関節炎の痛みを増強するプロスタグランジンが誘導される．ω-6脂肪酸系，リノール酸を摂りすぎると，喘息，湿疹，感染症に罹患しやすくなる．

以上のように，ω-3脂肪酸の摂取が望まれることになる．

【トランス型不飽和脂肪酸】 トランス型不飽和脂肪酸は，長期保存を可能にするために，水素化合処理という強引な化学処理で生まれたものである．液体の油が，この処理により，マーガリン（脂）になるのである．この過程で，シス型だった脂肪酸が，一部トランス型に変化し，これが動脈硬化を進行させる原因になるとされる．「異変脂肪」，「プラスチック脂肪」ともよばれる．このようなマーガリン・ショートニングなどは本来自然界にないものであり，何十年と使用されてきたが，欧米ではノートランス油，ノートランスマーガリンへと考えが変化してきている．

8-2-2. 脂質異常症

【概説】 以前は高脂血症とよばれていた．しかし，低HDL-Cは動脈硬化の危険因子であるが，低HDL-Cでは，高脂血症という名称にそぐわない．このため，脂質異常症とよぶようになった．高LDL-C血症，

表 8-2 脂質異常症の診断基準（空腹時採血）

高 LDL コレステロール血症	LDL コレステロール	≧140 mg/dL
低 HDL コレステロール血症	HDL コレステロール	<40 mg/dL
高トリグリセリド血症	トリグリセリド	≧150 mg/dL

低 HDL-C 血症，高トリグリセリド血症がある（表 8-2）．

脂質異常症は，動脈硬化の発症と進展に強く関与する．LDL-C の増加は冠動脈疾患の最大の危険因子である．その他には，低 HDL-C・TG 含有リポ蛋白の中間代謝産物（レムナント）の増加，HDL-C の低下などがあげられる．

【疫学】高コレステロール血症は男性の約 20%，女性の約 25%にみられる．高トリグリセリド血症は男性の約 17%，女性の約 9%にみられる．

【成因・病態】分類は以下のとおりである（表 8-3）．

Ⅰ型は，カイロミクロンが増加するタイプである．TG を分解するリポタンパクリパーゼ（LPL）の欠損による膵炎の合併が認められる．動脈硬化との関連性は低い．

Ⅱa 型は，LDL-C が単独で増加するタイプである．家族性高コレステロール血症が代表的である．LDL 受容体の低下により LDL の異化が低下している．なお，ネフローゼ症候群における高コレステロール血症でも LDL-C の産生が増加している．

Ⅱb 型は，TG，LDL-C がともに増加するタイプである．2 型糖尿病・肥満に合併しやすい．VLDL の過剰分泌，時に VLDL の異化障害に基づく．家族性複合高脂血症は原発性のなかで頻度が高い．冠動脈疾患を引き起こすことが多い．LDL 粒子数を表すアポ B の増加が認められる．小型高密度 LDL が出現する．

小型高密度 LDL は，インスリン抵抗状態で発生するものである．CETP により VLDL から正常な LDL に中性脂肪が転送される際に，中性脂肪の増加した LDL が肝臓の中性脂肪分解酵素により分解されて小粒子化する．小粒子化された LDL は血管壁に侵入しやすく，回収されづらく，酸化されやすい．すなわち，動脈硬化を促進することになる．

Ⅲ型は，アポリポタンパク E の変異に基づくものである．レムナントが受容体に結合しにくくなる．VLDL，レムナントが増加する．TG，TC が同程度に増加する．LDL-C は低下する．全身性の動脈硬化，手掌線状黄色腫が認められる．

Ⅳ型は，VLDL-TG 増加，LPL 活性低下，HDL-C 低下をきたすものである．遺伝性・糖尿病・肥満・糖分過剰摂取などが原因となる．

Ⅴ型は，Ⅳ型以上に TG が増加するタイプで，カイロミクロンも増加している．アルコール摂取に起因する．

HDL の異常としては，低下するものとして，LCAT（lecitin-cholesterol acyltransferase）欠損症，魚眼症，Tangier 病，LPL 欠損症，喫煙，運動不足，肥満，糖尿病，腎不全などがある．なお，LCAT は，肝でのみ合成される酵素であることから肝におけるタンパク合成能を反映するものである．血中で LCAT は HDL と結合して存在し，末梢組織細胞膜などから受けとった遊離コレステロールにレシチンの脂肪酸を転移してコレステロールエステルを生成する酵素である．血中コレステロールエステルのほとんどすべてが本酵素の活性に依存している．LCAT は肝で合成される半減期の短い糖タンパクであることから，肝の合成能の指標として用いられる．

HDL の上昇するものとしては，CETP 欠損症，適度な飲酒と運動などがある．なお，CETP は，コレステロールを回収した HDL から VLDL，IDL，LDL にコレステロールエステルを逆転送し，交換に中性脂肪を取り込むものである．CETP は肝臓から分泌されている．

【症状】黄色腫，角膜輪を伴うことがある．TG 増加例では急性膵炎を発症することがある．冠動脈疾患，脳梗塞などが合併しやすい．

表 8-3 WHO の脂質異常症分類

分類	LDL-C	TG	増加するリポタンパク	電気泳動パターン	代表的な疾患
Ⅰ型	↓↓	↑↑↑	CM	原点	リポタンパクリパーゼ欠損症 アポCⅡ欠損症
Ⅱa型	↑↑↑	—	LDL	β	家族性高コレステロール血症
Ⅱb型	↑↑	↑↑	VLDL LDL	Preβ β	家族性複合高脂血症
Ⅲ型	↓	↑↑	IDL CMレムナント	Broadβ	家族性Ⅲ型高脂血症 アポE欠損症
Ⅳ型	—	↑↑	VLDL	Preβ	2型糖尿病, 肥満
Ⅴ型	↓	↑↑↑	CM VLDL	原点 Preβ	飲酒

CM=カイロミクロン

表 8-4 脂質異常症治療薬の特性

分類	LDL-C	TC	TG	HDL-C	主な一般名
スタチン	↓↓↓	↓↓	↓	↑	プラバスタチン, シンバスタチン, フルバスタチン, アトルバスタチン, ピタバスタチン, ロスバスタチン
陰イオン交換樹脂	↓↓	↓	—	↑	コレスチラミン, コレスチミド
フィブラート系薬	↓	↓	↓↓↓	↑↑	クロフィブラート, クリノフィブラート ベザフィブラート, フェノフィブラート
ニコチン酸誘導体	↓	↓	↓↓	↑	ニコチン酸トコフェノール, ニコモール, ニセリトール
プロブコール	↓	↓	—	↓↓	プロブコール
EPA	—	—	↓	—	イコサペント酸エチル
コレステロール吸収阻害	↓↓	↓	↓	↑	エゼチミブ

表 8-5 リスク別脂質管理目標値

治療方針の原則	カテゴリー	LDL-C以外の主要危険因子*	脂質管理目標値（mg/dL） LDL-C	HDL-C	TG
一次予防 まず生活習慣の改善を行った後, 薬物治療の適応を考慮する	Ⅰ（低リスク群）	0	<160	≧40	<150
	Ⅱ（中リスク群）	1〜2	<140		
	Ⅲ（高リスク群）	3以上	<120		
二次予防 生活習慣の改善とともに薬物治療を考慮する	冠動脈疾患の既往		<100		

脂質管理と同時に他の危険因子（喫煙, 高血圧や糖尿病の治療など）を是正する必要がある.
*LDL-C値以外の主要危険因子
　加齢（男性≧45歳, 女性≧55歳）, 高血圧, 糖尿病（耐糖能異常を含む）, 喫煙, 冠動脈疾患の家族歴, 低HDL-C血症（<40 mg/dL）
・糖尿病, 脳梗塞, 閉塞性動脈硬化症の合併はカテゴリーⅢ扱いとする.

【診断】血清 TG，TC，HDL-C から，以下の式で LDL-C が算出可能である．

LDL-C = TC − HDL-C − TG/5

家族性高コレステロール血症は冠動脈疾患を好発するため，早期診断は重要となる．

【治療】高 LDL-C 血症を中心とした脂質異常の改善を目指す．冠動脈疾患の一次予防では，高 LDL-C 以外の動脈硬化危険因子数の評価が重要である．二次予防では，LDL-C を 100 未満を目標とする．

生活習慣では，禁煙，適切な食事，身体活動を心がける．3〜6 カ月の生活指導で改善なければ薬物治療を考慮する．

薬剤としては，スタチンが基本となる．高 TG 血症，低 HDL-C 血症ではフィブラート，ニコチン酸なども選択される（表 8-4）．基礎疾患に応じて，脂質管理目標値が異なってくる（表 8-5）．

【予後】原発性では自然治癒はない．二次性では原疾患の推移による．女性は閉経後悪化しやすい．LDL-C の低下により冠動脈疾患の危険性は低下する．

8-2-3. 肥満・肥満症

【概説】体脂肪の過剰蓄積を指す．具体的には，body mass index（BMI）が 25 以上で，合併疾患がある，あるいは腹囲が男性 85 cm 以上，女性 90 cm 以上（上半身肥満の疑いとなる），腹部 CT で内臓脂肪面積 100cm^2 以上のものを指す．

体脂肪分布として，下半身肥満（女性型，洋梨型肥満）に対して上半身肥満（男性型，りんご型，腹部肥満）では生活習慣病の合併が高い．

両者の区別には，かつてはウエスト・ヒップ比が用いられてきたが，現在はウエスト周囲径（腹囲）が利用される．上半身肥満は腹部 CT により，皮下脂肪型肥満，内臓脂肪型肥満に分類され，内臓脂肪型肥満では生活習慣病の合併が高い．両者の区別は，かつては腹部皮下脂肪面積・内臓脂肪面積比が用いられたが，現在は内臓脂肪面積が利用される．ウエスト周囲径は内臓脂肪面積 100cm^2 をもとに算出されたものである．

【疫学】90％は原発性肥満（単純性肥満）であり，10％が症候性肥満（二次性肥満）である（表 8-6）．

【成因・病態】摂取エネルギーと消費エネルギーのバランス崩壊によって発生する．過食，食べ方の誤り（高脂肪食，まとめ食い，早食い，不規則な食事，夜食など），身体活動不足，熱産生障害（食事誘導性熱産生低下），遺伝などが原因となる．

遺伝性のものとしては，単一遺伝子異常（レプチン，グレリン遺伝子異常，レプチン受容体遺伝子異常），染色体遺伝子異常（Laurence-Moon-Biedl 症候群，Prader-Willi 症候群），単一遺伝子多型（β$_3$-受容体遺伝子多型）などがある．

【症状】腋窩・下腹部の擦過性皮膚炎，皮下脂肪断裂

表 8-6 肥満症に含まれる合併疾患（生活習慣病）
○脂肪の脂肪細胞への過剰蓄積による代謝異常
 ■糖尿病，耐糖能障害
 ■脂質異常症
 ■高血圧
 ■高尿酸血症，痛風
 ■脂肪肝
 ■冠動脈疾患：心筋梗塞，狭心症
 ■脳梗塞：脳血栓，一過性脳虚血発作
○過剰な脂肪蓄積による物理的負荷
 ■睡眠時無呼吸症候群，Pickwick 症候群
 ■整形外科的疾患：変形性関節症，腰椎症
 ■月経異常，不妊症

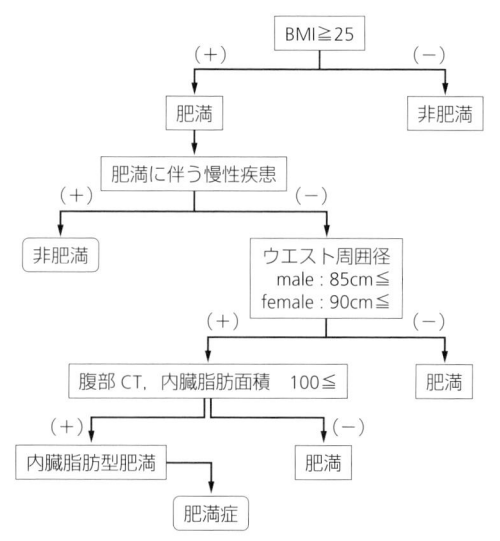

図 8-21 肥満症の診断チャート

線などが認められる．

【診断】BMI，ウエスト周囲径，内臓脂肪面積などに基づき診断する（図8-21）．

【治療】標準体重に戻すことが目標ではない．合併症の正常化と患者のQOL改善が重要である．6カ月以内に5〜10％の減量を目標とし，その後のリバウンド防止に注意する．

食事療法としては，1000〜1800 kcalの低カロリー食療法，600 kcal以下の超低カロリー食療法などがある．

運動療法としては，1日200〜300 kcalの継続的運動を行う．10分以上の運動を4〜6回繰り返す．

外科療法として，胃内容縮小術，胃バイパス術がある．

薬物療法には，シブトラミン（SNRI），マジンドール（ドパミン，セロトニン，アドレナリンの再取り込み阻害）などが投与される．対象は，BMI 30％以上あるいは27％以上で糖尿病，脂質異常症，高血圧のいずれかをもつこととなっている．

8-2-4．メタボリック・シンドローム

【概説】虚血性心疾患の高リスク病態である．予防によりリスクを軽減させることが重要である．定義としては，上半身肥満があり，かつ高血糖，高血圧，高TG血症，低HDL-C血症のうち2つ以上の異常を併発するものを指す（図8-22）．

メタボリック・シンドロームと診断された場合には，体重減量3 kg，ウエスト減量3 cmを目指す．

> **東洋医学の視点**
>
> ● メタボリック・シンドローム
>
> 『黄帝内経』には「聖人は未病を治す」とあり，東洋医学はまだ実際の疾患にまでは至らない「未病」の状態の段階で，正常な状態に回復させることが重要と考えています．メタボリックシンドロームは，動脈硬化性疾患に進展していく過程にある，いわば「未病」の状態といえるのです．
>
> 一般的に肥満は脂肪組織が過剰に蓄積された病態ですが，東洋医学ではもう少し，機能的なバランスを考慮して捉えています．つまり，脂肪組織が人体にすべて役に立っているかどうかです．役に立たない脂肪が多すぎれば肥満ですし，そうでなければ問題なしと判断するのです．脂肪組織の絶対量ではなく，人体の活動に応じた必要量であるがどうかが問題となるので

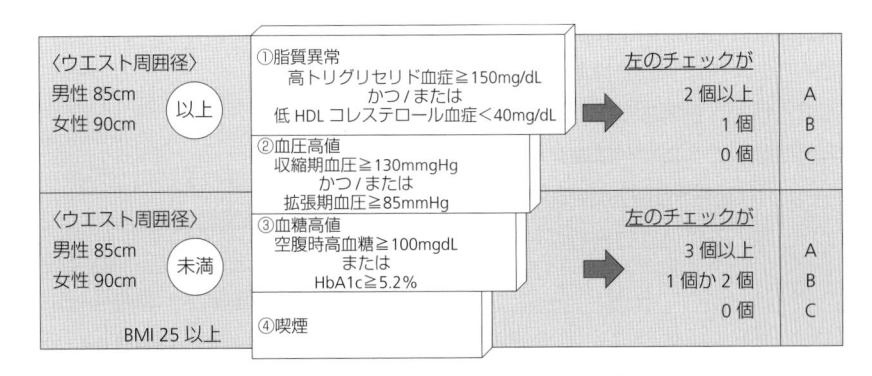

図 8-22 メタボリック・シンドロームの診断と指導

す．摂取された飲食物の吸収率，エネルギーの消費率，疲労後の回復に要するエネルギー必要率などが各人異なるのです．個人の活動に見合ったカロリー摂取なら問題がないのですが，それが過剰になれば肥満となるわけです．

東洋医学で肥満といえば，脂肪組織の過剰と捉えれば，気血水の血の成分が過剰になった病態と捉えます．養分が豊富な陰分とみるわけです．このような血の要素が過剰になって，血管内にすべて収容しておくことができなくなって組織が貯まったものとみなすことができます．陰分ではありますが，水よりも血ですから，陰分で寒の立場ではあっても熱の要素をもつものと考えることができます．また，このような熱をもつ成分が過剰になってくれば，外部から熱や水分を引き込みやすくなります．こうして，湿・熱を帯びた食品の摂取が増加すると，肥満がさらに増強されていくことになります．

もう一方の肥満として，水肥りがあります．正確には肥満という表現が適切ではないかもしれませんが，東洋医学ではこのような水肥りも肥満と捉えてきました．これは，気血水の水の過剰が中心です．このようなタイプに，エネルギーの過剰摂取を伴っていたとしてもよいのですが，基本病態は脾や腎の機能低下による寒の状態といえます．このような病態では熱が不足して，水分を循環させて，正常なバランスを維持することが困難になっています．エネルギー過剰による陰分なりの熱も水分の非常な寒によって打ち消され，寒のみが目立つ病態が形成されています．

8-3. 尿酸代謝異常

【概説】体内で合成されたプリン体と食物由来のプリン体から尿酸が産生される．尿酸は，7 mg/dL で飽和し，組織に尿酸塩として結晶を形成する．関節内に析出した尿酸結晶を好中球が貪食して炎症が発生する．これが痛風発作である．

【疫学】成人男性に多く，約1％に発生する．

【成因・病態】尿酸排泄低下型，尿酸産生増加型，混合型がある．

【症状】第一中足趾関節の疼痛腫脹発赤が片側性に認められる．10 日ほどで改善する．

【診断】尿酸 7 mg/dL で，高尿酸血症と診断する．8.5 mg/dL 以上になると痛風発作の危険性が高くなる．

【治療】生活指導として，肥満解消，摂取エネルギーの適正化，プリン体摂取の制限，アルコール摂取の制限が行われる．

痛風発作時には，抗炎症薬・尿酸降下薬が投与される．

高尿酸血症には，尿酸排泄低下型では尿酸排泄促進薬（ベンズブロマロン）が，尿酸産生増加型には尿酸産生抑制薬（アロプリノール）が投与される．

8-4. 骨代謝障害

8-4-1. 骨粗鬆症

【概説】骨強度の低下から，骨折の危険が増大する．皮質骨（80％）と海綿骨（20％）の両者において骨質が低下するものである．

【疫学】50 歳以上の全女性の約 1/4，80 歳以上の半数以上が，骨粗鬆症の診断基準を満たしている．女性の有病率は男性の 2 倍以上である．

【成因・病態】原発性骨粗鬆症としては，特発性，閉経後，老人性に分類される．特発性としては，妊娠後，若年性などがある．閉経後はⅠ型といい，エストロゲン低下により，海綿骨優位の骨質低下をきたすものである．老人性はⅡ型といい，骨芽細胞機能低下，Ca 吸収低下，PTH に対する腎反応性低下によって皮質骨優位の骨質低下をきたすものである．

続発性骨粗鬆症としては，内分泌性，栄養性，薬物性，遺伝性，その他，に分類される．内分泌性には，副甲状腺機能亢進，甲状腺機能亢進，Cushing

症候群，性線機能不全などが，栄養性には，ビタミンD欠乏，低栄養などが，薬物性にはステロイド，メソトレキセート，ヘパリンなどが，遺伝性には骨形成不全症，ホモシスチン尿症，Marfan症候群などが，その他として，不動，関節リウマチ，骨髄腫，アルコール中毒などがある．

【症状】骨折が認められる．閉経後（Ⅰ型）では，椎体圧迫，前腕部遠位部骨折が，老人性（Ⅱ型）では，大腿骨頸部骨折が特徴的である．

【診断】骨密度として，DXA (dual energy X-ray absorptiometry) による腰椎評価がある．骨形成マーカーには，Al-p，オステオカルシンがある．骨吸収マーカーには，Ⅰ型コラーゲン代謝物質・尿中ピリジノリン，デオキシピリジノリンなどがある．

【治療】アミノ酸含有ビスフォスフォネート，選択的エストロジェン受容体モデュレーター，活性型ビタミンD，ビタミンK，カルシトニン，エチドロネート，カルシウム製剤，女性ホルモン製剤，イブリフラボンなどが投与される．

8-4-2. 骨軟化症

【概説】骨形成に必須の骨基質層の石灰化が障害されたものである．小児期に発症したものは，くる病とよばれる．

【疫学】発生頻度はきわめて低い．

【成因・病態】ビタミンD作用不全としては，欠乏，活性化障害，不応症がある．欠乏としては，栄養障害，日光曝露低下，吸収不良などがある．活性化障害には，慢性腎不全，ビタミンD依存症Ⅰ型などがある．不応症には，ビタミンD依存症Ⅱ型などがある．

低リン血症としては，ビタミンD抵抗性低リン血症，腫瘍，Fanconi症候群などがある．

そのほか，尿細管性アシドーシス，抗痙攣薬長期服用，鉄過剰などが原因となる．

【症状】発育障害，骨格変形，疲労，腰背部痛，筋力低下が認められる．

【診断】骨型Al-p上昇が認められる．骨X線では，恥骨弓，大腿骨上部，脛骨，肋骨に偽骨折が認められる．くる病では骨端線の拡大，不規則化，不明瞭化が認められる．

【治療】ビタミンD，リン製剤が投与される．

8-5. その他の代謝異常

8-5-1. ビタミン欠乏症
1. 水溶性ビタミン欠乏症

【概説】水溶性ビタミンとしては，ビタミンB_1，ビタミンB_2，ビタミンB_6，かつてはビタミンB_5と呼ばれたパントテン酸，ニコチン酸とニコチン酸アミドの総称でビタミンB_3ともよばれるナイアシン，葉酸，ビタミンB_{12}，ビタミンB_7ともよばれるビオチン，ビタミンCなどがある．

ビタミンB_1欠乏症としては，脚気，ウエルニッケ脳症（意識障害，精神障害）などがある．

ビタミンB_2欠乏症としては，口角炎，口内炎，舌炎，羞明，流涙，脂漏性皮膚炎などがある．

ビタミンB_6欠乏症としては，貧血，末梢神経炎，脂漏性皮膚炎，口角炎，舌炎などがある．

パントテン酸欠乏症としては，四肢しびれ感，足灼熱感，脱毛，皮膚炎などがある．

ナイアシン欠乏症は，ペラグラとよばれる．光線過敏症による顔左右対称性の発疹，舌炎，口内炎，食道炎のほか，脳症による錯乱，見当識の喪失，幻覚，健忘などが認められる．

葉酸欠乏症としては，巨赤芽球性貧血，舌炎，腸炎などがある．

ビタミンB_{12}欠乏症としては，巨赤芽球性貧血，ハンター舌炎，腸炎，末梢神経炎，亜急性連合性脊髄変性症，メチルマロン酸尿症，ホモステイン尿症などがある．

ビオチン欠乏症としては，脂漏性皮膚炎，舌炎，結膜炎，筋肉痛，神経障害などがある．

ビタミンC欠乏症としては，コラーゲン生成障害による壊血病がある．

2. 脂溶性ビタミン欠乏症

【概説】脂溶性ビタミンとしては，ビタミンA，ビタミンD，ビタミンE，ビタミンKなどがある．

ビタミンA欠乏症としては，夜盲症，皮膚乾燥，眼球乾燥などがある．

ビタミンD欠乏症としては，くる病，骨軟化症がある．

ビタミンE欠乏症としては，溶血性貧血，脱毛，感覚障害などがある．

ビタミンK欠乏症としては，出血傾向，新生児メレナなどがある．

8-5-2．ビタミン過剰症

【概説】水溶性ビタミンの過剰分は，速やかに体外へ排出されるため，過剰症は発症しない．脂溶性ビタミンにおいては過剰症が認められる．

ビタミンA過剰症としては，無気力，食欲不振，脱毛などがある．

ビタミンD過剰症としては，高カルシウム血症，腎障害，石灰沈着などがある．

ビタミンE過剰症としては，骨粗鬆症などがある．

ビタミンK過剰症としては，溶血性貧血，核黄疸，凝固能亢進などがある．

9. 内分泌疾患

9-1. 内分泌疾患総論

9-1-1. ホルモンのfeedback機構

【概説】内分泌細胞から放出されたホルモンは，血流にのって標的細胞に到達すると，その受容体と結合する．標的細胞では，様々な代謝が行われ，目的とされる効果が発揮される．この効果が血流にのって，内分泌細胞に感知されると内分泌細胞は，ホルモンの分泌を抑える．これをnegative feedbackとよぶ．一方，内分泌細胞が分泌をさらに促す場合もあり，これをpositive feedbackとよぶ．

9-1-2. ホルモン概念の変遷

【概説】これまでは，ホルモンは血液を介して情報交換される物質とされてきた．これを狭義の内分泌endocrineとよぶ．最近では，血液を介さないものも明らかにされ，隣の細胞と情報交換するものを傍分泌paracrine，自己に向かって情報伝達するものを自己分泌autocrineとよぶ（図9-1）．

9-1-3. ホルモン受容体

【概説】ホルモンが標的細胞において効果を発揮する機序として3種類がある．

第一には，核に存在する受容体にホルモンが直接結合して，ホルモン・受容体複合体がDNAに働きかけてmRNAの合成を開始するものである（図9-2）．

第二には，細胞膜に存在する受容体が元々，チロシンキナーゼ（Tk）活性をもっていて，これが，細胞内蛋白をリン酸化して，シグナルが核に伝わるものである（図9-3A）．

第三には，細胞膜に存在する受容体にホルモンが結合後，受容体内側にあるGTP結合蛋白（G蛋白）が刺激を受けて構造が変化することで，αサブユニットが解離し，種々の反応を経て，シグナルが核に伝わるものである．これは，大きく2種類に分類される．

1つには，αサブユニットがadenylcyclase（AC）を活性化して，ATPからcAMPを産生する．さらに，cAMPは，Aキナーゼを活性化することで，細胞内蛋白をリン酸化して，シグナルを核に伝える（図9-3B）．

もう1つには，αサブユニットが細胞膜にあるphospholipaseを活性化し，phosphatidylinositol（PI）を分解するとinositoltriphosphate（IP3）とdiacylglycerol（DG）となり，DGは自ら，IP3は細胞内Ca^{2+}を動員してCキナーゼを活性化して，細胞内蛋白をリン酸化して，シグナルを核に伝える（図9-3C）．

endocrine　　　paracrine　　　autocrine

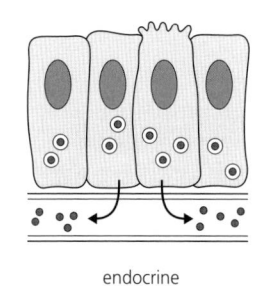

図9-1　ホルモン概念の拡大

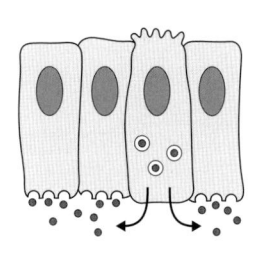

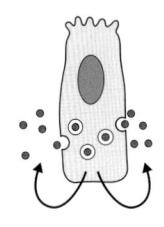

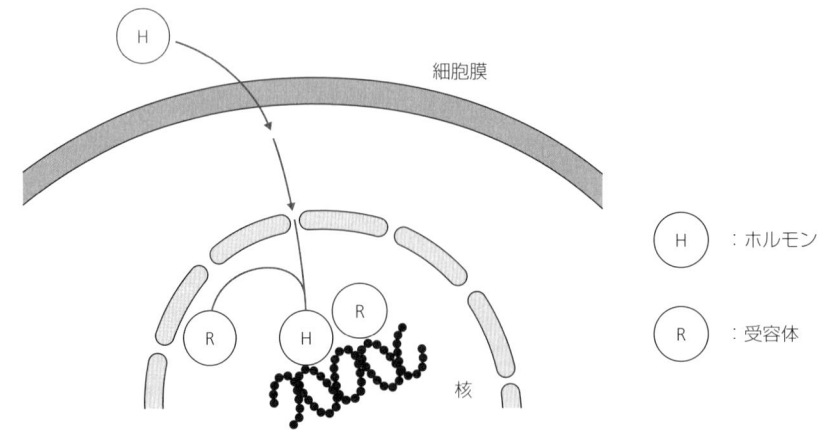

図9-2　核に存在する受容体

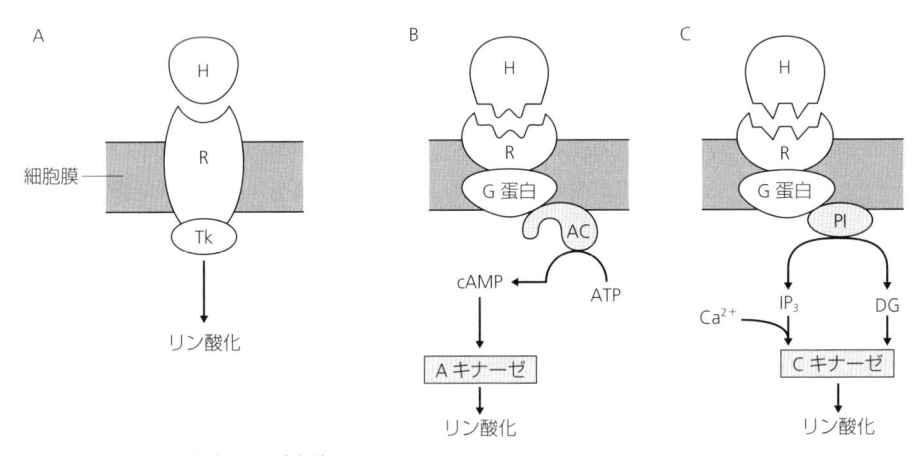

図9-3　細胞膜に存在する受容体

9-1-4. 内分泌疾患の分類

【概説】内分泌疾患は，ホルモン作用の亢進しすぎた病態と低下しすぎた病態に分類することが可能である（表9-1）．

表9-1　内分泌疾患の分類

作用亢進
1. 合成過剰
   ・勝手に合成している（原発性）
   ・刺激が大きすぎる（続発性）
2. 異所性ホルモン産生
3. 貯蔵庫が破壊されてホルモンが漏れ出す

作用低下
1. 合成不足
   ・勝手に休んでいる（原発性）
   ・刺激が小さすぎる（続発性）
2. 役に立たないホルモンを合成している
3. 合成しても直ちに破壊されてしまう
4. 運搬する蛋白が機能しない
5. 受容体にトラブルがある

9-2. 下垂体疾患

9-2-1. 先端巨大症・下垂体巨人症

【概説】成長ホルモン（GH）の過剰により，手足の容積の増大，眉弓部の膨隆，下顎の突出，鼻・口唇の肥大などの特徴的な顔貌を呈する疾患である．骨端線が閉鎖以前にGHが過剰になると，身長が伸び，

下垂体性巨人症となる．

【疫学】100万人に40人程度の発症とされている．

【成因・病態】下垂体前葉GH産生腺腫によることが多い．まれに異所性GRH（GH releasing hormone）産生腫瘍による．

【症状】四肢末端・軟部組織・扁平骨の増大，手足の容積増大，特異顔貌（眉弓部の膨隆，下顎の突出，鼻・口唇の肥大），巨大舌，咬合不全，心肥大，睡眠時無呼吸，変形性骨関節症，代謝亢進（発汗亢進）などが認められる．

肝での糖新生亢進による耐糖能異常，腎尿細管でのNa・Pの再吸収増大による高血圧・高リン血症，腺腫増大による頭痛・視覚障害・他ホルモン分泌障害などが出現する．

下垂体性巨人症では，男子は185 cm以上，女子は175 cm以上となる．

【診断】血中GHについては，ブドウ糖経口負荷試験によるGH底値を測定するが，GHは抑制されない（1 μg/L未満を正常とする）．尿中GH高値，血中IGF（insulin-like growth factor）-1高値が認められる．

頭部単純X線で，トルコ鞍の拡大・破壊，副鼻腔の拡大・突出，外後頭隆起の突出，下顎角の開大と突出が，手X線では手指末節骨の花キャベツ様肥大変形が，足X線では足底部軟部組織厚の増大（22 mm以上）が認められる．下垂体MRI，CTで，下垂体腺腫が確認されることが多い．

【治療】手術療法のほか，薬物としては，ブロモクリプチン，オクトレオチド（ソマトスタチンアナログ）ペグビソマント（GH受容体拮抗薬）などが投与される．また，放射線療法を行うことがある．

【予後】死亡率は健康人の2～3倍で，寿命は10年短縮する．心血管疾患，悪性腫瘍によることが多い．

9-2-2．高プロラクチン血症

【概説】プロラクチン産生腫瘍，視床下部ドパミン代謝に影響を与える諸病態などにより，高プロラクチン血症をきたし，無月経，乳汁分泌を発症するものである．

【疫学】プロラクチン産生腫瘍は年間，約120例程度発生している．

【成因・病態】プロラクチンの分泌については，TRH（thyrotropin releasing hormone）刺激で増加し，視床下部からのドパミンD_2受容体を介して抑制される．

プロラクチンの分泌の亢進について，生理的状態としては，妊娠・授乳・帯状疱疹などの胸壁刺激，精神的ストレスなどがある．

全身疾患としては，甲状腺機能低下（TRH分泌増加），慢性腎不全（プロラクチンのクリアランス低下），肝硬変（視床下部ドパミン低下），視床下部・下垂体茎障害をきたす下垂体視床下部近傍の囊胞・腫瘍・外傷（視床下部のドパミン産生低下または下垂体門脈系の障害），下垂体腫瘍，プロラクチン産生腫瘍，プロラクチン成長ホルモン産生腫瘍などがある．

薬物としては，ドパミンD_2受容体拮抗作用を有するもの（スルピリド，フェノチアジン，メトクロプラミドなど），ドパミン合成抑制（αメチルドーパなど），その他（レセルピン，ベラパミール，三環系抗うつ薬，オピオイド，H_2ブロッカーなど）がある．

【症状】女性では，無月経，不妊，乳汁分泌（LHRH：LH releasing hormone分泌抑制による）が発生する．

男性では，リビドー（色素沈着）低下，精子形成低下などが認められる．

両者に共通するものとしては，腫瘍などによる頭痛・両耳側半盲が認められる．

【診断】血中プロラクチンは，複数回に測定して判断する．

【治療】生理的状態に対しては，ドパミンアゴニストが投与される．

基礎疾患がある場合には，その治療が重要となる．また，原因薬剤が判明すれば，その薬剤の中止が必要である．

9-2-3．下垂体前葉機能低下症

【概説】下垂体自体あるいは視床下部，下垂体門脈系の障害により発生する．

【疫学】頻度は非常に低い．

【成因・病態】先天性，外傷性，腫瘍，囊胞，炎症，循環障害などがあげられる．
【症状】各種ホルモンの作用によって異なる．低身長，低体温，浮腫，性腺機能不全などが出現する．
【診断】下垂体前葉ホルモン刺激試験により，ホルモン値の低いことを確認する．腫瘍性病源を確認するために，画像検査を行う．
【治療】ホルモン補充，原疾患の治療などがある．

9-2-4．尿崩症

【概説】抗利尿ホルモン（ADH，バソプレッシン）が不足して尿の濃縮が障害される疾患である．多尿，口渇，多飲が出現する．
【疫学】年間 120 例程度が発症する．
【成因・病態】中枢性と腎性に分類される．ADH は，腎集合尿細管細胞で ADH 受容体に結合し，cyclic AMP を動員してアクアポリン-2 水チャンネルを細胞質小胞体から管腔側細胞膜に集めて水の再吸収を亢進させる．この作用が低下することで発症する．中枢性は，ADH の減少である．腎性は，腎での受容体異常あるいはアクアポリン-2 水チャンネルの異常によるものである．

　その他の分類としては，特発性，続発性，家族性がある．続発性としては，視床下部占拠性病変（脳腫瘍・肉芽腫）などがある．家族性には，常染色体優性遺伝があり，遺伝子異常は 30 種類以上に及ぶ．

【症状】多尿が認められる．1 日 3～6 L，多いと 10 L 以上もありうる．口内灼熱感を伴う口渇，多飲（冷水を好む）も出現する．そのほか，皮膚乾燥，全身倦怠なども発生する．
【診断】低張尿，血液濃縮を確認する．高張食塩水負荷試験，水制限試験で，ADH が上昇しないことが特徴である．心因性多飲症，腎性尿崩症を鑑別することが重要となる（表 9-2）．
【治療】DDAVP（デスモプレッシン）が投与される．

9-2-5．バソプレッシン不適合分泌症候群

【概説】ADH の過剰分泌により，腎での水の再吸収が亢進して，体液貯留，低 Na 血症をきたす疾患である．
【疫学】非常にまれで，1 万人に 1 例以下である．
【成因・病態】異所性 ADH 産生腫瘍のほか，下垂体後葉障害に由来するものとして中枢神経疾患（髄膜炎，くも膜下出血，脳梗塞，脳腫瘍など），胸腔内疾患（肺炎，肺結核，肺真菌症，胸腔内腫瘍など），薬剤などがあげられる．
【症状】低 Na 血症による症状として，食欲低下，意識障害，けいれんなどが出現する．
【診断】血中 Na 低値，ADH 高値を呈する．また，高張尿が認められる．
【治療】原疾患の治療，低 Na 血症の補正が行われる．

表 9-2　尿崩症の鑑別診断

	特発性尿崩症	心因性多飲症	腎性尿崩症
発病年齢	若年に多い	中年に多い	幼児期
性	両性	女性に多い	男性
発病	比較的急に起こる	徐々に起こる	幼児期
寛解	−	＋	−
尿量	比較的一定	変動が多い	比較的一定
尿量の日差変動	−	＋	−
氷水に対する嗜好	＋	特になし	特になし
血液滲透圧（血清 Na）	上昇傾向	下降傾向	上昇傾向
Vasopressin に対する反応	＋	＋	−
水分制限に対する反応	−	＋	−
高張食塩水に対する反応	−	＋	−
ニコチン試験	−～＋	＋	−
Pitressin tannate の効果	＋	＋．ときに水中毒の症状を起こす	−

9-3. 甲状腺疾患

9-3-1. 甲状腺機能亢進症

【概説】甲状腺ホルモンが過剰に産生されている病態である．

【疫学】発症頻度は0.6％程度とされている．甲状腺疾患の40％程度を占める．女性に多く，家族内集積も高い．

【成因・病態】Basedow病は，血中に抗TSH（thyroid stimulating hormone）受容体抗体が産生され，その刺激で甲状腺ホルモンが過剰に産生されるものである．抗受容体抗体は，通常はブロックする作用が多いが，抗TSH受容体抗体は甲状腺ホルモン産生を刺激する．

Plummer病は，TSH受容体などの遺伝子変異により甲状腺ホルモンが過剰に産生されるもので，機能性結節性腺腫（良性）とされる．甲状腺機能亢進症の2～3％を占める．

【症状】中毒症状としては，動悸，息切れ，空腹感，過食，排便回数増加，体重減少，手指の振戦，イライラ，不安感，微熱，発汗過多，頻脈，心拍出量増加，bruit聴取，収縮期血圧上昇，拡張期血圧低下などがある．

眼症状として，眼球突出，上眼瞼後退，眼裂開大，眼球結膜充血と浮腫，上眼瞼浮腫などがある（表9-3）．

【診断】血液検査で，食後尿糖陽性，白血球減少，総T-cho低下，Alp高値などが認められる．甲状腺に関する検査としては，fT4・fT3高値，TSH感度以下，甲状腺自己抗体陽性が認められる．

心電図で，洞性頻脈，心房細動などが出現する．

【治療】抗甲状腺薬としてメチマゾール，プロピルチオウラシルなどが投与される．

手術療法として，亜全摘出術が行われる．

放射性ヨード治療としては，^{131}Iが利用されるが，妊婦，授乳婦では禁忌である．

9-3-2. 甲状腺機能低下症

【概説】甲状腺ホルモンの低下に基づく疾患である．出生直後に発症するものは，クレチン症とよばれる．

【疫学】甲状腺疾患の中で最も頻度が高い．女性に多い．

【成因・病態】多くは橋本病による．Basedow病の治療後，下垂体でのTSH低下，甲状腺形成不全なども原因としてあげられる．

【症状】無気力，易疲労感，眼瞼浮腫，寒がり，体重増加，動作緩慢，嗜眠，記憶力低下，便秘，嗄声などが認められる．また，ムコ多糖の代謝障害によりムコ多糖が皮下に沈着し，指圧痕のない浮腫（粘液水腫）が出現する．

筋叩打による膨隆減少（mounding phenomenon），アキレス腱反射の収縮後弛緩時間延長も出現する．

【診断】血液検査で，fT4低下，TSH高値を確認する．

【治療】甲状腺ホルモン補充が行われる．

【予後】終生，補充を要する．TSHが正常化すれば，減量は可能である．

9-3-3. 亜急性甲状腺炎

【概説】ウイルス感染により甲状腺中毒症状をきたすものである．

【疫学】甲状腺疾患の中に数％を占める．40歳代女性に多い．

表9-3 Basedow病における眼症状

名称		症状
Darlymple's sign	上眼瞼挙上	retraction of the upper lid
von Graefe's sign	眼瞼運動遅延	lid lag
Möbius' sign	輻輳運動障害	weakness of convergence
Rosenbach's sign	閉瞼振戦	tremor of closed lids
Stellwag's sign	瞬目減少	infrequent blinking

【成因・病態】ウイルス感染とされるが，同定はされていない．HLA-Bw35と強い相関がある．一過性あるいは恒久的な甲状腺機能低下症をきたすこともある．
【症状】感冒様症状が先行する．その後，甲状腺腫大・疼痛，甲状腺中毒症状が出現する．
【診断】血液検査でCRP上昇，血沈亢進が認められる．fT4高値，TSH低値となる．
　超音波検査では，疼痛部に低エコー域が認められる．
【治療】非ステロイド消炎鎮痛剤，ステロイドが投与される．治療を早期に終了すると再燃しやすいため，十分な投与が必要である．
【予後】3～4カ月後には甲状腺腫脹も軽減し，甲状腺機能も正常化する．再燃はまれである．

9-3-4. 慢性甲状腺炎（橋本病）

【概説】自己免疫機序によりびまん性の甲状腺炎をきたすものである．
【疫学】甲状腺疾患の中で最多である．女性に多い．
【成因・病態】甲状腺濾胞が破壊されて甲状腺機能が低下していくことが多いが，正常のものもある．組織において，間質のリンパ球浸潤，線維化，濾胞上皮細胞の変性崩壊が認められる．
【症状】びまん性甲状腺腫・甲状腺機能低下（10％）・無痛性甲状腺炎（5％，病初期一過性，中毒症状）などが出現する．
【診断】血液検査で，抗甲状腺自己抗体が認められる．
【治療】甲状腺機能異常が生じてから治療開始となる．
【予後】90％は硬いびまん性甲状腺腫のみである．

東洋医学用語

● 馬刀侠癭・瘰癧
　馬刀侠癭・瘰癧は，甲状腺腫や頸部リンパ節炎を指すとされています．

9-3-5. 甲状腺悪性腫瘍

【概説】乳頭癌，濾胞癌，髄様癌，未分化癌，悪性リンパ腫に分類される．
　乳頭癌は，甲状腺腫瘍の90％以上を占め，30～40代に多く発症する．発育は緩慢で，砂状石灰化をきたす．リンパ行性転移が多い．手術療法が選択され，予後良好とされる．
　濾胞癌は，甲状腺腫瘍の4～8％を占め，30～40代に多く発症する．発育は緩慢で，血行性転移が多い．手術療法が選択され，予後良好とされる．
　髄様癌は，甲状腺腫瘍の1.5％以上を占め，中年に多く発症する．カルシトニン，CEA分泌腫瘍のことがある．血行性転移が多い．手術療法が選択され，予後は比較的良好である．
　未分化癌は，甲状腺腫瘍の1％を占め，高齢者に多く発症する．急速に増大し，治療抵抗性で，予後不良とされる．
　悪性リンパ腫は，甲状腺腫瘍の2～3％を占め，高齢女性に多く発症する．橋本病の既往を有することが多い．放射線照射・化学療法が行われ，予後は一般にはよいとされる．

9-4. 副甲状腺疾患

9-4-1. Ca代謝と副甲状腺

【概説】生体内に1 kg（血中には1 g）のCaが存在する．99.5％は骨，歯牙に分布する．調節は，副甲状腺ホルモン（PTH），カルシトニン，活性型ビタミンDにより行われている．

1. Ca代謝

【吸収・排泄】Caは，活性型ビタミンDにより，消化管から能動輸送で吸収される．余剰分は，腎から排泄され，主な関与はPTH（parathyroid hormone）であり，このほか，カルシトニン・活性型ビタミンDの作用もある．また，血液と骨との相互作用もある（図9-4）．
【体内動態】正常状態では，血中のCaの約50％はアルブミンと結合し，残りがイオン化Caとして実際に生理活性をもつ．通常，臨床検査において血清Ca

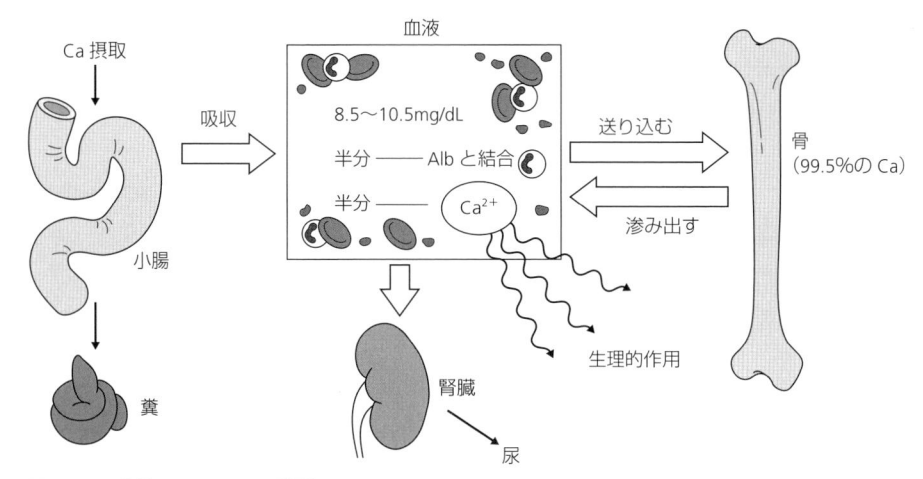

図 9-4 生体における Ca 代謝

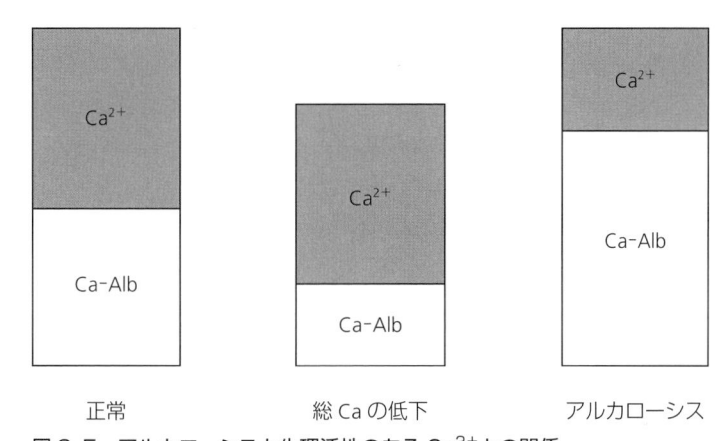

図 9-5 アルカローシスと生理活性のある Ca²⁺ との関係

濃度は，総 Ca 濃度を測定しているため，生理活性をもつ Ca 濃度を把握するためには，血清 Alb 濃度が 4g/dL 以下の場合，補正することがが望ましい．補正血清 Ca (mg/dL)＝実測血清 Ca (mg/dL)＋4－血清 Alb (g/dL) と表現される．また，アルカローシスでは，血漿タンパクが H⁺ を産生するために陰イオン化する．これに伴い，血漿タンパクがイオン化 Ca と結合して，イオン化 Ca が低下することにも注意を要する（図 9-5）．

【PTH】PTH は，血清 Ca を上昇させる．

骨では，破骨細胞を活発化させて，骨吸収（破壊）を促進させる．

腎では，大きく3種類の作用があげられる．まず，近位尿細管で P，HCO₃⁻ の再吸収抑制である．骨における骨吸収（破壊）の促進で血中に P も増加する．Ca，P がともに高値であると石灰化の危険性が上昇することになるが，P の再吸収が抑制されて，石灰化の危険性を回避している．また，HCO₃⁻ の低下でアシドーシスとなり，生理活性のある Ca イオンが増加することになる．2つ目には，近位尿細管で活性型ビタミン D を増産させることがある．活性型ビタミン D は消化管で Ca，P の吸収を促進している．3つ目には，遠位尿細管で Ca の再吸収を促進していることがあげられる．

低 Ca 血症，高 P 血症，Mg²⁺ により，PTH 分泌は亢進する．高 Ca 血症，低 P 血症，活性型ビタミン D により，PTH 分泌は抑制される．

【カルシトニン】カルシトニンは，血清 Ca を低下さ

せる．甲状腺傍濾胞細胞などから分泌される．

骨では，破骨細胞に作用して，骨吸収（破壊）を抑制する．しかし，過剰分泌では効果がなくなる．

【活性型ビタミンD】活性型ビタミンDは，血清Caを上昇させる．

消化管では，Ca・Pの吸収を促進させる．

骨では，破骨細胞数を増加させて，骨吸収（破壊）を促進させる．骨芽細胞数も増加させるので，骨形成も促進することになる．

9-4-2. 高 Ca 血症

【概説】血清 Ca 濃度が 10.5 mg/dL 以上を指す．
【疫学】90％以上が原発性副甲状腺機能亢進症あるいは悪性腫瘍によるものである．
【成因・病態】原発性副甲状腺機能亢進症，悪性腫瘍，ビタミンD過剰症，サルコイドーシス，リチウム，運動不足などがある．

悪性腫瘍による高 Ca 血症は，腫瘍細胞から，副甲状腺ホルモン関連蛋白：PTH related protein（PTHrP）が産生され，これが PTH と同様の作用をもつことによる．なお，PTHrP は器官形成に不可欠なホルモンでもある．

【症状】ADHに対する感受性を低下させることで，多尿が発生する．また，高Ca尿症により，尿路結石が発生しやすい．ガストリンの分泌が亢進することで，消化性潰瘍を発症しやすくなる．細胞膜電位の低下により，細胞の被刺激性が低下し，集中力低下，傾眠傾向，意識障害，筋力低下をきたす．瘙痒感，異所性石灰化，帯状角膜症なども出現する．
【診断】心電図では，QTc 短縮（再分極が短時間ですむ）が認められる．

悪性腫瘍によるものでは，血清PTHは低下している．PTHrP は，HCO_3^- の再吸収抑制が弱く，リン酸塩が骨から血中に放出されるため，代謝性アルカローシスをきたしやすい．また，HCO_3^- の再吸収で Cl の排泄が亢進して，低 Cl 血症をきたす．活性型ビタミンDが減少することも特徴である．
【治療】生理食塩水の点滴静注，ループ利尿薬投与，副腎皮質ステロイド投与などが行われる．

9-4-3. 低 Ca 血症

【概説】血清 Ca 濃度が 8.5 mg/dL 以下を指す．
【疫学】慢性腎不全に伴い発生するので，頻度は高い．
【成因・病態】原発性副甲状腺機能低下症，ビタミンD低下症（慢性腎不全，骨軟化症，くる病），低Mg血症などがある．
【症状】細胞膜電位の上昇により，細胞の被刺激性が上昇して，四肢口唇周囲のしびれ，筋力こわばり，テタニー（手指，全身の筋肉攣縮），腹痛などが発生する．また，落ち着きのなさ，知能障害なども出現する．Trousseau 徴候は，手首と親指の屈曲，他指の伸展をきたすものである．Chvostek 徴候は，下顎骨をハンマーで叩くと眼瞼や口角にけいれんが発生するものである．
【診断】心電図でQTc 延長が認められる．
【治療】点滴によるCaの補充が行われる．原因疾患の治療も重要である．

9-4-4. 副甲状腺機能亢進症

【概説】副甲状腺ホルモンが慢性過剰分泌状態にある病態を指す．
【疫学】原発性では1：2で女性に多く，40〜50歳代に好発する．続発性では慢性腎不全によるものが多い．
【成因・病態】原発性では，腺腫（80〜85％），過形成（10〜15％），癌腫（2〜3％）などがある．多発性内分泌腺腫症の一部のことがある．

続発性は，他疾患による低Ca血症に引き続き発生するものである．慢性腎不全，活性型ビタミンD欠乏，ビタミンD受容体異常などがある．
【症状】PTH作用としては，骨吸収促進，腎遠位尿細管でのCa再吸収増進，腎近位尿細管でのP・HCO_3^-再吸収抑制，腎近位尿細管でのビタミンD活性化などがある．ビタミンD活性化で，腸管でのCa・P吸収の促進が発生して，高Ca血症，高Ca尿症（Caの過剰による），PTHの亢進により低P血症（高P尿症）が出現する．

口渇，多尿，易骨折（線維性骨炎），尿路結石，骨

痛，関節痛なども出現する．

続発性では，低 Ca 血症を呈する基礎疾患の症状，線維性骨炎，異所性石灰化などが認められる．

【診断】血清 PTH 上昇，血清 Ca 上昇（続発性では低下），血清 P 低下（続発性では上昇），高 Cl 性（HCO_3^- の排泄に対して Cl の吸収促進）代謝性アシドーシス，高 Alp 血症などが認められる．

尿中 Ca 上昇，尿中 cAMP 上昇（尿細管細胞内で PTH が作用する時に cAMP 産生が亢進），尿中 P 上昇などが認められる．

【治療】原発性では，手術が根治療法となる．高 Ca 血症に対しては，生理食塩水の点滴，ループ利用薬投与などが行われる．

続発性では原疾患の治療が行われる．食事療法，炭酸カルシウム，活性型ビタミン D の投与などである．

【予後】癌以外では良好である．

続発性では慢性腎不全の程度に左右される．

9-4-5. 副甲状腺機能低下症

【概説】副甲状腺ホルモンの分泌不全，あるいは作用不全をきたしたものである．

【疫学】特発性は頻度が低い．甲状腺癌の術後に発症するものは比較的多い．

【成因・病態】副甲状腺ホルモン分泌不全としては，特発性のものとして，自己免疫性，家族性，孤発性などがある．副甲状腺の先天性形成不全としては，DiGeorge 症候群がある．続発性としては，頸部手術，放射線療法後，低 Mg 血症（アルコール中毒，慢性下痢，薬物）などがある．

【症状】四肢のしびれ感，けいれん，テタニー，易興奮，抑うつ，不安，知能発育遅延，白内障，異常歯牙形成などが認められる．

高 P 血症があり，Ca と結合することで，異所性石灰化が発生する．

基底核への石灰化により，錐体外路症状が出現する．

水晶体への石灰化により，白内障が発生する．

【診断】低 Ca 血症，高 P 血症，CPK・LDH 上昇，活性型ビタミン D 低下が認められる．PTH は特発性で低下，続発性で上昇する．

Ellsworth-Howard 試験は，偽性副甲状腺機能低下症との鑑別（血清 PTH 測定が困難な時代の検査，偽性 I と II の鑑別には有用）のために行われる．後述する．

【治療】活性型ビタミン D が投与される．

【予後】一般的に良好である．

9-4-6. 偽性副甲状腺機能低下症

【概説】PTH は分泌されているが，受容体に異常をきたしたものである．

【疫学】I 型のうち，Albright 遺伝性骨異栄養症を合併するものは，常染色体優性遺伝である．II 型の発症は極めてまれである．

【成因・病態】I 型は，PTH に対する尿中 cAMP 排泄反応が欠如するものである．

II 型は，PTH に対する尿中 cAMP 排泄反応は正常だが，それ以降のリン酸化反応が欠如するものである．

I 型，II 型ともに PTH の分泌亢進が認められる．

【症状】低 Ca 血症に基づく症状の他に，I 型では Albright 遺伝性骨異栄養症を合併するものがある．これは，丸顔，低身長，肥満，短指症をきたすものである．

【診断】Ellsworth-Howard 試験は，偽性副甲状腺機能低下症との鑑別（血清 PTH 測定が困難な時代の検査，偽性 I と II の鑑別には有用）のために行われる．PTH を注射して尿中の P の増加の有無を確認する（表 9-4）．

PTH は高値である．

【治療】活性型ビタミン D が投与される．

9-4-7. 偽性偽性副甲状腺機能低下症

【概説】偽性副甲状腺機能低下症 I 型で Albright 遺伝性骨異栄養症の症状をもちながら，低 Ca 血症や PTH 分泌異常を認めないものである．骨のみで PTH が作用できない病態と考えられている．

表 9-4　副甲状腺機能低下症の鑑別

	尿中 cAMP	尿中 P
原発性	↑	↑
偽性 I	→	→
偽性 II	↑	→

9-5. 副腎疾患

9-5-1. 副腎の解剖生理

1. 副腎の解剖

　髄質と皮質に分けられる．髄質 medulla は，内側に位置して，外胚葉由来である．皮質 cortex は，外側に位置して，中胚葉由来である．血流は，皮質から髄質へと向かう．

　皮質は，外側から，球状層，束状層，網状層で構成され，各々の産生するホルモンは，球状層では鉱質コルチコイド，束状層では糖質コルチコイド，網状層では糖質コルチコイドおよび性ステロイドとなっている．

2. 副腎の生理・ステロイドについて

【概説】ステロイド環をもった物質の総称である．ステロイド環は，パーヒドロシクロペンタノフェナントレン核（perhydrocyclopentanophenanthrene nucleus）とよばれる．ステロイドの代表的なものとしては，コレステロール，胆汁酸，副腎皮質ホルモン，性腺ホルモンがある（図 9-6）．副腎皮質ホルモン，性腺ホルモンを合わせてステロイドホルモンとよぶ．

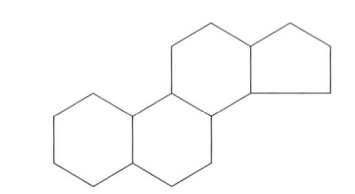

図 9-6　ステロイド核とコレステロール

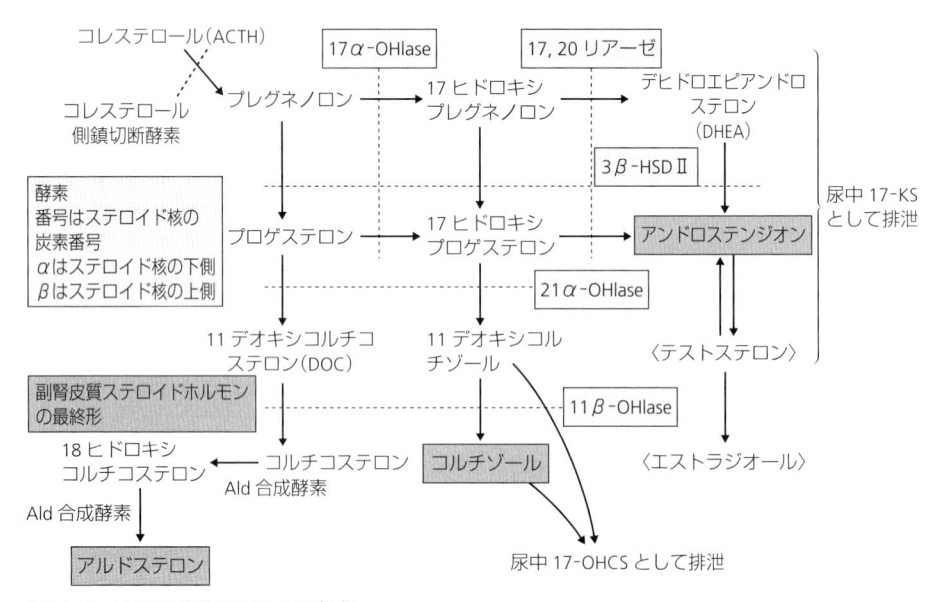

図 9-7　ステロイドホルモンの合成

【構造】副腎皮質ホルモンは，炭素数が21個（C21ステロイド）あるいは19個（C19ステロイド）からなる．C21ステロイドには，糖質コルチコイド，鉱質コルチコイドがある．C19ステロイドは，17ケトステロイド（17-KS）であり，副腎アンドロゲンともよばれ，精巣でも産生される．

【合成】副腎皮質にはLDL受容体が多数存在する．コレステロールの取り込みが旺盛となっている．合成経路は図9-7のとおりである．

【分解】コルチゾールは，肝臓の11-β-hydroxysteroid dehydrogenase（11β-HSD）によりコルチゾン（活性が弱い）になり，さらにグルクロン酸抱合で17-OHCS（水溶性）となり，尿中に排泄される．また，他の経路もあり，一部は17-KSとなる．

アルドステロンは，肝臓でグルクロン酸抱合され，テトラヒドロ体となり，尿中に排泄される．

副腎アンドロゲンは，17-KSの構造を失わず，肝臓で代謝され，17-KSとして尿中へ排泄される．なお，精巣で産生されるテストステロンは半数が代謝されて17-KSとなる．男性では尿中17-KSの2/3は副腎由来，1/3は精巣由来である．

【調節】コルチゾールは，視床下部のCRH（corticotropin releasing hormone），下垂体前葉のACTH（adrenocorticotropic hormone）に調節される（図9-8）．

アルドステロンは，コルチコステロンまではACTHに調節される．また，血清K上昇によりアル

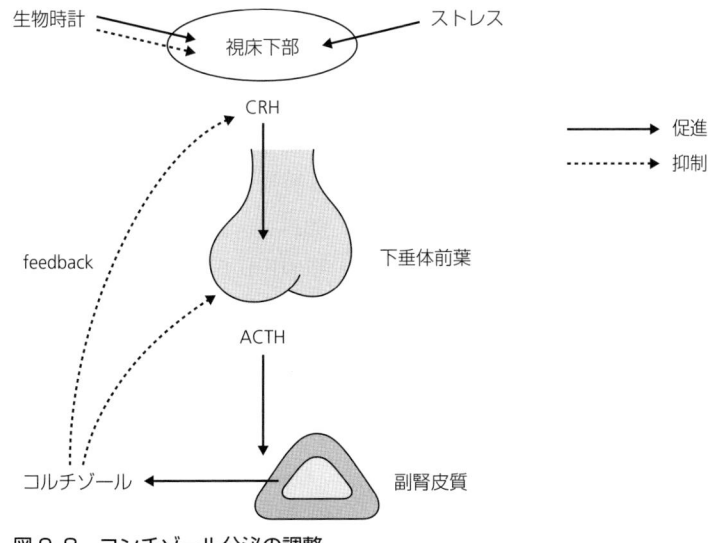

図9-8 コンチゾール分泌の調整

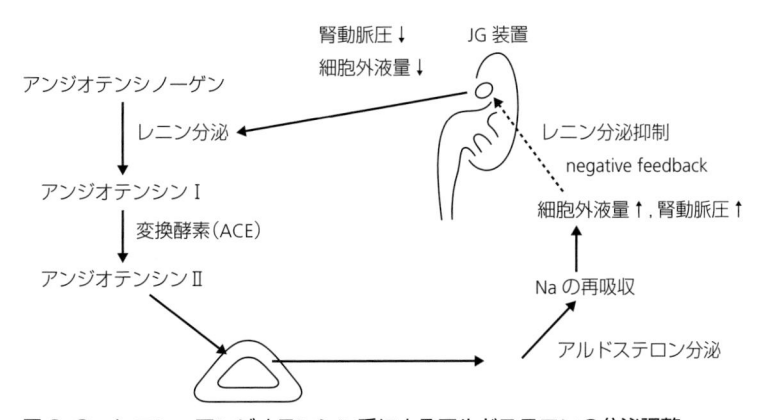

図9-9 レニン・アンジオテンシン系によるアルドステロンの分泌調整

ドステロン分泌が亢進する．これは，K⁺がコルチコステロンからアルドステロンへの変換酵素に促進的に作用することによる．レニン・アンジオテンシン系の調節も受けている（図9-9）．

副腎アンドロゲンは，ACTHに調節される．精巣で産生されるテストステロンはLH（luteinizing hormone）に調節される．

【作用】
①糖質コルチコイド
1）代謝作用
　蛋白を糖に代謝する．このように，糖新生が活発となり，筋萎縮をきたす．
　末梢での糖利用を抑制することにより，血糖値が上昇する．
　グリコーゲン合成を亢進させる．
　脂肪分解を亢進させて，血中遊離脂肪酸が上昇する．
2）水利尿作用
　糸球体濾過量が増加する．ADH拮抗作用を有する．
3）電解質作用
　Na⁺の再吸収，K⁺，H⁺の分泌が亢進する．
4）免疫作用
　骨髄からの白血球が放出されて，血中白血球数が増加する．抗炎症作用を発揮する．
　リンパ球，好酸球，好塩基球をリンパ節，脾臓に閉じ込めることで，血中のこれらの数が減少する．

IL-2などの産生が抑制されて，抗アレルギー作用を発揮する．
　アラキドン酸産生が抑制されることで，プロスタグランジン，ロイコトリエン，トロンボキサンの産生が抑制されて，抗炎症作用が発揮される．
　IL-1の産生が抑制されて，線維芽細胞の抑制により，肉芽腫が抑制される．
5）骨に及ぼす作用
　Ca吸収抑制，骨芽細胞抑制，Ⅰ型コラーゲン産生抑制作用がある．
6）神経系への作用
　易刺激性が亢進して，精神的不安，不眠，多幸，集中力低下などをきたす．
　欠乏すると，易疲労感，脱力感が発生する．
②鉱質コルチコイド
　腎臓において，遠位尿細管，集合管に作用する．Naを再吸収し，Kを排泄する（図9-10）．
③副腎アンドロゲン
　男性化作用を有する．男性では，既存の男性化が強調される．女性では，体毛増加，音声の低音化が認められる．
　発育期では，初期の成長速度は高いが，骨端線を早期に閉鎖させることで，低身長をきたす．

9-5-2．Cushing症候群

【概説】コルチゾール過剰による病態である．下垂体前葉のACTH産生腫瘍が病因になったものは

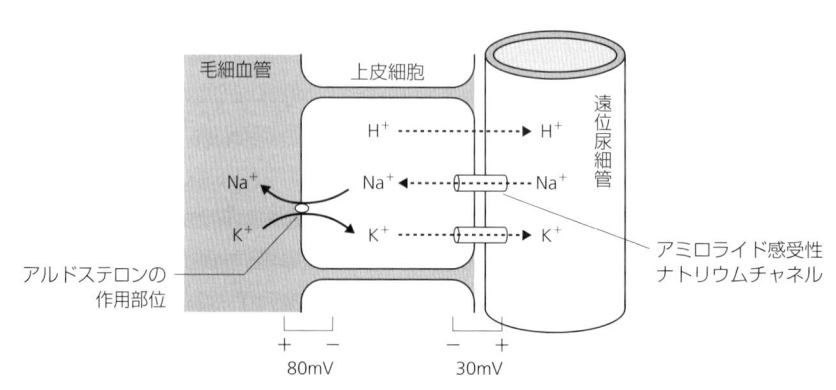

図9-10　アルドステロンの作用

Cushing 病とよぶ．

【疫学】年間 100〜160 例程度の発生数となっている．女性に多く，30〜50 歳代に好発する．

【成因・病態】ACTH 依存性と ACTH 非依存性に分類される（表 9-5）．

ACTH 依存性としては，下垂体前葉の ACTH 産生腫瘍，異所性 ACTH 産生腫瘍（肺小細胞癌，気管支カルチノイド，胸腺カルチノイドなど）がある．

ACTH 非依存性としては，副腎性 Cushing 症候群，結節性副腎過形成，薬剤性 Cushing 症候群などがある．

表 9-5 Cushing 症候群の分類

ACTH 分泌亢進型	
下垂体腺腫（Cushing 病）	約 50%
異所性 ACTH 症候群	少ない
ACTH 分泌抑制型	
副腎腺腫	約 50%
副腎癌	少ない

【症状】蛋白異化亢進により，筋萎縮をきたす．手足が細くなる．

体幹の皮下脂肪，腹腔内脂肪組織の増加により，中心性肥満，水牛様脂肪沈着，満月様顔貌をきたす．

皮下結合組織の伸展と一部粗となることで皮下血流が透見される．これを進展性赤色皮膚線条とよぶ．

皮下組織の菲薄化により，皮下溢血をきたす．

高血圧が発生する．これは，コルチゾールのミネラルコルチコイド受容体結合による．低 K 血症をきたすことがある．

耐糖能異常は，インスリン抵抗性と肝での糖新生亢進によるものである．

骨粗鬆症は，消化管での Ca 吸収低下と尿細管での Ca 再吸収低下による．

易感染性は，糖質ステロイドによる免疫能抑制による．

そのほか，多毛，浮腫，痤瘡などが出現する．

Cushing 病では，ACTH の過剰分泌により，色素沈着が発生する．

【診断】コルチゾール，ACTH，尿中コルチゾールなどが測定される．

デキサメサゾン抑制試験が行われる．Cushing 病ではコルチゾールが低下する．

CRH（corticotropin-releasing hormone）負荷試験が行われる．Cushing 病では ACTH が増加する．

DDAVP 負荷試験が行われる．Cushing 病では ACTH が増加する．

画像検査として，MRI などが行われる．

【治療】腫瘍の摘出が行われる．必要によりコルチゾンの補充投与が行われる．

【予後】腫瘍が完全摘出されれば予後良好である．

9-5-3. 原発性アルドステロン症

【概説】副腎原発の過剰アルドステロン分泌による疾患である．

【疫学】20〜30 歳代の女性に好発する．

【成因・病態】腺腫（90% 弱を占める）あるいは過形成による．遠位尿細管での Na 再吸収と K 排出を促進するため，体内での Na 貯留，循環血液量増加が発生する．このため，血管壁での酸化ストレスが亢進する．低 K 血症により，ADH に対する反応性が低下するので多尿が発生する．

【症状】高血圧，多飲，多尿，脱力などが出現する．

【診断】血漿レニン低下，アルドステロン上昇，高 Na 血症，低 K 血症が認められる．

【治療】副腎腺腫，癌腫，両側副腎過形成，片側副腎過形成などに対して，片側性では摘出術が行われる．両側性の場合には，抗アルドステロン剤が投与される．

9-5-4. 続発性アルドステロン症

【概説】レニン・アンジオテンシン系の亢進に基づく．血漿レニン，アルドステロンは高値を示す．続発性アルドステロン症をきたす疾患は表 9-6 の通りである．

9-5-5. Bartter 症候群

【概説】傍糸球体装置の過形成により続発性アルドステロン症を呈するものである．

【疫学】きわめてまれである．わが国では約 70 例の

表 9-6 続発性アルドステロン症をきたす疾患

- 循環血漿量の減少
    - うっ血性心不全
    - 肝硬変
    - ネフローゼ症候群
    - 特発性浮腫
    - 下剤または利尿薬の乱用
    - 偽性低アルドステロン症（I型）
    - Bartter 症候群
- 腎動脈圧の低下
    - 腎動脈狭窄症（腎血管性高血圧）
    - 悪性高血圧
- 交感神経の活性亢進
    - 褐色細胞腫
    - 甲状腺機能亢進症
- レニン産生腫瘍
- エストロゲン製剤の使用

報告がある.
【成因・病態】常染色体劣性遺伝である. 腎尿細管（ヘンレのループ）での Na 再吸収異常により, 血管内脱水が発生し, レニン系の活性化, アルドステロン上昇をきたす. 一方で, 血管拡張物質（プロスタグランジン E, プロスタサイクリンなど）も増加しており, 高血圧とならない.
【症状】多飲, 多尿, 脱力が出現するが, 高血圧は認められない.
【診断】低 K 血症, 正～低 Mg 血症, 高 Ca 尿症を呈する.
レニン活性上昇, アルドステロン上昇が認められる.
【治療】K 製剤, Mg 製剤, スピノロラクトンの投与が行われる.

9-5-6. Addison 病

【概説】慢性原発性の糖質コルチコイド, 鉱質コルチコイド, 副腎アンドロゲン欠乏状態を指す.
【疫学】以前は副腎結核によるものが多かったが, 近年では特発性が増加している. 10 万人に 4～6 人程度の発症である.
【成因・病態】自己免疫性副腎炎（特発性）が多いが, そのほか, 結核, 梅毒, 真菌症, 癌転移, サルコイドーシス, アミロイドーシス, AIDS なども原因となる.
Schmidt 症候群は, 特発性副腎機能不全に慢性甲状腺炎が合併したものである.
【症状】低血圧, 全身倦怠, 体重減少, 腹痛, 下痢, 便秘, 抑うつ, 無関心, 立ちくらみ, めまい, 色素沈着（ACTH 過剰分泌による）, 味覚嗅覚異常, 石灰化, 筋力低下, 恥毛・腋毛減少などが出現する.
【診断】低 Na 血症, 高 K 血症, 貧血, 低 T-Cho 血症, 低血糖, 低体温, ACTH 上昇, レニン活性上昇などを確認する.
【治療】ステロイド補充を継続する.

9-5-7. 続発性副腎皮質機能低下症

【概説】ACTH の分泌低下によって, 副腎機能低下状態をきたしたものである. 原発性と異なる点は以下のとおりである. 色素沈着は発生しない. レニン・アンジオテンシン系が保持されるため, アルドステロンの分泌はあまり低下しない. ACTH 連続負荷試験に反応する.

9-5-8. 急性副腎皮質機能低下症

【概説】急激に副腎機能が障害されるもので, 副腎クリーゼともいう.
【疫学】明確な頻度は不明である.
【成因・病態】両側副腎出血によるものが多い. 外傷, 抗凝固製剤投与, DIC, 感染などが原因となる. Waterhouse-Friderichsen 症候群は, 特に髄膜炎菌などのエンドトキシンショックによるものを指す. そのほかには, もともと副腎機能が低下しており, 感染, 外傷, ストレスなどの負荷が加わった場合があげられる.
【症状】低血糖, 意識レベル低下, 低血圧, 悪心・嘔吐, 下痢, 脱水などが出現する.
【診断】血清 Na 低下, 血清 K 上昇, 代謝性アシドーシス, 血糖低下などが認められる.
【治療】ヒドロコルチゾン静注, 輸液などが行われる.

9-5-9. 先天性副腎過形成

【概説】副腎皮質ホルモンの合成に関与する酵素が先天的に欠損するために，副腎皮質ホルモン分泌障害をきたした疾患である．副腎アンドロゲンの過剰あるいは欠乏は，性器に関する症状を惹起するため，副腎性器症候群ともよばれる．

各種合成に関与する酵素欠損とそれに基づく症候は表9-7のとおりである．

【補足】
1. 酵素の先天的欠損により，中間代謝産物は増加しても，最終産物ができないため，negative feedbackによりACTHが増加して，副腎が過形成となる．
2. 21-OHlase欠損では，欠損の程度により，軽度であれば単純男性型，高度であれば塩類喪失となる．
3. 11β-OHlase欠損では，コルチゾールは低下しても，11デオキシコルチゾールは増加するので，17-OHCSは増加する．さらにアルドステロンは産生されないが，DOCが産生されて，アルドステロン作用を発揮する．
4. 17α-OHlase/17, 20リアーゼ欠損では，理論的にはアルドステロンは産生可能であるが，DOCが増加することで，アルドステロン作用を発揮する．

このため，レニン活性が低下する．引き続いて，アルドステロンも産生されにくい病態となっているため，結果的にアルドステロンは低値となる．

9-6. 副腎髄質疾患

9-6-1. 副腎髄質の解剖生理

1. クロム親和性細胞・褐色細胞

【概説】重クロム酸カリウムによって黄褐色に染まる細胞である．同様の細胞は腹部大動脈に沿っても散在しており，その部位は，傍神経節である．副腎髄質と傍神経節は発生学的に共通である．つまり，副腎髄質細胞は，軸索を失った交感神経節後神経細胞に相当する．

交感神経節後神経において，ノルアドレナリンが放出される（図9-11）．副腎髄質細胞でもノルアドレナリンが放出されるが，主たるものはアドレナリンである．

2. カテコールアミン

【概説】カテコールアミンは，$R-CH_2-NH_2$の構造をもつモノアミンの一種である（図9-12）．ドパミン，

表9-7 先天性副腎皮質過形成の分類と症状

		CLAH	3β-HSDⅡ	21-OHlase 単純男性型	21-OHlase Na喪失型	11β-OHlase	17α-OHlase/17, 20リアーゼ	アルドステロン合成酵素
糖質コルチコイド関係	血中ACTH	↑	↑	↑	↑	↑	↑	正常
	尿中17-OHCS	↓	↓	↓	↓	↑	↓	
電解質コルチコイド関係	血清Na値	↓	↓		↓	↑	↑	↘
	血清K値	↑	↑		↑	↓	↓	↗
	pH	アシドーシス	アシドーシス	正常	アシドーシス	アルカローシス	アルカローシス	アシドーシス
	血中DOC値	↓	↓		↓	↑	↑	↓
	血中アルドステロン値	↓	↓		↓	↓	↓	↗
	血漿レニン活性	↑	↑		↑	↓	↓	↑
副腎アンドロゲン関係	男性化徴候	機能低下	弱い男性化	男性化	男性化	男性化	機能低下	正常
	尿中17-KS	↓				↑		

CLAH: congenital lipoid adrenal hyperplasia

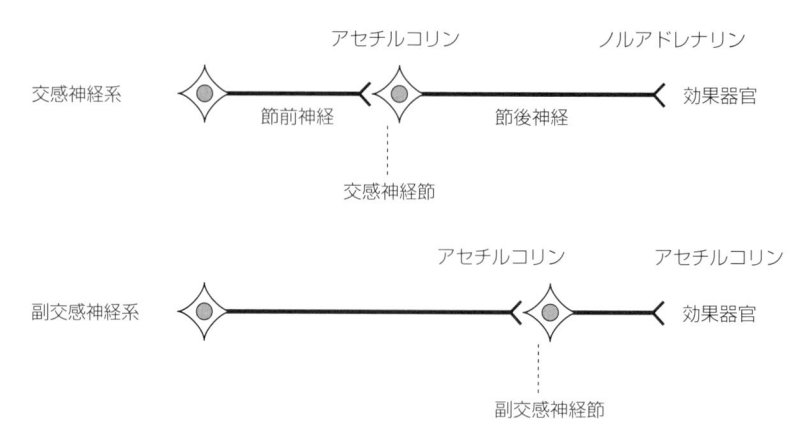

図9-11 交感神経と副交感神経の化学伝達物質
副腎髄質細胞は主にアドレナリンを分泌

図9-12 カテコールアミンの構造

ノルアドレナリン，アドレナリンの3種がある（図9-13）．ドパミンの代謝産物としてHVA，ノルアドレナリン，アドレナリンの代謝産物としてVMAがある（図9-14）．

3. 交感神経受容体

【概説】α受容体とβ受容体に大きく分かれる．さらに各々は2種類に分類される．

$α_1$受容体は，末梢血管収縮に作用する．$α_2$受容体は，$α_1$受容体刺激の抑制として作用する．$β_1$受容体は，心機能亢進，脂肪分解亢進に作用する．$β_2$受容体は，末梢血管拡張，気管支拡張，グリコーゲン分解促進に作用する．

アドレナリンには$β_2$受容体刺激作用があるが，ノルアドレナリンにはない．

ドパミンには4種類の受容体がある．いずれにも刺激作用があるが，$β_2$親和性が高い．

9-6-2. 褐色細胞腫

【概説】クロム親和性細胞から発生する腫瘍で，カテコールアミンが過剰に産生されるものである．

【疫学】10%は両側発生，10%は家族性発生，10%は悪性腫瘍とされている．

【成因・病態】副腎性と副腎外に分けられる．副腎外では，傍神経節発生であり，パラガングリオーマともよばれる．

【症状】高血圧（日内変動著明），頭痛，発汗過多，高血糖，代謝亢進，皮疹，甲状腺腫などが認められる．物を持ち上げる，くしゃみ，排便，腹部圧迫，精神的動揺などにより，発作的に血圧上昇をきたすことがある．$α_1$受容体刺激により，末梢血管が収縮して，循環血液量が減少しているため，高血圧がありながら，起立性低血圧を呈することもある．

【診断】高血糖，高脂質，カテコールアミンの高値が認められる．画像検査により，腫瘍を確認する．

【治療】α遮断薬，カルシウム拮抗薬などの投与，外科的治療，放射線療法などが行われる．

【予後】良性でも再発することがある．完治は困難である．

図9-13 カテコールアミンの合成

COMT: cathecol-O-methyl transferase
MAO: monoamine oxidase
HVA: homovanillic acid（ホモバニル酸）
VMA: vanillylmandelic acid（バニリルマンデル酸）

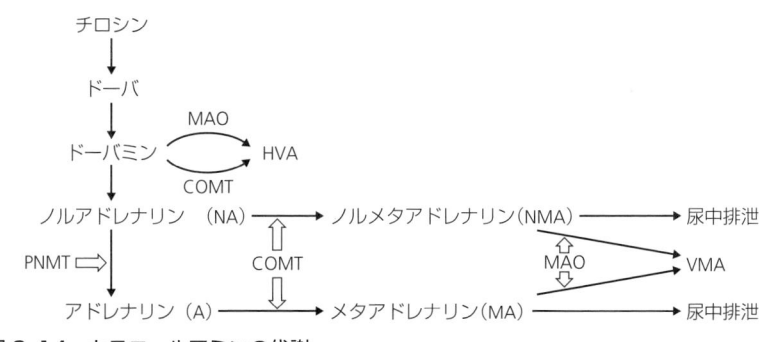

図9-14 カテコールアミンの代謝

9-7. 性腺疾患

9-7-1. 精巣とホルモン

【概説】精巣は，視床下部のLHRH，下垂体前葉のLH，FSHに制御されている．LHは，Leydig細胞に作用して，テストステロンの分泌を促す．テストステロンには，胎生期の生殖腺の発育作用，蛋白同化作用，男性の二次性徴発現作用がある．FSHは，Sertoli細胞に作用して，精子の成熟を促す．Sertoli細胞は，インヒビンを分泌して，下垂体前葉のFSH分泌を抑制する（図9-15）．

9-7-2. 思春期早発症

【概説】思春期にみられる二次性徴が異常に早期に出現するものを指す．

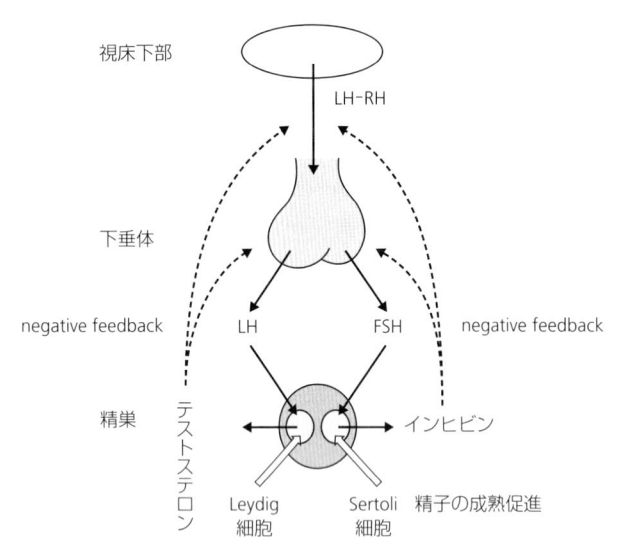

図9-15 精巣とホルモン

表9-8 思春期早発症（同性化）の判定基準

男児の場合	1. 8歳未満で陰茎，陰嚢（睾丸）の発育が起こってきたとき 2. 9歳未満で陰毛の発生をみたとき 3. 10歳未満で腋毛，ひげの発生，声がわりをみたとき 4. 陰毛発生から完成までに1年を要しないとき 5. 陰茎，陰嚢（睾丸）の発育開始から完成までに1年半を要しないとき
女児の場合	1. 7歳未満で乳房，乳輪の発育肥大を起こしてきたとき 2. 8歳未満で陰毛発生をみたとき 3. 9歳未満で初潮をみたとき 4. 乳房，乳腺，乳輪の発育開始から完成までに1年半を要しないとき

【疫学】女性では，特発性が多い．男性では器質性が多い．

【成因・病態】中枢性は，下垂体性腺刺激ホルモン分泌亢進によるものである．

　仮性は，性ステロイドの一次的分泌亢進によるものである．ゴナドトロピンはnegative feedbackにより抑制されている．配偶子の成熟を伴わない．

【症状】性早熟が認められる．当初，身長増加が亢進するが，骨端線の早期癒合により，最終身長は低くなる．

【診断】性発育の早発性を確認する（表9-8）．性腺ホルモンの測定，画像検査などが行われる．

【治療】腫瘍では外科的摘出が行われる．

　特発性では，薬物療法（ゴナドトロピン抑制薬）が行われる．

10. アレルギー疾患・免疫不全・自己免疫疾患

10-1. アレルギー疾患

10-1-1. Ⅰ型アレルギー

【概説】アレルギーは，1906年オーストリアの小児科医Pirquet（ピルケー）博士が命名したものである．語源は「変化した反応能力」というギリシャ語である．現在では，「免疫応答により引き起こされた生体の障害」と定義されている．

アレルギーの分類としては，Coombs & Gell博士による分類が用いられている．Ⅰ型からⅣ型までの4分類となっており，Ⅰ型は即時型，Ⅳ型は遅延型ともよばれる．なお，遅発型は，即時型反応の後，数時間して起こる反応を指す．

Ⅰ型アレルギーは，IgE産生に基づく反応を主体としている．

【疫学】アレルギーのなかでは頻度が非常に高い．

【成因・病態】ヘルパーT（Th）細胞が，Th1細胞よりTh2細胞優位となっており，Th2細胞からIL-4が分泌され，B細胞がIgE産生の形質細胞へと分化することが基本病態である．

アレルゲンが肥満細胞のFcεRと結合すると，肥満細胞が脱顆粒を起こし，ヒスタミンなどが遊離される．また，肥満細胞でアラキドン酸が合成される．ヒスタミンには，末梢血管拡張，血管透過性亢進，気管支平滑筋収縮作用がある．アラキドン酸は，シクロオキシゲナーゼにより，プロスタグランジン，トロンボキサンとなる．$PGF_{2\alpha}$には気管支収縮作用が，$PGE_{2\alpha}$には発熱作用がある．トロンボキサンには平滑筋収縮，血小板凝集作用がある．また，リポキシゲナーゼにより，アラキドン酸からロイコトリエンが生成される．これは，気管支収縮作用，血管透過性亢進作用，気道分泌作用をもつ．このようなケミカルメディエーターによる反応は，数分〜数十分で生じる．これを即時型反応といい，アナフィラキシー反応などがある．

肥満細胞，Th2がIL-5を分泌することにより，好酸球が増殖活性化される．好酸球から脱顆粒が起こり，組織障害が惹起される．好酸球は，IL-3, IL-5, GM-CSF (granulocyte macrophage colony-stimulating factor) などのサイトカインにより増殖する．特にIL-5が関与する．これらのサイトカインはTh2細胞から産生される．好酸球は，Th2細胞で産生されるRANTES (regulated on activation, normal T cell expressed and secreted)，マスト細胞で産生されるECF-A (eosinophil chemotactic factor of anaphylaxis)，$PG-D_2$, PAF (platelet activating factor)，上皮細胞で産生されるEotaxinといった遊走因子により，局所へ集められる．さらに，局所での各種サイトカインにより活性化され，脱顆粒を起こし，ECP (eosinophil cationic protein), MBP (major basic protein), EPO (eosinophil peroxidase), EDN (eosinophil derived neurotoxin) などが放出される．これらは，慢性炎症・組織障害・過敏性亢進を引き起こす．これを遅発型反応とよぶ．

【代表疾患と症状】喘息，鼻炎，結膜炎，アトピー性皮膚炎，蕁麻疹，アナフィラキシーショックなどがある．

蕁麻疹，アナフィラキシーでは即時型反応が中心となる．アナフィラキシーショックでは，末梢血管拡張，透過性亢進による血管からの循環血漿の流出のため，hypovolemic shockをきたし，さらに喉頭浮腫，気管支平滑筋収縮も発生する．

鼻炎，花粉症，喘息では，即時型反応と遅延型反応が混在する．鼻炎，花粉症においては，くしゃみ，鼻水などは，即時型反応である．頭痛，鼻閉などは，

遅延型反応である．喘息では，発作は即時型反応である．呼吸機能低下，気管支炎症状は遅延型反応である．

アトピー性皮膚炎では，遅延型反応が中心となる．

【診断】血液検査には，総 IgE：RIST（radioimmunosorbent test），特異的 IgE：RAST（radioallergosorbent test），末梢血検査（好酸球増多）などがある．皮膚テスト（抗原を皮内注射，十数分後に発赤，膨疹の状態をみる），その他，プリック法，スクラッチ法などがある．

【治療】抗アレルギー薬，抗ヒスタミン薬，ステロイドなどが用いられる．アナフィラキシーショックでは，補液，アドレナリン，即効性ステロイド投与なども投与される．

10-1-2. II型アレルギー

【概説】細胞表面に抗体が付着することで，補体が活性化され，細胞障害を引き起こすものである．

【疫学】アレルギーのなかでは，頻度は高くない．

【成因・病態】必要のない抗体によって，補体が活性化し，細胞・組織障害を引き起こす反応である．必要のない抗体とは，自分自身の体の成分（自己抗原）に対する抗体，つまり自己抗体，あるいは外来抗原に対する抗体であるが，産生されるべきではなかったものを指す．抗体のクラスは，IgG，IgM である．

補体は，あるきっかけに様々な免疫現象を引き起こす血中蛋白質である．C1 から C9 の成分からなる．補体が作用を発揮するためには，その補体があるきっかけによって，連鎖的に活性化されることが必要である．活性化には古典的経路と副経路がある．

【代表疾患と関与する自己抗体】以下に疾患と関与する自己抗体を示す．不適合輸血，新生児溶血性疾患，自己免疫性溶血性貧血（抗赤血球抗体），特発性血小板減少性紫斑病（抗血小板抗体），Goodpasture 症候群（抗基底膜抗体），慢性甲状腺炎（抗甲状腺抗体）などがある．

【診断】Coombs テストが行われる（図 7-3）．

直接 Coombs テストが陽性となるものとしては，不適合輸血，新生児溶血性疾患，自己免疫性溶血性貧血などがある．

間接 Coombs テストは患者の血清中に抗赤血球抗体がないと陽性にならない．このため，陽性率は低い．

通常は血液型判定，輸血の交差試験に利用される．

【治療】各疾患に対して，主に対症療法が行われる．

10-1-3. III型アレルギー

【概説】血中で抗原抗体反応が発生して，免疫複合体が形成される．これが，組織に沈着して，補体の活性化に基づく細胞障害，好中球・マクロファージの貪食・殺菌，肥満細胞の脱顆粒などによって，組織障害を引き起こすものである．

【疫学】アレルギーのなかでは，頻度は高くない．

【成因・病態】免疫複合体（immune complex）が形成されると，免疫複合体中の抗体 Fc 部分が，好中球，マクロファージを誘導して，これらが貪食・殺菌作用を発揮する．また，抗原と結合した抗体の Fc 部分は，補体の古典的経路を活性化する．C5a は，好中球を遊走させる．C5b6789 は，細胞障害を引き起こす．C3a，C5a は，マスト細胞を刺激し，アナフィラキシー反応，血管透過性亢進を惹起して，好中球などの炎症性細胞の組織移動を誘発する．

正常な免疫反応において，免疫複合体は生成されるが，通常，肝臓のクッパー細胞，組織のマクロファージに貪食，処理される．III型アレルギーの誘因は不明である．

【代表疾患】血清病は，ハブ，マムシ，ウミヘビなどの毒蛇咬症などに対して，異種血清（ヒト以外の血清）を注射することで，この異種血清が抗原と認識され，それに対する抗体が産生され，免疫複合体が生じるものである．

自己抗体から免疫複合体が産生されるものとしては，全身性エリテマトーデス（SLE），関節リウマチなどがある．

外来抗原から免疫複合体が産生されるものとしては，溶連菌とその抗体による溶連菌感染後糸球体腎炎，真菌とその抗体による過敏性肺臓炎（アレルギー性気管支肺アスペルギルス症）などがある．

原因不明の免疫複合体によるものとしては，種々糸球体腎炎，間質性肺炎，多発性動脈炎，アレルギー性血管炎などがある．

【診断】Arthus 反応は，ウサギにウマ血清を与えて，十分抗体産生を行った状態でウサギにウマ血清を注射すると数時間後に発赤，浮腫，出血などが出現する反応である．これは，動物実験である．

ヒトにおける検査としては，免疫複合体の検出，補体価の低下などが認められる．

【治療】各疾患に応じて，治療がなされる．

10-1-4. Ⅳ型アレルギー

【概説】細胞性免疫が作用するものである．キラーT（Tc）細胞，活性化マクロファージによる過剰反応による組織障害を指す．

【疫学】移植医療が発達して，頻度は上昇している．

【成因・病態】活性化マクロファージから IL-1，TNF（tumor necrosis factor）-α，IL-6 が産生され，炎症拡大，フィブリン析出，線維芽細胞増殖が起こり，肉芽腫が形成される．抗体を介する体液性免疫より時間がかかる（数日間）．これを遅延型アレルギー反応とよぶ．

【代表疾患】接触性皮膚炎は，軟膏などの薬品・金属・ウルシなどが皮膚に長期間接触することで発生するものである．これらの抗原が皮膚のランゲルハンス細胞やマクロファージに取り込まれ，Th1 細胞や Tc 細胞に抗原提示され，細胞性免疫が惹起される．

過敏性肺臓炎は，Ⅲ型アレルギーだけではなく，Ⅳ型も関与する．

移植片拒絶反応は，自分と異なる MHC 分子をもつ細胞を Tc 細胞が認識し，破壊する反応である．移植片がマクロファージや樹状細胞に貪食あるいは取り込まれ，Th1 細胞や Tc 細胞に抗原提示されるという通常の細胞性免疫の機序もあるが，原因としては低い．胸腺で完成された T 細胞は，他人の MHC 分子は自分と認識せず，外来細胞と認識する．輸血では拒絶反応がない．これは赤血球表面には MHC 分子がないからである．MHC（major histocompatibility complex）は，ヒトでは HLA（human leukocyte antigen）とよばれる．

そのほか，サルコイドーシス，Hansen 病などがある．

【診断】ツベルクリン反応は，結核菌に対する防御反応の程度を確認する検査である．結核菌から精製した蛋白を皮内注射して，48 時間後に接種部位の発赤・腫脹を確認する．

皮膚貼付テスト（パッチテスト）で反応をみる方法もある．

【治療】各疾患に応じて，治療がなされる．

10-2. 免疫不全

10-2-1. 先天性免疫不全症

1. 複合型免疫不全症

【概説】重症複合型免疫不全症は，T および B 細胞が障害されたものである．

X 染色体連鎖高 IgM 症候群は，T および B 細胞が障害されたもので，IgM から IgA，IgG へのクラススイッチが障害されているため，IgA，IgG 低下，IgM 上昇をきたす疾患である．

2. 抗体欠乏症

【概説】X 染色体連鎖無 γ-グロブリン血症は，Bruton 型無 γ-グロブリン血症ともよばれる．伴性劣性遺伝である．

非 X 染色体連鎖高 IgM 症候群は，常染色体劣性遺伝である．細胞性免疫は保持されるため，伴性劣性遺伝のものより，予後は良好である．

3. その他の免疫不全

【概説】Wiskott-Aldrich 症候群は，伴性劣性遺伝で，血小板減少，T および B 細胞障害，IgM 減少をきたす疾患である．

Ataxia telangiectasia（Louis-Bar 症候群）は，常染色体劣性遺伝で，小脳失調，毛細血管拡張，T および B 細胞障害，α フェトプロテイン上昇をきたす

疾患である．放射線の感受性が高いため，不用意な放射線照射は発癌性を高めることになる．

DiGeorge症候群は，胎生期において第3・4鰓弓由来器官の発生異常をきたし，TおよびB細胞障害，副甲状腺発生異常による低Ca血症，口蓋裂，軟口蓋形成異常，耳介異常，心奇形などが認められる疾患である．

Chediak-Higashi症候群は，常染色体劣性遺伝である．走化能が低下し，食胞とリソソームが融合しないため貪食機能不全となる．白子症などが認められる．

4. 食細胞の障害
【概説】慢性肉芽腫症は，好中球，マクロファージの障害で，殺菌能が障害されている．伴性劣性あるいは常染色体劣性である．肝脾腫，リンパ節腫脹，白血球上昇，γ-グロブリン上昇などが認められる．

10-2-2. 後天性免疫不全症
1. AIDS
【概説】HIVのTh細胞への感染により，Th1細胞とTh2細胞がともに障害される．これにより，細胞性免疫と液性免疫の両者が障害されることになる．

2. その他の後天性免疫不全
【概説】悪性腫瘍・膠原病・免疫抑制剤投与などにより惹起されることがある．

10-3. 自己免疫疾患

10-3-1. 関節リウマチ（rheumatoid arthritis: RA）
【概説】原因不明の多発性関節炎である．
【疫学】膠原病のなかで最多で，女性に多い．40～45歳に好発する．
【成因・病態】炎症性細胞が滑膜に浸潤し，血管臓器へと全身拡大していく（図10-1）．
【症状】起床時関節のこわばり・関節炎（多発性・左右対称），MCP（metacarpophalangeal），PIP（proximal interphalangeal），手関節，足ではMTP（metatarsophalangeal）関節，紡錘状腫脹などが認められる．尺側偏位は，第2～5指MCP関節破壊によるものである．白鳥の首変形は，DIP（distal interphalangeal）屈曲拘縮，PIP過伸展によるものである．ボタン穴変形は，白鳥の首変形と反対で，バッタ足変形ともいう．関節の損傷が進行すると，組織が融解して手指が短縮し，指を引っ張ると伸び，離すと縮むようになる．これをオペラグラスハンドとよぶ．貴族の婦人がオペラを観賞するとき使用した望遠鏡のようであることから命名された．

皮下結節（無痛，肘・前腕伸側・背中・後頭部），間質性肺炎，胸膜炎，筋力低下，限局性骨粗鬆症，手根管症候群（手掌のピリピリ感，短拇指外転筋萎縮），強膜炎なども出現する．
【診断】リウマトイド因子は，80％で陽性を呈する．

抗CCP（cyclic citrullinated peptide）抗体は，特異度95％で，早期診断と確定診断に重要である．

MMP-3（matrix metalloproteinase-3）は，滑膜から分泌されるタンパクで，関節破壊の指標となる．

関節液は，白色膿性，白血球・蛋白質上昇，糖減少，補体価低下，粘稠度低下などを呈する．

心電図異常（ST-T波の変化など）も認められる．
画像検査では，骨破壊が認められる．
【経過】単周期型では，一時的な関節炎を呈し，その後長期の寛解が持続する．

多周期型では，寛解と増悪を繰り返し，骨破壊が進行する．

進行型では，関節炎が持続し，進行性に悪化する．
平均死亡年齢は65歳とされる．
【治療】NSAIDs，疾患修飾性抗リウマチ薬（DMARDs: disease modifying anti-rheumatic drugs）＋ステロイド，免疫抑制薬，金製剤，サラゾスルファピリジン，Dペニシラミン，ピリミジン合成阻害薬，抗TNF-α抗体，抗IL-6受容体抗体などが投与される．また，外科治療も行われる．

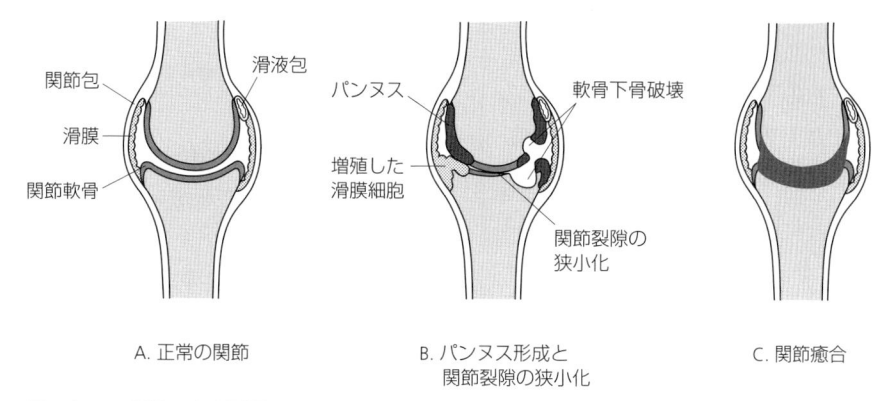

A. 正常の関節　　B. パンヌス形成と　　C. 関節癒合
　　　　　　　　　　関節裂隙の狭小化

図 10-1　関節の病理所見

東洋医学用語

- **鶴膝風**
  膝関節炎で，大腿と下腿の筋萎縮を伴うものです．関節リウマチで病状が進行したもの，結核性膝関節炎などに相当します．
- **歴節風**
  関節が弯曲して，屈曲伸展ができず，大小の関節が等しく痛むものを指します．
- **痛風**
  関節，筋肉に疼痛が発生しますが，発作的に症状が出現するものを指します．

東洋医学の視点

- **関節リウマチ**
  関節は筋肉と骨とに関わって，骨格に運動を与えることです．関節により，複雑な運動が可能になるわけです．基本的に動かすためにある構造ですから，運動量が減少すれば，その機能も低下してくることが多いのです．関節をよい状態で維持するためには，関節をよく動かすことが重要です．骨折などで長期臥床を強いられると，筋萎縮もきたしますが，関節拘縮により運動機能が低下することはよく知られています．
  関節をよく動かすことで，気血水がよく巡り，身体の機能がバランスよく作用します．逆に気血水の巡りが滞ることで，関節の異常を引き起こすともいえます．関節間隙にある関節液が関節の動きを滑らかにするためにきわめて重要です．このため，水の巡りに注意することが大切です．また，関節は骨と骨とで構成されますから，骨に対する配慮も欠かせません．つまり，五臓でいうと腎になるわけです．また，水の巡りに関係するものとしては，脾・肺があります．

  関節リウマチは自己免疫性疾患であり，自己抗体により関節に炎症が生じて，局所の腫脹・発赤をきたします．発赤は熱であり，腫脹は湿の過剰です．これらを合わせて湿熱と表現したりします．つまり，水の滞りと熱に注意する必要があるわけです．熱は東洋医学ではなんらかの滞りがあると発生すると考えています．特に気は重要です．

  水の滞りは，脾虚と関連が高いとされます．消化吸収機能が低下した状態です．もともと脾虚の人もおりますが，様々な生活習慣の悪化から脾虚が誘発されます．牛乳の多飲，アイスクリームやビールなどの冷飲食が1年中続く，緑茶やコーヒーの多飲，などは水の巡りに負担をかけますし，腎にも負担がきてしまいます．さらにストレス，抑うつ的な気分でいたり，運動不足があったりすると，気の巡りが低下し，ひ

> いては水の巡りも悪化します．熱を強くさせる要因としては，水の不足です．寝不足や過労によって，水分が減少すると熱が相対的に強くなり，体がほてることになります．関節には水分が過剰に停滞して，他の部分，例えば，心（現代的には脳を含む）などには水が不足してかっかしたりする．そしてその影響が関節にも波及して湿とさらに熱が生じ，さらに熱が悪化していくという病理が考えられます．

10-3-2. 関節リウマチ関連疾患

1. 悪性関節リウマチ
【概説】重篤な関節外症状を伴い，生命予後は不良である．

2. Felty 症候群
【概説】脾腫と白血球減少を合併するもので，易感染性である．

3. 若年性関節リウマチ
【概説】16歳未満に発症するものである．

全身型（Still 病）では，2歳前後の発症で，弛張熱，紅斑，リンパ節腫脹，肝脾腫，心膜炎が認められる．成人タイプもある．

多関節型は，年長女児に多く認められる．

単関節型は，年長女児に多く，大関節（膝）に発症しやすい．虹彩毛様体炎も認められる．

10-3-3. リウマトイド因子陰性脊椎関節症

1. 強直性脊椎炎
【概説】仙腸関節，脊椎突起関節に発症しやすい．慢性進行性で，HLA-B27陽性である．虹彩毛様体炎，大動脈閉鎖不全，潰瘍性大腸炎，Crohn病を併発することがある．

2. Reiter 症候群
【概説】尿道炎，結膜炎，関節炎を呈する．HLA-B27陽性である．

3. 乾癬性関節炎
【概説】関節炎は皮膚症状に遅れて出現する．

10-3-4. Sjögren（シェーグレン）症候群
【概説】原因不明の眼球・口腔乾燥をきたす疾患である．
【疫学】女性に多く，40歳前後に好発する．
【成因・病態】自己免疫学的機序が考慮されている．自己抗原となるものは全く不明である．
【症状】発汗減少，リンパ節腫脹，間質性肺炎，遠位尿細管アシドーシス，胆汁性肝硬変，慢性甲状腺炎，多関節炎，レイノー症状などが認められる．
【診断】血液検査では，抗SS-A抗体，抗SS-B抗体が陽性となることが多い．その他，Schirmerテスト（下眼瞼に濾紙），ガムテスト・Saxonテスト（唾液量測定）などが行われる．
【治療】対症療法が中心である．

10-3-5. 全身性エリテマトーデス
【概説】蝶形紅斑，円板状紅斑など皮疹を伴うことが多い多臓器侵襲性疾患である．
【疫学】女性に多く，20〜40歳に好発する．HLA-DR1との関連性が高い．
【成因・病態】Ⅲ型アレルギー，Ⅱ型アレルギーの機序が考慮されている．
【症状】倦怠，発熱，脱毛，光線過敏，口腔潰瘍，レイノー症状，関節炎，骨壊死，筋炎，腎炎，網膜病変，漿膜炎，心内膜炎などが認められる．
【診断】血液検査では，抗dsDNA抗体，抗Sm抗体，抗U1-RNP抗体，抗リン脂質抗体，リウマトイド因子などの陽性，補体価低下が認められる．また，LE細胞も確認される．
【治療】ステロイド，免疫抑制薬などが投与される．

10-3-6. 全身性強皮症
【概説】皮膚硬化をきたす原因不明の疾患である．
【疫学】女性に多く，35〜55歳に好発する．RA, SLEについで多い．
【成因・病態】自己免疫学的機序による．

【症状】関節運動障害，顔面表情の乏しさ，仮面状，色素沈着，色素脱失，石灰沈着，屈曲拘縮，レイノー症状，関節炎，筋力低下，肺線維症，肺高血圧，消化器症状，腎病変，心症状などが認められる．
【診断】血液検査で，抗 ENA 抗体，抗 Scl-70 抗体，抗セントロメア抗体などが陽性となる．
【治療】線維化の抑制に D-ペニシラミンが投与される．レイノー症状に対して，プロスタグランジン E_1 製剤が投与される．ステロイドは原則投与されない．

10-3-7. 多発性筋炎
【概説】横紋筋をびまん性に侵す疾患である．皮膚病変を伴う場合には皮膚筋炎とよばれる．
【疫学】5～10 歳に好発し，この年齢層では性差はない．また 40～60 歳の女性にも好発する．
【成因・病態】自己免疫学的機序による．
【症状】筋力低下，嚥下困難，ヘリオトロープ疹（両上眼瞼の浮腫状紅斑），Gottron 徴候（手指伸側対称性落屑を伴う暗赤色紅斑），皮膚萎縮，間質性肺炎，レイノー症状，関節炎，悪性腫瘍合併などが認められる．
【診断】血液検査で，抗 ENA 抗体，抗 Jo-1 抗体が陽性となることが多い．
【治療】ステロイド，免疫抑制剤が投与される．

10-3-8. 混合性結合組織病
【概説】全身性エリテマトーデス，全身性強皮症，多発性筋炎が合併したような病状を呈し，かつ抗 U1-RNP 抗体が陽性となる疾患である．膠原病同士の合併をオーバーラップ症候群というが，混合性結合組織病は単一疾患と考えられている．
【疫学】30 歳代，女性に多い．
【成因・病態】自己免疫学的機序による．
【症状】レイノー症状，指と手背の腫脹，肺高血圧が認められる．中枢神経症状や腎症状はまれである．
【診断】抗 U1-RNP 抗体が陽性となる．
【治療】ステロイドが中心となる．

10-3-9. 血管炎症候群
【概説】血管壁の炎症は，一次性と二次性に分類される．二次性には，感染症，悪性腫瘍，膠原病，薬剤過敏性などがあげられる．本項では，一次性血管炎について記載する（表 10-1）．これには，免疫異常が関与するものがあり，ANCA（anti-neutorophil cytoplasmic antibody：抗好中球細胞質抗体）が検出されることがある．

1. 結節性多発動脈炎
【概説】全身の中小動脈壁とその周囲を侵す壊死性血管炎である．動脈全層の炎症をきたす．
　発熱，倦怠，体重減少，腎梗塞，高血圧，虚血性心疾患，多発単神経炎，脳卒中，けいれん，消化器症状，筋関節症状，皮下結節，紫斑，紅斑などが認められる．

表 10-1　一次性血管炎の分類

分類	病名
大血管の血管炎	巨細胞性血管炎（側頭動脈炎）
	高安動脈炎（大動脈炎症候群）
中小血管の血管炎	結節性多発動脈炎
	川崎病
細血管の血管炎	Wegener 肉芽腫症
	アレルギー性肉芽腫性血管炎（Churg-Strauss 症候群）
	顕微鏡的多発血管炎
	クリオグロブリン血症
	Schönlein-Henoch 紫斑病
	皮膚白血球破砕性血管炎

病理所見で確定診断される．治療には，ステロイドと免疫抑制薬が用いられる．

2. 顕微鏡的多発血管炎
【概説】原因不明の，細血管を侵襲する疾患である．p-ANCA (perinuclear anti-neutorophil cytoplasmic antibody) が陽性となる．これは，好中球アズール顆粒中に含まれる蛋白質であるミエロペルオキシダーゼを対応抗原とする．

腎，肺，神経，消化器，皮膚症状が認められる．

3. アレルギー性肉芽腫性血管炎
【概説】結節性多発動脈炎と病理学的に類似するが，気管支喘息が先行すること，好酸球浸潤，血管壁・血管外に肉芽腫を形成することが相違点である．Churg-Strauss 症候群ともよばれる．p-ANCA 陽性となる．

4. Wegener 肉芽腫症
【概説】結節性多発動脈炎と病理学的に類似するが，上気道，下気道に壊死性肉芽腫を伴うことが異なる．c-ANCA (cytoplasmic anti-neutorophil antibody) が陽性となる．これは，好中球アズール顆粒中に含まれる蛋白質である proteinase 3 を対応抗原とする．

上気道，下気道，腎病変，全身症状，多発単神経炎，多発性関節炎，紫斑などが認められる．

5. 側頭動脈炎
【概説】60歳以上，女性に好発する，肉芽腫性炎症である．浅側頭動脈，外頸動脈，内頸動脈などに好発する．高安動脈炎が外膜の非特異的炎症であるのに対し，本症は中膜の巨細胞浸潤が主病変である．リウマチ性多発筋痛症を合併することが多い．頭痛，視力障害が出現し，虚血性視神経症の所見を呈する．自己抗体はほとんど認められない．

6. リウマチ性多発筋痛症
【概説】60歳以上，女性に好発する筋痛，握痛を呈する疾患である．側頭動脈炎を合併しやすい．

頸部，肩甲，腰，臀，大腿の筋痛，握痛が出現し，運動で悪化する．朝のこわばり，発熱，体重減少，倦怠感なども認められる．リウマトイド因子は陰性である．

10-3-10. Behçet 病
【概説】口腔粘膜アフタ，皮膚症状，ぶどう膜炎（虹彩，毛様体，脈絡膜に生じる炎症），外陰部潰瘍を主徴とする原因不明の疾患である．
【疫学】30歳代に好発する．性差はないが，男性のほうが症状が強い．
【成因・病態】HLA-B51 陽性と関連性が高い．
【症状】皮膚では，結節性紅斑，皮下血栓性静脈炎，毛嚢様皮疹，皮膚被刺激性亢進などが認められる．そのほか，関節炎，副睾丸炎，消化器症状，神経症状が出現する．
【診断】リウマトイド因子や抗核抗体は陰性である．

針反応が重要である．皮膚に少量の生理食塩水を注射して，24〜48時間後に発赤，腫脹が認められることが多い．
【予後】慢性に経過するが，生命予後は悪くない．
【治療】ステロイドの局所投与のほか，$NSAID_S$ も用いられる．

11. 運動器疾患

11-1. 関節疾患

11-1-1. 関節炎
【概説】関節に炎症をきたしたものである．
【成因・病態】異物，化学物質，微生物，代謝異常，免疫異常，外力，高熱，寒冷，紫外線，放射線などがある．
【症状】腫脹，疼痛，熱感，運動機能障害，関節液貯留などが出現する．
【診断】血液検査では，WBC上昇，CRP上昇，赤沈上昇などが認められる．
　関節液は，増大し，粘稠度低下，混濁などが認められる．
　X線では，骨変形，破壊などが認められる．
【治療】関節固定，安静，湿布，抗菌薬・鎮痛薬などの投与が行われる．

11-1-2. 可動域の異常
【概説】拘縮は，運動障害の原因が関節包外の軟部組織に原因があって，可動性が制限されたものである．皮膚性，筋肉性，神経性，関節性などがある．
　強直は，運動障害の原因が関節包内の関節を構成する骨あるいは軟骨にあるものである．
　そのほか，可動性がほぼ消失したものを強直，可動性がある程度保たれたものを拘縮とする場合がある．
　過剰な可動性としては，関節の外傷や炎症，神経麻痺，結合組織の異常などがある．
　治療としては，手術，理学療法，鍼灸，薬物などがある．

11-1-3. 五十肩（肩関節周囲炎）
【概説】50歳代を中心に，肩関節の疼痛と拘縮をきたす疾患である．
【疫学】男女差はなく，50歳代，60歳代，40歳代に多い．
【成因・病態】成因は不明で，退行性変化に基づく炎症とされる．
【症状】疼痛と運動制限が出現する．寒冷で増悪し，夜間に悪化する．上腕から肘に拡大する．局所の熱感発赤腫脹は強くない．
【診断】外転と外旋あるいは内旋運動の障害を確認する．
【治療】保存的治療が行われる．
【予後】1年～1年半で改善する．

11-1-4. 変形性関節症
1. 総論
【概説】関節の退行変性により，関節構造の磨耗と増殖が混在する．関節形態が変化する．非炎症性，進行性である．
　疫学としては，65歳以上では大部分の人にX線検査上で所見が認められる．
　成因は，一次性，二次性（外傷，炎症後，代謝異常など）に分類される．

2. 変形性股関節症
【概説】股関節に発生した変形性関節症である．
【疫学】一次性15％，二次性85％であり，女性に多い．
【成因・病態】先天性股関節脱臼の放置，加齢による軟骨変性，炎症，Perthes（ペルテス）病（大腿骨近位端の血行障害による骨頭の壊死），大腿骨頭すべり症，関節リウマチなどがある．

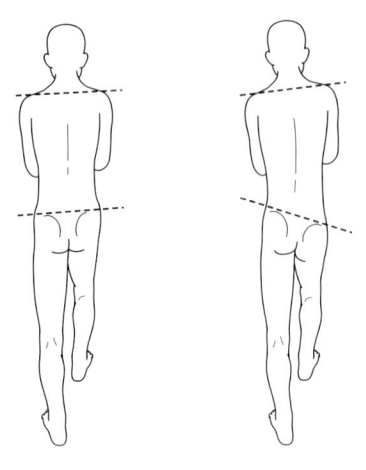

図 11-1　Trendelenburg 徴候
患肢（図右の左足）で立ったとき，骨盤は健側（右）に沈下し，バランスを取ろうとして肩は患側（左）へ傾き，歩行時には肩が患側へひどく揺れる．

【症状】疼痛，一側を引きずる異常歩行（跛行），Trendelenburg徴候陽性などが認められる（図11-1）．
【診断】X線検査で，骨破壊変形，Shenton線の乱れが認められる（図11-2）．
【治療】保存的療法あるいは外科的療法が行われる．

3. 変形性膝関節症
【概説】膝関節に発生した変形性関節症である．
【疫学】一次性が多い．40歳以上の太った女性に多い．
【成因・病態】加齢による軟骨変性，肥満，炎症，関節リウマチなどがある．
【症状】疼痛，大腿四頭筋の筋力低下などが出現する．
【診断】X線検査で，骨破壊変形，関節内遊離体（関節ねずみ）が認められる．
【治療】保存的療法あるいは外科的療法が行われる．

4. 変形性足関節症
【概説】足関節に発生した変形性関節症である．
【疫学】二次性が多い．
【成因・病態】足関節の脱臼・骨折，靱帯損傷，感染，神経麻痺などがある．
【症状】疼痛，変形，熱感などが出現する．
【診断】X線検査で，骨破壊変形が認められる．
【治療】保存的療法あるいは外科的療法が行われる．

5. 変形性肘関節症
【概説】肘関節に発生した変形性関節症である．
【疫学】一次性と二次性が混合する．
【成因・病態】加齢による軟骨変性，外傷，振動工具の長期使用，野球選手の投球動作，力士（相撲）の

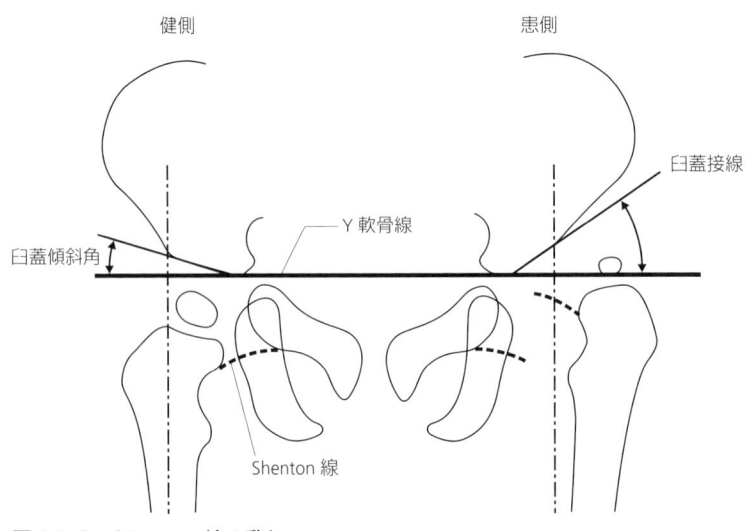

図 11-2　Shenton 線の乱れ

鉄砲，感染，神経麻痺などが原因となる．
【症状】疼痛，変形などが出現する．
【診断】X線検査で，骨破壊変形が認められる．
【治療】保存的療法あるいは外科的療法が行われる．

> **東洋医学の視点**
>
> ● 変形性膝関節症
>
> 変形性膝関節症は加齢に伴う膝関節軟骨の変性，磨耗による荒廃と，それに伴う軟骨および骨の新生・増殖による慢性，進行性の変形の関節疾患です．一般的に炎症度は低く，腫脹は認められますが，発赤は強くありません．ですから，湿の病態，水の滞りに注意が必要です．場合により，炎症の関与が強いと発赤が現れます．
>
> 変形性膝関節症にはもともと患部に水の滞りがありますが，このような病態が起こりやすい状態をつくるとさらに病状を悪化させます．水の滞りは，脾虚と関連が高いとされます．消化吸収機能が低下した状態です．もともと脾虚の人もおりますが，様々な生活習慣の悪化から脾虚が誘発されます．ストレス，抑うつ的な気分でいたり，運動不足があったりすると，気の巡りが低下し，水の巡りも悪化します．

6．手指の変形性関節症
【概説】手指関節に発生した変形性関節症である．
【疫学】一次性が多い．40歳以上の女性に多い．
【成因・病態】加齢による軟骨変性によることが多い．
【症状】DIP関節に発生したものをHeberden（ヘバーデン）結節という．

PIP関節に発生したものをBouchard（ブシャール）結節という．

Bouchard結節はHeberden結節をもつものの20%に合併する．

疼痛，変形，こわばりが出現する．
【診断】X線検査で，骨破壊変形，関節裂隙狭小化が認められる．
【治療】保存的療法あるいは外科的療法が行われる．

11-2．骨代謝性疾患

11-2-1．骨粗鬆症
【概説】骨量減少，骨微細構造の変化で骨の脆弱化をきたす疾患である．症状としては，易骨折があげられる．橈骨遠位端，上腕骨近位端，脊椎（圧迫），大腿骨頸部に多い．

治療には，女性ホルモン・ビタミンD投与，禁煙などが行われる．

11-2-2．骨軟化症
【概説】骨基質の石灰化障害をきたす疾患である．骨量は正常である．骨端線，皮質骨，海綿骨に病変が発生する．小児期では，くる病とよばれる．

症状としては，易疲労，不機嫌，不安，不眠，骨変形，後側弯，肋骨念珠，骨折，筋力低下，歩行障害などが認められる．

治療には，ビタミンD投与などがある．

11-3．骨腫瘍

11-3-1．骨肉腫
【概説】骨原発腫瘍の40%を占める．症状としては，運動痛，自発痛，局所熱感，腫脹，跛行などがある．診断としては，X線検査で，骨破壊・虫食い像などが認められる．血液検査ではAlp高値などが認められる．血管造影では，血管新生，血流増加などが認められる．

治療には，化学療法，外科的治療などが用いられる．

11-3-2．骨軟骨腫
【概説】長管骨の骨幹端部に発生する原発性良性腫瘍である．全骨腫瘍の20%を占める．10歳代に多く，男性に多い．症状としては，血管・神経圧迫症状が中心となる．診断としては，X線検査で，骨幹端部から骨外への膨隆が認められる．

治療には，外科的治療が用いられる．

11-3-3. 転移性骨腫瘍
【概説】全骨腫瘍のなかで最も多く，26%を占める．原発巣としては，乳癌，前立腺癌，肺癌，胃癌，大腸癌などがある．転移部位としては，脊椎（腰椎，胸椎），骨盤，大腿骨，上腕骨が多い．

症状としては，疼痛・病的骨折などがあげられる．診断としては，X線検査で骨破壊などが認められる．

治療には，保存的・外科的治療が用いられる．

11-4. 筋・腱疾患

11-4-1. 筋肉炎・筋膜炎
【概説】成因としては，運動，外力，有害物質，細菌感染，リウマチなどの膠原病などがあげられる．

治療には，原因除去，安静，湿布，鎮痛薬，抗菌薬投与，鍼灸などがある．

特殊な筋肉炎・筋膜炎として，以下があげられる．
1. 多発性筋炎
2. 化膿性腸腰筋炎：黄色ブドウ球菌感染が多く，虫垂炎，憩室炎，Crohn病，尿路感染症，腰椎の手術後などに発生する．
3. 骨化性筋炎：石灰沈着などによって発生する．
4. 悪性高熱：麻酔薬による
5. 足底筋膜炎：ランニング障害

11-4-2. 腱鞘炎
【概説】靱帯性腱鞘，滑膜性腱鞘に発生した炎症である．原因としては，感染，関節リウマチ，機械的刺激，などがある．症状として，疼痛，腫脹，熱感，機能障害が出現する．治療には，安静，消炎薬・抗菌薬投与などが行われる．

1. ばね指
【概説】指の屈曲伸展の際に，付け根で屈筋腱がひっかかり屈曲位で伸びなくなる，力を入れるとカックンとなる状態を指す．指の屈筋腱とそれをとりまく靱帯性腱鞘とのサイズが合わないため，屈筋腱のなめらかな動きが阻害されて発症する．MCP関節に多い．

治療は，保存的に行われる．

2. de Quervain（ドケルバン）病
【概説】手関節橈側の橈骨茎状突起部の狭窄性腱鞘炎である．ここを通る短拇指伸筋と長拇指外転筋の過剰使用による機械的炎症である．

症状としては，手指特に拇指使用時の手関節橈側疼痛，橈骨茎状突起部腫脹圧痛などがある．

診断には，Finkelstein（フィンケルシュタイン）テストが用いられる．拇指を4本の指で手掌中に覆うように握らせて手関節を屈曲させると，激しい疼痛が発生する．

治療には，保存的療法・外科的療法が用いられる．

11-4-3. 重症筋無力症
【概説】アセチルコリン受容体（AChR）に対する抗体により，筋力が低下する疾患である．

【疫学】20～30歳代の女性，50～60歳代の男性に好発する．

【成因・病態】アセチルコリン受容体（AChR）に対する抗体は，受容体をブロックするだけでなく，受容体を変性させ，補体を介して後シナプス膜を破壊する．

【症状】易疲労感，運動継続で悪化，夕方悪化，眼瞼下垂，複視，嚥下困難，構音障害，呼吸筋麻痺などが認められる．胸腺腫を合併しやすい．

感染症，外傷，手術，月経，妊娠，ストレスは増悪因子となる．

クリーゼは，急性増悪を指す．筋無力性，コリン作動性（抗ChE薬過剰投与）に分類される．

【診断】テンシロン（抗コリンエステラーゼ薬）テストで筋の回復を確認する．誘発筋電図では減衰現象（波高の減少）が認められる．

【治療】抗ChE薬・ステロイドの投与，血漿交換，胸腺摘出などが行われる．

11-5. 形態異常

11-5-1. 先天性股関節脱臼
【概説】先天的に股関節が脱臼する疾患である.
【疫学】女児に多い. 12月から4月の出生者に多い.
【成因・病態】骨盤位, 殿位分娩に多い.
【症状】股関節が内転内旋位にある. 歩行の遅延, 跛行などが出現する.
【診断】クリック音（股関節の屈曲外転させた場合）が聴取される. これを Ortolani（オルトラニー）徴候とよぶ.

Allis 徴候は, たて膝で患側の膝の位置が低いものである.

大腿皮膚溝の左右非対称がある. 患側で皺が多く, 溝が深く長い.

寛骨臼の空虚が認められる. 大腿三角にあるべき大腿骨頭が触れない.

Trendelenburg 徴候が陽性である（図11-1）.
【治療】保存的療法が中心である. 装具としては, リーメンビューゲル装具（乳児）, Von Rosen（フォン・ローゼン）装具（新生児）などがある（図11-3）.

頭上方向牽引療法は, リーメンビューゲル装具に抵抗性の場合に利用される.

Lorenz（ローレンツ）ギプス固定も行われる.

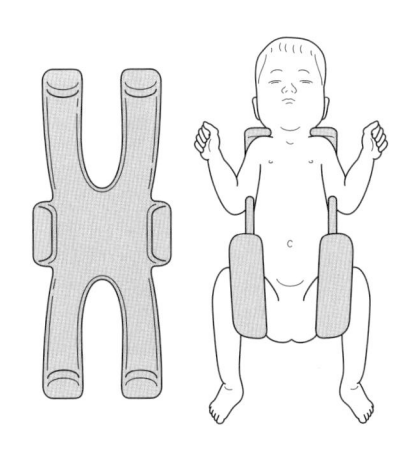

11-5-2. 斜頸
【概説】乳児に生じる先天性斜頸が多い. 骨盤位, 初産に多い. 生後1週頃から胸鎖乳突筋に腫瘤様のしこりとして発見されることが多い. その後斜頸となる. 生後1カ月ころから同じ方向ばかり向くことで発見されることもある.

治療には, 保存的療法が用いられ, 場合により外科的療法が行われる. 90%は自然治癒するとされる.

11-5-3. 側弯症
【概説】脊柱が前額面上で異常に左右に弯曲する疾患である. Cobb（コブ）角が10°未満を正常とする（図11-4）. 10〜19°では, 要定期観察, 20°以上では要治療とされる.

成因としては, 特発性が80%, 先天性が10%, 脳性麻痺・ポリオ・その他が2%, 神経線維腫症が2%, Marfan 症候群が1%とされる.

症状としては, 背中痛, 腰痛などがある. 変形が80°以上では心肺機能障害をきたす. 前傾姿勢で肩から腰の左右差を比較する（図11-5）.

治療としては, Cobb 角25°以下では, 経過観察あるいは体操療法が, 25°以上では装具による矯正（ミルウォーキーブレース, ボストンブレース）（図11-6）, 45°以上では手術が適応となる.

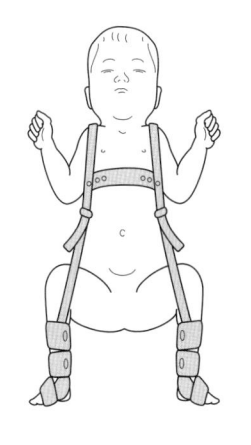

Von Rosen（フォン・ローゼン）装具　　　　リーメンビューゲル装具

図11-3　先天性股関節脱臼に用いる装具

11-5-4. 外反母趾

【概説】 足の拇趾が小趾側へ側屈する疾患である．拇趾付け根のMTPが内側に突出して疼痛が発生する．成因には，家族性，肥満，機械性などがある．症状としては，変形と疼痛，バニオン（拇趾付け根滑液包の腫脹），足底の胼胝などがある．

治療は，保存的療法が中心である．靴は，ゆったりとしたもので，ヒールは3cm以下とする．装具も利用される．改善しない場合には，外科的療法も適応となる．

11-5-5. 内反足

【概説】 足の前部が内側に屈曲，後部が内側に回転する疾患である．整形外科における先天性疾患では第2位を占める．男児に多い．

内反足，尖足，内転足・凹足を呈する（図11-7）．

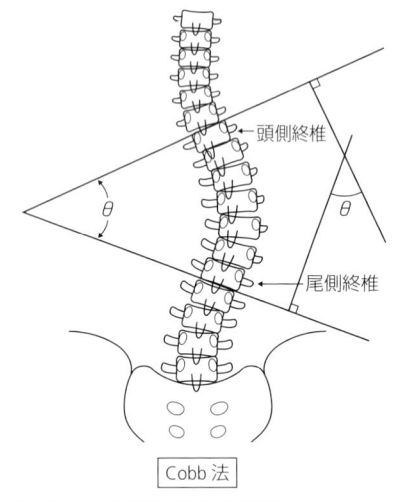

図11-4 Cobb（コブ）角の計測法
X線像での側弯度計測法．脊柱カーブの上下端で水平面に対してもっとも傾いている頭側終椎の上縁と尾側終椎の下縁を結ぶ線のなす角度．

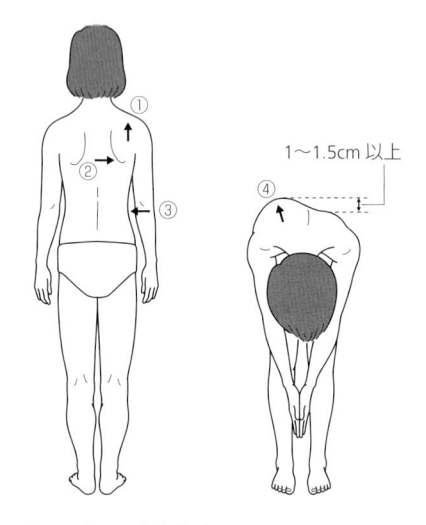

①肩の高さの左右差がないか
②左右どちらかの肩甲骨が浮き出てないか（prominent scapula）
③ウエストラインの左右非対称性がないか
④屈曲させたとき背部に肋骨隆起がないか（1〜1.5cm以上の左右差）

図11-5 側弯症の診察

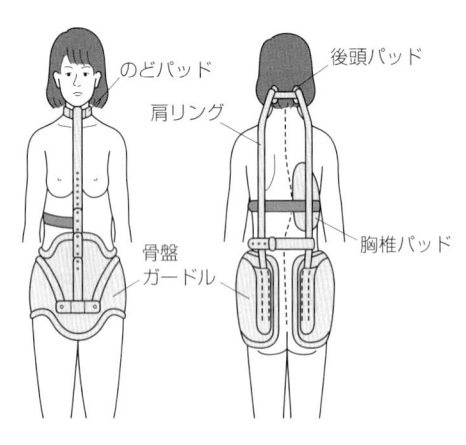

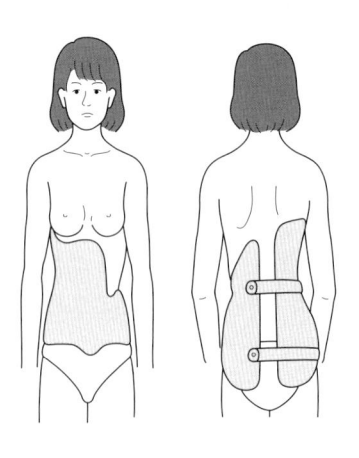

ミルウォーキーブレース
側弯症装具で代表的なもの

ボストンブレース
胸腰椎ないし腰椎用装具

図11-6 側弯症治療に用いられる装具

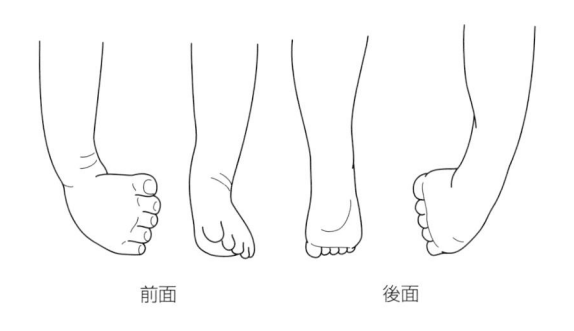

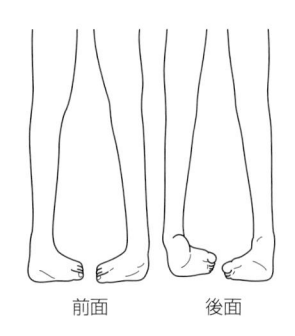

前面　　　　　後面
新生児右先天性内反足

前面　　　　　後面
年長児両先天性内反足

図11-7　先天性内反足

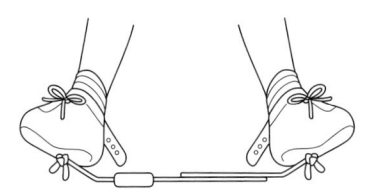

図11-8　Denis Browne（デニス・ブラウン）型副子

治療には，矯正法〔Denis Browne（デニス・ブラウン）型副子〕が用いられる（図11-8）．外科的療法は就学前に考慮される．

11-6. 脊椎疾患

11-6-1. 椎間板ヘルニア
【概説】椎間板後方部分で線維輪に亀裂が入り，内部の髄核が亀裂から脱出することで，神経根・脊髄を圧迫し，疼痛が発生するものである．
【疫学】20〜40歳の男性に好発する．
【成因・病態】加齢変化などによる．
【症状】腰痛，下肢痛，しびれ・麻痺などである．
【診断】下肢挙上テスト（SLRテスト），Lasègue（ラセーグ）テストが用いられる（図11-9）．痛みが出現することを確認する．X線検査，MRI検査で椎間狭小などが認められる．
【治療】保存的療法，外科的療法が行われる．

11-6-2. 後縦靱帯骨化症
【概説】脊椎の後方を縦方向に連結する後縦靱帯が骨化して，脊髄圧迫障害をきたすものである．
【疫学】東南アジア，50歳以上の男性に多い．
【成因・病態】全身的因子が関与するとされるが，詳細は不明である．
【症状】頸部では，痙性四肢麻痺，胸部では，下肢しびれ，脱力などが認められる．
【診断】X線検査では，帯状の骨化像が認められる．CT，MRI検査なども行われる．
【治療】安静のほか，外固定・牽引・手術療法などが行われる．

11-6-3. 脊椎分離症・脊椎すべり症
【概説】脊椎分離症は，脊椎骨の上関節突起と下関節突起の間をつなぐ椎弓の峡部において，骨性の連続を欠くものである（図11-10A）．
　脊椎すべり症は，上位椎体が下位椎体より前方に移動するもので，脊椎分離症に合併する（図11-10B）．
【疫学】脊椎分離症は，第5腰椎に好発する．スポーツ選手では発生頻度が高い．
【成因・病態】発育期の過度の運動による疲労骨折と，その治癒遷延による．
【症状】分離症では鈍痛，疲労感が，すべり症では，さらに坐骨神経症状が出現する．
【治療】保存的療法と外科的療法がある．

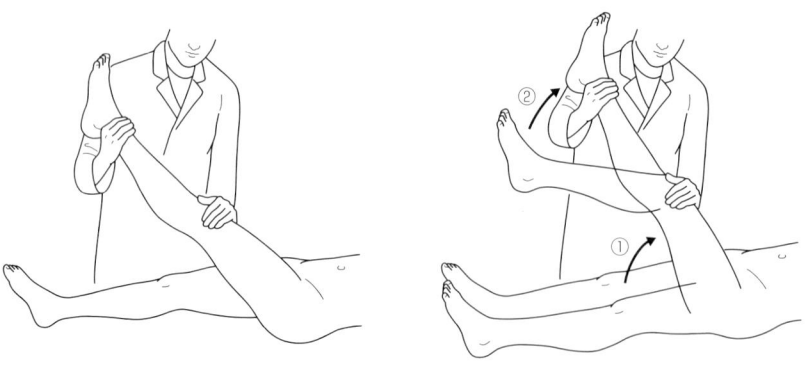

図11-9 下肢伸展挙上（SLR）テスト（左）とLasègue（ラセーグ）テスト（右）

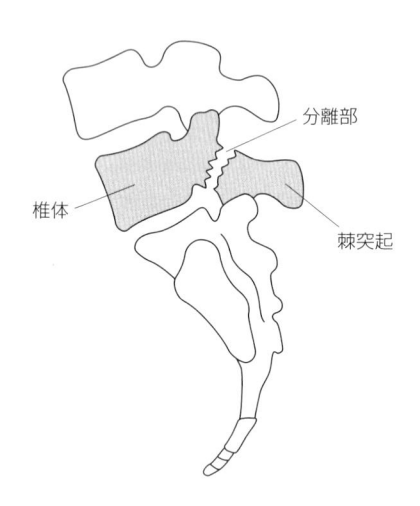

A 脊椎分離症　　　B 脊椎すべり症

図11-10 脊椎分離症と脊椎すべり症

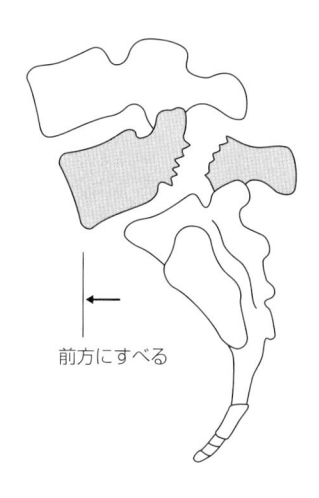

11-6-4. 変形性脊椎症

【概説】椎間腔が狭小化することで，神経圧迫障害が出現したものである．

【疫学】中年から高年層に好発する．

【成因・病態】椎骨と椎間板の退行変性，椎体周辺の骨増殖などが関与する．

【症状】頸部では，肩こり，背中痛，項部痛，頭痛，上肢への放散痛などが出現する．

腰部では，腰痛，坐骨神経痛などが出現する．

【診断】X線検査，CT，MRI検査が行われる．

頸部に関しては，Spurling（スパーリング）テスト，Jackson（ジャクソン）テストなどが行われる（図11-11）．

【治療】保存的療法，外科的療法がある．

東洋医学用語

痃癖（げんぺき）

広く肩こりを指します．腹筋の拘攣を指すとする解説もあります．

11-6-5. 脊柱管狭窄症

【概説】脊柱管の断面が狭くなることで，神経症状が発生するものである．

【疫学】40歳以上の男性に多い．

【成因・病態】先天性，外傷，すべり症，変形性脊椎症，ヘルニアなどがあげられる．

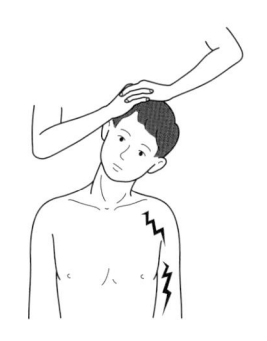

Spurling（スパーリング）テスト
座位をとらせ，頭部を患側に倒して，頸部を過伸展して上から押し下げて行う椎間孔圧迫検査法である．患側上肢に痛みやしびれが放散すれば陽性とする．

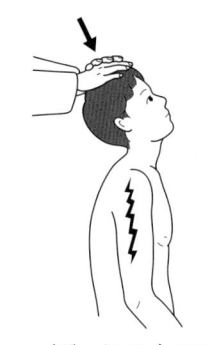

Jackson（ジャクソン）テスト
頸部を過伸展（後屈）させて，検者は背後から患者の前額部を下方へ押える．この操作により患側の上肢に放散痛を生じるものを陽性とする．ジャクソン・テストとだけ記載した場合にはこの手技による検査を指すことが多い．

Jackson（ジャクソン）テスト
頭部を健側に倒し（側屈），検者の片手を患者の頭に，もう片手を患者の肩において押し下げる．この頸神経伸展により上肢に疼痛やしびれを誘発すれば陽性である．肩下方圧迫テスト（shoulder depression test）ともいう．臨床的意味は頸神経根症でスパーリング・テストやもう一つのジャクソン・テストと同じ．

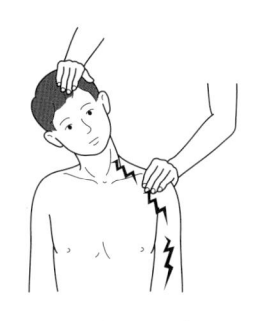

図 11-11　変形性脊椎症（頸部）の診察

【症状】頸部では，手のしびれ，もつれ，歩行障害，排尿障害などが出現する．
　腰部では，腰痛，歩行障害などが出現する．
【診断】X線，CT，MRI 検査が行われる．
【治療】保存的療法として，神経ブロックなどが行われる．
　外科的療法も，特に頸部では行われることがある．

11-6-6. 頸椎捻挫・むちうち損傷

【概説】急激な後方からの外力により頸部がしなるような過伸展と反動による過屈曲運動によって，軟部組織が損傷されるものである．
【疫学】車社会の発達による．交通事故の増大とともに本疾患も増加してきている．
【成因・病態】心因反応も含まれることがある．
【症状】頭痛，頸部痛，運動制限が出現する．後頭，頸部，背，上腕のしびれ，こりもみられる．そのほか，耳鳴，めまい，難聴，悪心，嘔吐，眼振，歩行障害，膀胱直腸障害などが出現することもある．
【診断】X線，CT，MRI 検査により，脱臼，骨折，脊髄障害，ヘルニアなどがないことを確認する必要がある．
【治療】保存的療法が行われる．

11-7. 外傷

11-7-1. 脊髄損傷

【概説】損傷直後は，脊髄ショックに陥り，損傷レベルから下位で知覚麻痺，弛緩性麻痺，自律神経障害が認められる．24時間後，ショックから回復し，痙性麻痺へ移行する．
【疫学】交通事故，転落事故に基づくものが多い．
【成因・病態】脊椎の脱臼，骨折により，脊髄が損傷される．
【症状】麻痺については，頸髄では四肢麻痺，胸髄以下では対麻痺となる．
　呼吸障害については，C3以上では完全麻痺となる．
　循環障害については，Th5以上で副交感優位となり，徐脈，低血圧をきたす．
　排尿障害については，ショックでは尿閉，以後反射性，自律膀胱となる．
　消化器障害については，イレウス，潰瘍，便秘などが出現する．
　その他，褥瘡，過高熱，低体温，拘縮などが出現する．

【治療】初期においては，全身面からみて呼吸管理，循環管理，消化器管理，尿路管理などがある．脊髄損傷にはステロイド大量投与，安静，手術療法などが行われる．

慢性期においては，リハビリテーションが中心となる．

【予後】損傷部以下では不全麻痺であり，回復の可能性がある．

11-7-2. 骨折

【概説】骨の生理的連続性が断たれた状態である．
【分類】原因からは，外傷性，病的，疲労に分類される．

程度からみて，完全，不完全（亀裂，若木，竹節）に分類される（図11-12A）．

骨折線からは，横，斜，らせん，粉砕に分類される（図11-12B）．

被覆軟部組織からみると，皮下（単純），開放（複雑）に分類される．
【症状】疼痛，腫脹，皮下出血，変形，異常可動性，機能障害などが認められる．

大腿骨頸部骨折は，高齢者の骨折として頻度が非常に高い．

上腕骨近位部骨折は，大腿骨頸部骨折とともに高齢者の骨折として頻度が高い．

Colles（コーレス）骨折（橈骨遠位端）は，転倒時に手をついた際に発生しやすい．高齢者に多く発生する．

鎖骨骨折は，小児に多発する．交通外傷，スポーツ外傷として頻度が高い．
【治療】整復，固定，リハビリテーションがある．
【合併症】皮膚損傷，感染，神経損傷，血管損傷，脂肪塞栓，内臓損傷などがある．
【後遺症】変形治癒，四肢短縮，骨化性筋炎，偽関節，阻血性拘縮，Sudeck（ズデック）骨萎縮（脱灰現象），骨壊死などがある．

11-7-3. 脱臼

【概説】関節面が正常な可動域を超えて接触を失った状態を指す．異常肢位，疼痛，変形などが認められる．X線検査で診断する．軟部組織，血管の損傷に注意が必要である．

治療では，整復，ギプス固定などが行われる．

11-7-4. 捻挫

【概説】関節包，靱帯が外力により損傷するもので，関節面の相互関係は保持される．疼痛，腫脹，圧痛，運動制限などが出現する．X線検査で診断がなされる．軟部組織，血管の損傷に注意を要する．治療は，保存・外科的に行われる．

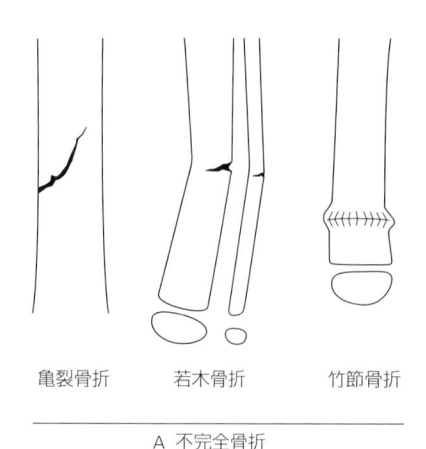

亀裂骨折　若木骨折　竹節骨折

A 不完全骨折

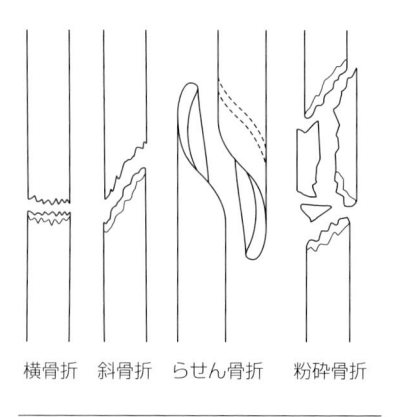

横骨折　斜骨折　らせん骨折　粉砕骨折

B 骨折線の走行による骨折分類

図11-12 骨折の分類

11-7-5. スポーツ外傷

1. テニス肘（上腕骨外側上顆炎）
【概説】バックストロークによる．上腕骨外側上顆に疼痛が発生する．フォアハンドテニス肘では上腕骨内側上顆炎である．

2. ゴルフ肘（上腕骨内側上顆炎）
【概説】ダフリなどで利き腕の肘内側に発生するものである．

3. 野球肘
【概説】小児では離断性骨軟骨炎を呈し，上腕骨内側上顆損傷をきたす．成人では尺側側副靱帯損傷が多い．

4. 野球肩
【概説】小児では上腕骨近位骨端線離解として発症することが多い．成人では滑液包炎，腱板炎，関節包炎，上腕二頭筋長頭腱炎，筋腱付着部炎などが発生する．

5. ジャンパー膝（膝蓋靱帯炎）
【概説】膝関節伸展に関与する筋と靱帯への過重により発症する．バレーボール，バスケットボールにより発生しやすい．このほか，サッカー，野球，陸上競技などでも発生しうる．

11-8. その他

11-8-1. 胸郭出口症候群
【概説】第一肋骨，鎖骨，前斜角筋，中斜角筋などで構成される胸郭上端から頸部下部（胸郭出口）において鎖骨下動静脈，腕神経叢がこれらに圧迫されて生じる障害である．

【疫学】20歳代，なで肩傾向，女性に多い．

【成因・病態】頸肋の存在，斜角筋攣縮，第一肋骨と鎖骨の狭小化，上肢過外転による烏口突起部における神経血管の小胸筋による圧迫などがあげられる．

【症状】上肢のしびれ，放散痛，脱力感，チアノーゼ，筋萎縮などが認められる．

【診断】神経学的テストでは，誘発しやすい姿勢を取らせて橈骨動脈の脈拍が触れなくなれば陽性とする．Adson（アドソン）テスト，Eden（エデン）テスト，Wright（ライト）テストがある（図11-13）．
　血管造影検査も行うことがある．

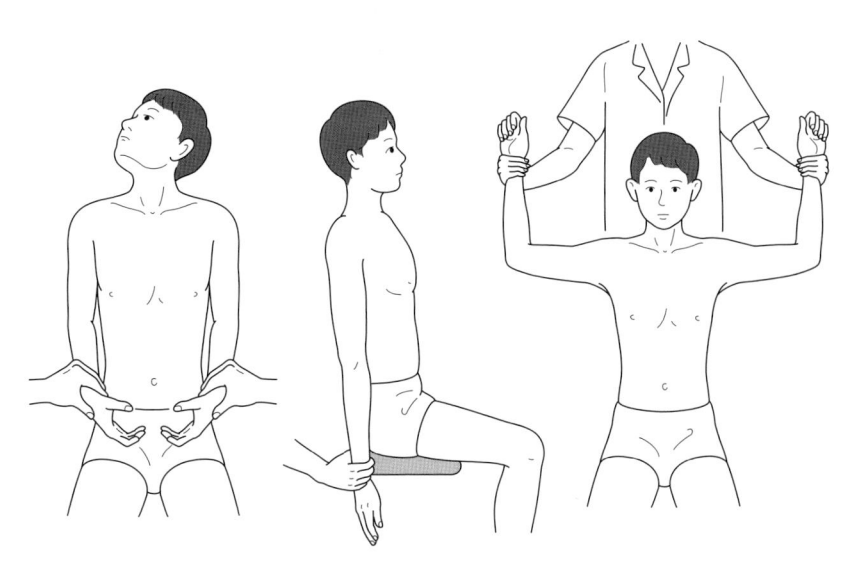

Adson（アドソン）テスト　　Eden（エデン）テスト　　Wright（ライト）テスト

図11-13　胸郭出口症候群における診察

【治療】保存的療法のほか，外科的療法（第一肋骨切除）を行うことがある．

11-8-2. ガングリオン
【概説】腱鞘・靱帯・関節包から生じる良性嚢腫様腫瘤である．
【疫学】10〜30歳女性に多い．部位としては，手関節背側に多い．
【成因・病態】反復される外傷あるいは刺激により，粘液産生，小嚢胞化が発生することによる．
【症状】皮下腫瘤として触知される．疼痛を伴うこともある．
【診断】臨床症状にて判断する．試験穿刺により確定診断も行われる．
【治療】自然消退もあり，経過観察されることが多い．内容物吸引，切除が行われることもある．

11-8-3. 手根管症候群
【概説】手掌側で横手根靱帯と手根骨に囲まれた部位を手根管といい，炎症，骨折，奇形，腫瘍などによって手根管が狭くなり，中を通る正中神経に圧迫障害が発生するものを指す．
【疫学】50歳代，女性に多い．
【成因・病態】反復動作，肥満，妊娠，糖尿病，アミロイドーシス，甲状腺機能低下症，関節リウマチなどがある．
【症状】しびれ感，知覚障害，拇指球筋の脱力萎縮が認められる．夜間・明け方に悪化しやすい．
【診断】Phalen（ファーレン）テスト，Tinel（ティネル）テスト，手根管内圧測定などが行われる（図11-14）．Phalenテストは，手関節を掌屈させ両手を強く合わせて押すことで，Tinelテストは，手根管上をハンマーなどで叩打することで，しびれ，疼痛を誘発させるものである．
【治療】保存的・外科的療法がある．

11-8-4. 圧迫性あるいは絞扼性神経障害

1. 橈骨神経麻痺
【概説】手背から前腕橈側の知覚障害，手関節背屈，拇指伸展，指節間関節および中手指節関節の進展に関する障害により，下垂手が発症する（図11-15）．

2. 正中神経麻痺
【概説】拇指から環指橈側1/2の手掌側知覚障害，拇指示指の屈曲と拇指の対立の不可能，手関節屈曲不能，中指屈曲不能により，猿手となる（図11-16）．

3. 尺骨神経麻痺
【概説】尺側主根く屈筋，中・環・小指の深指屈筋，小指外転筋，小指対立筋，拇指内転筋，骨間筋群の

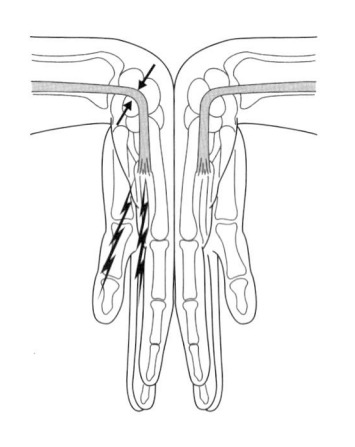

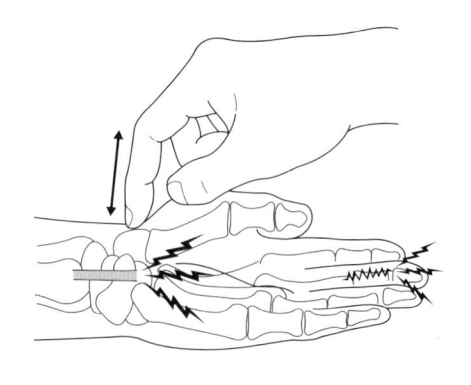

Phalen（ファーレン）テスト　　　　　　　　Tinel（ティネル）テスト

図11-14　手根管症候群における診察

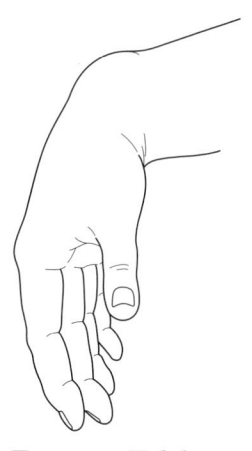

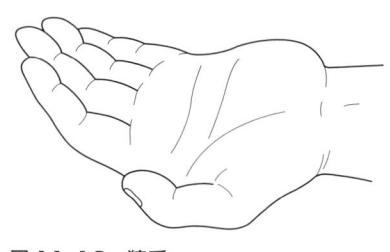

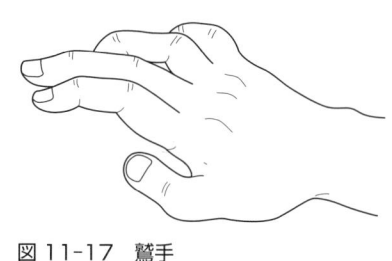

図 11-15　下垂手　　　　図 11-16　猿手　　　　図 11-17　鷲手

麻痺により，手の巧緻運動が障害される．把持機能が著明に障害される．鷲手となる（図 11-17）．

4. 総腓骨神経麻痺
【概説】下肢の神経麻痺で最も頻度が高い．下腿外側から足背の知覚障害，足関節と足趾の背屈障害が出現する．下垂足となる．

5. 脛骨神経麻痺
【概説】下腿後面と足底の知覚障害が出現する．足の底屈と内転が不能となる．

11-8-5．神経痛
1. 三叉神経痛
【概説】40歳以降で女性にやや多く発症する．

咀嚼，洗顔，髭剃りなどにより，誘発される一側の顔面痛で，針で刺されたような電撃痛となる．持続時間は数秒のことが多い．

カルバマゼピンなどによる薬物療法，三叉神経節ブロック，微小血管減圧術などが行われる．

2. 肋間神経痛
【概説】30〜40歳代以降に多く発症する．

帯状疱疹，腫瘍，椎間板ヘルニア，黄色靱帯骨化症などが原因となる．

一側性の持続性疼痛が半帯状に出現する．咳，あくび，怒責などにより増悪する．

原因に応じた治療がなされる．

3. 坐骨神経痛
【概説】80％は椎間板ヘルニアが原因とされる．30〜40歳代に多く発症する．

物を持ち上げる動作などをきっかけに，突然腰部に疼痛が始まり，大腿後面，膝窩部，踝から足へと放散する．腰痛を繰り返しながら，急激に悪化することが多い．咳，怒責などにより増悪するが，臥位となることで改善する．

保存療法で改善しなければ，外科的療法が選択される．

4. 後頭神経痛
【概説】40歳代に多く発症する．三叉神経痛を合併しやすい．

大後頭神経領域の表在性疼痛が出現する．発作性と持続性とがある．

カルバマゼピンなどによる薬物療法，神経ブロックなどが行われる．

12. 皮膚疾患

12-1. 解剖学

12-1-1. 皮膚の構造

【概説】表皮，真皮，皮下組織に分類される．表皮には，毛が出る毛孔，汗が出る汗孔がある（図12-1）．

東洋医学用語

- 皮・肌・肉

  東洋医学では，現代医学と同様の用語でありながら，指す内容が違ったりします．皮は現代医学の表皮，肌は現代医学の真皮および皮下組織，肉は現代医学の筋肉に相応します．ところで，東洋医学には筋という用語もあります．これは，現代医学の腱や筋膜に相当します．

12-1-2. 毛の構造

【概説】毛が皮膚内に存在する部分は毛根とよばれ，固定部と変動部に分かれる．頭毛の発育については，成長期，進行期，休止期，成長期初期に分類することができる．各々の期間は成長期は数年，進行期は1～2週，休止期は数カ月となっている（図12-2）．

12-1-3. 爪の構造

【概説】大きくは爪甲と爪半月に分類される（図12-3）．

12-2. 皮膚科症候学

12-2-1. 原発疹

1. 斑　macule, Fleck

【概説】皮膚面から隆起しないものである．皮膚色の変化が認められる．

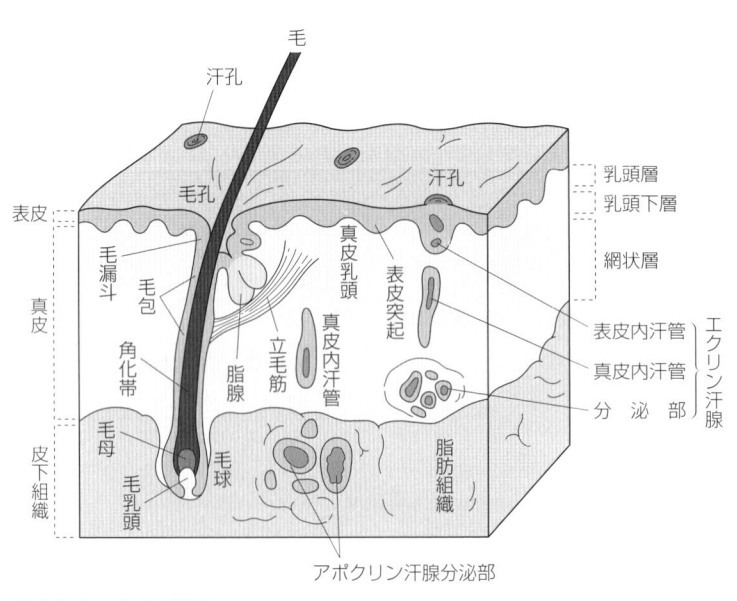

図 12-1　皮膚の構造

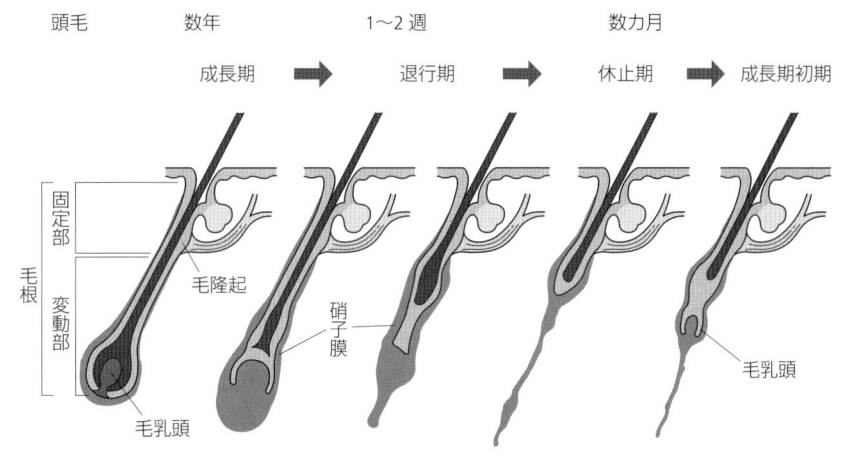

図12-2 毛周期における毛器官の組織変化

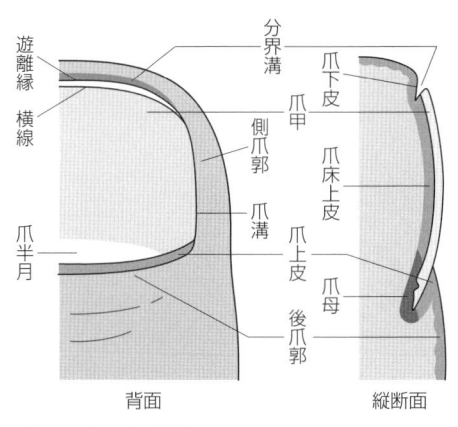

図12-3 爪の構造

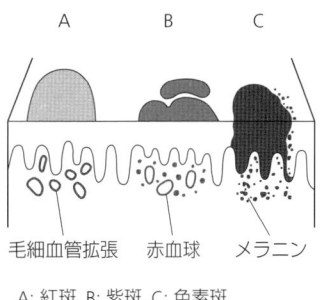

図12-4 斑
A: 紅斑, B: 紫斑, C: 色素斑

①紅斑　erythema, Erythem
　真皮乳頭，乳頭下層の血管拡張と充血である（図12-4A）．

②紫斑　purpura, Purpura
　真皮乳頭層の毛細血管，真皮乳頭下血管層あるいは真皮下血管層の出血である（図12-4B）．

③色素沈着・色素斑　pigmentation and pigmented spot, Pigmentfleck
　色素が表皮から真皮に沈着したものである（図12-4C）．

④白斑　leucoderma
　メラニン色素が欠如したものである．

2. 丘疹　papule, Papel
【概説】皮膚面から隆起したものである．5 mm 以下である．表皮の肥厚，真皮の炎症性浮腫が発生している（図12-5）．

3. 結節　nodule, Knoten
【概説】皮膚面から隆起したもので，5 mm 以上 3 cm 以下である．表皮から皮下の変化とされる（図12-6A）．

4. 腫瘤　tumor, Tumor
【概説】皮膚面から隆起が，3 cm 以上となったものである（図12-6B）．

5. 水疱　bulla, Blasé, 小水疱　vesicle, Blaschen
【概説】透明水様性の内容物をもち，隆起性病変で

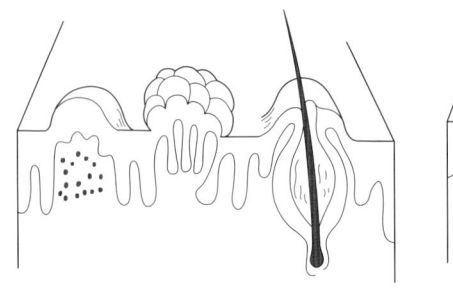

図12-5 丘疹

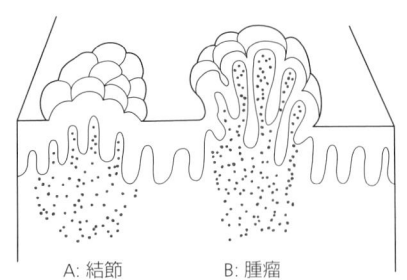

図12-6 結節と腫瘤
A: 結節　B: 腫瘤

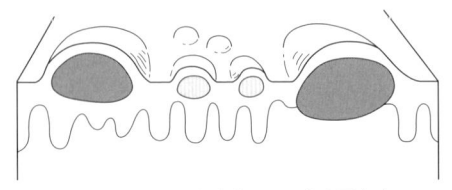

表皮内水疱　小水疱　表皮下水疱
図12-7 水疱

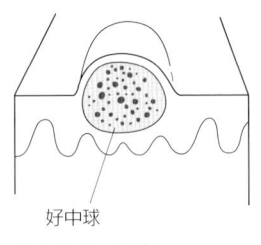

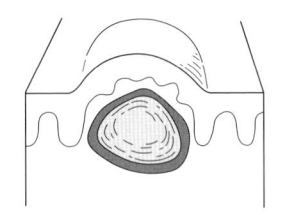

好中球
図12-8 膿疱

図12-9 囊腫

ある．5 mm以上を水疱，5 mm以下を小水疱とよぶ（図12-7）．

6. 膿疱　pustule, Pustel
【概説】内容物が膿で黄色に見える隆起性病変である（図12-8）．

7. 囊腫　cyst, Zyste
【概説】真皮内に空洞を呈する病変である．隆起はあってもなくてもよい．内容物は角質，液体，細胞成分，脂肪などである（図12-9）．

8. 膨疹　wheal, Quaddel
【概説】皮膚限局性浮腫を指す（図12-10）．

12-2-2. 続発疹

1. 表皮剝離　excoriation, Abschurfung
【概説】表皮が真皮からはがれた病変である．

2. びらん　erosion, Erosion
【概説】表皮基底層に及ぶ表皮の欠損を指す（図12-11）．

3. 潰瘍　ulcer, Geschwur
【概説】真皮ないし皮下組織に達する深い組織欠損である．肉芽組織により修復，瘢痕を残して治癒する（図12-12）．

4. 瘢痕　scar, Narbel
【概説】組織欠損が肉芽と薄い表皮により修復した

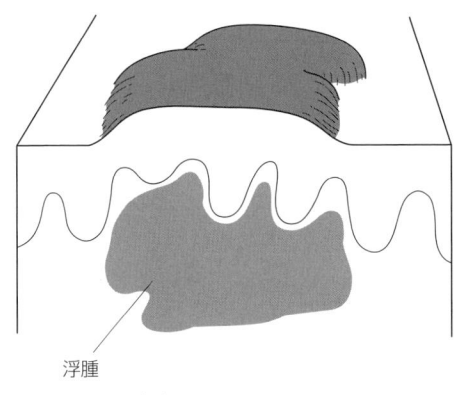

図 12-10 膨疹（浮腫）

ものである（図 12-13）．

5. 亀裂　fissure, Rhagade, Schrunde
【概説】表皮深層ないし表皮に達する細く深い線状の切れ目を指す（図 12-14）．

6. 胼胝　callus, Schwiele
【概説】表皮角層が限局性に増殖，肥厚したものである．なお，魚眼は角層が長期間の物理的刺激で皮内へ楔入したものである．

7. 萎縮　atrophy, Atrophie
【概説】皮膚組織の退行変性を指す（図 12-15）．

8. 鱗屑　scale, Schuppen
【概説】角質が皮膚面に異常に蓄積したものである．なお，落屑 desquamation, Abschuppung は，鱗屑が剝がれて脱落する状態を指す（図 12-16）．

9. 痂皮　crust, Kruste
【概説】角質と滲出液，血液，膿，壊死組織が固まったものである（図 12-17）．びらん，潰瘍上に生じる．

12-2-3．特定皮膚病変の呼び名

1．色調の変化
①紅皮症　erythroderma, Erythrodermie
【概説】健常部を残さず潮紅，落屑を伴うものである．
②黒皮症　melanosis
【概説】境界不明瞭で，広範囲に及ぶものである．
③皮斑　livedo
【概説】比較的大きい網状，樹枝状紅斑を指す．
④多形皮膚萎縮　poikiloderma
【概説】皮膚緊張，色素沈着，色素脱失，毛細血管拡張の混在，局面形成が認められる．

2．隆起病変
①苔癬　lichen
【概説】丘疹が多数集合したものである．

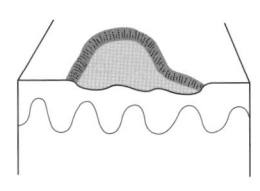

図 12-11　びらん

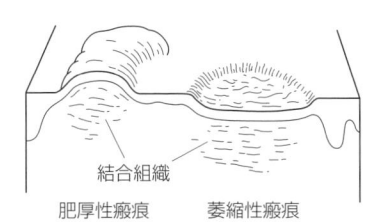

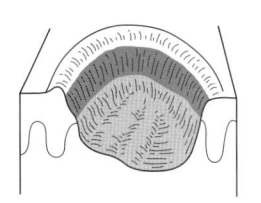

図 12-12　潰瘍

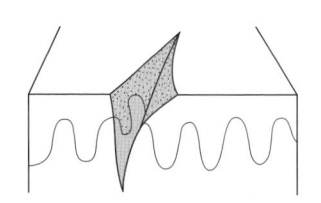

図 12-13　瘢痕（結合組織，肥厚性瘢痕，萎縮性瘢痕）

図 12-14　亀裂

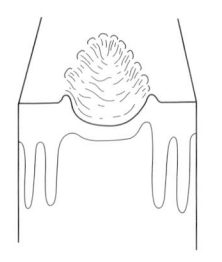

図 12-15　萎縮 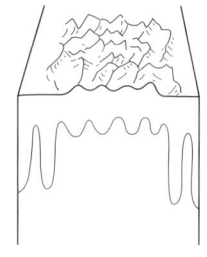　　　　図 12-16　鱗屑 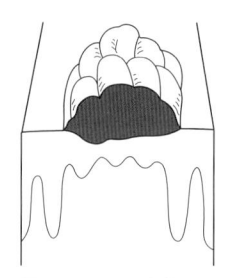　　　　図 12-17　痂皮

②苔癬化　lichenification
【概説】慢性経過をとるもので，皮膚が肥厚し，硬く，皮溝，丘疹の形成が明瞭なものである．
③痤瘡　acne
【概説】毛孔に一致した血疱，膿疱，毛孔の栓塞した面皰（めんぽう）が混在するものである．
④毛瘡　sycosis
【概説】毛包に生じた結節または膿疱を指す．
⑤コンジローム　condyloma
【概説】表面乳頭状，顆粒状に柔らかい小結節が集簇したものである．
⑥局面　plaque
【概説】皮膚面からやや隆起して比較的広い面積をなす発疹を指す．乾癬などでみられる．

3．水疱・膿疱の群生
①疱疹　herpes
【概説】小水疱，小膿疱の集簇したものである．
②天疱瘡　pemphigus
【概説】大型の水疱が繰り返し発生したものである．
③膿痂疹　impetigo
【概説】膿疱と痂皮の混在したものである．

4．皮表の変化
①粃糠疹　pityriasis
【概説】細かな粃糠様の落屑を指す．
②乾皮症　xerosis
【概説】皮膚が乾燥して粗糙になった状態を指す．
③硬化　sclerosis
【概説】結合組織，間質の増生により皮膚が硬くなった状態を指す．
④魚鱗癬　ichthyosis
【概説】皮野に一致して乾燥性の薄い鱗状の固着性鱗屑を指す．

12-3．アトピー性皮膚炎

【概説】I型アレルギーを基盤とした皮疹を生じる疾患である．
【疫学】生後2〜6カ月頃から発症することが多い．
【成因・病態】アトピー素因，角層バリア機能異常，皮膚血管反応の異常などがあげられる．
【症状】頭，顔から体幹へ広がる湿潤性湿疹で，成長とともに体幹，四肢に乾燥性の湿疹が多発する．苔癬化局面が形成される．瘙痒感が強く，季節的に増悪，軽快を繰り返す．
【診断】皮膚所見から診断する．血液検査では重症度に平行して血中IgEが増加する．そのほか，皮内反応，スクラッチテスト，RAST法などがある．
【治療】ステロイド，抗アレルギー薬などが用いられる．

東洋医学用語
● 肌膚甲錯
　皮膚が滋潤を失ってガサガサした状態を指します．

東洋医学の視点

● アトピー性皮膚炎

　アレルギー反応は体内環境の異常な変化あるいは外部から侵入する自分とは異種のものを食い止めようとする反応が通常に行われないものの1つです．特にアトピー，鼻炎，喘息などは体内環境の関連性もありますが，アレルゲンといわれる外邪を駆逐しようとする反応に異常を呈した状態といえます．アレルゲンは体外から侵入するわけですから，侵入路に異常反応が起こり，病気が発症します．これらは各々，皮膚・鼻・肺あるいは気管支となるわけです．東洋医学ではこれらの組織はすべて五臓の肺と関係します．この肺が外邪であるアレルゲンの侵入に対して，侵入部位が鼻なら鼻汁，くしゃみなど，肺なら咳，皮膚から発疹となって現れます．これらの症状が通常の機能を通り越して，過剰に反応する場合がアレルギーといえます．

　アトピーでは，病変が皮膚にありますから，皮膚症状に目が行ってしまいますが，体内にも注意が必要です．皮膚がジクジクしていれば，体内にも津液が過剰にあって，水滞の病態を一応考えると思いますが，カサカサに乾燥していても，引っ掻くとジクジク滲出液が多量に出てくることもあります．このような場合にも水滞の病態に注意が必要になります．表面の皮膚の病態と体内の根本的な体質の異常と2つの面から病態を把握することが重要になります．

　まず，体内の本質的な体質の異常の把握です．皮膚表面で外邪との戦いに異常をきたす根本は気血水の気の力に異常がきていることを意味します．これは，気が不足して気虚の場合，気がうっ滞して正常に機能しない気滞，気の流れが上方に向かってしまう気逆，すべて病態としてありえます．アトピーでは瘙痒感も強いですから，そのためのストレスも強くなり，気滞・気逆の要素は二次的にも出現してくることになります．気の流れが悪い部位として関節があります．実際アトピーが肘・膝関節の部位に多く出現します．気虚では，体内は冷えてきて，水分過剰の水滞の病態も共存することがよくあります．気滞や気逆では熱状を帯びることが多く，体内も皮膚表面も熱感が強くなります．

　次に表面の病態をみていきましょう．アトピーでは炎症が強いと皮毛が生えてきません．つまり，病変の部位が真皮の近くにあります．これが，表皮に及べば強い炎症が表面から確認することができます．軽い場合には，表面からはわかりづらいことになります．炎症が強く表面に及べば，滲出液の強い，ジクジクとした病変になるし，その程度が軽いとほとんど問題のないレベルから，発赤は認められませんが，乾燥が強い病変となったりします．衛気と外邪との戦いの程度の違いが現れていることになります．

　乾燥が強く，体内では水滞が強いといった場合，また，表面の炎症が強く熱状過剰で体内は気虚水滞で冷えきっている場合などは，正反対の病態が混在することになります．

12-4. 接触性皮膚炎

【概説】接触源が作用した部位に限局した湿疹である．

【疫学】発生頻度は高い．

【成因・病態】接触源のもつ刺激性とアレルギー性の二面性がある．

　特殊型として，主婦湿疹，進行性指掌角皮症，おむつ皮膚炎がある．

　接触源には種々のものがある（表12-1）．

【症状】接触源が作用した部位に限局して発生する．瘙痒感が強い．刺激の繰り返しで慢性化する．光では露出部位に発生する．

【診断】問診，貼布試験（パッチテスト）などがある．

【治療】ステロイド，抗ヒスタミン薬などが用いら

表 12-1　接触皮膚炎発生部位と主な接触源

部位	主な接触源
頭	育毛剤, 毛髪用化粧品, 毛染料, シャンプー, リンス, 帽子
顔	化粧品, 香水, 医薬品, 装身具, メガネのつる, 水中メガネのゴム, 植物
頸部	装身具, 化粧品, 香水, 医薬品, 衣料品
体幹	衣料品, 装身具, ゴム, 金属（とめ金など）, 石鹸・洗剤, デオドラント, マッサージクリーム
陰部	コンドームなど避妊具, 避妊用薬品, 衣料品, 洗剤, サポータ, 医薬品
上肢	衣服, 医薬品, 農薬, 職場の各種接触源
手	皮革製品, ゴム, 金属類, うるしなどの植物, 医薬品, 化粧品, 農薬, 職場・家庭の各種接触源
下肢	衣料品, ゴム, 金属, ポケットの中味
足	ゴム, 皮革製品, 靴下, 洗剤, 医薬品

れる．

12-5. 蕁麻疹

【概説】痒みを伴う一過性, 限局性紅斑と膨疹である．
【疫学】発生頻度は高い．
【成因・病態】皮膚肥満細胞から放出されるヒスタミンなどの血管作動性物質による浮腫と血管拡張である．I 型アレルギーのほか, 明らかな誘因がなく出現することもある．

【症状】数十分から数日以内に消退することが多い．
特殊型として, 眼瞼・口唇などに出現する一過性深部浮腫があり, 血管性浮腫（Quincke 浮腫）とよばれる．
【診断】問診, アレルゲンの確認などから行われる．
【治療】抗ヒスタミン, 抗アレルギー薬, ステロイドなどが用いられる．

東洋医学用語

- 隠疹（いんしん）, 癮疹（いんしん）．
  蕁麻疹などを指します．

13. 眼疾患

13-1. 眼の構造

【概説】視覚器としては，眼球，視神経，視中枢，眼球付属器から構成される（表13-1，図13-1）．網膜は杆体，錐体のほか，多くの細胞から構成されている（図13-2）．黄斑の構造を図13-3に示す．外眼部の構造を図13-4に示す．

表13-1 視覚器の構成

視覚器	眼球	外膜：角膜，強膜
		中膜：ぶどう膜（虹彩，毛様体，脈絡膜）
		内膜：網膜
		※内容（房水，水晶体，硝子体）
	視神経	
	視中枢	
	眼球付属器	
	（眼瞼，結膜，涙器，外眼筋，眉毛，睫毛，眼窩）	

13-2. 視機能

13-2-1. 視力

【概説】物体の形態を認識する場合，4種類の尺度がある．最小視認閾は，1点あるいは1線を認める閾値である．最小分離閾は，2点あるいは2線を識別する閾値である．最小可読閾は，文字を判読できる閾値である．副尺視力は，2直線の位置の違いを感じる閾値である．

視力は最小分離閾で表現される．判別できる2点が眼に対してなす最小の角度を最小視角とよぶ．視力は，最小視角の逆数として表される（図13-5）．

視力計測において，標準視標となるものが，切れ目の視角が1分となるLandolt（ランドルト）環である．環の太さと切れ目の幅はともに外径の1/5となっている（図13-6）．実際の臨床では，Landolt環

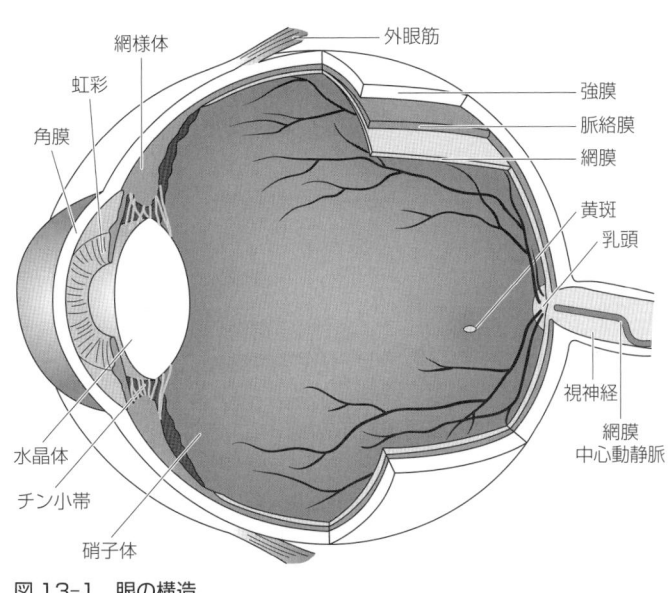

図13-1 眼の構造

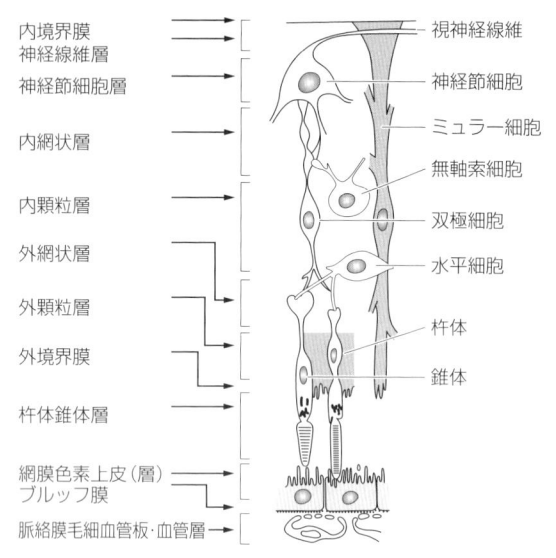

図 13-2 網膜，脈絡膜の電顕組織模式図

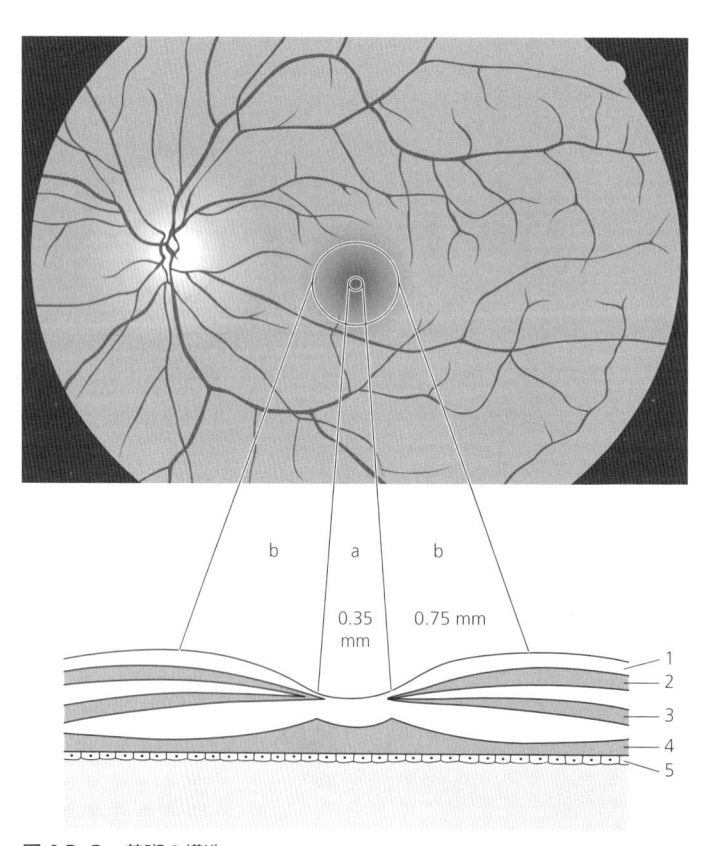

図 13-3 黄斑の構造

a：中心小窩
b：中心窩（黄斑）
1：神経線維層
2：神経節細胞層
3：内顆粒層
4：外顆粒層
5：色素上皮層

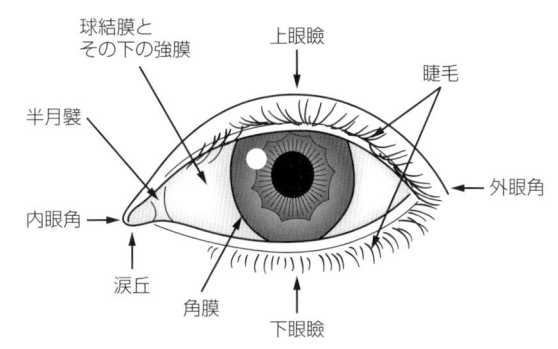

図13-4 外眼部の要素

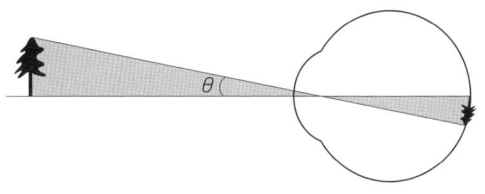

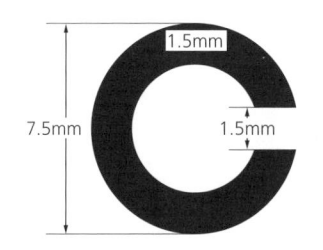

図13-5 視力の表し方
最小視角θ(分)の逆数が視力である．
θ=2°のとき，視力は0.5となる．

図13-6 標準のLandolt環
標準のLandolt環の切れ目は，視角1°に相当する（視力1.0）．検査距離5mの場合は，記載した数値のLandolt環となる．

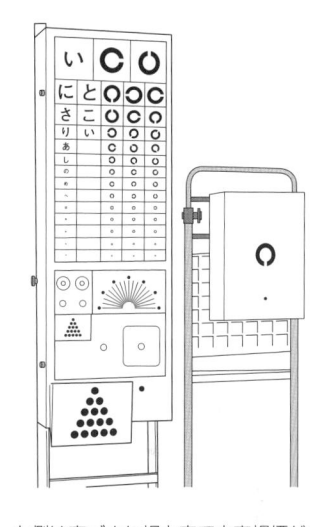

図13-7 視力表
左側は字づまり視力表で文字視標が点灯されている．右側はLandolt環字ひとつ視力表である．

と比較実験により作成された文字あるいは数字視標も用いられる（図13-7）．この場合には，最小可読閾が利用されることになる．

13-2-2. 視野

【概説】視線を固定した状態での見える範囲を視野という．

【量的視野】単なる平面的な広さではなく，各部位の視覚感度分布を調べるものである．通常眼の中心で見たほうが，周辺で見るより鮮明である．そこで，網膜全域が受け持つ視覚感度分布が島のような立体として把握しようとしたものである（図13-8）．

【計測】

1. 対座検査

検者と被験者が対座して，左目を検査する場合には，検者は左目を，被験者は右目を閉じて，お互いの眼を注視し，検者は手に指標をもって，それを動かし眼で追いかける．

2. 量的視野計測

動的なものとしてはGoldmann（ゴールドマン）型（図13-9），静的なものとしてはHumphrey（ハンフリー）型（図13-10）がある．視野計測の測定例を

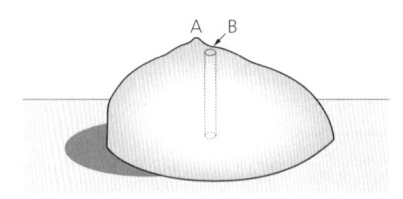

視野の島（右眼）－正常
Aは中心窩であり，感度は極度に良い．外側15°にマリオット盲点Bがあり，感度は0である．周辺に至るに従い感度は急激に減少する．

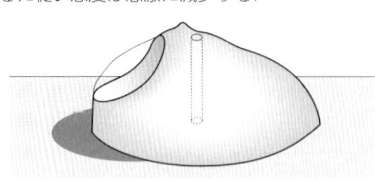

マリオット盲点：視神経乳頭に相当

沈下

沈下：視覚の感度の低下

狭窄（鼻側半盲）
視野の島（右眼）－異常

狭窄：平面的広さの縮小

図13-8　視野の島

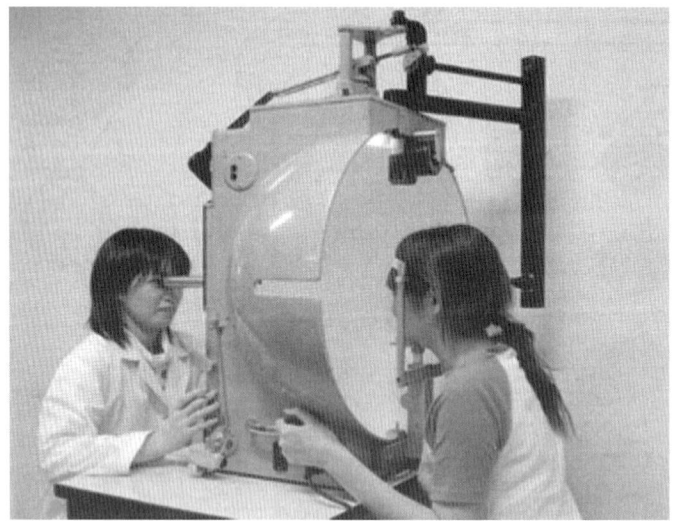

図13-9　Goldmann（ゴールドマン）視野計
　左は検者，右は被検者である．被検者はドームの中心を注視し（黒点），検者が操作して移動させる明るいスポットを認知する範囲を答えさせる．

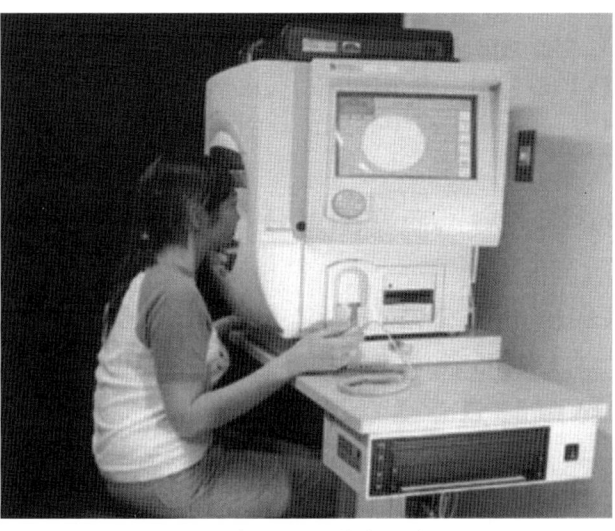

図 13-10　Humphrey（ハンフリー）視野計
測定点は定位置に配置され，これらの点は無作為に輝度を変えながら自動的に点燈する．被検者に見えた点を答えさせ，感度低下をdB表示する．またこれをグレースケール表示する．

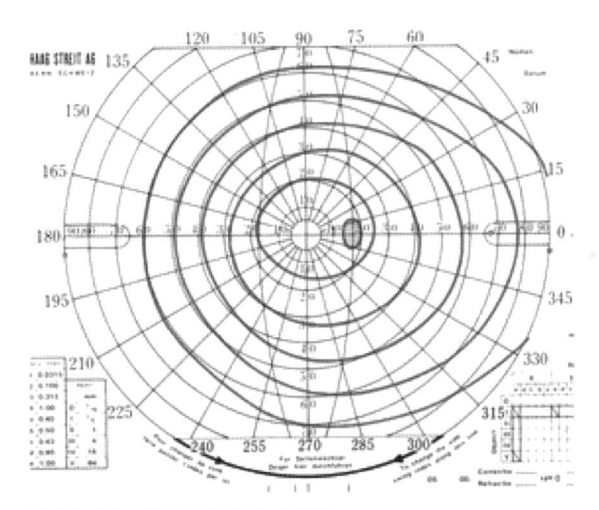

図 13-11　動的量的視野（正常）
5本の等感度曲線とMariotte（マリオット）盲点が示されている．最外層の曲線は視標の大きさと輝度が最高の場合である．次からの曲線は視標の大きさは小さく輝度が漸次低くなった場合のものである．

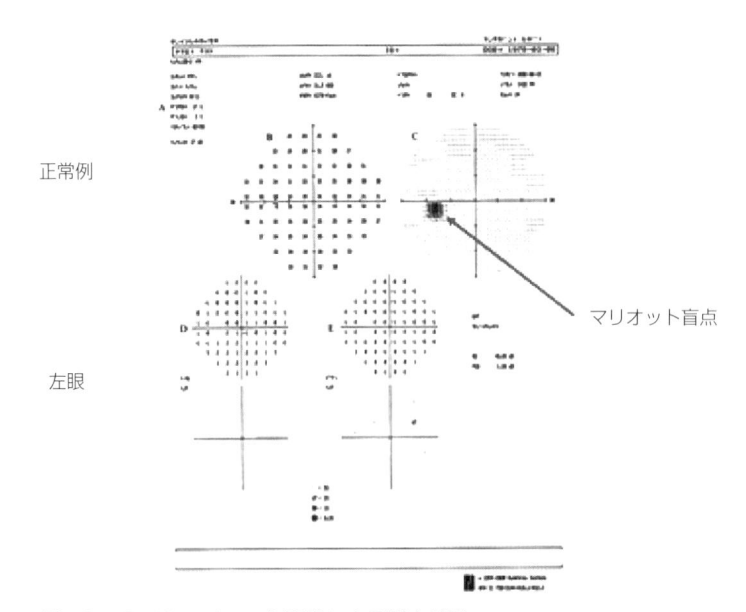

図 13-12　Humphrey 視野計による測定結果
A. 信頼係数
B. 実測閾値（dB）
C. グレースケール　閾値の検査結果と欠損の程度を即座に知るためにグレースケールトーンで表示
D. トータル偏差：実測値と年齢別健常視野の差を dB で表示したもの
E. パターン偏差：白内障による中間透光体の混濁や小瞳孔などに視野全体に影響する要因を取り除いた場合の正常値との差

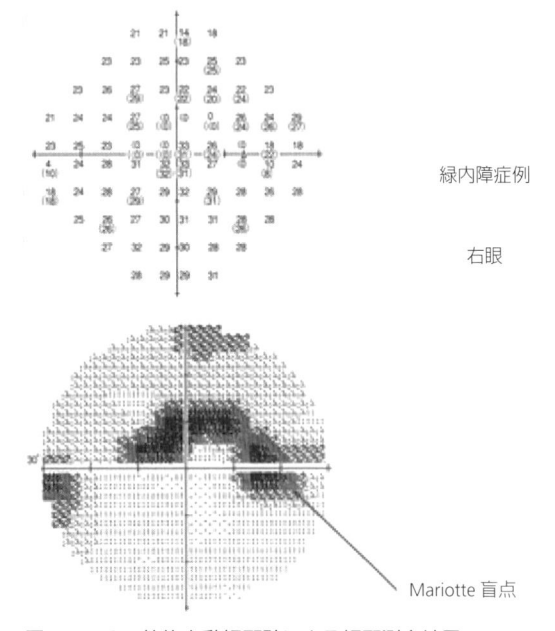

図 13-13　静的自動視野計による視野測定結果
Humphrey 自動視野計の測定値（上図）とそれをグレースケール（下図）で表示したもの（右眼）．Mariotte 盲点から続く引状暗点がみられる．

図 13-11，図 13-12，図 13-13 に示す．

13-2-3. 色覚

【概説】可視光線（波長 400〜800 nm）の中で色を感じる眼の機能を指す．網膜視細胞の中で錐体が関与する．杆体は明暗の判別に関与する．明るい場所，視野中心部で最良の機能を判断する．

【色の感覚 3 要素】

1. 色相

光の波長で決定される．400〜800 nm の間に，藍，青，緑，黄，橙，赤の順で色相が配置される（図 13-14）．

2. 明度

明るさを指す．

3. 飽和度

色相に白がどの程度混ざるかを判断するものである．

【錐体】青・緑・赤の感覚を担当する．

図 13-14 色と波長の関係

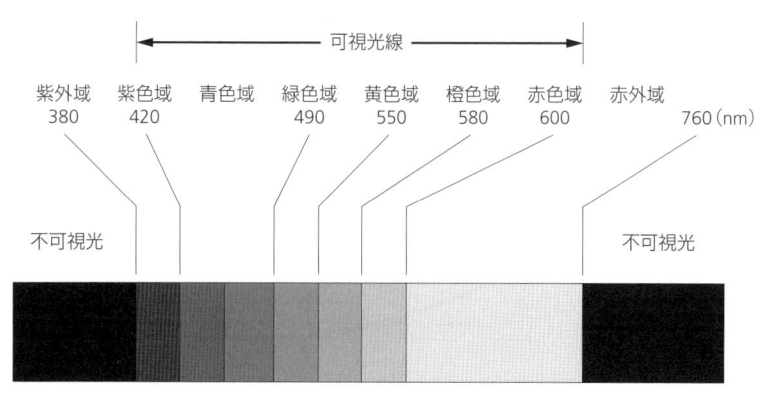

波長 10〜38 nm は紫外線，
380〜430 nm は紫，　430〜460 nm は青，　460〜500 nm は青緑，
500〜570 nm は緑，　570〜590 nm は黄色，　590〜610 nm は橙色，
610〜780 nm は赤，　780 nm〜1 mm は赤外線

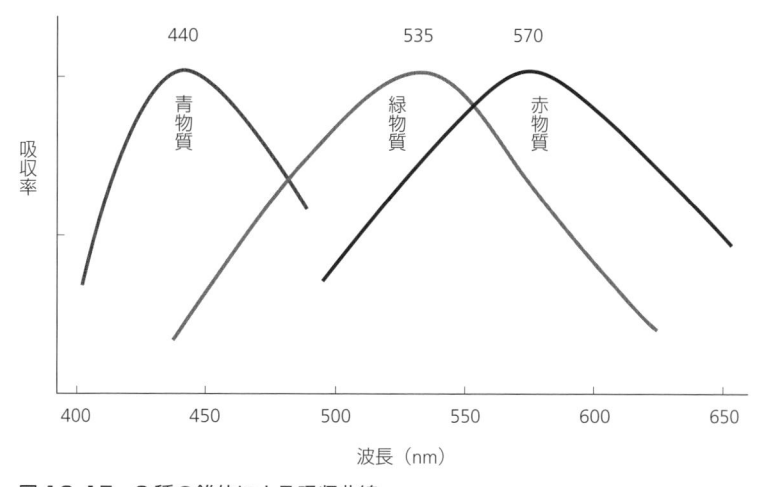

図 13-15　3 種の錐体による吸収曲線
　　　赤（長波長），青（短波長）にそれぞれ感光性の強いものにわかれる．

感覚の極大は各々 440 nm，535 nm，570 nm に存在する．440 nm は青の波長，535 nm は緑の波長であり，感覚と一致するが，570 nm は黄の波長であり，赤の感覚とは一致しない（図 13-15）．これは，赤の刺激は，錐体から二次ニューロンへの伝達過程で錐体間で干渉されるためとされる．

赤と緑が適当な割合で刺激されると黄と感じる．赤，緑，青すべてで刺激されると白と感じる．

【Purkinje（プルキニエ）現象】各波長のエネルギーが同じでも，人の眼には同じ明るさに感じない．明所（錐体系）では黄緑が明るく見える．黄昏時（杆体系）では青緑が明るく見える．

13-2-4．光覚

【概説】光を感じ，その強さの程度を識別する能力である．網膜視細胞が感知し，明所視では錐体，暗所視では杆体が関与する．

光量子が網膜の視色素に光化学反応を起こさせ，光エネルギーが電気エネルギーに置換され，視中枢を刺激する．光量子の数からも光の強さを識別する．

明順応とは，暗状態から明状態への適応反応である．暗順応とは，明状態から暗状態への適応反応である．一次的には錐体での感光色素再生が起こり，二次的には杆体での感光色素再生が起こる（図 13-16）．

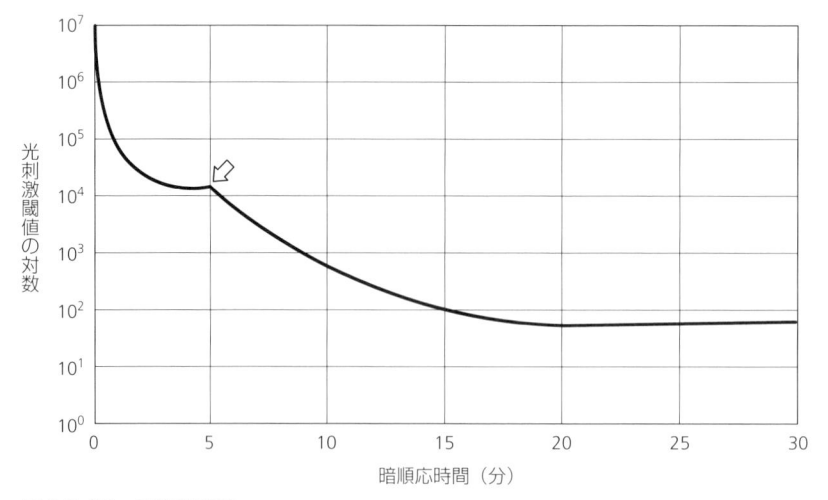

図 13-16　暗順応曲線
　第1次（錐体）と第2次（杆体）暗順応曲線の交点がKohlrausch（コールラウシュ）の屈曲点（矢印）である．

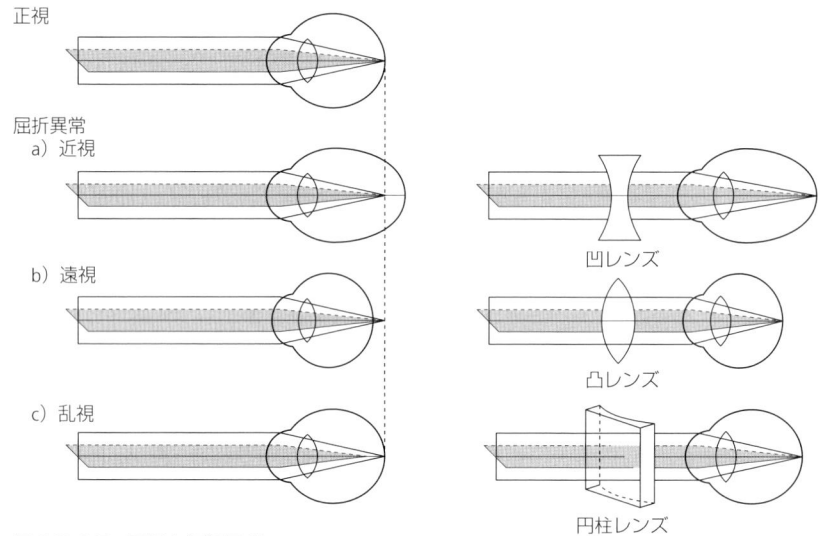

図 13-17　正視と屈折異常
　平行光線が眼に入ったとき，正視では網膜面に焦点を結ぶが，屈折異常の近視では網膜の前に，遠視では眼球の後に結像する．乱視では眼の経線により屈折力が違う外界の1点から出た光線は，眼内あるいは眼外で1点に結像しない．
　それぞれ凹レンズ，凸レンズ，円柱レンズにより，矯正できる．

13-2-5．眼屈折

【概説】光を屈折させる能力を指す．像を得るための要素としては，レンズ系，眼軸長，虹彩が関与する．レンズ系は角膜と水晶体からなる．眼軸長は，角膜頂点から網膜までを指す．虹彩は，カメラのしぼりに相当する．

【屈折力】角膜で，40D（ジオプトリー，diopter），水晶体で20D，全体で60Dの効力をもつ．以下の計算式で求める．

　$D = n/f$ (m)　n：屈折率（空気：1，角膜：1.38，水晶体：1.41，前房水：1.34，硝子体：1.34）
　　f：焦点距離（m）

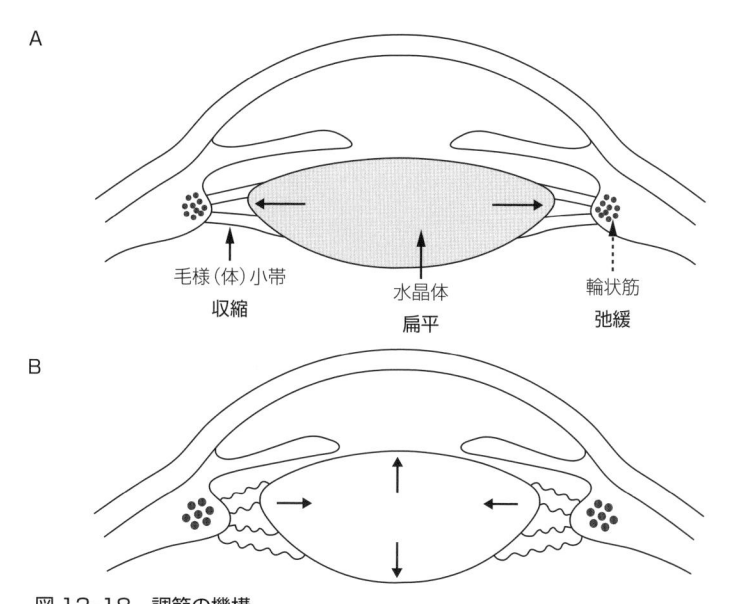

図 13-18 調節の機構
輪状筋が収縮すると毛様（体）小帯は弛緩し，水晶体はその弾性で前方に膨隆し屈折力を増す（A→B）．

【眼軸長の計算】眼の後焦点距離（f）：60＝1.34（硝子体屈折率）/f であることから，f は以下の式から求められる．

f＝1.34/60×1000＝22 mm

角膜頂点から眼の後主点までは，1.6 mm であることから，

眼軸長＝22＋1.6＝23.6 mm となる．

【屈折異常】近視，遠視，乱視に分類される．それぞれ凹レンズ，凸レンズ，円柱レンズで加療される（図 13-17）．

13-2-6. 調節

【概説】水晶体の屈折力が増すことで，眼の全屈折力が増加して，近くの物体が網膜に明瞭な像を結ぶ機能を指す．

【調節機構】輪状筋の弛緩により毛様小帯が緊張して，水晶体が扁平化すると屈折力が低下する（図 13-18A）．

輪状筋の収縮により毛様小帯が弛緩して，水晶体が膨隆すると屈折力が増大する（図 13-18B）．

老化により，水晶体の弾性が低下する．

【調節力と調節域】遠点は，調節を全くしていない状態で，網膜中心窩に結像する外界の点である．

近点は，極度に調節した状態で，網膜中心窩に結像する外界の点である．

調節域は，遠点と近点の範囲を指す．

調節力は，遠点-近点間距離をレンズの度（D）で表現したものであり，以下の式が成り立つ．

D＝1/n－1/f

n：近点距離（m），f：遠点距離（m）

調節力は，年齢とともに低下する（表 13-2）．

表 13-2 調節力と年齢との関係

年齢（歳）	調節力（D）
10	12
20	9
30	6
40	4
50	2
60	1

年齢とともに水晶体の弾性が低下し，調節力は減退する．

13-2-7. 輻輳（内よせ）・開散（外よせ）

【概説】輻輳（内よせ）は，両眼の注視を平行の状態から眼前の一点に向かわせる機能である．

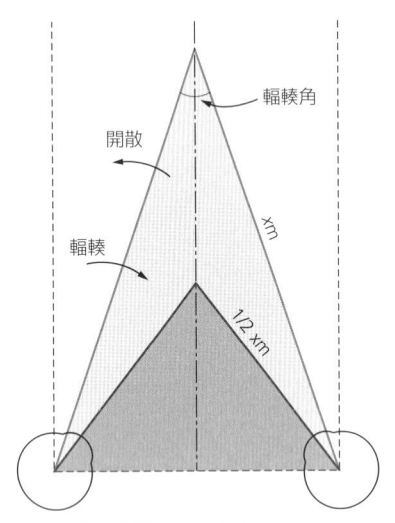

図 13-19 輻輳の単位（メートル角）
眼から注視点までの距離を xm とした場合，両注視線の挟む角度（メートル角）は，$\frac{1}{x}$ で表される．例えば，両眼で 25 cm の位置を注視したときは，$\frac{1}{0.25}=4$ メートル角の輻輳をしたことになる．

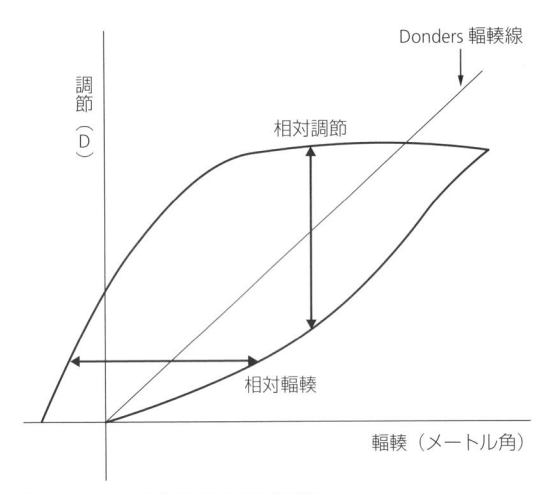

図 13-20 相対調節と相対輻輳
調節と輻輳との関係にはある幅があり，直線ではなく図のような曲線となる．

開散（外よせ）は，輻輳の状態から両眼注視線を左右に開く機能である．

輻輳角は，輻輳した状態で両眼注視線のなす角度である．メートル角で表現される（図 13-19）．

【輻輳力と輻輳域】輻輳近点は，輻輳を極度に行ったときの視標の位置である．正常値：6〜8 cm とされる．

輻輳遠点は，注視線を極度に開散させたときの左右の注視線が交わる点である．通常は眼球後方となる．

輻輳域は，輻輳近点と輻輳遠点の距離である．

輻輳力は，輻輳域をメートル角で表現したものである．

【調節と輻輳】調節（D）と輻輳（メートル角）には正比例（係数1）の関係にあり，原点を通る 45°の直線（Donders 輻輳線）となる．しかし，一点を両眼で単一明視する場合には調節，輻輳に許容範囲がある（図 13-20）．

13-3. 結膜炎

【概説】結膜の炎症であり，充血・眼脂・不快感が出現するが，視力を失うことは少ない．

分類としては，1）急性，亜急性，慢性，2）カタル性，乳頭性，濾胞性，偽膜性，3）外因性，内因性，4）感染性，アレルギー性などがある．

13-3-1. 感染性結膜炎

1. 流行性角結膜炎
【概説】アデノウイルス8による感染が多い．はやり眼ともいう．急性濾胞性結膜炎として始まる．点状表層角膜炎を合併することがある．接触による伝染性がきわめて強い．

> **東洋医学用語**
>
> ● 疫眼
> 流行性角結膜炎に相当します．

2. 咽頭結膜熱
【概説】アデノウイルス3による感染が多い．プール熱ともよばれる．点状表層角膜炎の合併は少ない．

3. 急性出血性結膜炎
【概説】エンテロウイルス70による感染が多い．結膜下出血，強い眼痛，異物感，まぶしさが出現する．

4. その他

【概説】クラミジアによる感染であるトラコーマ，細菌性感染，淋菌性感染などがある．

13-3-2. アレルギー性結膜炎

【概説】花粉，カビ，動物の毛，ダニなどによるⅠ型アレルギーでは急性の眼瞼浮腫，結膜浮腫，充血，流涙，瘙痒感が発生する．

薬剤によるものなどⅣ型アレルギーでは，結膜に濾胞，結膜に接触性皮膚炎が発生する．

13-4. 角膜炎

13-4-1. 細菌性角膜潰瘍

【概説】中央部に潰瘍が発生し，進行性である．外傷から，日和見感染をきたし，激しい眼痛，視力低下，眼瞼腫脹，結膜充血が出現する．

13-4-2. 角膜真菌症

【概説】ステロイドによる菌交代現象が原因となる．異物感，羞明，眼痛，流涙，眼瞼腫脹，結膜充血が出現する．慢性，遷延性となることがある．

13-4-3. 単純ヘルペス角膜炎

【概説】再発型では樹枝状変化が生じ，悪化して円盤状となる．

13-5. 麦粒腫

【概説】眼瞼の急性化膿性炎症である．ものもらいともよばれる．黄色ブドウ球菌感染が多い．眼瞼縁のZeis腺とMoll腺に感染したものは，外麦粒腫である．Meibom（マイボーム）腺に感染したものは，内麦粒腫である（図13-21）．

症状としては，眼瞼発赤，腫脹，自発痛，圧痛などがある．

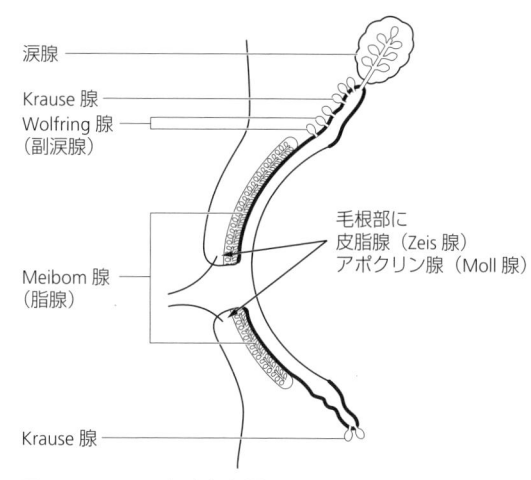

図13-21 眼瞼（瞼結膜）に付属する副涙腺
Meibom腺は瞼板内にあり，眼瞼縁に開口する．副涙腺ではない．Krause腺は円蓋部に位置する．Wolfring腺は円蓋部から離れて位置する副涙腺である．

13-6. 霰粒腫

【概説】眼瞼板内のMeibom腺の無菌性慢性肉芽腫である．

症状としては，皮膚とは可動性のある堅性の半球形隆起がみられる．通常，疼痛はない．経過中，細菌感染を合併することがある．

13-7. 白内障

【概説】水晶体の混濁したものである．

成因は，先天性，老人性など広範囲に及ぶ（表13-3）．

症状としては，視力低下，羞明，全体的に霧がかかったような見えにくさ，複視が出現する．

治療には，薬物投与，手術療法がある．

東洋医学用語

● 内障
白内障を広く指します．

表 13-3　白内障の成因

先天性	遺伝性
	胎児感染症　風疹, 水痘, サイトメガロウイルス
老人性	
外傷性	穿孔性外傷
	眼球打撲
併発白内障	ぶどう膜炎, 網膜剥離
内分泌, 代謝性など全身疾患に伴うもの	糖尿病, ガラクトース血症, 低カルシウム血症, Fabry病, Werner病, Wilson病, Lowe病, 甲状腺機能低下, 筋緊張性ジストロフィー, アトピー皮膚炎, Down症
薬物, 中毒	ステロイド, フェノチアジン
物理化学障害	放射線, 紫外線, 赤外線
後発白内障	

表 13-4　緑内障の分類

	原発性	続発性
先天性	発育異常緑内障　早発型（牛眼）　晩発型（若年緑内障）	先天緑内障　（発生異常に伴う）
後天性	開放隅角緑内障　（単純緑内障）	開放隅角緑内障　ステロイド緑内障　Posner-Schlossman（ポスナー・シュロスマン）症候群など
	閉塞隅角緑内障　（うっ血緑内障）	閉塞隅角緑内障　（炎症, 腫瘍など）

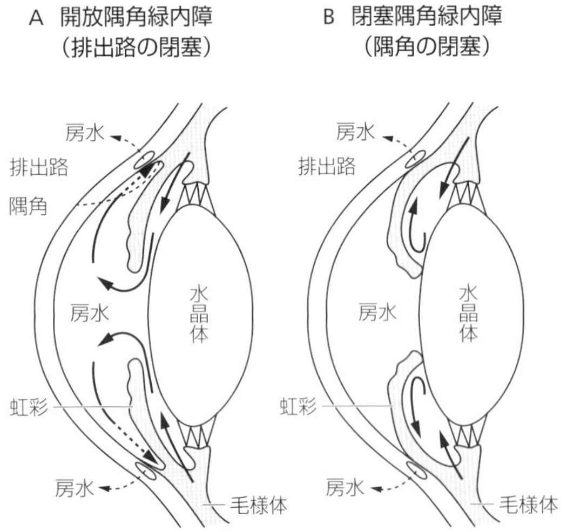

図 13-22　解放隅角緑内障と閉塞隅角緑内障

13-8. 緑内障

【概説】眼圧が上昇して眼内の血液や房水の循環が傷害されたり, 視神経の乳頭に圧迫萎縮が生じたりして, 不可逆的な機能障害が生じるものである. 先天性・後天性, また原発性・続発性に分類される（表13-4）.

開放隅角緑内障では, 自覚症状が少ないことが多い（図13-22A）.

閉塞隅角緑内障では, 急激な眼圧上昇により眼痛, 頭痛が激しくなることがある（図13-22B）. 手術が必要なことが多い.

東洋医学用語

- 雷頭風・緑盲・青盲
  緑内障を指すことがあります.

13-9. 色覚異常

13-9-1. 3色型色覚：色弱

【概説】3要素のいずれかが不完全異常を呈するものである.

13-9-2. 2色型色覚：色盲

【概説】3要素のいずれかが欠如するものである. 第1色覚異常は赤の要素の障害, 第2色覚異常は緑の要素の障害, 第3色覚異常は青の要素の障害である.

【病態】第1色盲は, 赤色の判別困難である. しかし, 緑を担当する要素の知覚領域が630 nmまで（すなわち赤の領域まで）及ぶ. このため, 赤の識別が完全にできないわけではない.

第2色盲は, 緑色の判別困難である. 同じように緑が全く判別できないわけではない.

色の混同が生じやすい点を中性点とよぶ. 第1色盲では495 nmとその補色, 第2色盲では500 nmとその補色である. この点においては, 無彩色（灰色）にみえる. なお, 補色とは, 色相環（color circle）

で正反対に位置する関係の色の組み合わせを指す．赤に対しての緑，黄に対しての紫，青に対しての橙など，相補的な色のことでもある．

13-9-3. 1色型色覚：全色盲

【概説】 錐体の3要素が全て欠如して，杆体のみ機能する場合には，明暗のみ判別が可能である．

錐体が1種類のみ機能しても，色識別は不能となる．

青色に関するものは，頻度も少なくほぼ明暗のみの判別となる．

色覚に関する用語，色覚異常に関する分類を表13-5，13-6に示す．

表13-5 色覚に関する眼科用語（一部）

医学用語（現行）	医学用語（2004年以前）
1色覚	全色盲
2色覚	2色型色覚
3色覚・正常色覚	正常3色型色覚（正常色覚）
異常3色覚	異常3色型色覚（色弱）
1型色覚	第1色覚異常
2型色覚	第2色覚異常
3型色覚	第3色覚異常
1型2色覚	第1色盲（赤色盲）
2型2色覚	第2色盲（緑色盲）
3型2色覚	第3色盲（青色盲）
1型3色覚	第1色弱（赤色弱）
2型3色覚	第2色弱（緑色弱）
3型3色覚	第3色弱（青色弱）

表13-6 色覚異常の分類

I．異常3色型色覚
　　1．第1色弱（赤色弱）
　　2．第2色弱（緑色弱）
　　3．第3色弱（青色弱）
II．2色型色覚
　　1．第1色盲（赤色盲）
　　2．第2色盲（緑色盲）
　　3．第3色盲（青色盲）
III．1色型色覚（全色盲）
　　1．杆体1色型色覚
　　2．錐体1色型色覚
IV．非定型1色型色覚
　　1．非定型杆体1色型色覚
　　2．非定型錐体1色型色覚

東洋医学の視点

● 眼疾患

「目は五臓の精華を聚むるものにして，一身の要諦たりとなす」，「肝は目に開竅する」と東洋医学の古典では述べられています．これは，肝の機能が外界と目で通じていること，肝の病態は目に反映されることを意味しています．東洋医学でいう肝の機能とは，1. 脾の升提作用を補助するなど，気血水を滞りなく全身に巡らせて，新陳代謝を行い，2. 精神活動を調節し，3. 血を貯蔵して全身に栄養を供給し，4. 筋緊張を維持する機能単位といえます．肝は五行論で考えると，「木」に相当し，心・小腸を促進し，脾胃を抑制しています．また，肝は西洋医学でいうところの自律神経系，中枢神経系，運動神経系，肝臓の部分機能，血液循環の調節機能，視覚系の一部，月経調節などを含めた機能系と考えることができます．このため，西洋医学の肝臓とは大きく異なっています．

このように，眼の疾患を考える場合，症状を肝の機能と結びつけることがあります．また，肝と腎の関連性が重要と捉えています．腎から肝に対する関係は相生であります．つまり，腎の状態が肝に影響を及ぼすわけです．腎の異常が肝に及んで，肝の異常として眼症状が発生することもあるのです．逆に，肝から腎へ作用する関係もあって，腎の異常が肝の異常に引き続いて出現することもあります．その他，全身状態が虚した場合にも眼の障害が生じます．通常，気血両虚のような病態がみられることが多いです．

14. 耳鼻咽喉疾患

14-1. 耳科学解剖生理

14-1-1. 外耳
【概説】外耳は，集音としての機能がある（図14-1）．

14-1-2. 中耳
【概説】中耳は，音が減衰しないように機能する（図14-1）．

鼓膜と前庭窓の面積比が17：1となっていることから，25 dB音圧を増幅することができる（図14-2）．

ツチ骨とキヌタ骨でつくるてこ比が1.3：1であることから，2.5 dB音圧を増幅することができる（図14-2）．

蝸牛窓には，遮蔽効果がある（図14-2）．鼓膜に孔が空いていると蝸牛窓からも音が侵入，前庭窓か

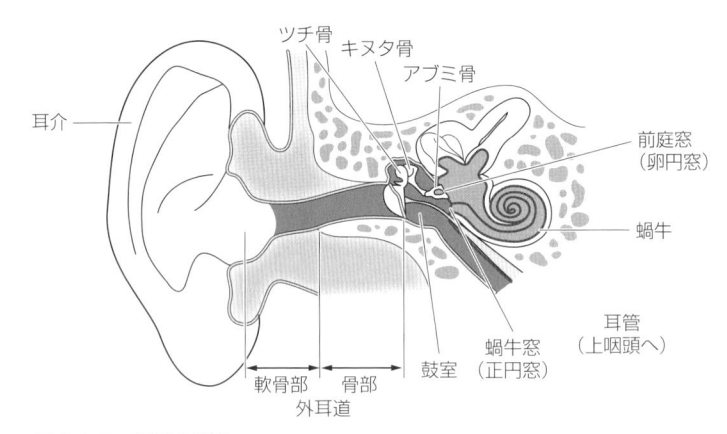

図14-1 聴器の構造

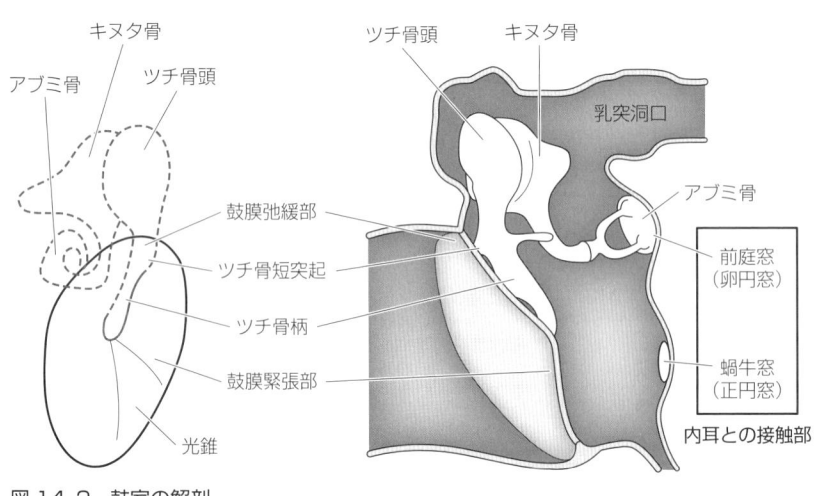

図14-2 鼓室の解剖

14. 耳鼻咽喉疾患

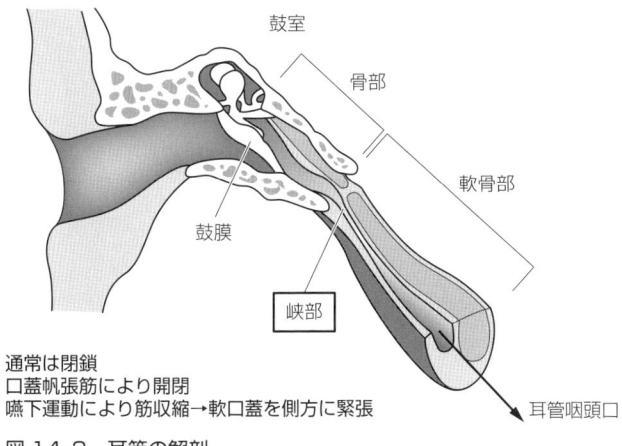

図 14-3 耳管の解剖

通常は閉鎖
口蓋帆張筋により開閉
嚥下運動により筋収縮→軟口蓋を側方に緊張

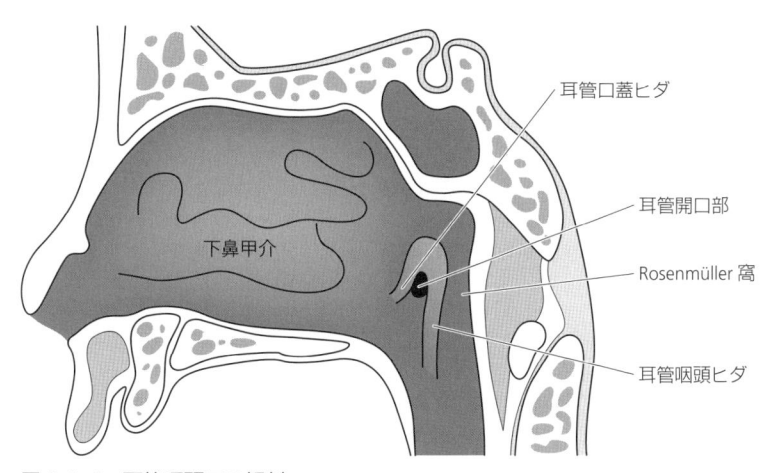

図 14-4 耳管咽頭口の解剖

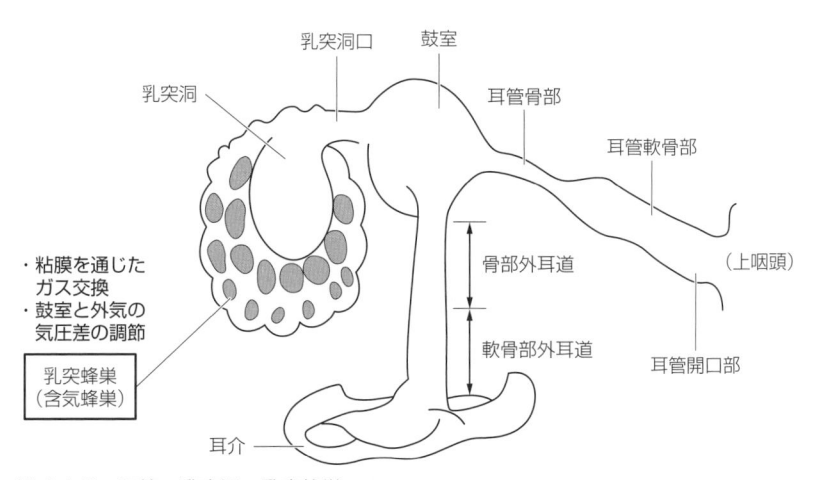

図 14-5 耳管・乳突洞・乳突蜂巣

らの音と相殺される．鼓膜に孔が空いていないことで，相殺がない．これにより，12 dB 音圧を増幅することになる．

耳管により，鼓室の内圧が調節されている（図14-3）．耳管峡部は通常，閉鎖している．嚥下運動により，口蓋帆張筋が収縮することで，軟口蓋を側方に緊張させて，耳管峡部を開通させる（図14-4）．

乳突洞には，乳突蜂巣がある．粘膜を通じたガス交換により，鼓室の内圧が調節される（図14-5）．

14-1-3．内耳

【概説】内耳で，振動という機械エネルギーが電気的エネルギーに変換される．

内耳は蝸牛，前庭，半規管で構成され，互いに交通している．複雑な構造であるため，別名，迷路とよばれる．これは，骨迷路と膜迷路からなる（表14-1）．内耳の最外側の骨と内部が膜で仕切られており，骨と膜の間が骨迷路，膜と内部の間が膜迷路である．骨迷路は，外リンパ液で満たされ，髄液に相当する（図14-6）．膜迷路は内リンパ液で満たされ

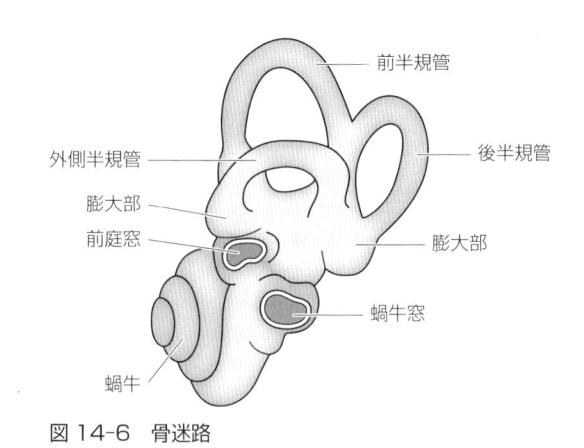

図 14-6 骨迷路

る（図14-7）．

1．蝸牛

【概説】Reissner 膜は，蝸牛管と前庭階を仕切る膜である．基底板は，蝸牛管と鼓室階を仕切っている．Corti 器は，蝸牛管内にある聴覚受容器である．Corti 器は，外有毛細胞と内有毛細胞から構成される（図14-8）．

前庭窓から，音波が流れていって，基底板がその振動を察知する．基底板は Corti 器へ振動を伝える．基底板の振動で Corti 器の有毛細胞と蓋膜の位相に変化が生じる．これにより，有毛細胞の毛が折れ曲がると，有毛細胞が脱分極を起こす．これが，電気エネルギーとなり蝸牛神経へ伝達される（図14-9）．

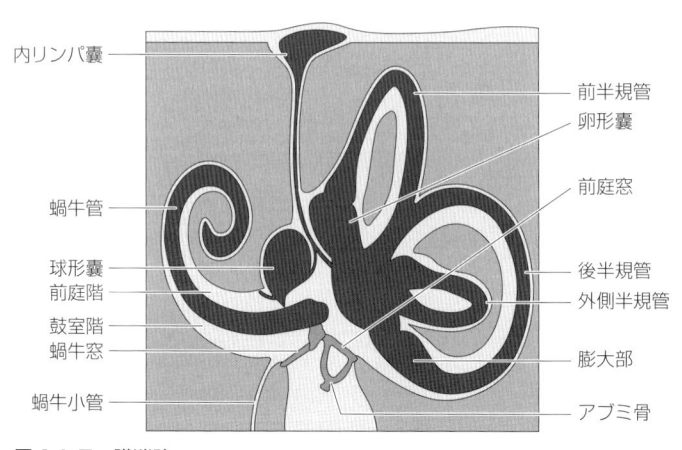

表 14-1 内耳構造

内耳の最外側＝骨	
膜の仕切り	骨迷路‥外リンパ液‥髄液
	膜迷路‥内リンパ液
内部	

図 14-7 膜迷路

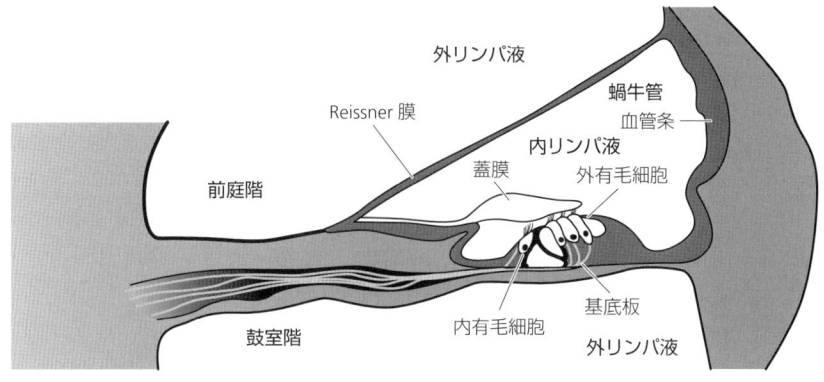

図 14-8 Corti 器の構造

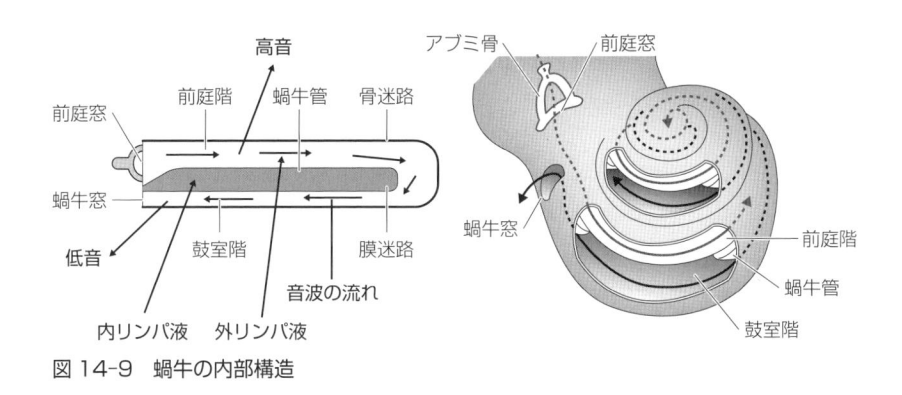

図 14-9 蝸牛の内部構造

血管条は，内リンパ液を分泌吸収し，イオン勾配を維持している（図 14-8）．

2. 前庭
【概説】前庭は，直線過速度を感知する器官である．球形嚢は垂直方向の，卵形嚢は水平方向の加速度を感知している（図 14-7）．嚢の中に平衡斑，有毛細胞があり，毛の上に炭酸カルシウム結晶の耳石がある．この毛の揺れが刺激となり，前庭神経へ伝達される．

3. 半規管
【概説】半規管は回転加速度を感知する器官である．3本の半規管が互いに垂直に位置している．付け根に膨大部，中に有毛細胞，上面にゼラチン様のクプラがある．有毛細胞はクプラの揺れを感じて脱分極する．そして，電気的刺激は，前庭神経に伝達される（図 14-10）．

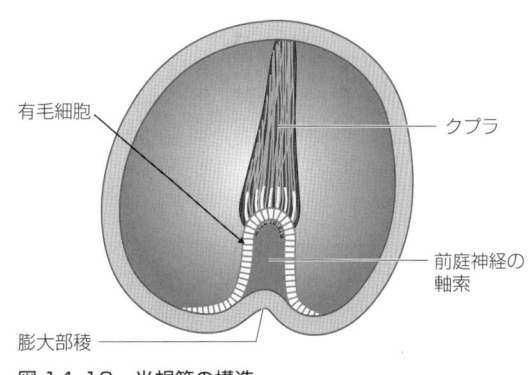

図 14-10 半規管の構造

4. 蝸牛神経・前庭神経
【概説】聴覚刺激は，Corti 器，らせん神経節，橋の蝸牛神経核へと伝わり，外側毛帯を通過して内側膝状体，側頭葉の Heschl 回へ伝わる（図 14-11）．

加速度刺激は，前庭神経節，第四脳室底の前庭神経核へと伝わる．前庭神経核は，小脳，動眼神経，

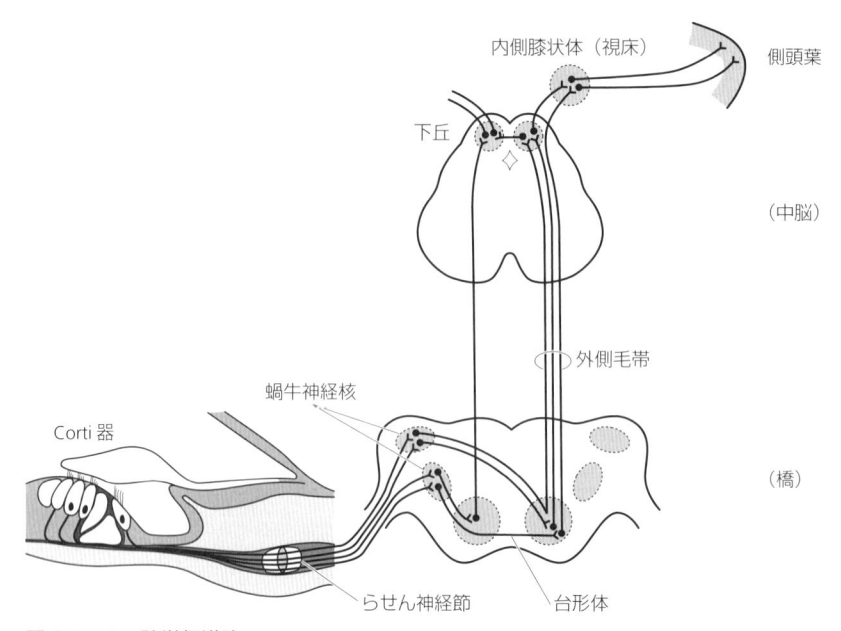

図 14-11　聴覚伝導路

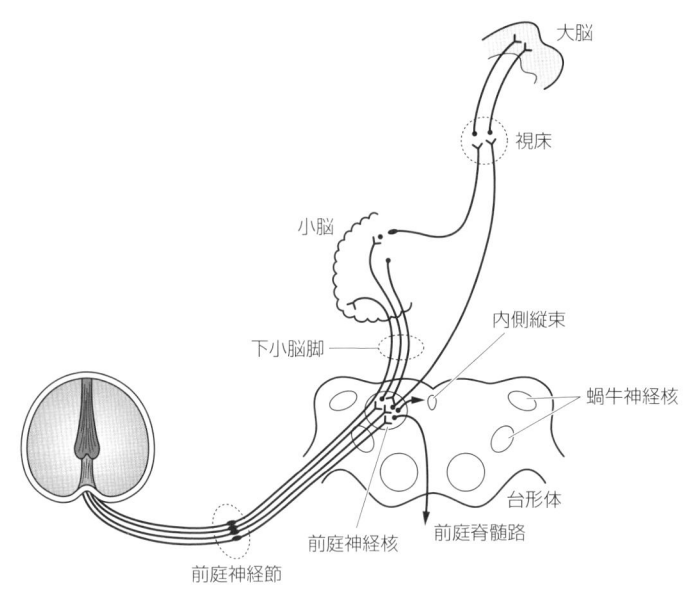

図 14-12　前庭神経の伝導路

脊髄，大脳皮質と連絡している（図 14-12）．

14-2. めまい

【概説】めまいは，眩暈と表記される．眩は目の前が暗くなること，暈は頭がぐるぐる回ることを指す．めまいは視覚系，前庭系，深部知覚系の障害が単独あるいは絡み合って発生する（図 14-13）．めまいは，回転性めまいと非回転性めまいに区別され，回転性めまいは vertigo，非回転性めまいは dizziness と表現される．

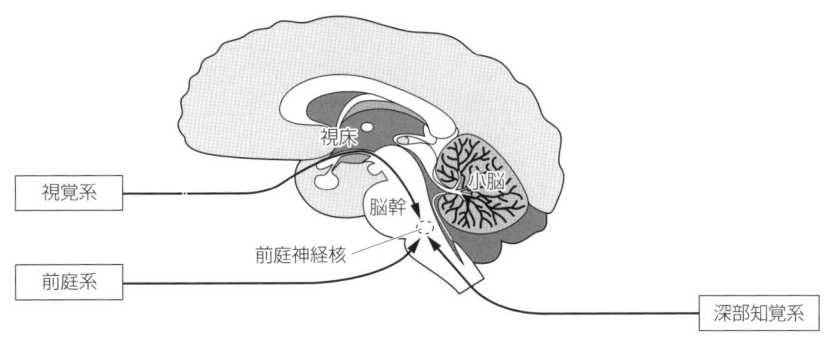

図 14-13 めまいの概念

14-2-1. 末梢性前庭性めまい
【概説】片側性，急性，回転性，嘔吐，閉眼で増悪，蝸牛症状を伴うことが特徴である．

例外としては，下記のとおりである．聴神経腫瘍は，徐々に発症し，非回転性である．アミノグリコシド中毒は，両側障害で，非回転性（平衡機能障害に左右差が少ないため）である．良性発作性頭位めまい，前庭神経炎では，蝸牛症状がない．

14-2-2. 中枢性前庭性めまい
【概説】非回転性めまいである．緩徐に進行する疾患が当てはまる．小脳出血などでは回転性となる．

閉眼で増悪しないこと，蝸牛症状がないことが特徴である．

14-2-3. 非前庭性めまい
【概説】起立性低血圧，不整脈，低血糖，貧血などがあげられる．

14-2-4. 眼振
1. 前庭眼反射
【概説】頭部の運動に際して適切な視線を保つための眼球運動をコントロールする機構であり多くは眼振を伴う．緩徐な動きの後，反対方向への急速な動きを眼振の方向とする．

異常なしを○，水平性眼振を→，水平回旋性眼振を↶，垂直回旋性眼振を↷，垂直性眼振を↓で表現する．

2. 注視眼振
【概説】視線を固定した場合に出現する眼振である．各方向に注視させて，眼振の特徴を記載する（図14-14）．

末梢性眼振では，閉眼時に最も出現しやすいが，障害が進行すれば注視眼振も出現する．この場合，一定方向に出現し，ほとんどが水平回旋性である．眼振の向きと同方向を注視する場合に最も出現しやすく，これをⅠ度の眼振とよぶ．正面視でも出現するとⅡ度，反対側でも出現する場合にはⅢ度とよび，症状が悪化していることを示す（図 14-15）．

中枢性眼振では方向不定，垂直性のことが多い（図 14-16）．

3. 非注視眼振
【概説】注視を妨げた場合に出現する眼振である．暗所開眼時，閉眼時にみられる．度の合わない眼鏡をかけさせることで出現することから，Frenzel 眼鏡が利用される．これは，＋15〜20D の強いレンズ眼鏡である．また，電気眼振図も利用される．

14-2-5. めまいに対する検査
1. 眼振検査
頭位眼振検査は，Frenzel 眼鏡をかけて，臥位で頭部を動かして，眼振を確認する検査である．

頭位変換眼振検査は，Frenzel 眼鏡をかけて，臥位から懸垂頭位へと変化させて，眼振を確認する検査である．

温度性眼振検査は，外耳道に冷水あるいは温水を

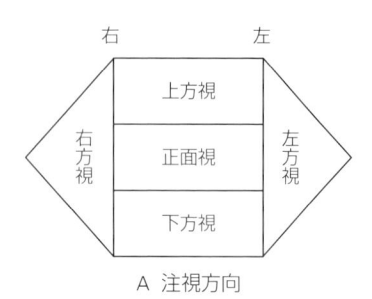

図 14-14 注視眼振の記載方法

図 14-15 眼振の重症度分類

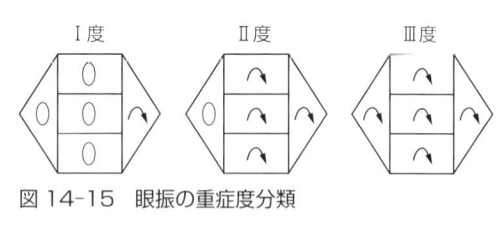

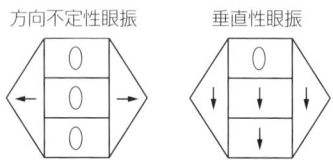

図 14-16 中枢性眼振の具体例

注入して，内リンパ液に対流を惹起させて，眼振を誘発する検査である．

回転検査は，回転椅子に座らせて，一定の加速度で椅子を回転させて，回転方向に眼振が生じること，回転を止めることで，回転方向とは反対方向に眼振が発生することを確認する検査である．

視運動性眼振検査は，縦じまのあるドラムの中央に患者を座らせて，ドラムを回して眼振を観察する検査である．正常では，回転と反対方向に向かう眼振が観察される．

2．平衡機能検査

Romberg試験は，両足を揃えて立たせ，開眼時と閉眼時の身体動揺の差を観察する検査である（図14-17A）．正常では，ふらつきを認めない．

Mann検査は，両足を一直線に揃え，一方の足のつま先を他方の足の踵と接してたたせ，開眼時と閉眼時の身体動揺の差を観察する検査である（図14-17B）．正常では，30秒以上ふらつきを認めない．

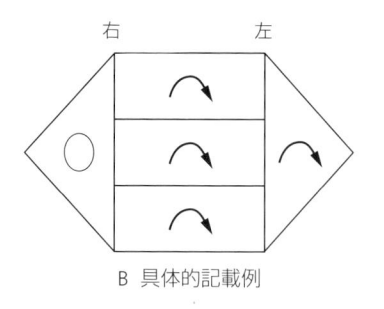

片足立ち検査は，片足立ち状態で，開眼時と閉眼時の身体動揺の差を観察する検査である（図14-17C）．正常では，10秒以上ふらつきを認めない．

開眼状態から，次に閉眼状態で観察する．開眼で異常があれば中止する．

末梢性前庭障害，深部知覚障害では，視覚系により体勢に関する情報が入力できるので，開眼での障害が少ないが，閉眼で異常が強くなる．

小脳，脳幹などでは，開眼ですでに異常を呈する．

14-3．中耳炎

14-3-1．急性中耳炎

【概説】上咽頭から耳管経由で感染するものである．急性上気道炎に続発することが多い．幼児期に多い．肺炎球菌が50％，インフルエンザ桿菌が40％を占める．

耳痛，耳漏，耳閉塞感，伝音難聴などを呈する．

14-3-2．滲出性中耳炎

【概説】陰圧になった中耳腔に滲出液が貯留して発症する．5～6歳児に多く認められる．もともとは細菌感染から発症する．

耳閉塞感，伝音難聴などを呈する．

14-3-3．真珠腫性中耳炎

【概説】鼓膜由来の上皮細胞が中耳腔に侵入し，その結果産生されるサイトカインに影響を受けて，無秩序に増殖することで発生する疾患である．

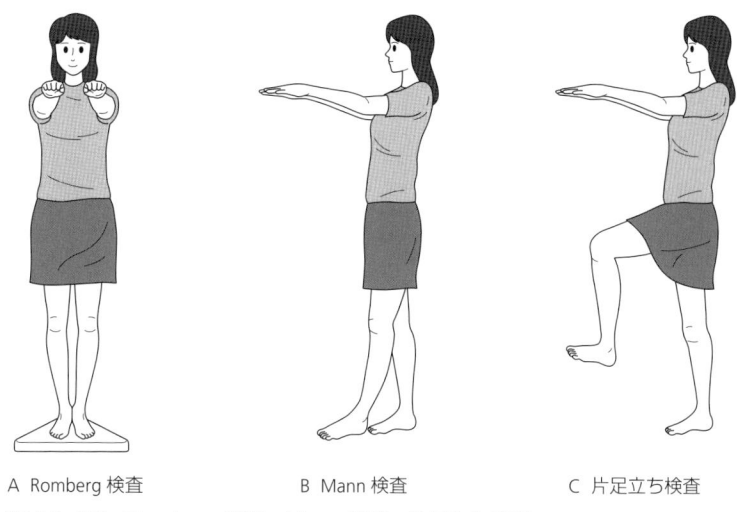

A Romberg 検査　　　　　　B Mann 検査　　　　　　C 片足立ち検査

図 14-17　Romberg 検査，Mann 検査，片足立ち検査

耳小骨の破壊，骨迷路の破壊，眼振などが出現する．

治療として，鼓室形成術が行われる．

14-4. Ménière 病

【概説】めまい，難聴を主徴とする疾患である．
【疫学】先進国，専門技術職に多発する．几帳面で神経質な性格に多い．ストレスが多い人に発症しやすい．
【成因・病態】内リンパ水腫によるとされる．内リンパ嚢における吸収障害により，リンパ液の過剰をきたすこととされている．
【症状】突発的回転性めまい，悪心嘔吐，耳鳴，閉塞感，難聴（低音域）などが出現する．めまいは，反復性，片側性である．
【診断】聴力検査で感音性難聴を呈する．

蝸電図，平衡機能検査も行われる．方向固定性水平回旋性眼振が出現する．発作時には患側に向かう眼振がみられるが，その後，健側に向かうようになる．

内リンパ腫の検査として，グリセロール試験，フロセミド試験などがある．これらの薬剤投与により，聴力の改善をみる．

【治療】発作時には，7％重曹水（メイロン）が投与される．

間欠期には，内耳循環改善薬などが投与される．

手術療法としては，内リンパ嚢手術，前庭神経切断術などがある．

東洋医学の視点

● めまい

めまいは，回転性めまいと非回転性めまいに分類されます．回転性めまいとは，文字どおり，ぐるぐる目がまわる状態です．急性，一側性，末梢性に発生することが多いです．一方，非回転性めまいとは，浮遊感，浮動感とも表現されるように，宙にふわふわと浮いているような感じがするものです．これは，慢性，両側性，中枢性に発生することが多いです．回転性の場合は，急激に気血水のバランスが左右で乱れる病態といえます．メニエール病が内リンパ水腫によるものといわれるくらいですから，気血水の中でも特に水のバランスの乱れ，水滞が発生していると考えられます．このような左右のバランスの障害には，気の異常が関係してくるといえます．五臓でいえば，肝気になります．肝気が過剰になって，水のバランスを壊しているといえます．肝風が生じた状態です．体内の乱れ

からも発生しますし，外邪としても発生しますから，気候としては春が多いことになります．さらに悪化すれば心気に障害が現れます．非回転性の場合には，じっくりと病態が形成されていくことになります．様々な病態がからみあって，主に水滞が形成されていきます．気虚，気滞，気逆，血虚，瘀血，元々あった水滞，すべてが非回転性めまいを発症させる可能性があります．

● 耳鳴

耳鳴は，末梢性めまいの病変が聴覚神経に波及して発生するもの，めまいの影響がないものに分けて考えましょう．末梢性めまいの病変が聴覚神経に波及して発生するものは，めまいと耳鳴がセットで起こります．この場合には，水滞が大きな要素となります．当然，水滞に付随する病態もありますから，それらに対する配慮も重要です．一方，耳鳴が単独で出現する場合は，当然，前庭器官には影響がなく，聴覚神経にのみ作用する水滞もあるでしょうが，現実的には非常にまれでしょう．通常は，機能低下，つまり気虚によることが多いでしょう．耳に影響が現れるのは腎ですね．腎虚が第一に考えるべき病態でしょう．さらに，腎気が加熱してしまう病変，つまり，腎陰虚の状態でも腎気が正常に作用しませんから，耳鳴の原因となるでしょう．さらには，腎気をコントロールする肝気の乱れが関与することもあるでしょう．そうなることで，より一層耳鳴が悪化することもあります．

14-5. 突発性難聴

【概説】原因不明の内耳障害によって突発的に生じた感音難聴を指す．
【疫学】年間2万人程度の発症が認められる．
【成因・病態】内耳の循環障害，ウイルス感染などの可能性が指摘されている．
【症状】片側性，耳閉塞感，耳鳴，末梢性前庭性めまい（回転性），浮動感などが出現する．反復しないことが特徴である．
【診断】片側性の感音難聴が認められる．
　めまいが出現している場合には，グリセロール試験，フロセミド試験などで症状が改善しないことが特徴とされる．
【治療】早期治療が重要である．ステロイドの全身投与，ATP製剤・ビタミンB_{12}・プロスタグランジンなどの投与，高圧酸素投与，星状神経節ブロックなどがあげられる．

東洋医学の視点

● 難聴

難聴は基本的には，腎気の低下と考えます．ただし，耳鳴でも説明したように，様々な要因が絡みあって発生します．

14-6. 良性発作性頭位めまい

【概説】頭位を変換する時に激しい回転性めまいを生じる疾患である．
【疫学】回転性めまいの中で最も頻度が高い．
【成因・病態】卵形嚢や球形嚢の耳石が脱落して，半規管に落ち込むことが原因とされる．
【症状】頭位変換時に激しい回転性めまいが発生する．30秒以内に軽快することが多い．聴力に異常はない．
【予後】良好で，2〜3カ月以内に軽快することが多い．

14-7. Bell麻痺

【概説】原因不明の顔面神経麻痺である．
【成因・病態】単純ヘルペスウイルス，水痘帯状疱疹ヘルペスウイルスの再活性化によるとされる．

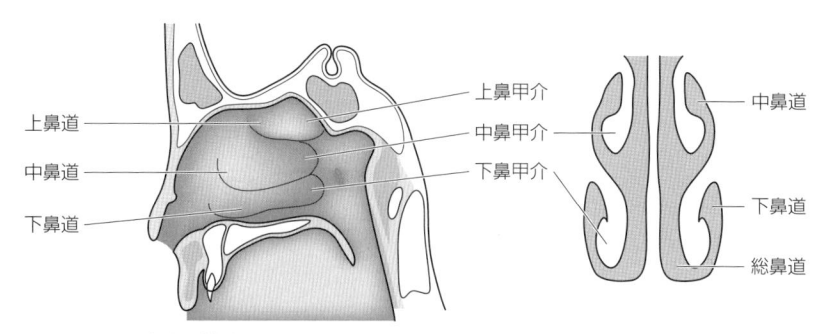

図 14-18 鼻腔の構造

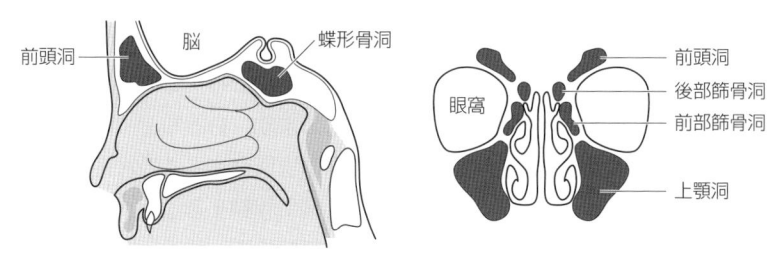

図 14-19 副鼻腔の構造

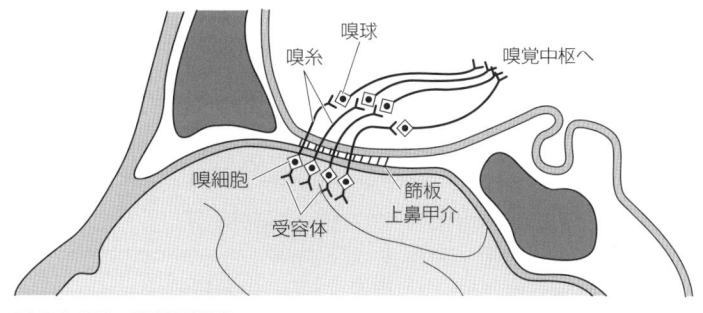

図 14-20 嗅覚伝導路

【症状】片側性,突然発症が特徴である.片側の味覚障害・聴覚過敏・眼球乾燥が出現する.
【治療】ステロイドを早期に投与する.そのほか,アシクロビル,ATP製剤,ビタミンB_{12},プロスタグランジン,デキストランなども投与される.
【予後】無治療でも70%は完治する.

14-8. 鼻科学解剖生理

【概説】鼻腔は上中下の3つの鼻甲介で区分されている(図14-18).副鼻腔は鼻腔に連なる空洞で,5つからなる.上顎洞,前部篩骨洞,後部篩骨洞,前頭洞,蝶形骨洞である(図14-19).

嗅覚は,嗅上皮に存在する嗅細胞に担当される.嗅上皮は,上鼻甲介と鼻中隔の間の嗅裂に存在する.嗅細胞は嗅糸とよばれる長い軸索をもつ.嗅糸が伸びて,嗅球でシナプスを形成する.嗅球からは,上位ニューロンとして嗅覚中枢へ連絡する(図14-20).

14-9. アレルギー性鼻炎

【概説】鼻粘膜に生じたI型アレルギーである.
【成因・病態】ハウスダスト,ダニ,花粉などがアレ

ルゲンとなる．

【症状】くしゃみ，鼻水，鼻閉が主徴である．

【診断】鼻汁好酸球検査，皮膚反応，鼻内誘発テスト，RAST 検査などが行われる．

【治療】抗ヒスタミン薬，抗アレルギー薬，ステロイド，抗コリン点鼻薬が投与される．

東洋医学の視点

● アレルギー性鼻炎

　アレルギー性鼻炎は東洋医学でいう衛気の不足あるいは機能異常によって，体の外表を防衛する機能が低下して起こると考えられています．五臓でいえば肺と関係があります．また，衛気の産生という面からすると脾が関係します．また，生まれた時から先天的にもつ先天の気は腎に蓄えられていますから，大きな目でみれば腎も関係します．衛気は外表といいますが，具体的には鼻のほか，眼，気管支，肺，喉，皮膚，耳などにも関連します．この衛気の異常によって，各種のアレルゲンが侵入した際にこれに打ち勝つことができないために発症すると考えています．

　さて，アレルギー性鼻炎の代表的な症状は鼻汁，鼻閉，くしゃみ，眼のかゆみ，眼脂，まぶたの腫れなどでしょう．鼻閉は鼻粘膜の炎症・腫脹によるものです．眼のかゆみや眼脂なども眼のアレルギーによる炎症が原因となります．このようなアレルギーに基づく炎症はアレルゲンという外邪の異常ですが，存在する衛気が闘うことにより生じると考えることができます．鼻汁や炎症に基づく腫脹には体内に過剰な水分あるいは偏在した，その部分における過剰な水分が関与するといえます．この水分は通常，東洋医学でいう肺（鼻，眼，気管支，肺，喉，皮膚，耳）にあるわけです．ここに水分が過剰にあって起こるタイプでは，通常脾あるいは腎の虚弱が関係します．脾が虚すと，気の産生が低下しますから，熱が減少することを意味します．これだけで寒が増えるわけですから，寒に引きつられて水が増加します．脾の水分代謝機能も低下するわけですから，さらに水滞が加速します．腎も体を温める作用がありますから，この機能低下により寒が増加して水の過剰を導きます．これらは全身に水の過剰を引き起こし，肺にも当然水が過剰となるわけです．貯まった過剰な水分がアレルゲンである外邪と弱った衛気の戦いで邪が勝って，衛気の機能がさらに低下することで，外表に溢れてくるのです．

　この他にも，胃にある水分が逆流することがあります．もともと，胃は水分が一杯あってもよい場所です．この水分は通常，下方に向かって腸に移動することが正常ですが，これが逆向きに流れる，つまり気逆の状態が原因とも考えられます．これには，強いストレスなどを主体とした実証の気逆と，過労や寝不足などによる水分・血分の不足（津液不足・血虚）をもとにした陰虚による虚証の気逆との2種類があるといえます．実証に気逆としては，心や肝の気逆が主です．また，虚証の気逆では腎陰虚が主となります．

14-10. 副鼻腔炎

【概説】副鼻腔に発症した炎症である．

【成因・病態】急性では，ウイルス感染から二次的に細菌感染を続発して生じる．

　慢性では，蓄膿症ともよばれ，細菌感染が多い．線毛運動不良も原因となる．

【症状】鼻閉，鼻汁過多，頬部前頭部疼痛，嗅覚障害などが認められる．

【診断】鼻鏡による診察，単純 X 線検査などにより行われる．

【治療】鼻処置，ネブライザー，抗炎症薬・抗菌薬投与，上顎洞穿刺洗浄，手術などが行われる．

14. 耳鼻咽喉疾患   243

> **東洋医学用語**
>
> ● 膿漏・鼻淵
>   副鼻腔炎を指すことがあります.

14-11. 咽喉頭科学解剖生理

14-11-1. 解剖生理の概略

【概説】唾液腺は，耳下腺，顎下腺，舌下腺からなる．

扁桃は，咽頭に存在するリンパ組織の集合体である．リンパ組織は，口腔内に輪状に多数存在する．これを Waldeyer 咽頭輪とよぶ（図 7-6）．

舌乳頭には，味覚神経の末端があり，これを味蕾とよぶ．味覚に関して，舌前 2/3 は顔面神経支配，後 1/3 は舌咽神経支配である．舌知覚に関しては，舌前 2/3 は三叉神経支配，後 1/3 は舌咽神経支配である．

喉頭は，上気道と下気道の境界に位置する気道である（図 14-21）．軟骨としては，輪状軟骨，甲状軟骨，披裂軟骨，喉頭蓋軟骨から構成される（図 14-22，図 14-23）．

喉頭の筋肉は大きく外喉頭筋と内喉頭筋に分類さ

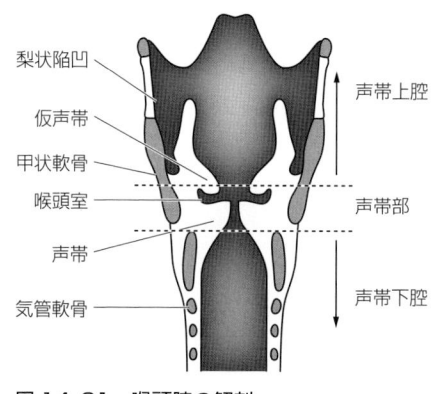

図 14-21 喉頭腔の解剖

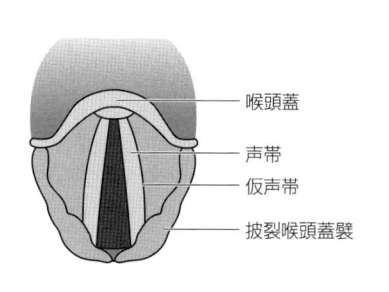

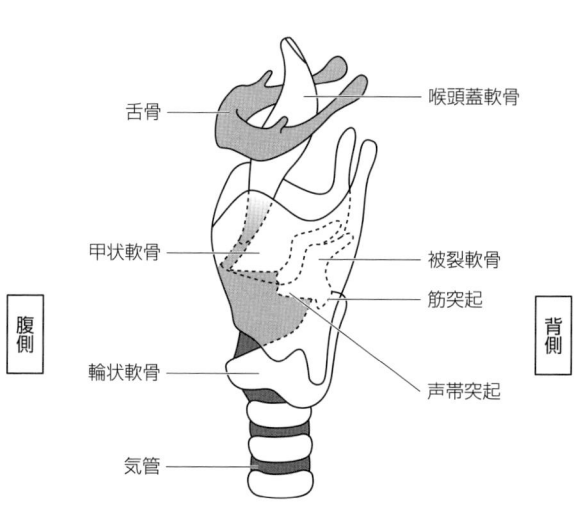

図 14-22 喉頭の軟骨

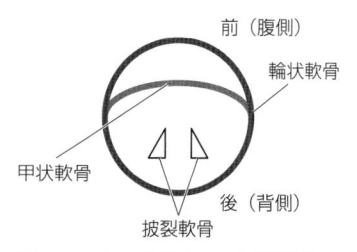

図 14-23 喉頭軟骨の位置関係

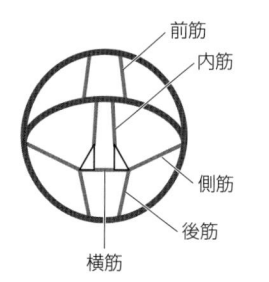

図 14-24 内喉頭筋の種類と位置

表 14-2 内喉頭筋の名称と役割

	正式名称	役割	備考
前筋	輪状甲状筋	声帯を緊張	この筋のみ上喉頭神経支配
後筋	後輪状披裂筋	声門を開大	唯一の開大筋
側筋	外側輪状披裂筋	声帯を内転	
内筋	甲状披裂筋	声帯を内転	
横筋	披裂筋	声門を閉鎖	この筋のみ両側から神経支配

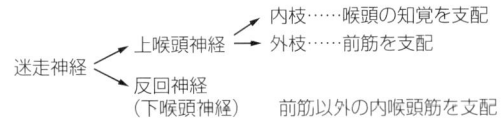

図14-25 喉頭の神経支配

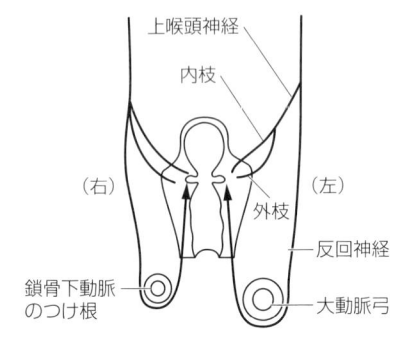

図14-26 喉頭の迷走神経の走行

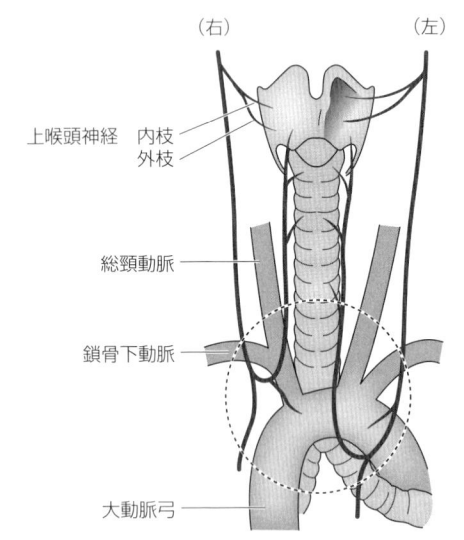

図14-27 反回神経の反回点

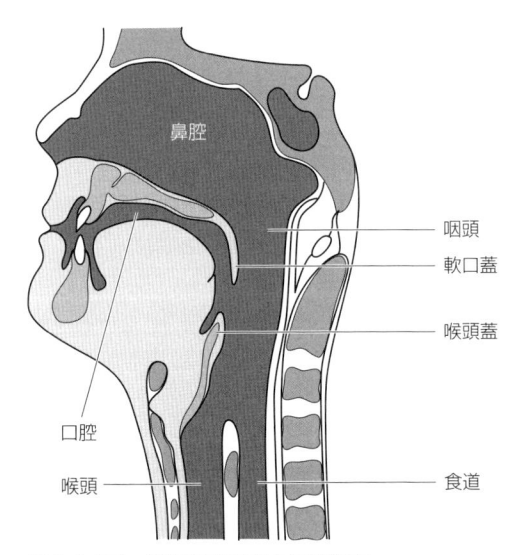

図14-28 鼻咽喉頭の正中矢状断面

れる．外喉頭筋は，喉頭の支持と嚥下時の上下運動に関与する．内喉頭筋は，声帯の運動に関与する（表14-2，図14-24）．

喉頭は主として迷走神経に支配されている（図14-25）．迷走神経は上喉頭神経と下喉頭神経に分かれる．下喉頭神経は反回神経ともよばれる．反回神経は左側では大動脈を，右側では鎖骨下動脈を回ってから，喉頭に分布する（図14-26，図14-27）．

14-11-2. 嚥下運動

【概説】嚥下は，舌，軟口蓋，喉頭蓋，食道の協調運動によりなされる（図14-28）．第1相（口腔・咽頭相）は，舌で食物を後方へ押し込む時期に相当する．

第2相（咽頭・食道相）は，食物が咽頭，食道に存在する時期に相当する．軟口蓋は挙上して，食物が鼻腔に入らないようにしている．喉頭は前上方へ向かい，食物を食道入り口へ移動させる．喉頭蓋は下向きに倒れて，喉頭に蓋をする．

第3相（食道相）は，食物が食道内にある時期に

相当する．食道平滑筋による蠕動で，食物が胃へ向かう．

14-11-3. 発声
1. 発声の要件
①呼気流

100〜200 mL/秒程度が必要とされる．反回神経麻痺では声帯が閉じないため，気息性嗄声となる．

②声帯の粘膜波動

声帯の粘膜ヒダを擦り合わせて発声する．粘膜ヒダの柔軟性が必要とされる．粘膜ヒダは，下方から上方へ粘膜が波状に運動する．ポリープなどでは粗糙性嗄声（ガラガラ声）となる．

③共鳴腔

呼気流と声帯の粘膜ヒダで作られた喉頭原音は，声門から口唇あるいは鼻前庭で構成される共鳴腔によって，多様な響きが生まれる．

2. 発声の属性
①声の強さ（大きさ）

呼気流の大小によって決定される．

②声の高さ

高音は，声帯の振動回数増加，声帯の張力増加，声帯が短いこと（特に女性）が関与する．

低音は，声帯の振動回数減少，声帯の張力減少，声帯が長いこと（特に男性）が関与する．

③音色

共鳴腔による．

15. 精神・心身医学的疾患

15-1. 精神神経疾患の分類

【概説】 精神神経疾患の分類は，疫学，臨床経過，検査データなどを総合的に判断して行われてきた．

15-1-1. 従来の分類

【概説】 特定の原因，病態生理などをもとにして分類されていた（表15-1）．

外因性とは，脳への直接侵襲があるものを指す．

心因性とは，性格，環境などにより生じるものを指す．

内因性とは，外因でも心因でもないもので，原因不明とされ，遺伝的背景も考慮されるものである．

表15-1 従来診断に用いられる分類

外因性：	脳器質性精神病
	症状精神病
	中毒性精神病
内因性：	統合失調症
	躁うつ病
心因性：	神経症

表15-2 ICD-10における精神疾患の分類

1. 症状性を含む器質性精神障害
2. 精神作用物質使用による精神および行動の障害
3. 統合失調症，統合失調型障害および妄想性障害
4. 気分（感情）障害
5. 神経症性障害，ストレス関連障害および身体表現性障害
6. 生理的障害および身体的要因に関連した行動症候群
7. 成人のパーソナリティおよび行動の障害
8. 精神遅滞（知的障害）
9. 心理的発達の障害
10. 小児期および青年期に通常発症する行動および情緒の障害

International Statistical Classification of Diseases and Related Health Problems

表15-3 DSM-Ⅳ-TRにおける精神疾患の分類

1. 通常，幼児期，小児期または青年期に初めて診断される障害
2. せん妄，認知症，健忘および他の認知障害
3. 一般身体疾患による精神疾患
4. 物質関連障害
5. 統合失調症および他の精神病性障害
6. 気分障害
7. 不安障害
8. 身体表現性障害
9. 虚偽性障害
10. 解離性障害
11. 性障害および性同一性障害
12. 摂食障害
13. 睡眠障害
14. 他のどこにも分類されない衝動制御の障害
15. 適応障害
16. パーソナリティ障害

Diagnostic and Statistical Manual of Mental Disorders

15-1-2. 新しい分類

【概説】 内因性にも器質性病変の存在が示唆されることから，従来の分類に妥当性はないと判断されるようになった．そこで，信頼性の確保が重要となり，操作的診断基準が採用された．例えば，疾患Xの診断にはAが絶対的に必要，B，C，D，Eのうち2つ以上必要とする，などである．ICD-10（表15-2），DSM-Ⅳ-TR（表15-3）などが用いられている．

15-2. 精神機能の薬理生化学的基礎

15-2-1. 精神活動にかかわる神経系

【概説】 ドパミン系は，精神症状，依存報酬系，錐体外路系運動機能に関与する．

セロトニン系は，睡眠覚醒，意欲，感情に関与する．

アセチルコリン系は，記憶に関与する．

15-2-2. 神経伝達物質
【概説】神経細胞から神経細胞へと情報伝達が行われる．この際に神経情報伝達にかかわる物質を神経伝達物質とよぶ（図15-1）．

カテコールアミン（ノルアドレナリン，ドパミン），インドールアミン（セロトニン），アセチルコリン，グルタミン酸，γアミノ酪酸（GABA）などがある（図15-2，図15-3）．

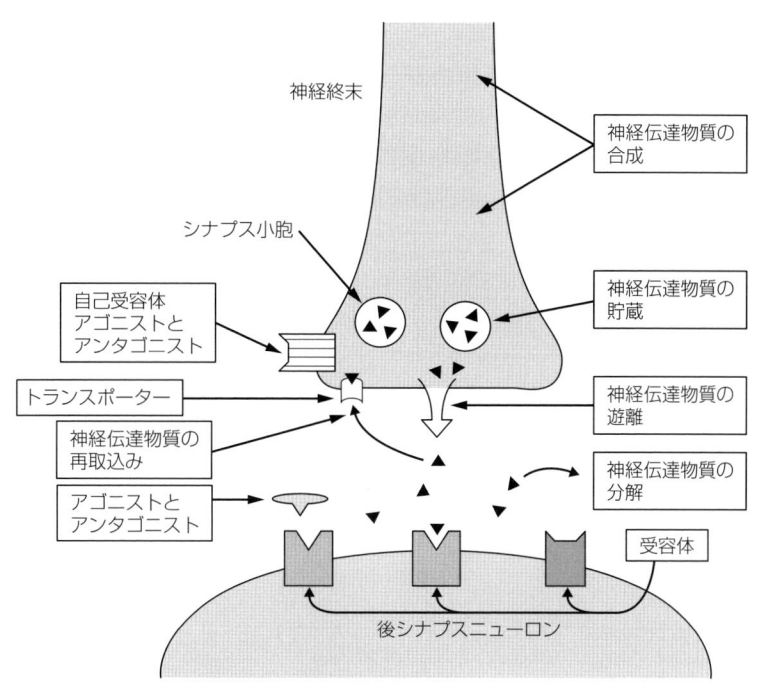

図 15-1　シナプスにおける神経伝達物質の流れ

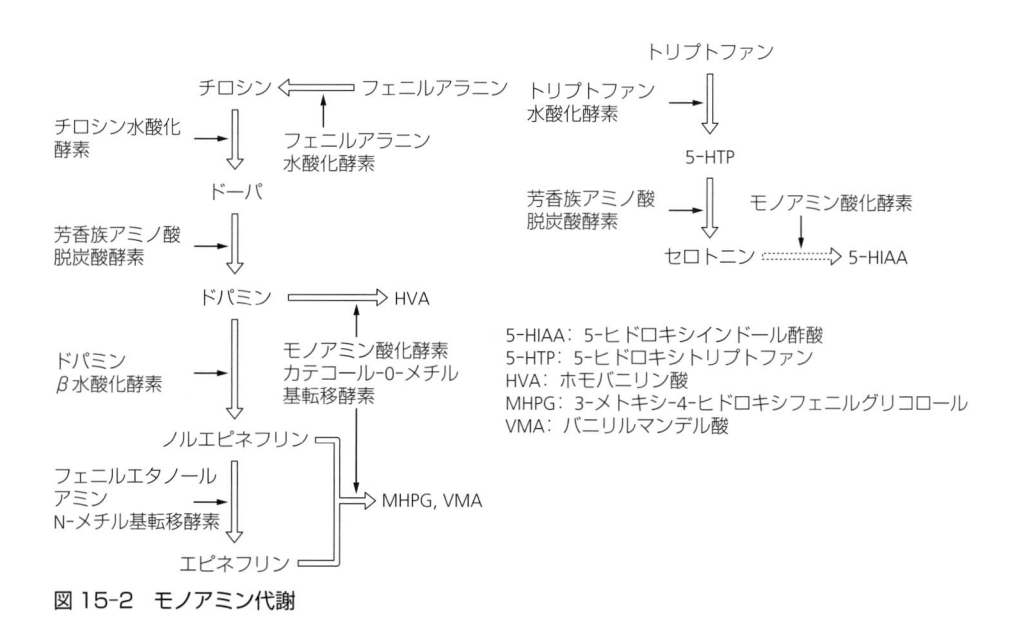

5-HIAA：5-ヒドロキシインドール酢酸
5-HTP：5-ヒドロキシトリプトファン
HVA：ホモバニリン酸
MHPG：3-メトキシ-4-ヒドロキシフェニルグリコロール
VMA：バニリルマンデル酸

図 15-2　モノアミン代謝

15. 精神・心身医学的疾患

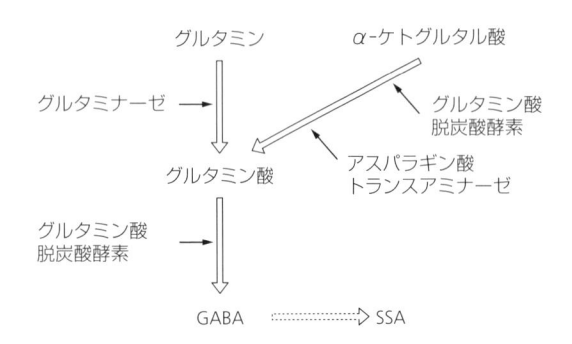

```
グルタミン        α-ケトグルタル酸
   ↓               ↘
グルタミナーゼ →      グルタミン酸
                     脱炭酸酵素
   ↓         ↗
グルタミン酸   アスパラギン酸
              トランスアミナーゼ
グルタミン酸
脱炭酸酵素  →

   ↓
  GABA  ┈┈┈> SSA
```

GABA: γアミノ酪酸
SSA: コハク酸セミアルデヒド

図15-3　グルタミン酸とGABAの代謝

15-3. 精神神経疾患総論

【概説】大きく4つ分類することができる．気分障害，不安障害，統合失調症，その他，である．

気分障害は，気分の落ち込みを主徴とする．気分とは，瞬間的な感情ではなく，長期間持続する感情を指す．これに対し，情動は短期間の感情を指す．

不安障害は，過剰な不安に苦しむものを指す．不安は多種多様である．以前は神経症として分類されていた．

統合失調症は，2002年までは精神分裂病と表記されていた．単に精神病というと，これを指すことが多い．

15-4. 気分障害

15-4-1. うつ病

【概説】抑うつ気分，興味あるいは喜びの消失をきたし，さらに各種症状を併発する疾患である．

【疫学】生涯に7～15人に1人程度発症するとされる．女性は男性の2倍程度発症する．

【症状】感情のリズムがなくなり，気分の落ち込みが続く．通常は感情には回復力，循環，リズムがある．このような症状に対して，本人の頑張りではどうにもならない．

発症間もない時期は，能力の低下した違和感に苛立ちを覚えることがある．

これまで楽しかったことに興味や喜びが感じられない．

集中できない，根気が続かない．

自分に対する無価値感，罪悪感がある．

不安・焦燥感がある．

自殺念慮がある．苦しい絶望感から逃れるためには自己の存在を消滅させるのが最良と考えてしまう．これは，自己否定という論理的なものではない．自殺にはエネルギーが必要なので，進行したうつ病には少ない．

【診断】DSM-IV-TRの診断基準に基づいて行われることが多い（表15-4）．

【発症メカニズムと治療薬物】セロトニン，GABA

表15-4　DSM-IV-TRにおけるうつ病の診断基準

A. (1) 抑うつ気分，または
　　(2) 興味または喜びの喪失　のいずれかが存在する．
B. 上記(1), (2) に加えて
　　(3) 体重減少あるいは体重増加（または食欲の減退または増加）
　　(4) 不眠あるいは過眠
　　(5) 精神運動性の焦燥または制止
　　(6) 易疲労性または気力の減退
　　(7) 無価値感，罪責感
　　(8) 思考力，集中力の減退/決断困難
　　(9) 死についての反復思考，自殺念慮，自殺企図
　　以上のうち5つ以上が存在し，2週間以上続く

（高橋，他，訳．DSM-IV-TR　精神疾患の分類と診断の手引．東京：医学書院；2002より）

には，興奮・不安を鎮め，快感・安らぎをもたらす作用がある．これらが不足すると，とどめなく不安となり，気分の落ち込み，進行すればうつ病が発症する．

　神経を興奮させるノルアドレナリンが（青斑核で）活発になると，不安が増強する．GABAはこれを抑制しているが，この作用が低下すると不安が増強することになる．ベンゾジアゼピンは，GABA受容体に結合して，GABAの代わりに作用する（図15-4）．

　大脳辺縁系でのセロトニン不足が不安を誘発する．これに対してSSRI（selective serotonin reuptake inhibitor）などが用いられる．SSRIは，シナプス間隙にあるセロトニンが前シナプスへ取り込まれることを抑制する作用を有する．シナプス小胞から放出されたセロトニンは受容体に結合するものもあれば，シナプス間隙をただよって，元の神経細胞に取り込まれることもある．SSRIにより，元の神経細胞に取り込まれるセロトニンを減少させれば，そのセ

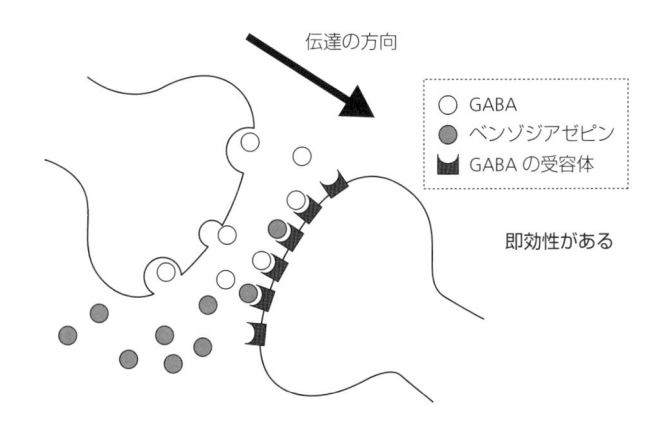

ベンゾジアゼピンがGABA受容体に取り付く

伝達の方向

○ GABA
● ベンゾジアゼピン
◆ GABAの受容体

即効性がある

ベンゾジアゼピンが，GABAと同様にGABAの受容体に取り込まれ，GABAの不足を補う．GABAそのものはBBBを通過しない

図15-4　ベンゾジアゼピンの作用機序

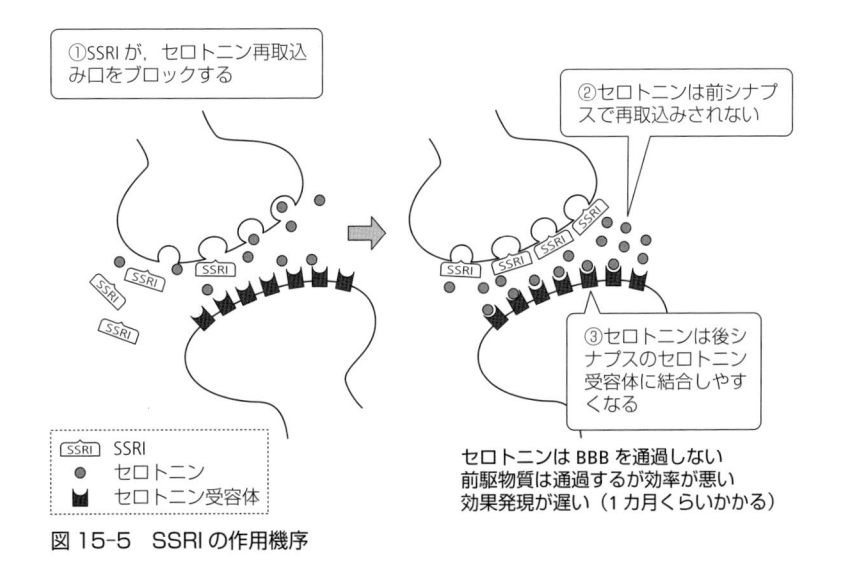

①SSRIが，セロトニン再取込み口をブロックする

②セロトニンは前シナプスで再取込みされない

③セロトニンは後シナプスのセロトニン受容体に結合しやすくなる

SSRI
● セロトニン
◆ セロトニン受容体

セロトニンはBBBを通過しない
前駆物質は通過するが効率が悪い
効果発現が遅い（1カ月くらいかかる）

図15-5　SSRIの作用機序

15. 精神・心身医学的疾患

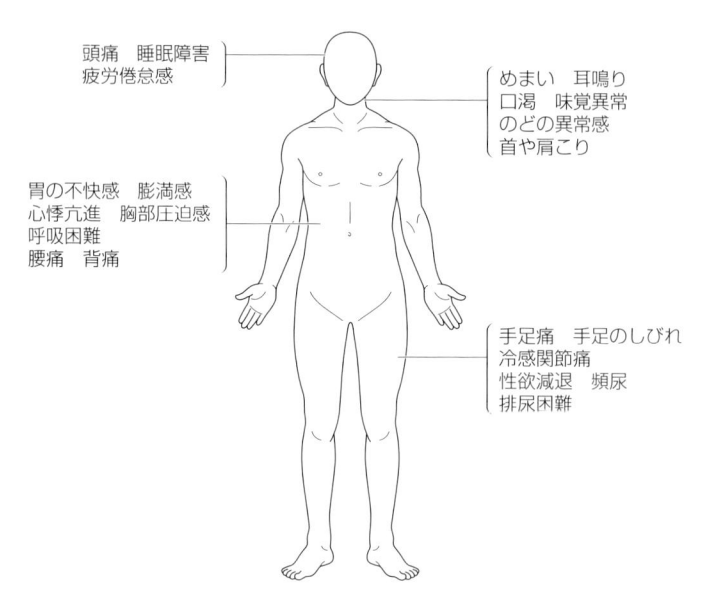

図中ラベル:
- 頭痛　睡眠障害　疲労倦怠感
- めまい　耳鳴り　口渇　味覚異常　のどの異常感　首や肩こり
- 胃の不快感　膨満感　心悸亢進　胸部圧迫感　呼吸困難　腰痛　背痛
- 手足痛　手足のしびれ　冷感関節痛　性欲減退　頻尿　排尿困難

図 15-6　仮面うつ病の身体症状

ロトニンが受容体と結合して作用が発揮されることになる（図 15-5）.

SSRI の改良型として，SNRI（serotonin noradrenaline reuptake inhibitor）が開発された．これは，セロトニンとともにノルアドレナリンの再取り込みを阻害するものである．セロトニン不足で生じる不安焦燥感，ノルアドレナリン不足で生じる意欲の低下について，これらをともに改善させることになる．

三環系抗うつ薬は，うつ病の治療薬として 1950 年代に登場した．セロトニンとノルアドレナリンを増加させる作用があるが，同時にアセチルコリン受容体もブロックする．このため，口渇・便秘などが副作用として出現する．

四環系抗うつ薬もあるが，作用が軽いとされる．

【治療】心身の保護，休養が重要である．場合によっては休職させることも必要となる．十分な睡眠をとらせる．カウンセリングが有効なこともある．重症のうつ病では，自殺防止対策を行う．身体症状が主で，精神症状が現れにくい仮面うつ病にも注意を要する（図 15-6）.

東洋医学の視点

● うつ病

うつ病の基本病態は文字どおり，気滞です．気の流れが滞ることにより，だるさ，気力のなさ，食欲不振，眠れない，イライラする，便秘などの症状がします．このような症状は，一時的に気の絶対量が不足したものではありません．しかし，気の滞りは，気の作用が低下するわけですから，気虚と同様の症状が出現しうるのです．気滞を基本として，次第に気虚など他の病態が合併することもあります．また，気虚などの他の病態があって二次的に気滞が発症することもありえます．したがって，様々な病態が混在している可能性があるわけです．

気滞が一次的なものとしては，気の流れに直接関与する肝・肺・心の機能異常といえます．中でも精神作用に関係するのは特に肝と心になります．これら肝・心の気の循環・調節機能に異常をきたせば，全身の気滞が生じます．二次的とは他の原因がもともとあって，気滞を生じるという意味です．例えば，気虚です．気虚に

> よって，エネルギー産生が低下していると，元気もないのですが，そのうち，気の巡りにも悪影響が出て，気滞を起こさせます．血虚では，もともと陰液である血が不足して，陰である寒が不足するために，虚状ですが，熱っぽくなります．この熱から気が少し動きが不安定になって，気滞を引き起こすことがあります．

15-4-2．双極性気分障害（躁うつ病）

【概説】エネルギーに満ちた躁状態がある．過活動として，しゃべり続ける，話が飛躍しまとまりない，誇大妄想，高価なものを買いまくる，などがある．躁状態では，患者本人としては快適であり，自発的な受診がないことがある．

治療では，躁状態に対してリチウム（機序不明），カルバマゼピン，バルプロ酸などが投与される．

15-5．不安障害

15-5-1．パニック障害

【概説】不安障害の一種で，予期せずに，激しい不安感を伴って，動悸，息が苦しい，めまい，などのパニック発作をきたすものである．特別の原因，前触れなく発作が出現し，繰り返す．過労，ストレスと関係がある．

【疫学】生涯に100人に1人程度発症するとされる．女性は男性の3倍程度発症する．

【症状】電車の中で発症すれば，乗れなくなる．狭心症などの心疾患，喘息，過換気症候群などと誤診されることがある．放置するとパニック発作が増加し，程度も増悪する．診断がつかず，ドクターショッピングとなることもある．早期治療が有効である．

【発症のメカニズムと薬物治療】ノルアドレナリンの過剰放出により，脳幹の青斑核（生命危機を察知する）の誤作動が生じることが基本病態である．これに対して，ベンゾジアゼピンが投与される．

ベンゾジアゼピン投与により，パニック発作は改善しても，大脳前頭葉で強い不安感が残存する．これを二次的症状とよぶ．そして，予期不安（発作が再発する不安）が生活を妨害する．さらに，広場恐怖（発作が発生しやすい場所を避けるという恐怖）が出現し，恐怖症性回避（実際の行動）をきたす．これにより，うつ病が発生することがある．パニック障害とうつ病の共存は50％を占めるとされる．

うつ病が発生した場合，大脳でのセロトニン不足が考慮されるため，SSRI投与を考慮する．さらに行動療法も行うことが多い．

> **東洋医学用語**
>
> ● 奔豚
>   下腹部から気が上って衝き，動悸，呼吸困難などを呈するものである．パニック障害，ヒステリーなどに相当します．

15-5-2．社会不安障害

【概説】社会とは，人から注目されたり，評価を受けたりする場面といえる．社会不安障害は，人前で何かをしようとした時に不安に襲われ，極度に緊張する疾患である．

異常な"あがり"症であり，会議を欠席，食べていることを人に見られるのが嫌でレストランに行けない，などが出現する．対人恐怖，赤面恐怖ともいえる．場面緘黙（発声できなくなる），書痙（人がみていると手が震えて字が書けない），なども認められる．精神力や心がけでは改善しない．

治療としては，抗不安薬・SSRI投与，行動療法などがある．

15-5-3．全般性不安障害

【概説】心配が次々に現れて心を占領してしまう疾患である．仕事の責任，家の経済状態，家族や自分の健康など，周囲からみれば取り越し苦労の内容について，過剰に心配してしまう．そして，絶え間なく数珠つなぎに心配事が現れる．ストレス，イライラ，肩こり，首こり，頭痛，睡眠障害などが併発す

る．女性に多く発症する．

治療として，ベンゾジアゼピン・SSRI 投与，認知療法（認知の誤りの是正）などがある．

15-5-4. 強迫性障害

【概説】 不合理と感じながらやめられないもので，強迫観念が実際に強迫行為となって現れるものである．

具体例としては，①清潔への過度なこだわり（階段の手すり，つり革などに触れられない，手，身体，衣服などを何度も洗う，など），②確認行為（鍵，ガス栓など），③儀式的（数を数える，呪文，おまじないなど），④物が捨てられない，⑤人を車で跳ねたかもしれない，などがあげられる．これらについて，本人が観念や行動が不合理と自覚している．症状が軽ければ神経質の状態といえる．この疾患では，患者が苦しみ，生活に支障が生じる．

治療としては，SSRI 投与，行動療法（表 15-5）などがある．

15-5-5. 外傷後ストレス障害

【概説】 PTSD（posttraumatic stress disorder）とよばれる．精神的に大きなショックを受けた後に発生する重症の精神障害を指す．

事故・災難などのショッキングな体験を思い出して，急に身がすくむ反応のうちきわめて深刻なものである．体験の反復思い出し，悪夢，動悸，発汗，頻脈，外傷を再体験するフラッシュバック，不眠，体調不良などが認められ，うつ病の合併もみられる．

東洋医学の視点

● 不安障害

不安障害の基本病態は気滞と気逆の混在です．気の流れが滞る，また気が逆上することにより，だるさ，気力のなさ，食欲不振，眠れない，イライラする，のぼせ，便秘などの症状が出ます．このような症状は，一時的に気の絶対量が不足したものではありません．しかし，気の滞り，気の逆上により，気の本来の作用が低下するわけですから，気虚と同様の症状が出現しうるのです．気滞・気逆を基本として，次第に気虚など他の病態が合併することもあります．また，気虚などの他の病態があって二次的に気滞・気逆が発症することもありえます．様々な病態が混在している可能性があるわけです．

15-6. 統合失調症

【概説】 幻覚や幻想にみまわれ，外部からは理解できない奇異な行動をする，など複雑な症状を呈する精神疾患である．

【疫学】 青年期に発症することが多い．生涯で 100 人に 1 人程度発症する．

【症状】 知覚，思考，感情，意欲など多くの精神機能領域の障害が発生する．Schneider の一級症状が有名である（表 15-6）．

陽性症状として，幻覚，妄想，自我障害などがある．陰性症状として，感情鈍麻，自発性減退，社会

表 15-5 行動療法

【手順】
①問題行動を客観的に分析する
②問題を細かく分けて，難易度の低いものから次第に高いものにあげていく
③訓練を続けやすくする工夫をする
④成果を報告したり，よくできたときはほめる
【治療対象の病気】
不安障害，摂食障害など

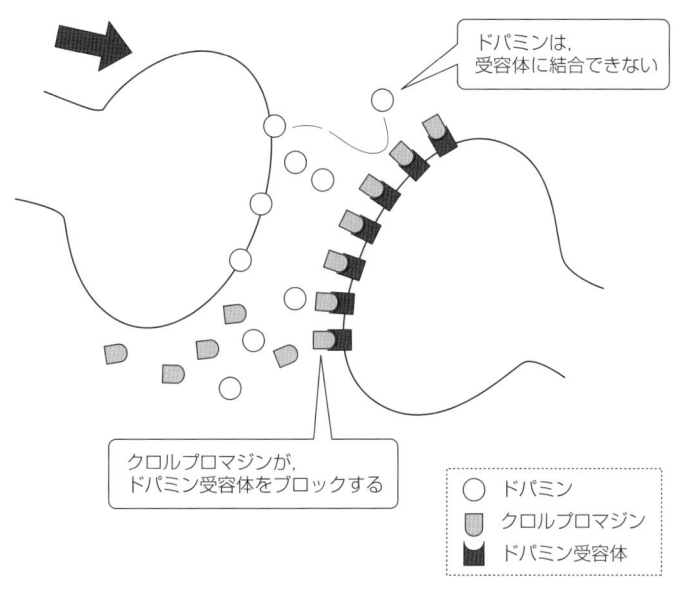

図 15-7 クロルプロマジンの作用機序

表 15-6 Schneider の一級症状
- 考想化声（自分の考えが声になって聞こえる）
- 話しかけと応答の形の幻聴
- 自分の行為を批評する声の幻聴
- 身体的被影響体験
- 思考奪取，その他の思考への干渉
- 考想伝播
- 妄想知覚
- 感情，欲動，意志の領域におけるさせられ体験や被影響体験のすべて

的引きこもりなどがある．

妄想型，解体型，緊張型，鑑別不能型，残遺型に分類され，妄想型が最も多い．

妄想型では，ささいなことが気になる（笑い声，ネコが目の前を通る，人の視線など），気にしすぎて疲労感増強，考想伝播，注察妄想などがある．

解体型では，会話や行動にまとまりがなくなる，感情が乏しい，場にそぐわない感情を示す，などが認められる．

緊張型では，激しい運動性の興奮，逆に無動・無言，あらゆる指示に抵抗，奇妙な姿勢，常同行動（同じ行動を繰り返す），反響言語，相手の動作言葉をそのまま真似る，などが認められる．

鑑別不能型は，基本である妄想型，解体型，緊張型に診断できないタイプである．

残遺型は，一度統合失調症になったものが，はっきりした妄想，幻覚，会話や行動の異常がなくとも，軽度に存在したり，喜怒哀楽の感情が乏しく，考えの内容が乏しい，意欲がなく1日中何もせず過ごす，といった陰性症状を呈するものを指す．

【発症メカニズムと薬物療法】中脳辺縁系，中脳皮質系でのドパミン放出が過剰となることで，妄想，幻覚が出現する．このため，治療にはドパミンの阻害作用をもつものが投与される．抗精神病薬とよばれる薬剤で，クロルプロマジン，ハロペリドール，リスペリドン，オランザピンなどが相当する（図15-7）．

【予後】様々であり，いろいろなパターンがある．老年軽快といい，老年に達してから，症状が回復し，治癒するものがある．

15-7. 心理療法（精神療法）

【概説】心理療法には200種類以上ある．その中で効果が確認されているもの，一般的なものとして行動療法，認知療法，自律訓練法，森田療法，箱庭療法がある．

行動療法については，すでに表15-5で解説した．

認知療法は，ものの考え方・受け取り方の誤りを修正するものである．①自分勝手な推測，②選択的な抽象化，③過度の一般化，④誇張と矮小化，⑤個人化，⑥絶対的，二者択一的思考，などを修正していく．

自立訓練法は，リラックス法ともよばれ，楽な姿勢で緊張不安を緩めるものである．

森田療法は，入院治療を行うものである．①絶対臥褥期（1週間），②庭掃除，軽作業（数日），③畑仕事・大工仕事（1，2カ月），④通勤・外出・外泊（1週から1カ月）としてすすめていく．

箱庭療法は，規定の箱の中に様々な玩具を配置させて，患者の内面を探るものである．本人の内面を表す作品になることもあるが，解釈が困難なこともある．

カウンセリングにより，患者の内面を把握する方法もある．

15-8. 心身症

【概説】身体疾患であり，その発生や経過に心理的社会的因子が関わるもので，気質的ないし機能的障害が認められる病態である．神経症（神経性障害）やうつ病など，他の精神障害に伴う身体症状は除外される．ICD-10，DSM-Ⅳには，この病名はない．

15-9. 摂食障害

【概説】神経性食思不振症は，体重が軽いにもかかわらず，正常体重を維持あるいは回復することを拒否し，さらには恐怖さえ感じる疾患である．

神経性過食症は，一度に大量の食物を摂取し，もう身体的に食べられなくなるまで止まらず，その後体重増加を防ぐために自ら嘔吐したり，下剤や利尿薬を乱用したり，絶食に近い摂食制限を行ったりする疾患である．

【疫学】思春期から青年期に好発する．先進国に多く，圧倒的に女性に多い．

【成因・病態】不明であるが，遺伝，環境，社会が相互に関連するとされる．母と娘がともに摂食障害のこともある．

【症状】摂食障害の特徴を表15-7に示した．神経性食思不振症では，無月経，産毛の密生，徐脈，低血

表15-7 摂食障害の症状

	神経性食思不振症	神経性過食症
やせ願望 肥満恐怖	やせにとらわれており，正常な体重に復することを拒否，恐怖している（アジア人は明確に口にしないことがあるといわれている）	体重が増えること，肥満になることを恐怖している．やせたいと強く望んでいる
身体像	自己評価が体重の増減に過剰に左右される	
体重	やせ（標準体重の85%以下，Body Mass Indexが17.5 kg/m²以下）	正常体重範囲
食行動	意識的に低体重を維持している 摂食制限型：食べる絶対量が少ない 過食排出型：時に大量に摂食し，その後，嘔吐や下剤乱用により体重回復を阻止	過食（短時間の間に大量の食物を摂取し，食べられなくなるまで止まらない）と体重増加を阻止するために極端な摂食制限，排出行為（自己誘発性嘔吐や下剤乱用）を行う 排出型：自己誘発性嘔吐や下剤乱用を伴う 非排出型：上記，排出行為を伴わない
併存症	大うつ病性障害，社会（社交）不安障害，強迫性障害，パニック障害，アルコール依存症	
パーソナリティ	強迫性・回避性・依存性パーソナリティ障害，境界性・自己愛性・演技性パーソナリティ障害	
行動	不登校，引きこもり，自傷，自殺未遂	
移行	相互に頻繁に移行（神経性食思不振症⇄神経性過食症）	

圧，低体温，浮腫などが認められる．心理的要素，パーソナリティと環境の相互作用により出現する．各種身体症状は単純に飢餓状態に続発する．過活動も出現する．

神経性過食症では，摂食制限後のリバウンド，気晴らし食いなどが認められる．体重増加を防ぐために嘔吐したり，下剤使用も認められる．常に満腹感がなく，食事のことで頭が一杯となっている．

神経性食思不振症と神経性過食症の相互移行も認められる．併存症が多い．パーソナリティ障害も多い．

【治療】心理教育が中心であるが，入院と認知行動療法を要することも多い．薬物療法として，抗うつ薬，抗精神病薬などが投与される．重症の低栄養状態では，中心静脈栄養が必要となる．

【予後】予後はきわめて不良である．神経性食思不振症入院経験例では10年で数十％の死亡率を呈する．

15-10. 睡眠障害

15-10-1. 睡眠の構造

【概説】レム睡眠（REM: rapid eye movement）とノン-レム睡眠（NREM: Non-REM）に大別される（表15-8）．

表15-8 睡眠段階（Rechtschaffen & Kalesの分類）

	脳波的特徴
覚醒期	α波および低振幅速波
ノン-レム睡眠期	
第1段階	α波消失，低振幅θ波増加，瘤波（頭蓋頂鋭波）の出現
第2段階	紡錘波（spindles），K複合波（K-complex）の出現
第3段階	2Hz以下75μV以上の高振幅徐波が，記録時間の20〜50%
第4段階	2Hz以下75μV以上の高振幅徐波が，記録時間の50%以上
レム睡眠期	低振幅の各周波数の波が混合した脳波，急速眼球運動の出現

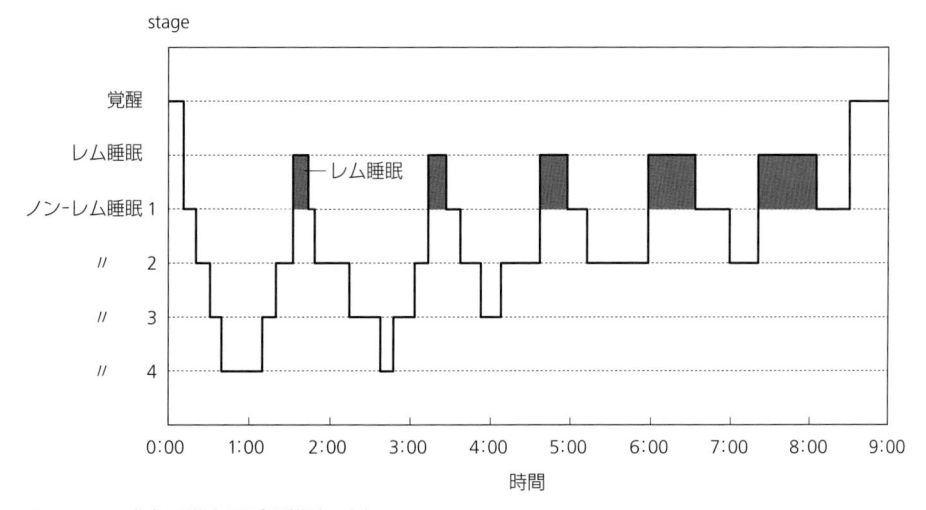

図15-8 成人正常夜間睡眠構造の例

レム睡眠では，肉体は弛緩しているが，大脳活動がある状態である．脳波でも覚醒時所見に類似する．レムは夢に反応したものとされる．身体の睡眠（脳は活動）状態といえる．

ノン-レム睡眠は，大脳の発達した動物に存在する．脳を休ませるための睡眠といえる．筋力は多少残っているため，座位で眠ることが可能である．

入眠から，まずノン-レム睡眠（70～80分）に入る．次第にノン-レム睡眠の睡眠深度が深くなり，次に徐々に浅くなり，レム睡眠（10分）に移行する．この睡眠の1サイクルは90分である．当初，ノン-レムにおいて深い睡眠が長く，次第にノン-レムにおいて深い睡眠が短くなる．それに伴い，ノン-レム睡眠も短くなる．代わってレム睡眠が長くなる（表15-8）．

15-10-2．睡眠の質

【概説】爽快な熟眠感を得るためには，大脳を休ませることが重要である．つまり，ノン-レム睡眠を十分とることである．睡眠初期に深く眠れるので，ここでの睡眠が重要となる．

寝起きという点からは，脳の覚醒に近い状態であるレム睡眠時に目覚めることがよい．ただし，実践は困難である．

15-10-3．睡眠のメカニズム

【概説】入眠の誘因としては，疲労（一因子であるが，すべてではない），概日リズム（日の出，日没に反応すること）などがあるが，明確な機序は不明である．

睡眠の導入，維持には，各種睡眠物質が関与するとされる（表15-9）．メラトニンは，入眠直前に作用し，眠気と関連があるとされる．ウリジンは，入眠直後に作用し，睡眠の維持と関連があるとされる．

表15-9 睡眠物質

物質名	化学的特性	存在場所（被験動物）
アデノシン	ヌクレオシド[*1]	体内（ラット）
インスリン	蛋白質	血液，脾臓（ラット）
ウリジン	ヌクレオシド[*1]	脳（マウス，ラット他）
睡眠促進物質	複数成分	脳（マウス，ラット他）
メラトニン	インドールアミン[*2]	松果体（ネコ，ヒト，ラット他）

[*1]ヌクレオシド：有機塩基と糖が結合した化合物の総称
[*2]インドールアミン：窒素原子を含むインドール環をもったアミン

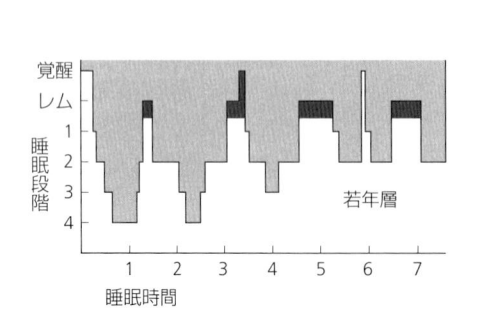

図15-9 正常の睡眠サイクルと年齢

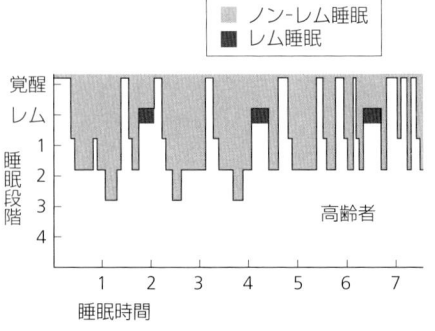

（高橋清久，編．睡眠学．じほう，2003年より）

15-10-4. 不眠症

【分類】原因別分類としては，5つのPともよばれ，身体的（physical）要因による不眠，生理的（physiological）要因による不眠，心理的（psychologic）要因による不眠，精神疾患（psychiatric）関連による不眠，薬剤性（pharmacologic）不眠があげられる．

症状別分類としては，入眠障害，中途覚醒，早朝覚醒，熟眠障害があげられる．

そのほか，老人性不眠がある．加齢により，生理的に睡眠は浅くなる（図15-9）．

【診断】問診をもとに診断される．性格（感情抑圧，否認，抑うつ，心気症，ヒステリー，神経衰弱）の配慮も重要となる．

器質的疾患を除外するために，睡眠ポリグラフィー検査を行うことがある．これは，一夜の睡眠特徴を客観的に調べる検査方法である．睡眠中に脳波（EEG），眼電図（EOG），筋電図（EMG）を基本として，その他必要に応じて，心電図，呼吸換気曲線，腹部の呼吸運動，おとがい筋筋電図，下肢の運動なども検査される．このような生理学的変数を，多数（ポリ：poly-），同時に連続的に記録する（グラフィー：-graphy）ことを指す．

【治療】睡眠薬投与，生活指導などが行われる．

東洋医学の視点

● 不眠症

不眠の病態を考える場合には，陰陽論を取り上げると理解しやすいと思われます．陽とは，活動的，暖かい，興奮などの性質を指し，陰とは逆に非活動的，寒い，抑制などの性質を指します．人が日中に活動する状況を陽が盛んで陰がおとなしくしていると捉えます．また，夜休息・睡眠をとる状況を陽がおとなしくなり，陰が活発になっていると捉えます．陽が活動的，陰が抑制的に人に作用するわけです．陰陽はバランスがとれてよい状態が維持されます．睡眠障害は夜に陽が絶対的あるいは相対的に過剰である病態，逆にいえば，陰が絶対的にあるいは相対的に不足した病態と捉えることができます．昼間陽気が多くてもいいのですが，夜に陽気が過剰なら興奮して眠れない．一方，陰分が不足していると，相対的に陽気が亢進していることになるので，この場合にも夜に弱い興奮状態が続くことになります．これによる不眠もあるわけです．強い興奮は睡眠の導入を妨げやすいです．一方，弱い興奮は睡眠の導入には影響が少ないのですが，だらだらと弱い興奮が持続するために中途覚醒，早期覚醒，熟眠感が得られにくいといった特徴があります．

このような睡眠を制御する臓がどれかといいますと，五臓中の心が中心となります．心にも陽気と陰分がありますから，心における陰陽のバランスと捉えることが重要となります．ですから，体に一部分は陽盛陰虚，一部分は陰盛陽虚ということもあるわけで，色々な陰陽バランスの違いが混在していることが多々あるのです．体の様々な部分，さらに心における陰陽バランスを把握することで，不眠の病態がより正確に判断できることになります．

心の陽気が過剰になる病態は，ストレスなどにより，肝気が高まり，これが心に波及することによるものが多いのです．また，心は喜びの感情とも関連性があるため，運動会や旅行などの楽しみな行事の前日には喜びの気持ちが過剰となり，心陽の亢進をきたすことがあります．この他，日常生活のパターンからも心陽を興奮させることがあります．夕方から激しい運動をする，夜間に熟考しないといけない仕事がある，夜の興奮的なテレビ，ラジオ，音楽の視聴などです．

一方，心の陰分が不足する病態は，他臓からの陰分の補給が充分に行われないことによって発生します．陰分は脾胃で食事（水穀）から作られるものと腎に蓄えられたものが主です．当然，全身に陰分はあるのですが，脾胃と腎が大きな割合を占めるのです．ですから，この2カ所から陰分が心に届けられないと，心陰が不足

してしまいます．ここで，さらに病態が2つに分かれます．脾胃と腎の陰分自体が不足して，心陰が不足してしまう病態と脾胃と腎の陰分は不足していないが，陽気，特に脾胃の気あるいは腎気が虚しているために，それぞれの陰分を心に供給できない病態です．これらが複雑にからみあって，患者各人の病態が形成されますから，熱と水滞の状態が部位によって異なる可能性があります．このあたりの把握は困難かもしれません．

これまで，熱から不眠をみてきましたが，厳密には熱だけが睡眠に悪さをするわけではありません．寒が強すぎても，精神は休まりません．冷えすぎがないかにも注意を向けましょう．

15-10-5．その他の睡眠障害

【概説】睡眠時無呼吸症候群は，気道閉塞をきたす疾患があり，夜間の無呼吸による睡眠障害で，日中に眠気を強く訴える，あるいは入眠してしまう疾患である．

ナルコレプシーは，睡眠発作，情動脱力発作（カタプレキシー），入眠時幻覚，睡眠麻痺を特徴とする疾患である．

反復性過眠は，食事，睡眠を除いて数日から十数日睡眠が続くものである．

概日リズム不眠障害は，入眠覚醒の時刻がずれていくものである．もともとのリズムは25時間であるため，もともとのリズムに従えば自然にずれていく．このため，通常は個人自らが調整している．

睡眠相後退症候群は，夜更かしによるものである．

夢中遊行症は，うつろな表情で徘徊，一部合目的的，10分以内に終了，異常行動に記憶なし，ノン-レム睡眠中に発生，を特徴とする障害である．

夜驚症は，突然叫ぶ，自律神経の興奮，ノン-レム睡眠中に発生，を特徴とする障害である．

悪夢は，レム睡眠中に発生する．

レム睡眠行動障害は，夢の内容が行動に表出すること，覚醒させることが可能であること，夢の想起が可能であることを特徴とする障害である．

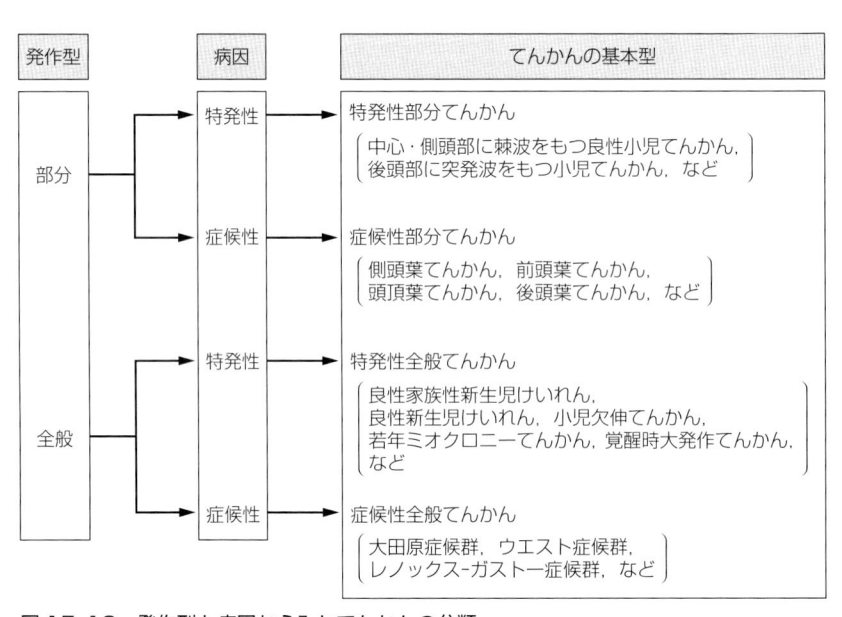

発作型	病因	てんかんの基本型
部分	特発性	特発性部分てんかん（中心・側頭部に棘波をもつ良性小児てんかん，後頭部に突発波をもつ小児てんかん，など）
部分	症候性	症候性部分てんかん（側頭葉てんかん，前頭葉てんかん，頭頂葉てんかん，後頭葉てんかん，など）
全般	特発性	特発性全般てんかん（良性家族性新生児けいれん，良性新生児けいれん，小児欠伸てんかん，若年ミオクロニーてんかん，覚醒時大発作てんかん，など）
全般	症候性	症候性全般てんかん（大田原症候群，ウエスト症候群，レノックス-ガストー症候群，など）

図 15-10　発作型と病因からみたてんかんの分類

```
                    てんかん発作
           ┌────────────┴────────────┐
       Ⅰ.部分発作                  Ⅱ.全般発作
    ┌──────┴──────┐                   │
 意識障害(−)    意識障害(+)         意識障害(+)
```

A. 単純部分発作（SPS）　　B. 複雑部分発作（CPS）　　A. 欠伸発作
　　　　　　　　　　　　　 C. 部分発作から二次性全般化発作　　および非定型欠伸発作
　　　　　　　　　　　　　　　　　　　　　　　　　　B. ミオクロニー発作
　　　　　　　　　　　　　　　　　　　　　　　　　　C. 間代発作
　　　　　　　　　　　　　　　　　　　　　　　　　　D. 強直発作
　　　　　　　　　　　　　　　　　　　　　　　　　　E. 強直間代発作
　　　　　　　　　　　　　　　　　　　　　　　　　　F. 脱力発作

■ 脳障害

図 15-11　発作型分類

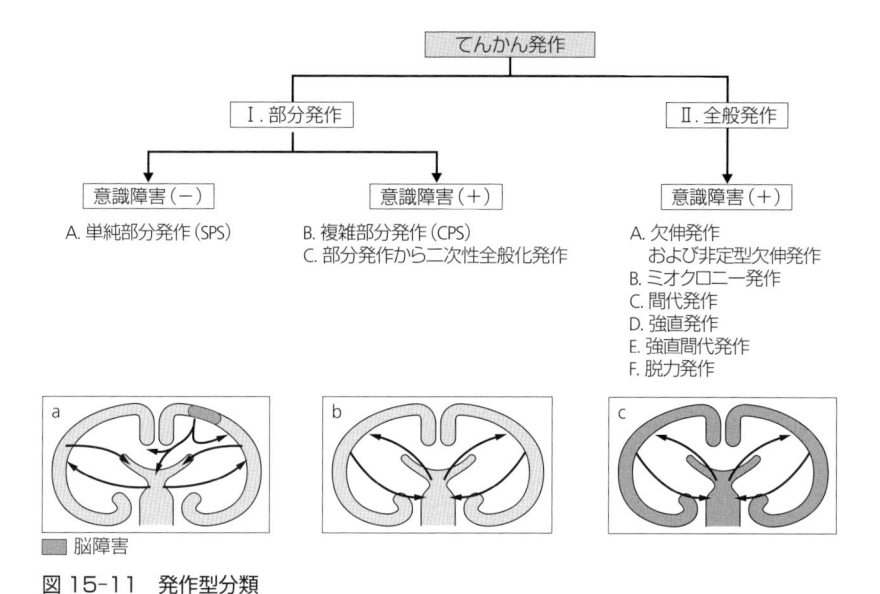

15-11. てんかん

【概説】てんかん発作（脳神経細胞の過剰発射によって起こる反復性の発作）を主徴とする慢性脳疾患である．

【疫学】有病率は，人口 1,000 対 3〜10 である．

好発年齢は，小児〜思春期，老年期である．

年齢依存性てんかんとして，早期乳児てんかん性脳症，ウエスト症候群，レンノックス-ガストー症候群がある．

【成因・病態】特発性は，病因不明で，遺伝の関与は一部あるとされる．

症候性は，外因があるもので，器質性・代謝性などがあげられる．

潜因性は，外因があると思われるが断定できないものである．

特発性と症候性の比率は，3：1 である．

【誘因】睡眠不足，疲労，飲酒，発熱，低血糖，酸塩基平衡障害，生活環境の変化などがあげられる．

【分類】てんかん分類と発作型分類がある．

てんかん分類は，てんかんの病名による分類である（図 15-10）．

発作型分類は，てんかんの発作型による分類で，てんかん病名にはよらない（図 15-11）．1 種類のてんかん（例えばウエスト症候群）が，複数の発作型を示すこともある．

【診断】脳波検査により発作を確認する．発作波の誘発するための賦活法としては，光，過呼吸，音などがある．

CT，MRI 検査により，脳器質性疾患を除外する．

血液・尿検査により，代謝性疾患を除外する．

心電図検査により，不整脈疾患を除外する．

【治療】抗てんかん薬の投与が行われる．難治性の場合には，脳外科的治療が選択されることがある．

> **東洋医学用語**
> ● 痙瘲（けいじゅう）
> 　発作的に筋肉が緊張けいれんする状態を指します．痙は筋肉の拘急を，瘲は筋肉の弛緩を意味します．

16. 小児科疾患

16-1. 小児の成長

16-1-1. 発育の原則

【概説】時間的方向性，連続性と段階性，部位的，機能的方向性，決定時期の存在，個体差が特徴としてあげられる．時間的方向性とは，一定の順序で進むことを指す．連続性と段階性とは，一定の速度ではないこと，速度が臓器により異なることを指す（図16-1）．部位的・機能的方向性とは，頭部に近い部位が身体下部より先に発育することを指す．決定時期の存在とは，重要な時期の存在，つまり，胎生3カ月までは奇形を誘発する危険性があることを指す．

16-1-2. 胎児の発育

【概説】胎児において，各種臓器は，特定の時期に発育する（図16-2）．

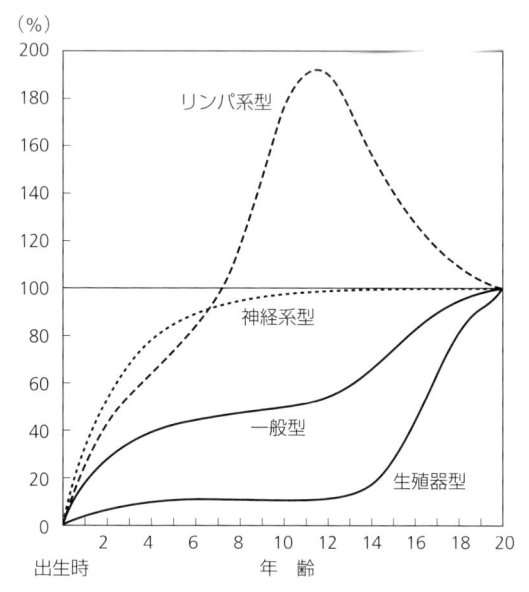

図16-1 Scammonの臓器別発育曲線
(The Measurement of Man. University of Minesota Press; 1930)

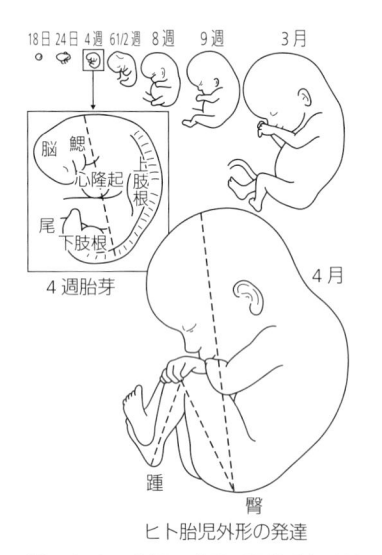

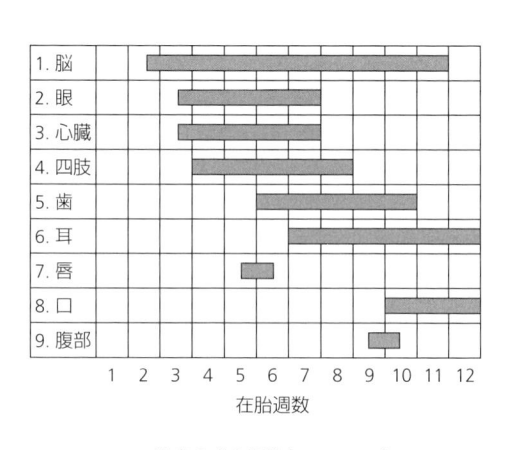

ヒト胎児外形の発達

器官の成立週数（Bickenbach）

図16-2 小児の成長（標準小児科学 第5版，p.3～4）

16-1-3. 成長

【概説】出生後の成長速度は一定ではない（図16-3）．以下のような特徴がある．身長では，生後1年，思春期に伸びが激しい（図16-4）．体重では，生後1年に激しく伸び，その後ややなだらかとなり，思春期に大きく伸びる．頭囲では，5歳まで急激に成長する．胸囲では，新生児では頭囲の方が大きいが，生後1カ月で同等となり，以後，頭囲より大きくなる．骨年齢は，指骨と手根骨で判断される．

中枢神経系の発生に関しては，器官形成，神経細胞の増殖，アポトーシス，軸索成長，シナプス形成，髄鞘化などの過程が重要である．

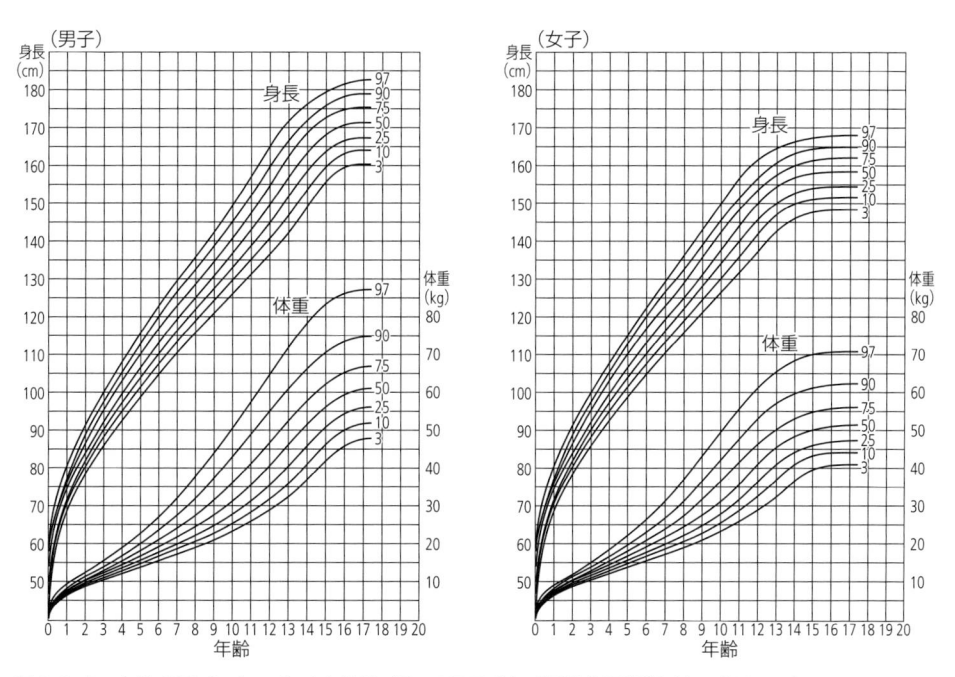

図16-3 身体成長パーセンタイル曲線（0〜17.5歳）（標準小児科学 第5版, p.5）

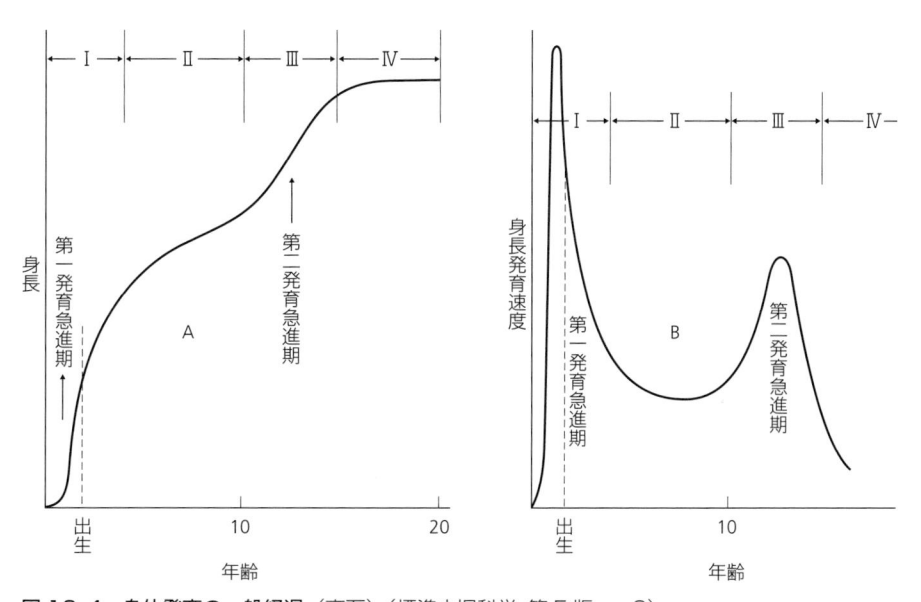

図16-4 身体発育の一般経過（高石）（標準小児科学 第5版, p.6）

16. 小児科疾患

脳の可塑性が神経発育に重要とされる．乳幼児期は神経細胞，シナプスが過剰に存在するが，入力（刺激・学習）により，脳が必要な神経細胞，シナプスを選択し，機能を変更していくとされている．

16-2. 母乳と人工乳

【概説】母乳と人工乳には，各々利点と欠点がある．それに関係して，成分の違い（表16-1），便性状の違い（表16-2）が認められる．

16-2-1. 母乳の利点と欠点

【概説】初乳には免疫グロブリン（IgA）が非常に多く，ラクトフェリンなど腸内環境を整える物質も含まれている．母乳保育においては，母に抱かれ，母の肌のぬくもりを感じやすい．

一方で，欠点としては，黄疸（3α-20β-プレグナンジオール，遊離脂肪酸によるビリルビンのグルクロン酸抱合抑制），ビタミンK欠乏，鉄欠乏があげられる．

16-2-2. 人工乳の利点と欠点

【概説】利点としては，利用しやすいことがあげられる．一方，欠点としては，牛乳ではカゼインが多く，消化が困難なこと，牛乳では母乳の高級不飽和脂肪酸（リノール酸，オレイン酸など）に比し低級脂肪酸が多く消化困難なこと，牛乳ではミネラルが多く排出困難なことがあり，発熱さらには脱水を誘発することがあること，があげられる．人工乳では母乳に近づける努力がされている．

16-3. 新生児と関連性疾患

16-3-1. 胎児循環と新生児循環

【概説】酸素は，母体のみより供給されるため，胎児の肺への血液灌流を減少させる機構が備わっている．動脈管と卵円孔が関与している（図16-5）．

16-3-2. SFD(small-for-dates), LFD(large-for-dates), 〔LFD (light-for-dates), HFD (heavy-for-dates)〕

【概説】胎児に供給される栄養分が不足する場合，

表16-1 乳汁成分表（100 mL 中）

	ヒト初乳	ヒト永久乳	調整粉乳	牛乳
エネルギー（kcal）	60	65	68	59
蛋白質（g）	2.1	1.1	1.6	2.9
脂質（g）	2.8	3.5	3.6	3.2
糖質（g）	6.7	7.2	7.3	4.5
ミネラル（g）	0.3	0.2	0.3	0.7
Ca（mg）		27	50	100
P（mg）		14	30	90
鉄（mg）		0.1	0.8	0.1

（標準小児科学 第5版, p.30）

表16-2 母乳栄養児と人工栄養児の便性状の比較

	母乳栄養児	人工栄養児
色	卵黄色	淡黄色
硬さ	軟らかい	硬め
1日排便回数	2〜3回	1〜2回
臭気	芳香性酸臭	腐敗臭
反応	酸性（pH5〜6）	アルカリ性（pH7〜8）
腸内細菌	ビフィズス菌	大腸菌

（標準小児科学 第5版, p.31）

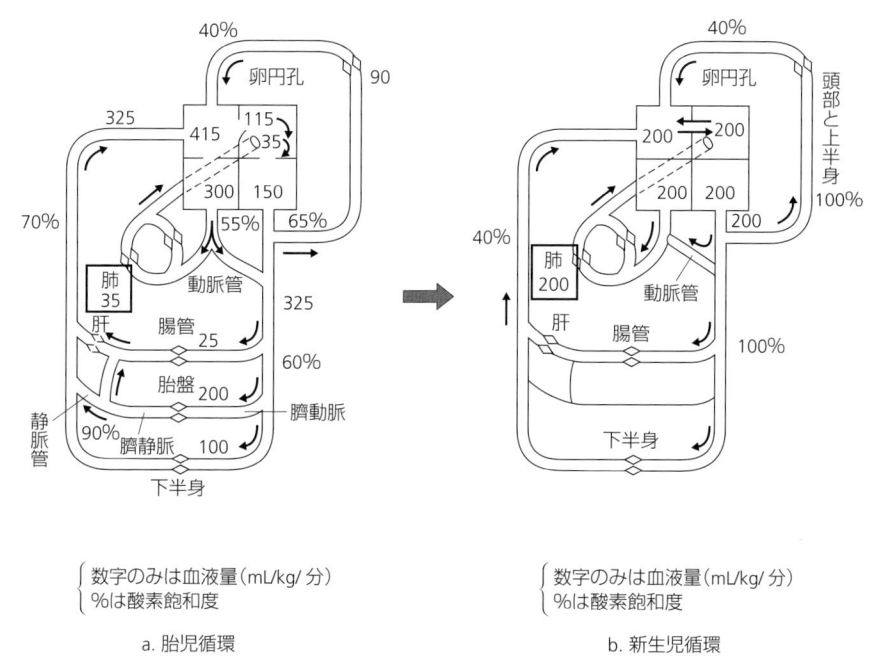

図 16-5 胎児循環から新生児循環への変化（Smith & Nelson, 1976）
（標準小児科学 第5版, p.72）

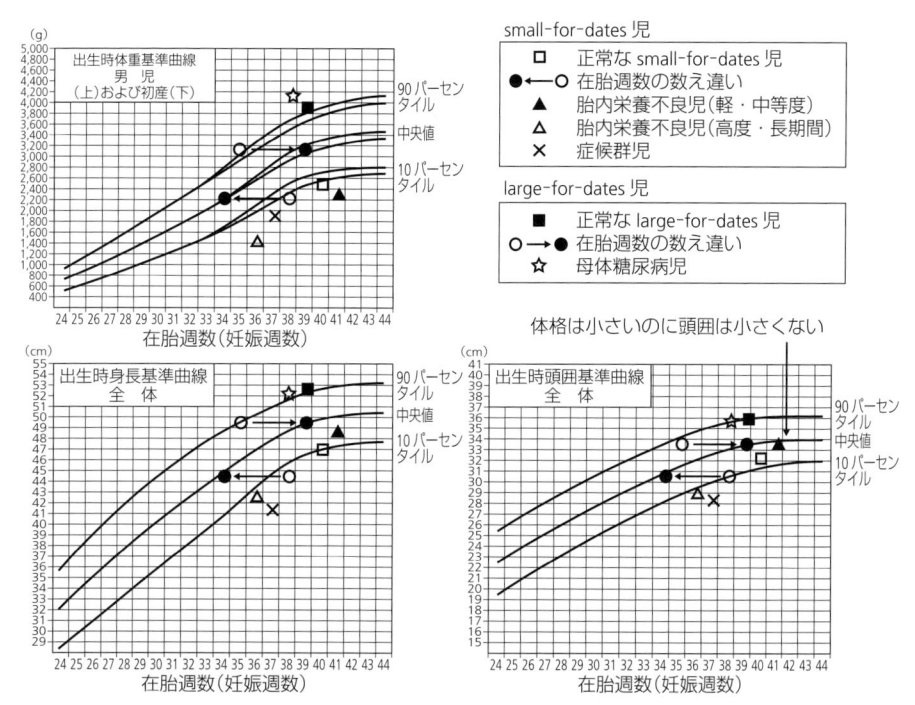

図 16-6 small-for-dates 児，large-for-dates 児と胎児発育曲線図
（標準小児科学 第5版, p.75, 一部改変）

出生体重は在胎週数に比し少なくなる．これをSFDとよぶ．栄養分は脳へ優先的に配分されることになる．このため，正常な発育能をもった胎児は，体重に対して頭囲が大きい状態で出生する．一方，発育

表16-3 Apgarスコア

点数	0	1	2
心拍数	ない	100以下	100以上
呼吸	ない	弱い泣き声/不規則な浅い呼吸	強く泣く/規則的な呼吸
筋緊張	だらんとしている	いくらか四肢を曲げる	四肢を活発に動かす
反射	反応しない	顔をしかめる	泣く/咳嗽・嘔吐反射
皮膚の色	全身蒼白または暗紫色	体幹ピンク, 四肢チアノーゼ	全身ピンク

能に異常がある胎児では,通常のプロポーションで出生する.

出生体重は在胎週数に比し大きくなる場合,LFDとよぶ.母体が糖尿病の場合などに認められる(図16-6).

16-3-3. Apgar score
【概説】出生時における新生児の状態をスコア化したものである.5項目について,各2点満点として,合計10点満点としたものである(表16-3).出生後1分,5分に判定する.8点以上を正常とする.

16-3-4. 黄疸と光線療法
【概説】新生児は,各種原因により,黄疸をきたすことがよくある.高濃度のビリルビンは大脳に沈着して,核黄疸を発症する危険性があるため,加療が必要となることがある.通常,光線療法が行われる.ビリルビン値が低下しない場合には,交換輸血が行われることもある.

16-3-5. Hirschsprung病
【概説】別名,先天性巨大結腸症とよばれる.先天性の腸管無神経節症である.出生5,000人に1人の頻度である.

正常消化管の壁には粘膜下神経叢〔Meissner（マイスナー）神経叢〕と筋層間神経叢〔Auerbach（アウエルバッハ）神経叢〕があり,神経細胞が分布する.Hirschsprung病では神経線維が増えるが,神経細胞の分布した神経叢はみられない(無神経節症).

16-3-6. 胆道閉鎖症
【概説】肝臓と十二指腸を結ぶ胆道が閉鎖している疾患である.

【成因・病態】先天的器官発生異常説,サイトメガロウイルスやレオウイルス3型などによるウイルス感染説,膵胆管合流異常説,胆汁酸障害説,血行障害説,免疫異常説などがある.

【症状】胆汁が十二指腸に流れないため,黄疸が発生し,放置すると胆汁性肝硬変に進行する.

【治療】手術(葛西式)を要する.生後60日以内が望ましい.手術をしても胆汁排泄が障害される,すでに肝機能障害が進行している場合には,肝移植が適応となる.

【予後】予後は,肝内胆管の形成の程度,胆汁うっ滞の程度,術後合併症としての胆管炎などに左右される.胆管炎には,抗菌薬・利胆薬の投与,ステロイドパルス療法などが行われる.術後には,脂溶性ビタミンの吸収障害に注意が必要である.

16-3-7. 未熟児と発達障害
【概説】もともとの身体の脆弱性,出産時のストレス,呼吸障害,循環障害,脳室内出血,脳白質軟化症,未熟児網膜症などによって,神経発達遅延をきたしやすい.

対策として,リハビリテーションセンターの充実が必要である.

16-4. 染色体異常・奇形症候群

【概説】様々な染色体異常,奇形症候群がある.そのなかで,Down症候群は最も頻度の高いものである.代表的疾患を以下にあげる(図16-7〜24).

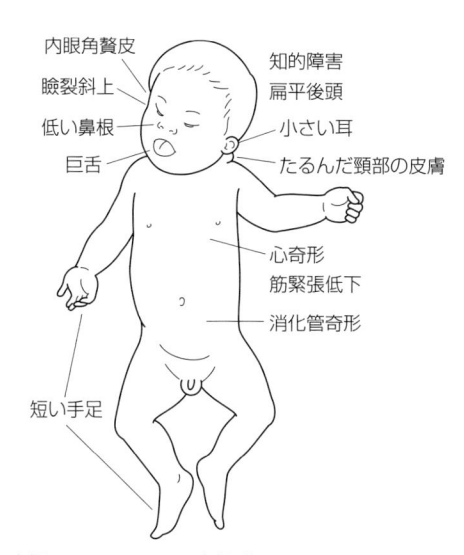

図 16-7　Down 症候群

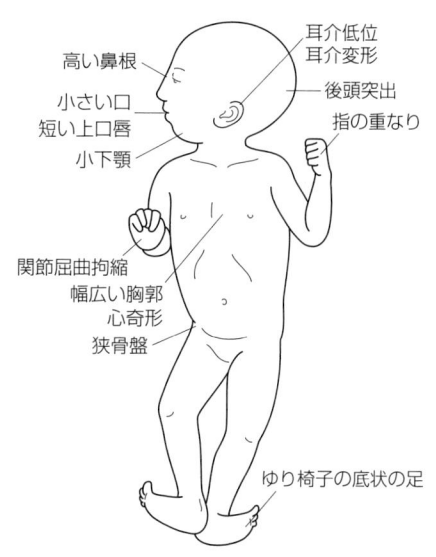

図 16-8　18 トリソミー

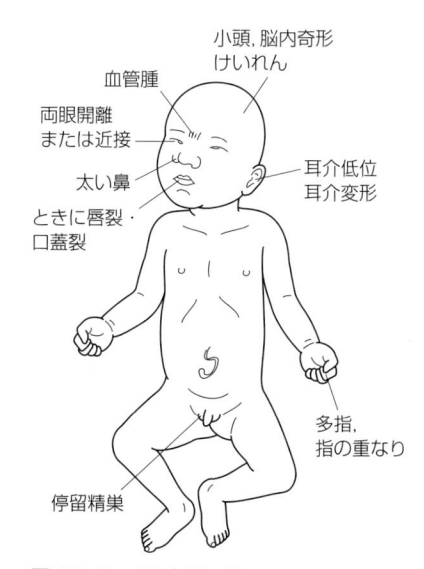

図 16-9　13 トリソミー

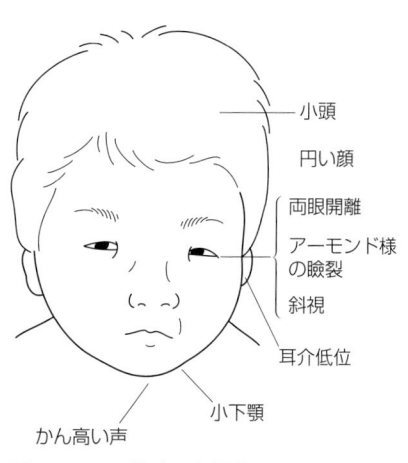

図 16-10　猫鳴き症候群

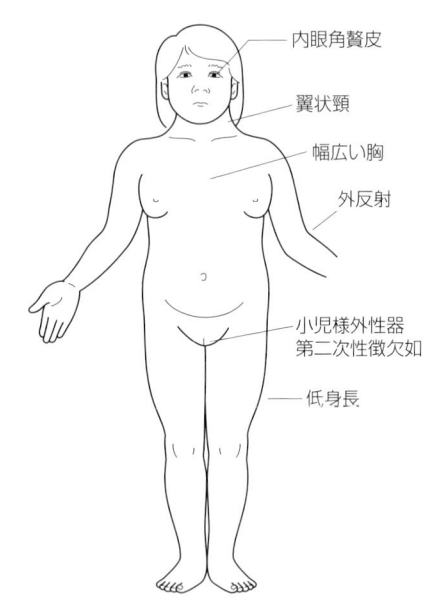

図 16-11 Turner 症候群

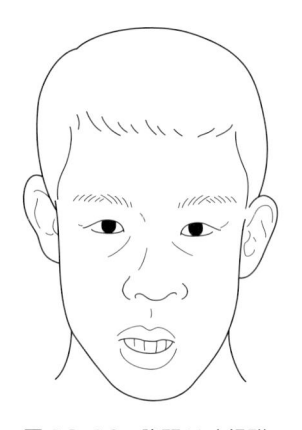

図 16-12 脆弱 X 症候群

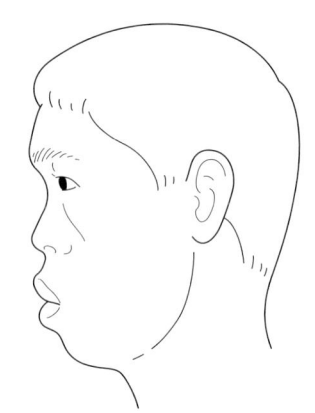

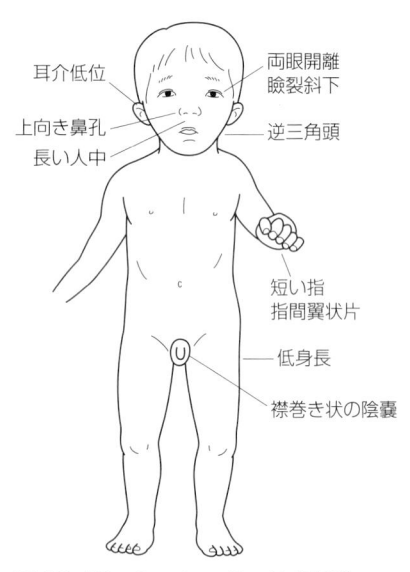

図 16-13 Aarskog-Scott 症候群

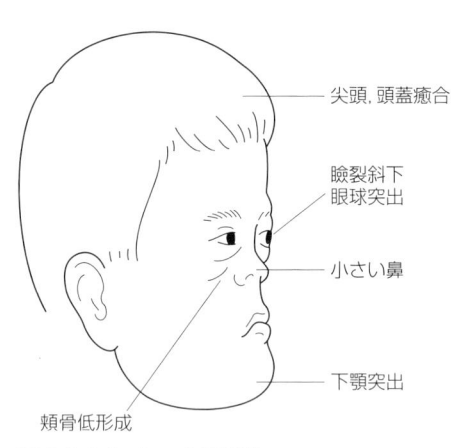

図 16-14 Apert 症候群

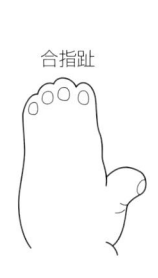

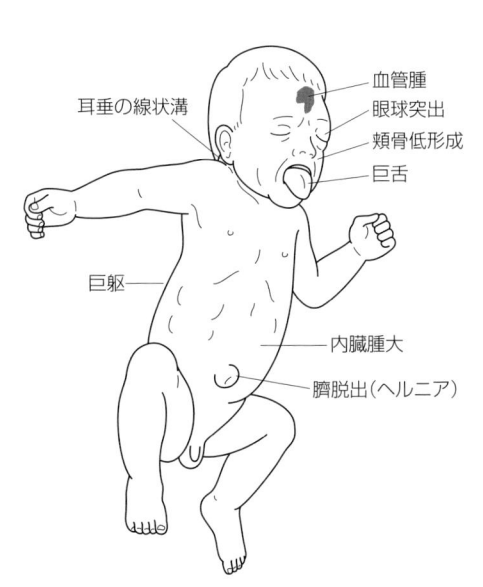

図 16-15　Beckwith-Wiedemann 症候群

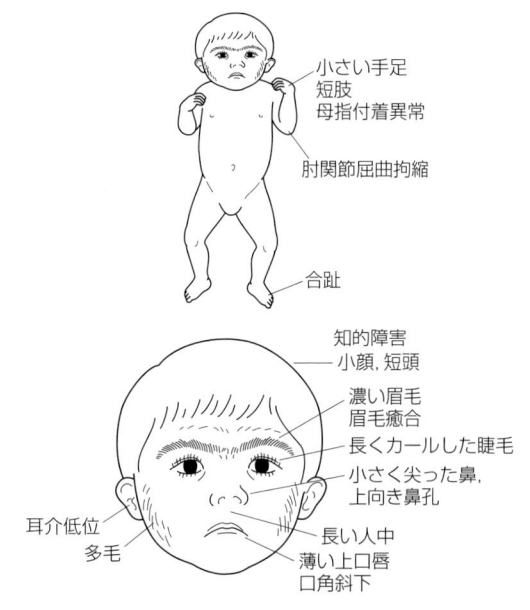

図 16-16　Brachmann-de Lange 症候群

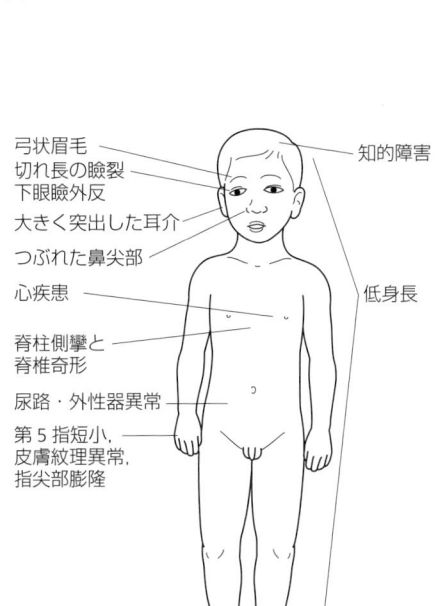

図 16-17　歌舞伎メーキャップ症候群

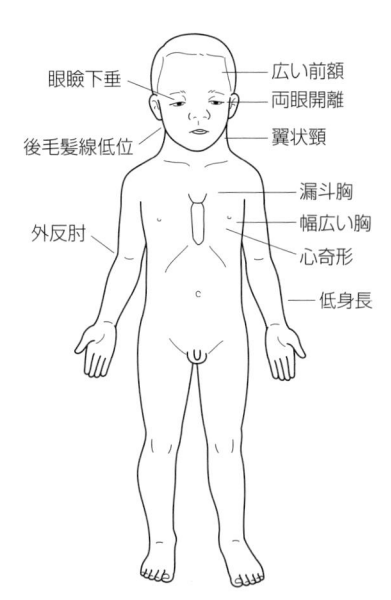

図 16-18　Noonan 症候群

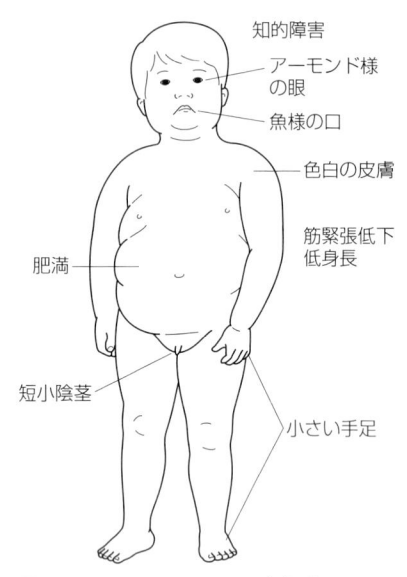

図 16-19　Prader-Willi 症候群

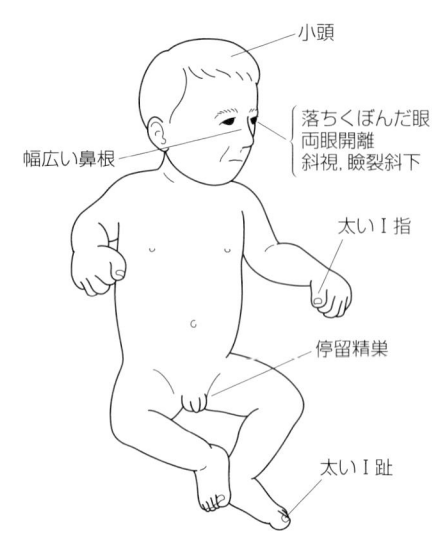

図 16-20　Rubinstein-Taybi 症候群

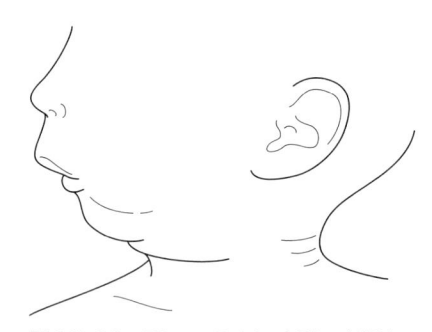

図 16-21　Pierre Robin 奇形の小顎症

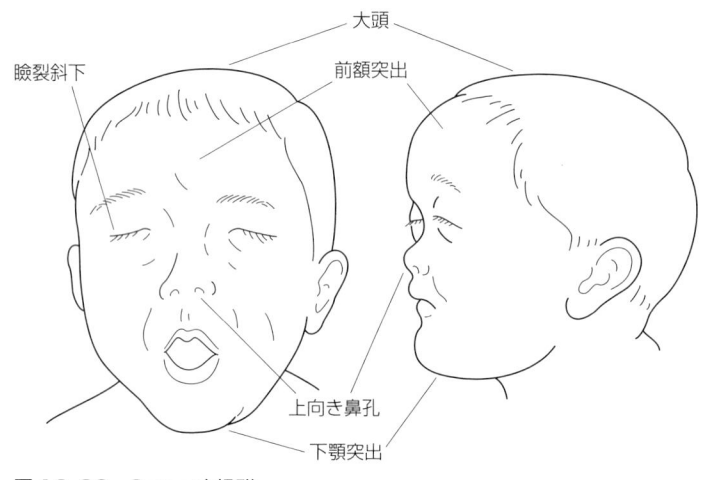

図 16-22　Sotos 症候群

16. 小児科疾患   269

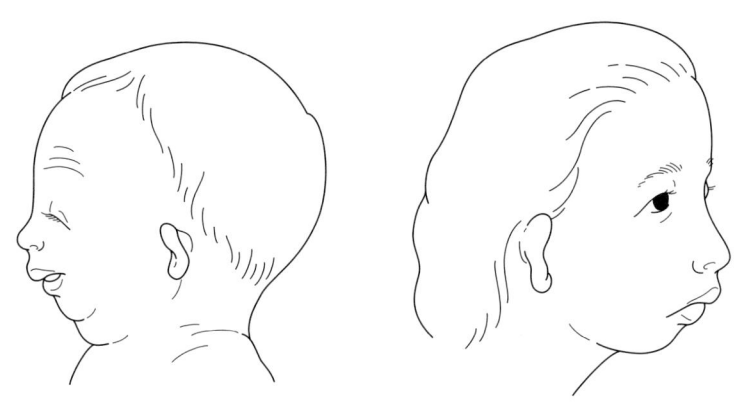

図 16-23　Treacher Collins 症候群

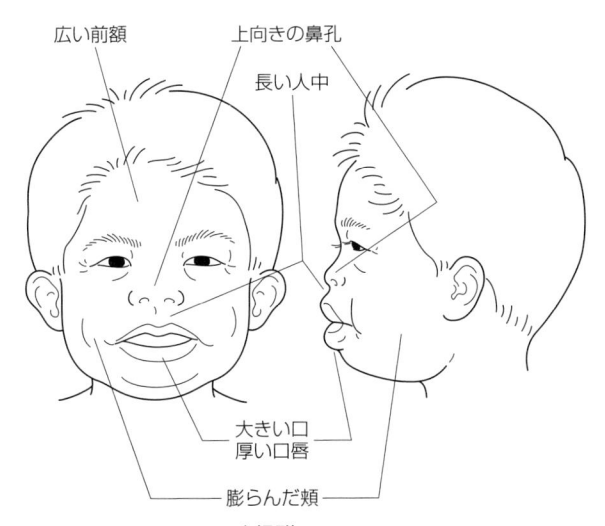

図 16-24　Williams 症候群
- 広い前額
- 上向きの鼻孔
- 長い人中
- 大きい口
- 厚い口唇
- 膨らんだ頬

（呼吸中枢の未熟性，出生後の適応発達の遅れ，子宮内の異常など）
↓
脳幹部（呼吸中枢）の微細な異常

呼吸中枢の抑制　　化学受容体　　覚醒反応の遅延

（O_2 の低下, CO_2 の上昇）

感染
気道狭窄　→　睡眠時無呼吸（生理的範囲）
薬物

高度な低酸素血症

長い無呼吸（病的範囲）
↓
SIDS

図 16-25　SIDS の病態（標準小児科学 第5版, p.117）

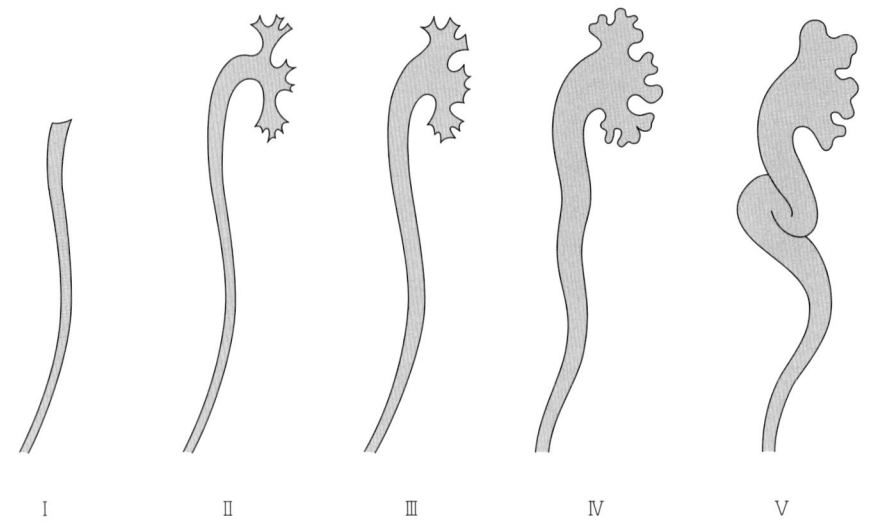

図 16-26　膀胱尿管逆流の重症度分類

16-5. 乳幼児突然死症候群

【概説】乳幼児突然死症候群（SIDS: sudden infant death syndrome）は，様々な原因により，呼吸中枢の未熟性があるために，睡眠時に無呼吸となり，死にいたる疾患である．腹臥位により，危険が高まるとされる（図 16-25）．

16-6. 乳幼児期の発熱性疾患

16-6-1. 乳児期早期の発熱
【概説】感冒がもっとも多いが，細菌性髄膜炎，尿路感染症など，早期診断，早期治療が必要な疾患が含まれる．このため，細菌培養（血液，咽頭，尿，便，髄液）を行うことが重要である．採血，採尿，採便，腰椎穿刺が行われる．

細菌感染が判明したら，直ちに抗菌薬，ステロイド投与などが行われる．

16-6-2. 逆流性腎症
【概説】膀胱内の尿が尿管に逆流することにより，尿路感染，腎機能低下をきたす疾患である．膀胱尿管逆流（vesicoureteral reflux: VUR）は，尿路感染症に罹患した5歳以下の小児の半数に認められる．

尿路感染症による発熱，排尿痛などが認められる．進行すると腎障害が発生する．

検査として，シンチグラム，経静脈性腎盂造影（IVP: intravenous pyelography）などがある．

治療としては，抗菌薬による予防がある．Ⅰ，Ⅱ度の逆流は尿路感染再発予防で自然消失することが多い．手術はⅢ度以上が対象となる（図 16-26）．

16-6-3. 川崎病
【概説】原因不明の急性熱性発疹性疾患である．病因として，ウイルス，リケッチア，洗剤，ダニ，ブドウ球菌スーパー抗原などが考えられている．

流行性発症があり，日本で好発する．診断基準に則り，判定される．冠動脈瘤の合併が特徴的である．

治療として，γ-グロブリン，ステロイド，アスピリンなどが投与される．

16-7. 腸重積症

【概説】典型的な腸重積症は小腸の終末部にある回腸が大腸に入り込むために生じる．回腸が大腸に入

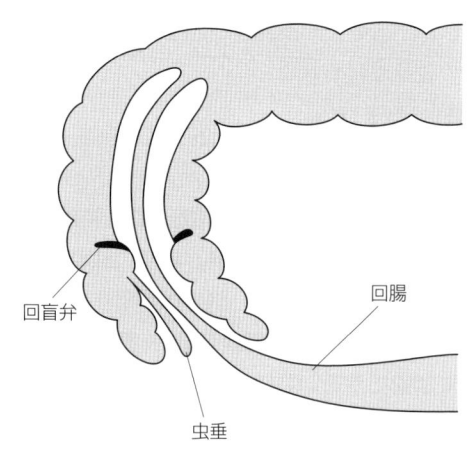

図 16-27 腸重積症（回腸結腸型）

ることを腸重積とよぶ．
【疫学】生後6カ月前後の離乳期の乳児に好発する．
【成因・病態】腸に分布するリンパ組織が腫大して，この部分から大腸に入っていくこと，ポリープ，膵臓組織が小腸に迷い込むこと，メッケル憩室などが原因となる．

リンパ組織が大きくなる原因としては，風邪などのウイルス感染があげられる．そのために約1/4の腸重積症の患児に感冒症状が認められる．

腸管から返る血液の流れが障害され腸管にある細い血管が破れて出血し，血便となる．発症後時間が経過すると，腸内容の移動が障害され，嘔吐などの腸の閉塞症状が出現する．腸重積を起こした腸の部位で，血液遮断が起こり，壊死が発生する．
【症状】急にぐったりし，やがては顔色が蒼白（血の気が引く状態）になり，便に粘液の混じった血液が認められる．
【診断・治療】超音波，注腸造影が行われる．注腸造影は診断的治療といえる．早急な診断，治療が重要である．

16-8. 小児の悪性固形腫瘍

16-8-1. 神経芽腫
【概説】白血病についで高頻度である．副腎，交感神経節から発生する．

16-8-2. Wilms 腫瘍
【概説】胎生期の後腎組織から発生する．

16-8-3. その他の悪性固形腫瘍
【概説】網膜芽腫，肝芽腫，軟部腫瘍，中枢神経系腫瘍などがある．

16-9. けいれん性疾患

16-9-1. 熱性けいれん
【概説】中枢神経系疾患を除外したうえで，発熱に伴うけいれんを指す．1～2歳に多い．7歳くらいまで発症の危険性がある．

全身強直間代けいれんが多い．発作回数は，1回のみ：6割，2回：3割，3回以上：1割である．

治療には，抗けいれん薬が投与される．ジアゼパム坐薬により98％予防可能である．

16-9-2. 憤怒けいれん
【概説】啼泣の後，呼吸停止，チアノーゼ，蒼白，意識消失，後弓反張，間代性けいれんをきたすものである．生後6～18カ月頃に多い．

驚愕，痛みなどの刺激，欲求不満などの情緒的刺激が誘因となって発症する．チアノーゼをきたす青色発作と，突然蒼白となる白色発作がある．白色発作では，診断が困難なことがある．

治療としては，健康的な情緒環境の確立が重要である．

16-10. 精神神経系疾患

16-10-1. 自閉症
【概説】広汎性発達障害の1型で，社会性，コミュニケーション，想像力に障害がある．言語障害があり，通常，知的障害を伴う．知的障害あるいは言語障害が

ない場合には，Asperger症候群として区別される．病因は不明である．自閉症とAsperger症候群は，自閉症スペクトラムとして包括される．

症状としては，対人的相互反応の障害，言語的非言語的意志伝達や想像上の活動の障害，活動興味の極端な限定などがある．

治療としては，行動療法，薬物投与が行われる．

16-10-2. ADHD (attention-deficit/hyperactivity disorder)

【概説】注意欠陥多動障害を指す．

症状としては，注意集中困難，多動，衝動性が認められる．病因は不明である．

治療としては，行動療法，メチルフェニデート・SNRI（serotonin noraderenalin reuptake inhibitor）などの投与が行われる．

東洋医学の視点

● 小児の特徴

東洋医学では，小児の特徴を純陽，稚陰稚陽，易病易変，随抜随應と表現します．純陽は陽気が非常に強いことです．陰分が不足すると捉えることもできます．稚陰稚陽は，陰陽ともに十分には備わっていないことを指します．小児で成長過程にありますから，当然ともいえます．易病易変とは，病気にもなりやすいが，回復も早いことです．随抜随應とは，病状の変化や治療への反応性が複雑なことを指します．

17. 外科疾患

17-1. 外科侵襲の病態生理

17-1-1. 生体反応
【概説】外科侵襲としては，手術，外傷，熱傷，出血などがあげられる．さらには，麻酔，低体温，体外循環，輸血，外科的感染症なども対象となりうる．このような状態においては，呼吸，循環，代謝，内分泌，免疫など，種々の機能に変化をきたす．そして，生体の恒常性を保つために防御反応が発生する．これを生体反応とよぶ．

17-1-2. 生体反応の発動
1. 神経内分泌反応
【概説】侵襲の刺激が視床下部に入ることで，脳下垂体と脊髄交感神経系が賦活されることを指す．

2. サイトカイン誘発反応
【概説】炎症性に作用するサイトカインとして，TNF（tumor necrosis factor)-α，IL-1，IL-6，IL-8などがある．これらにより，発赤・腫脹・疼痛・熱感が発生する．

抗炎症性に作用するサイトカインとして，IL-4，IL-10，TGF（transforming growth factor)-βなどがある．これらにより，炎症が抑制される．

このようなサイトカインが調節されて，生体が恒常性を維持するが，炎症性に傾くことが問題となる．

17-1-3. 各種生体反応
1. 全身反応
【概説】当初，免疫能が保持されている状態では，全身性炎症反応症候群（SIRS: systemic inflammatory response syndrome）を呈する．つまり，炎症性サイトカインが増加した高サイトカイン血症が全身性に発生するが，次第に局所に限局してくる．一方で，代償性抗炎症反応症候群（CARS: compensatory anti-inflammatory response syndrome）が発生する．つまり，局所で炎症がくすぶるが，全身性には炎症を抑制する免疫抑制状態を呈するようになる．

2. 中枢神経系
【概説】視床下部にIL-1，TNF-αが作用して発熱が発生する．サイトカインに誘導されるPG-E$_2$も発熱に関与する．補体活性化，フリーラジカル産生で血管透過性亢進，脳浮腫をきたすようになる．

3. 内分泌系
【概説】視床下部に作用してCRH（corticotropin releasing hormone）が分泌されて，神経内分泌反応が惹起される．

4. 免疫系
【概説】SIRSによって組織破壊が進行する．CARSによってsuppressor T cellが活性化して，cytotoxic T cellの機能低下が発生して，免疫能低下が惹起される．これは，組織破壊の低減には有効であるが，侵襲後の感染には不利といえる．

5. 代謝
①水電解質代謝
　循環血液量の低下により，ADH，アルドステロンが分泌される．
②酸塩基平衡
　血管収縮，低酸素による代謝性アシドーシスが発生することで，代償性に，呼吸性アルカローシスで対応する．つまり，細胞内へのNa移動と過換気で

対応する．
③糖代謝
　1) カテコールアミン，グルカゴン，グルココルチコイド分泌により，糖新生が起こり，GHが分泌される．遊離脂肪酸がインスリン作用に拮抗することで，高血糖，耐糖能低下をまねく．これにより，インスリン分泌が増加する．
　2) 嫌気性代謝による乳酸増加のために，酸素利用を増大させる．
④蛋白代謝
　サイトカイン，ホルモン分泌亢進，栄養摂取不良から，蛋白異化が促進される．栄養の改善，サイトカイン，ホルモン分泌の改善が必要となる．
⑤脂質代謝
　脂質分解に遊離脂肪酸（エネルギー源となる）とグリセロール（糖新生に利用）が増加する．

6. 循環系
【概説】心拍出量増加，血管内皮細胞での誘導型一酸化窒素合成酵素（iNOS）誘導により一酸化窒素が増加して，血管拡張をきたす．

7. 血液凝固系
【概説】凝固系，線溶系ともに亢進するため，出血，血栓形成の抑制をきたす．

8. 消化器系
【概説】蛋白代謝の効率がよくなる．侵襲時にはアミノ酸の供給源となる．IgA産生も誘導される．重症時には出血，麻痺が発生する．経口摂取が進まないと，腸管粘膜の萎縮と腸内細菌の体内移行（bacterial translocation）をきたす．

17-1-4. 生体反応と臓器障害
【概説】侵襲に対する生体反応に対する防御反応は，本来，生体の恒常性を維持するためのものである．しかし，臓器不全の発症にも関与する可能性があることに注意が必要である．

17-2. 手術用器具

17-2-1. 手術刀（メス）scalpels
【概説】鋼刀メスが一般的である（図17-1）．電気メスは，切開，凝固止血に用いられる．レーザーは，切開，凝固止血，砕石，蒸散に用いられる．超音波メスは，柔らかい脂肪，肝，膵などの切開に用いられる．マイクロ波は，凝固破壊，止血，実質臓器の穿刺凝固，温熱療法に用いられる．ウォータージェットメスは，肝実質の切離に用いられる．メスの持ち方には2種類ある（図17-2）．

17-2-2. 剪刀（鋏）scissors
【概説】種類は様々である．先が鋭あるいは鈍，直と曲，などにより分類される（図17-3）．

　剥離剪刀としては，Mayo（メイヨー）（先端がやや鈍，筋膜や腱の剥離），Metzenbaum（メッツェンバウム）（先端の曲がりが弱い，薄い乳輪様組織の切開，剥離），Cooper（クーパー）（多用される）などがある．

　糸切り剪刀は，先が鈍なものである．

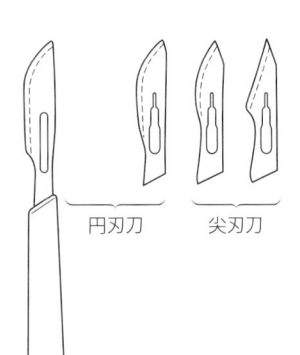

円刃刀　尖刃刀

円刃刀：大きい切開
violin-bow holding

尖刃刀：細かい切開
writing-pen holding

図17-1　手術刀（メス）の種類（差し替え式の替え刃）

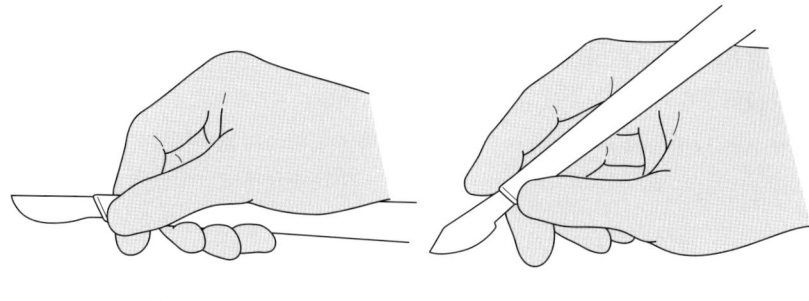

(a) violin-bow holding　　(b) writing-pen holding

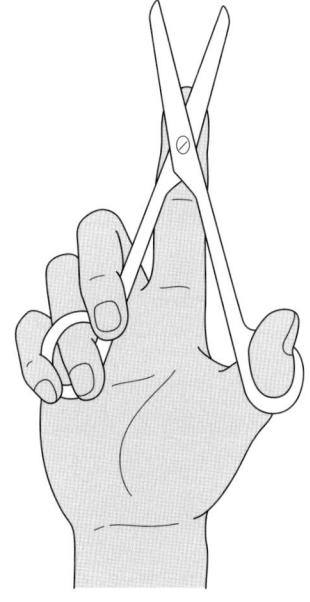

図 17-2　メスの持ち方

Mayo　Metzenbaum
(a) 剥離剪刀

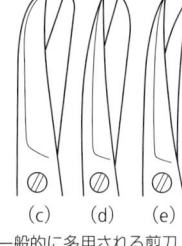

(b) 包帯剪刀

(c)(d)(e)
一般的に多用される剪刀
(c): Cooper 曲剪刀
(d),(e): 剥離と切除を兼ねる剪刀

図 17-3　各種の剪刀

図 17-4　剪刀の持ち方

包帯剪刀は，一方の先が玉となったものである．
直剪刀は，体表面に用いられる．
曲剪刀は，深部に用いられる．
剪刀の持ち方は図 17-4 の通りである．

17-2-3．鑷子（ピンセット）thumb forceps

【概説】組織鑷子は，皮膚の把持（有鉤）に用いられる（図 17-5）．

包帯用鑷子は，中腔臓器把持，包帯交換（無鉤）に用いられる．

そのほか，とげ抜き鑷子がある．

拇指と中指，示指の間に挟む．

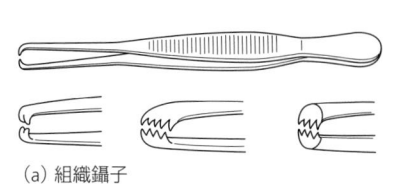

(a) 組織鑷子

(b) 先端が輪の鑷子

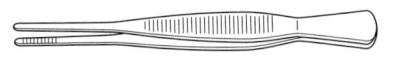

(c) 包帯用鑷子

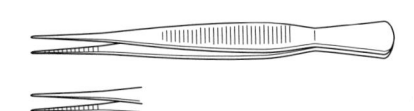

(d) とげ抜き鑷子

図 17-5　各種の鑷子

17-2-4. 把持鉗子 grasping forceps

【概説】 組織を把持，牽引するものである．指を入れる輪があり，ロック機構となっている．先端は使用目的によって異なる（図17-6，図17-7）．

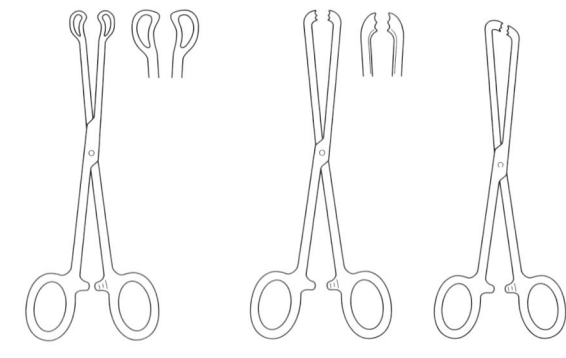

Babcock（バブコック）鉗子は，腸管の把持に用いられる．

Alice（アリス）鉗子は，先端に短歯，筋膜・皮膚・生検時組織の把持に用いられる．

甲状腺鉗子は，甲状腺など実質臓器の把持に用いられる．3本鋭鉤は Lahey（レーヒー）鉗子，2本の鋭鉤は Muzeaux（ミュゾー）鉗子とよばれる．

Kocher（コッヘル）鉗子は，筋膜など硬く弾力がない組織の把持に用いられる．

痔核鉗子は，先端が三角であり，痔核の把持に用いられる．

タオル鉗子は，手術用布片の固定に用いられる．

スポンジ鉗子は，スポンジ，ガーゼを挟む場合や，リンパ節の把持に用いられる．

(a) Babcock(バブコック)鉗子　(b) Alice(アリス)鉗子　(c) 甲状腺鉗子

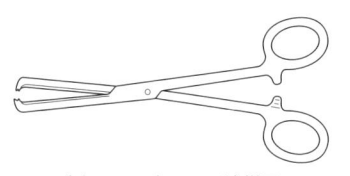

(d) Kocher(コッヘル)鉗子

図17-6　各種の鉗子（1）

17-2-5. 止血鉗子 hemostatic forceps

【概説】 Kocher 鉗子は，有鉤である．

Pean（ペアン）鉗子は，無鉤である．

Mosquito（モスキート）鉗子は，小さな細かい組織の止血に用いられる（図17-7）．

鉗子で止血された血管は糸で結紮する．

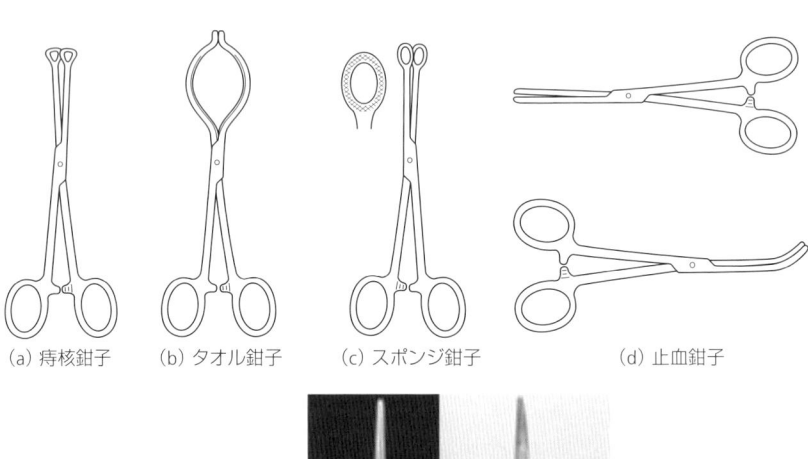

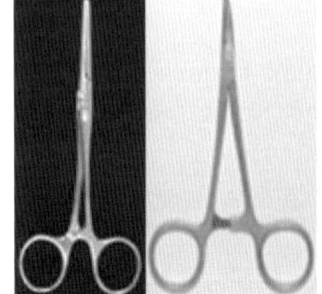

(a) 痔核鉗子　(b) タオル鉗子　(c) スポンジ鉗子　(d) 止血鉗子

Kocher(コッヘル)鉗子　　　Mosquito(モスキート)鉗子

図17-7　各種の鉗子（2）

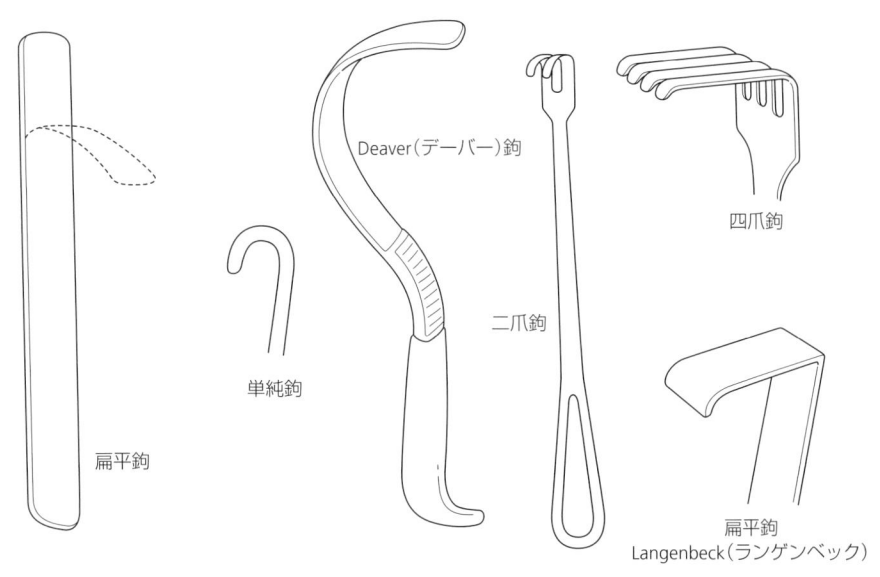

図 17-8　各種の鉤

17-2-6. 鉤 retractors
【概説】回りの組織を圧排して手術野を広げるために用いられる．助手が保持するもの（図 17-8）と固定式（図 17-9）とがある．
①助手が保持
　扁平鉤には，軟べら，腸べらなどがある．
　Deaver（デーバー）鉤は，深部組織に用いられる．
　Kocher 単純鉤・Kocher 二爪鉤・四爪鉤などがある．
　Langenbeck（ランゲンベック）扁平鉤は，筋鉤とよばれる．
②固定式
　Gosset（ゴッセ）開創器は，開腹時に用いられる．
　Finocchietto（フィノチェット）開胸器は，開胸時に用いられる．
　肩甲骨挙上器などもある．

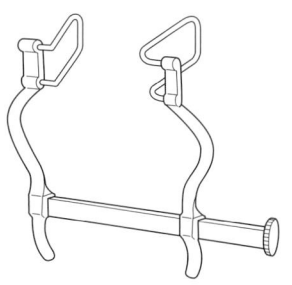

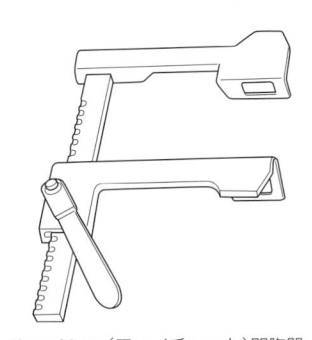

図 17-9　固定式鉤

17-2-7. 持針器 needle holder
【概説】深部には曲針とこれを保持する持針器が必要である（図 17-10）．把持した針が動かないよう先端に溝がある．
　代表的なものとして，Hegar（ヘガール）は，先端に溝がある．Webster（ウエブスター）は，特殊なもので，先端部がフラットで，繊細な針の場合，眼科などで使用される．Mathieu（マッチュー）には，先端に溝がある．

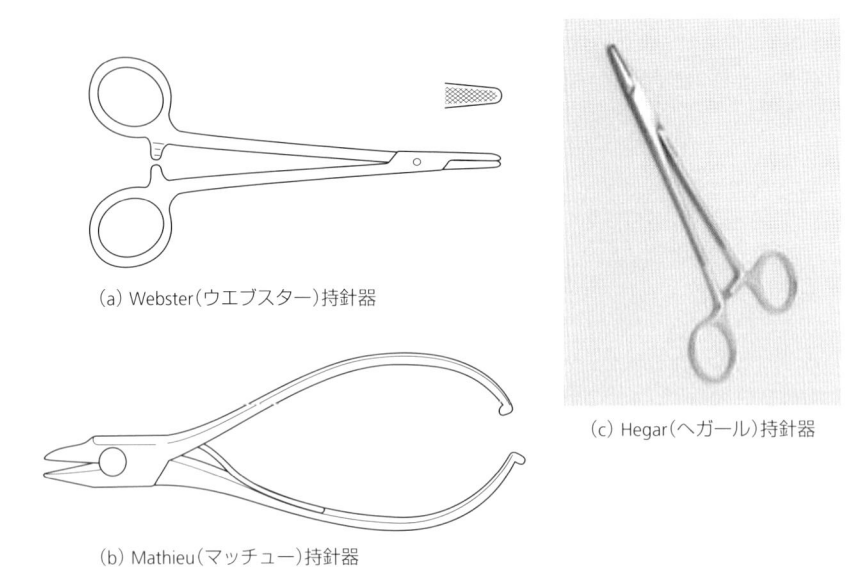

(a) Webster(ウエブスター)持針器

(b) Mathieu(マッチュー)持針器

(c) Hegar(ヘガール)持針器

図17-10　持針器

17-3. 基本的手術手技

17-3-1. 切開法

1. 皮膚切開法

【概説】円刃刀で一気に行う．鋭的に切るほど，良好な治癒となる．Langer皮膚割線に沿って行う（図17-11）．神経，血管，筋肉の走行に注意が必要である．

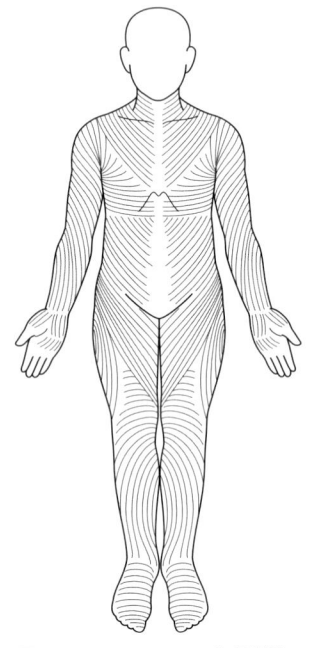

2. 膿瘍切開法

【概説】皮下膿瘍切開法と深部膿瘍切開法がある．

皮下膿瘍切開法では，波動が著明な部位に尖刃刀の刃を上向きに垂直刺入し，上方向に切り上げる．鉗子を挿入して開大し，膿を十分排出させる（図17-12）．膿瘍が大きい場合は十字切開を行う（図17-13）．

深部膿瘍切開法では，血管，神経の損傷に注意が必要である．筋を鉗子などで移動させる．必要に応じてエコーで検査し，ドレーンを挿入する．

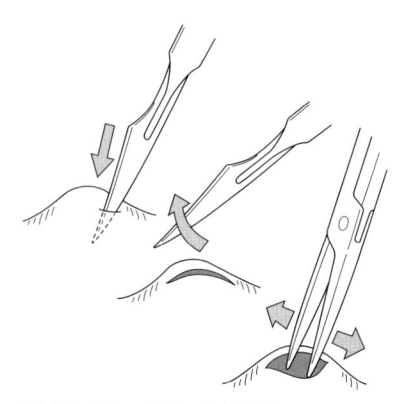

図17-11　Langer皮膚割線

図17-12　皮下膿瘍切開法

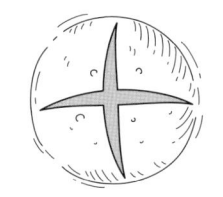

図 17-13 十字切開法

17-3-2. ドレナージ

【概説】創内の貯留した血液，膿，分泌物を外部に誘導するためにドレーンを挿入して行う手技である（図 17-14）．

Penrose（ペンローズ）は，一般的に用いられているタイプである．シガレットは，ガーゼを入れて毛細管現象を増強したものである．チューブは，側孔を設けたものである．サンプは，他の管から空気が入って誘導効果を増強したものである．デュプルは，毛細管として排液の利点を備えたものである（図 17-15）．

機械を利用したものもあり，陰圧をかけることが多い（図 17-16）．

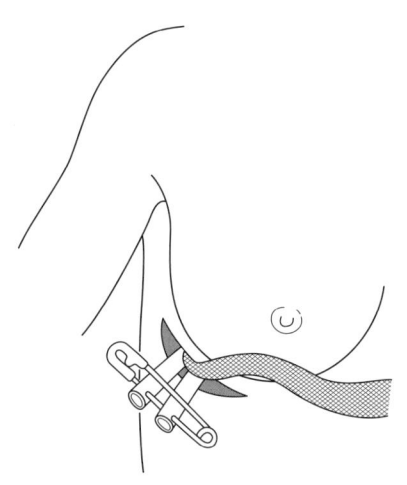

図 17-14 膿瘍のドレナージ

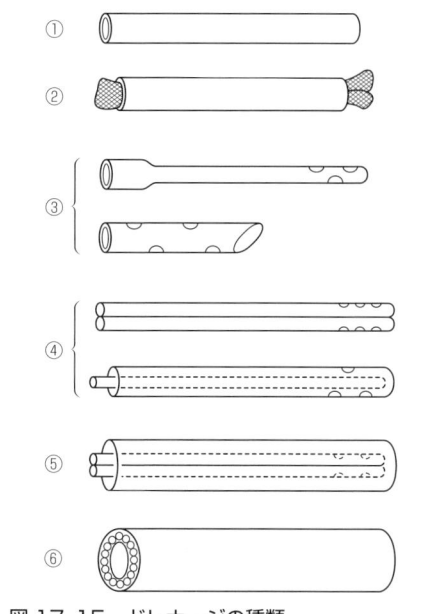

図 17-15 ドレナージの種類
①Penrose ②cigarette ③tube ④sump
⑤sump-Penrose ⑥dupley

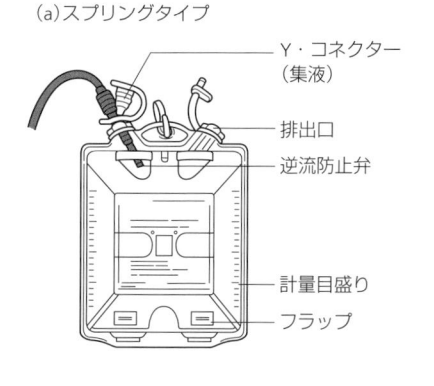

(a)スプリングタイプ
Y・コネクター（集液）
排出口
逆流防止弁
計量目盛り
フラップ

(b)バルーンタイプ

チューブ内腔の開通性保持（目詰まり防止），逆流防止，簡便性などそれぞれに工夫されている．

図 17-16 ポータブル陰圧発生装置

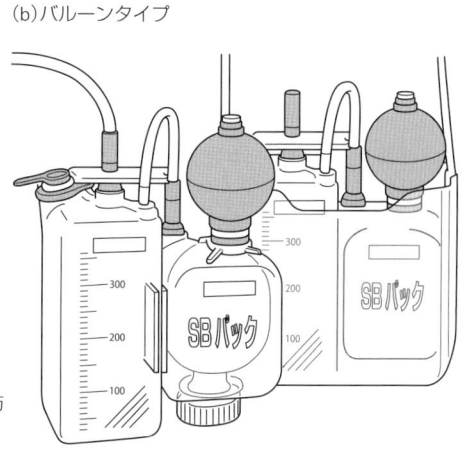

17-3-3. 止血法

1. 一時的止血法

【概説】以下の方法がある.
①圧迫法
②指圧法：中枢側の血管を強く圧迫するものである.
③緊縛法：四肢の大出血などで，Esmarch ゴム駆血帯を利用するものである.
④タンポン法：深部実質性出血で，ガーゼなどを固く詰め包帯するものである.

2. 永久的止血法

【概説】以下の方法がある.
①結紮法
②血管縫合法
③止血薬の応用（表17-1）
④焼灼法

17-3-4. タンポナーデ

【概説】oozing は，実質性・毛細血管性出血で認め

表 17-1 局所止血薬

薬剤	主成分	製品
トロンビン	抽出トロンビン	粉末，溶液
ゼラチン	粗コラーゲンの加熱抽出	スポンゼル，ゼルフォーム
セルロース	酸化セルロース	オキシセル綿，ガーゼ
コラーゲン	コラーゲン塩酸塩	アビテン（微繊維状）
フィブリン接着剤	フィブリノーゲン，トロンビン	フィブリンのり

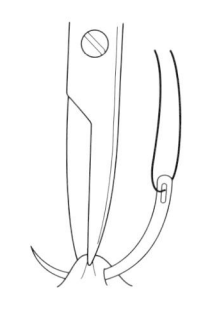

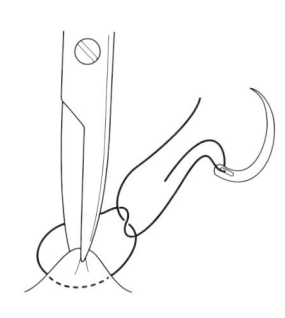

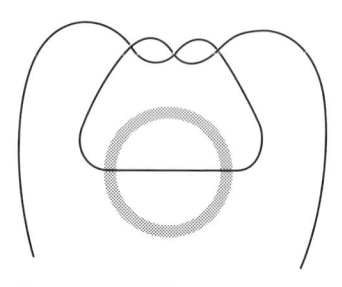

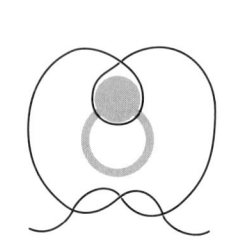

図 17-17 周刺結紮法

られるものである．これは，小出血で，結紮できない組織性出血，出血部位がはっきりしないもの，などが含まれる．

このような場合には，タンポナーデが行われる．すなわち，創腔内にガーゼを詰めて止血する方法である．ガーゼは1枚ずつ，創腔内隅々まで満たす．ガーゼの端はすべて創外に出す．圧迫のみで不十分なら止血薬を併用する．

17-3-5. 縫合法

1. 縫合材料

【概説】吸収性・非吸収性がある（表17-2）.

表 17-2 縫合糸の種類

非吸収性縫合糸	吸収性縫合糸
a．天然性 　1）絹糸 　2）木綿，亜麻糸 　3）金属線（銀線，ステンレス線など） 　4）特殊なもの（馬毛，テグスなど） b．合成性 　1）ポリアミド（ナイロン） 　2）ポリエステル（ダクロン） 　3）ポリフロルエチレン（テフロン） 　4）ポリプロピレン（プロリン） 　5）ポリブチレン	a．天然性 腸線（カットグット） b．合成性 　1）ポリグリコール酸（デキソン） 　2）ポリグラクチン910（バイクリル） 　3）ポリビニルアルコール（PVA） 　4）ポリディオキサノン（PDS） 　5）キチン 　6）コラーゲン

2. 縫合針

【概説】 丸針と角針がある．丸針は，胃腸管，血管，硬膜（抵抗が少ない）に用いられる．角針は，皮膚，腱（固い組織）などに用いられる．その他，糸孔の形状，糸付き針などにも分類される（図17-18）．

3. 糸結び

【概説】 外科結び，男結び，女結びがある（図17-19）．また片手法（図17-20），両手法（図17-21），鉗子法（図17-22）がある．

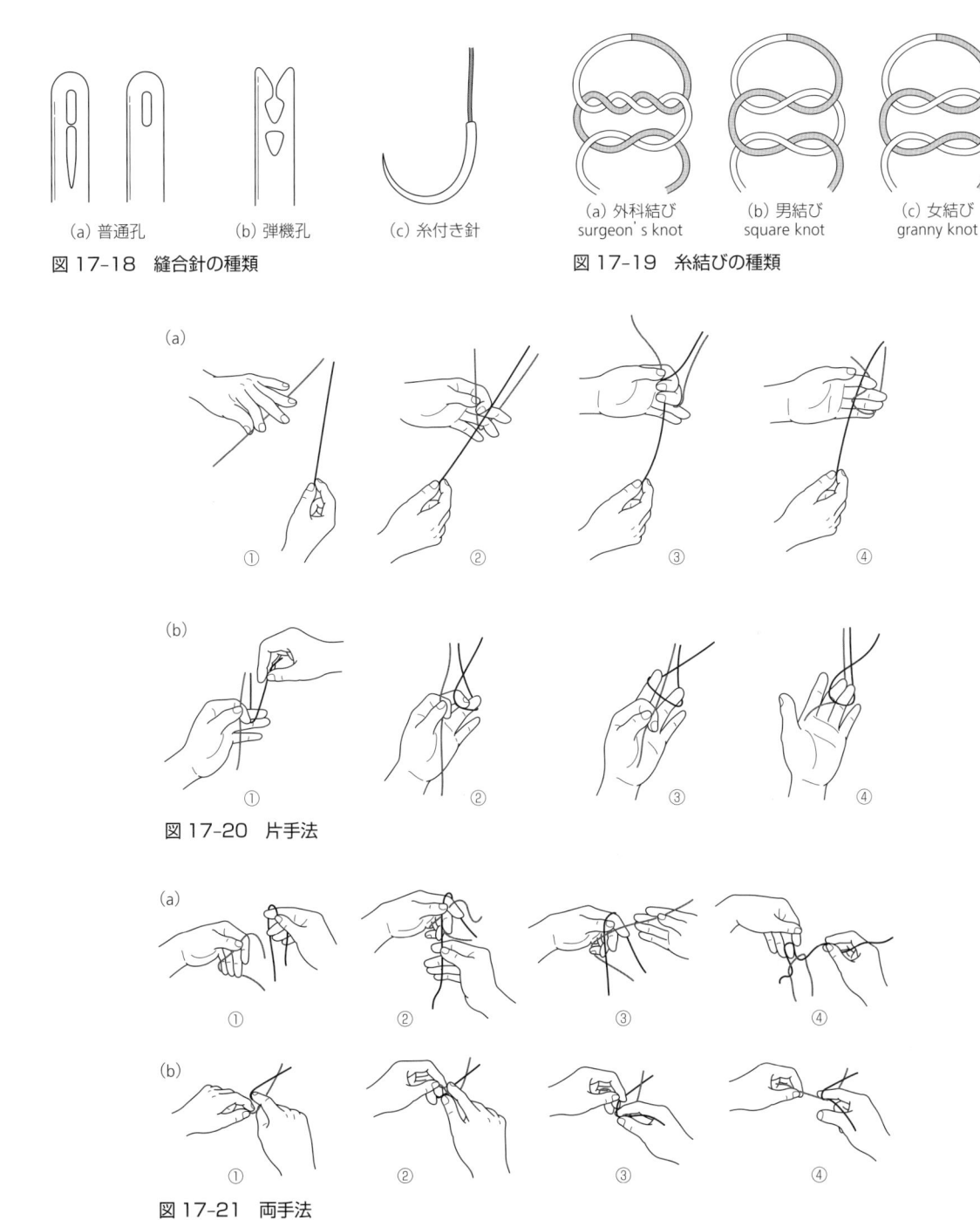

(a) 普通孔　(b) 弾機孔　(c) 糸付き針

図 17-18　縫合針の種類

(a) 外科結び surgeon's knot　(b) 男結び square knot　(c) 女結び granny knot

図 17-19　糸結びの種類

図 17-20　片手法

図 17-21　両手法

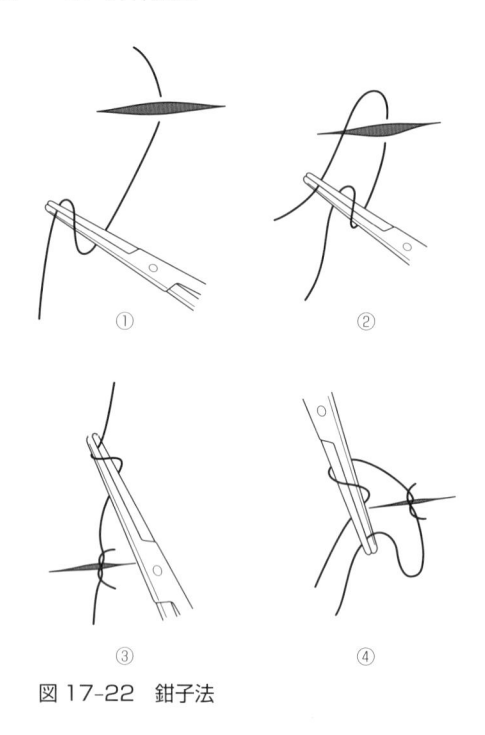

図 17-22 鉗子法

(a)正しい縫合　(b)誤った縫合
図 17-25 創縁間に距離がある場合の縫合

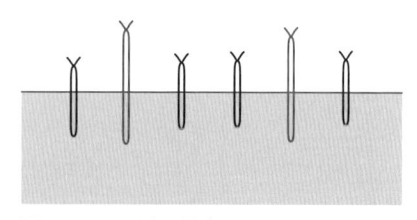

図 17-26 減張縫合

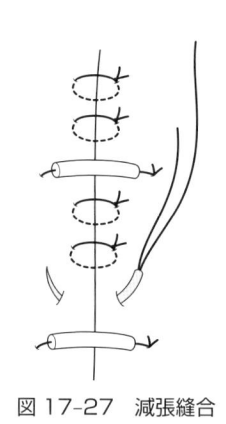

図 17-27 減張縫合

4. 適切な縫合

【概説】針先は組織に直角に刺入する．糸を通す部位は創縁から両側等間隔とする．針は創底まで達するようにする（図17-23）．創縁はそろえる（図17-24, 図17-25）．糸の結び目は創直上ではなく，左右にずらす．緊張が強ければ，2～3回に減張縫合を交える（図17-26）．減張縫合には補助縫合を加えるとよい（図17-27）．

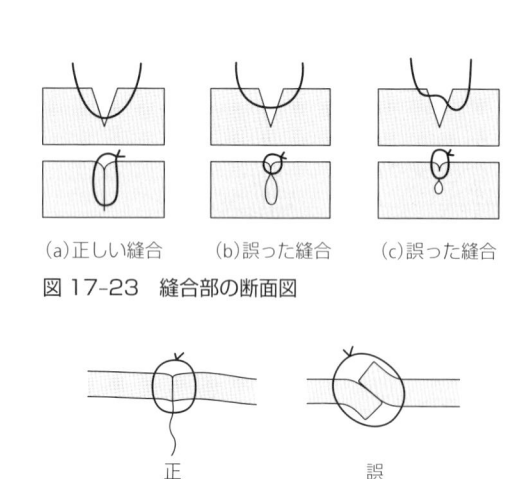

(a)正しい縫合　(b)誤った縫合　(c)誤った縫合
図 17-23 縫合部の断面図

正　誤
図 17-24 創の段違い

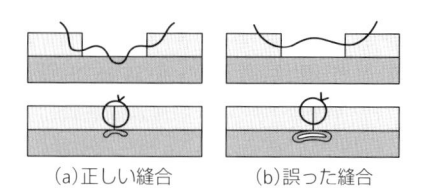

5. 縫合の種類

【概説】
①結節縫合：創縁の相対する縫合糸を刺通した後に結節を形成する方法である（図17-28）．マットレス縫合は，創縁を正確に接着させる方法である（図17-29, 図17-30）．
②連続縫合：利点は，糸の節約，操作が早いことである．欠点は，糸が弛緩しやすい，糸が切れると全体で離開する，一部の抜糸ができない，などである（図17-31, 図17-32）．

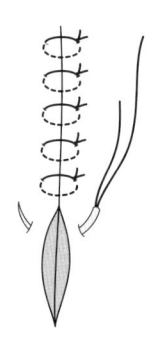

図 17-28 結節縫合

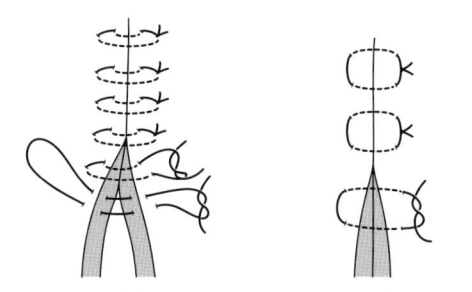

図 17-29　垂直マットレス縫合　　図 17-30　水平マットレス縫合

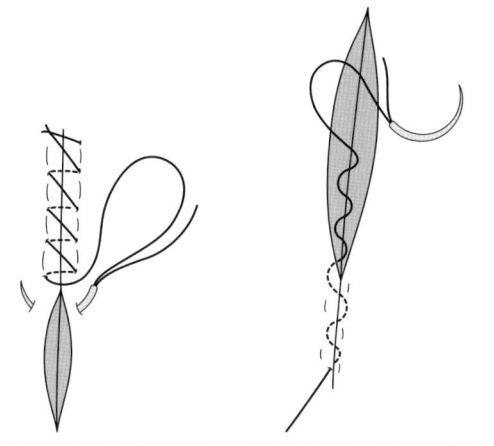

図 17-31　連続縫合　　図 17-32　皮内連続縫合

17-3-6．抜糸法

【概説】抜糸の時期は縫合後 1 週間前後である．顔面，頸部などは，血流が豊富なため，治癒が早い．緊張が強い部位では，治癒が遅くなる．

具体的には，糸周辺の消毒を行い，一端をつまんで持ち上げ，埋没していた糸を切る．持ち上げていた糸を引き上げるようにして，抜糸する（図 17-33）．

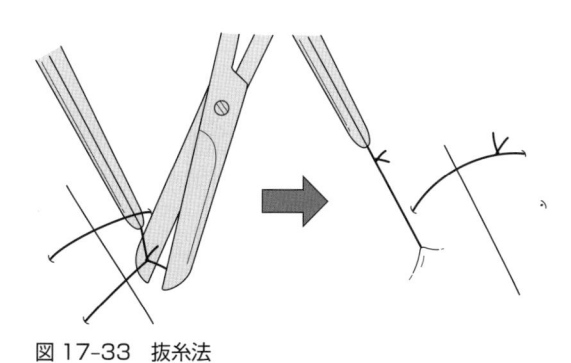

図 17-33　抜糸法

17-4．ショック

【概説】種々の原因により，重要臓器への有効血流量ないし酸素供給量が減少し，あるいは体内で産生された各種の液性因子の作用により，正常の細胞機能が維持できなくなり，ひいてはその細胞で形成される重要臓器の機能が障害された状態を指す．

血圧低下は通常認められるが，それ以外の種々の症状を呈することに注意すべきである．

【分類】心原性，循環血液量減少性，血管閉塞性，血液量分布不均衡性ショックに分類される．

【成因・病態】循環系では，hyperdynamic と hypodynamic がありうる．

組織酸素代謝においては，血流低下あるいはシャントにより酸素消費量が低下する．

液性因子としては，神経内分泌系とサイトカイン系がある．

細胞の変化としては，anoxic necrosis, apoptosis, cell stunning（細胞の気絶）がある．

【ショックに関連した病態】

①SIRS，CARDS

②敗血症：感染による SIRS

③bacteria translocation：腸内細菌が腸管粘膜下層へ侵入し，粘膜下層の免疫担当細胞を刺激する結果，液性因子が産生される．また，腸内細菌が血流やリンパ流により全身へ移動することもある．

④多臓器不全

【症状】ショックの 5 徴として，蒼白 pallor，虚脱 prostration，冷汗 perspiration，脈拍触知不能 pulselessness，呼吸不全 pulmonary deficiency があげられる．

【治療】循環の適正化，酸素供給量の適正化，臓器不全の予防と治療，ショックの原因に対する治療が重要である．

17-5. 救急外科

17-5-1. 重症度把握

1. 意識障害
【概説】Japan Coma Scale, Glasgow Coma Scale などによって評価する.

2. ショック指数
【概説】脈拍/収縮期血圧が，1未満では無症状，1〜2では軽症から中等症，2以上では重症と判断される.

3. 視診，呼びかけ，触診による把握
【概説】視診では，顔貌，呼吸，呼吸数，皮膚色，体位を確認する.

呼びかけにより，意識，返答の声を判断する.

触診により，体温，脈，脈拍，刺激に対する反応を確認する.

17-5-2. 初期治療
【概説】心肺蘇生が重要である．心肺蘇生には一定の順序があり，その順序を守って行うことが重要である（表17-3）．救命処置は一次と二次に分類される（表17-4）．

一次救命処置 basic life support（BLS）は，特殊な器具，薬品を用いないものである.

二次救命処置 advanced cardiovascular life support（ACLS）は，救命器具，薬品を用いて，医師あるいは指示を受けた救急救命士などが行うものである.

17-5-3. ショックの治療
17-4 で既に解説した．

17-5-4. ATLS: advanced trauma life support
【概説】重症外傷患者の診断，治療の手順を表17-5 に示す．

表17-3 心肺（脳）蘇生法の順序

Primary ABCD→BLS
  A：airway（気道疎通性の有無の確認）
  B：breathing（呼吸の有無の確認）
  C：circulation（循環の有無の確認）
  D：defibrillation（VFと無脈性VTの確認）
Secondary ABCD→ACLS
  A：airway（器具を用いた気道確保を考慮）
  B：breathing（適正な人工呼吸の評価）
  C：circulation（不整脈診断）
  D：differential diagnosis（治療可能な原因疾患を鑑別）

表17-4 一次救命処置（BLS）と二次救命処置（ACLS）の比較

		BLS	ACLS
A	airway（気道）	頭部後屈と顎先挙上，下顎引き出し法	気管挿管
B	breathing（呼吸）	口と口，口対口と鼻，口対マスクによる呼気吹き込み法	100%酸素を用いたバッグ呼吸 位置の適正化，評価
C	circulation（循環）	前胸壁叩打 閉胸式胸壁圧迫心臓マッサージ	閉胸式胸壁圧迫心臓マッサージ 開胸式心臓マッサージ 静脈確保，エピネフリンなどの薬物の静注，気管内投与
D	defibrillation（除細動）	AED（automated external defibrillator）による除細動	電気的除細動
	differential diagnosis（除外診断）		原因疾患に対する治療

表17-5 ATLS (advanced trauma life support) の順序

1. Primary survey
    A: airway maintenance with cervical spine control（気道確保と頸椎固定）
    B: breathing and ventilation（呼吸と換気）
    C: circulation with hemorrhage control（循環と出血のコントロール）
    D: disability（neurologic status 神経学的所見）
    Es: exposure/environmental control（完全脱衣と低体温予防）
2. Resuscitation phase
3. Secondary survey
4. Definitive care phase

17-6. 損傷

17-6-1. 創傷

【分類】機械的と非機械的あるいは開放性と非開放性という分類がある．特に，開放性の場合を創，非開放性の場合を傷と表現する．

【創傷治癒】過程は，炎症相，増殖相，瘢痕相と変化する（表17-6）．

障害因子は，全身的因子（表17-7），局所的因子（表17-8）に分類される．

治癒形式は，一次，二次，三次，植皮に分類される（表17-9，図17-34）．

【処置】清浄化，消毒，止血，縫合，植皮，肉芽処置，ケロイド処置があげられる．

17-6-2. 熱傷

【深度分類】I，II，III度に分類される（表17-10，表17-11，図17-35）．

【熱傷面積と重症度】熱傷面積と熱傷の深達度によって，分類される（表17-12，図17-36）．

【症状と治療】ショック，呼吸障害，腎障害，消化管

表17-6 創傷治癒過程の各相

時相	炎症相	増殖相	瘢痕相
時期	受傷直後～3日	3日～2週	2週～10カ月
主要細胞	炎症性細胞	線維芽細胞	線維細胞
関連物質	TNF-α, IL-1, IL-6, IL-8, ヒスタミン, セロトニン, ロイコトリエン, 血小板活性化因子, フィブリノーゲン, 組織因子, 凝固第XIII因子 PDGF (platelet-derived growth factor), TGF-β	コラーゲン, ラミニン, プロテオグリカン	
局所動態	侵襲→炎症反応→フィブリン網形成, 局所清浄化→線維芽細胞誘導	毛細血管新生→血流再開→線維芽細胞増殖→コラーゲン産生→マトリックス形成	線維化→瘢痕形成
局所模式図	フィブリン網，好中球，肥満細胞，血管，血小板血栓	上皮化，新生血管	瘢痕，線維細胞，コラーゲン，線維化

表17-7 創傷治癒を障害する全身的因子

・低栄養	・糖尿病
・ビタミン欠乏	・尿毒症
（C, A, B 群など）	・肝硬変
・微量原素欠乏	・膠原病, 自己免疫疾患
（Zn, Fe, Cu, Mn など）	・ステロイド剤投与
・低酸素症	・抗炎症薬投与
・貧血	・抗癌剤投与
・白血球減少症	・放射線照射
・血小板減少症	・加齢
・血液凝固障害	・過大侵襲

表17-8 創傷治癒を障害する局所的因子

・過大な組織欠損, 過長な離断組織間距離
・創にかかる張力
・死腔, 浮腫, 血腫
・局所循環障害
・異物, 壊死組織の介在, 化学的刺激
・感染

表17-9 創傷治癒形式の適応と選択

順位	形式	適応, その他
1	一次治癒（縫合閉鎖）	①汚染の少ない新鮮創, または完全な debridement によって清浄化され, ②離断された各組織が縫合によって無理なく接着しうる場合. 創よりの出血や分泌, あるいは軽度の感染が予想される時は, 誘導法（ドレナージ）を併用する.
2	三次治癒（遅延縫合）	①縫合によって組織の接着は可能であるが, ②汚染や組織の挫滅が高度で感染の危険の大きい創, 咬創, 射創は原則として三次治癒を選択する. 創面に健常な肉芽が出現し, 明瞭な感染巣の認められない時点で縫合閉鎖する. これは受傷後4～6日が望ましいが, さらに遅れてもよい.
	植皮	①皮膚縁を適当な緊張では接着することができないか, または収縮による障害の大きいことが予想される創で, ②感染, 異物, 壊死組織のないもの. 創面は肉芽でもよい.
3	二次治癒（瘢痕治癒）	上記のいずれにも当てはまらない創. 後に植皮を必要とすることもある.

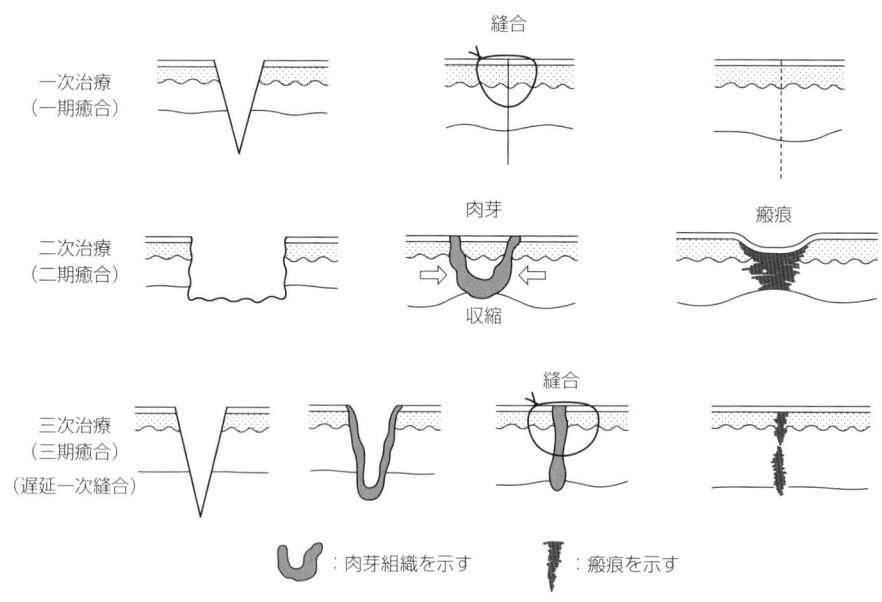

図17-34 創傷治癒の形式

17. 外科疾患

表 17-10 熱傷深度分類と傷害組織

	分類		傷害組織
表層熱傷	Ⅰ度 epidermal burn (EB)		表皮 角質層
	浅達性Ⅱ度 superficial dermal burn (SDB)		真皮 有棘, 基底層
	深達性Ⅱ度 deep dermal burn (DDB)		真皮 乳頭層, 乳頭下層
全層熱傷	Ⅲ度 full thickness burn deep burn (DB)		真皮全層 皮下組織

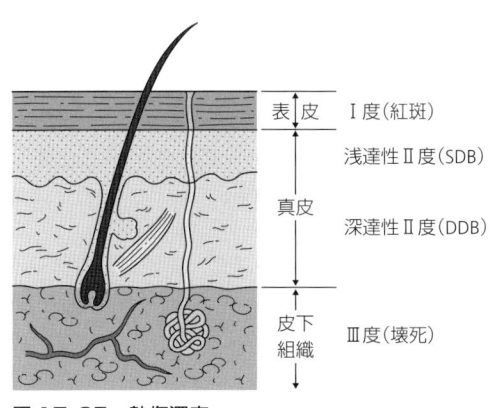

図 17-35 熱傷深度
(矢埜正実, 大塚敏文:損傷・創傷治癒. 新外科学大系8. 中山書店, 1990. より引用)

表 17-11 熱傷深度と症状, 治癒機転

熱傷深度	局所所見	症状	治癒機転	瘢痕形成	治癒日数
Ⅰ度(EB)	発赤 紅斑	疼痛 熱感	表皮基底細胞からの上皮再生	(−)	数日
浅達性 Ⅱ度(SDB)	水疱形成 水疱底発赤	疼痛 灼熱感	表皮基底細胞からの上皮再生	(−)	1〜2週
深達性 Ⅱ度(DDB)	水疱形成, びらん 水疱底白色	疼痛, 熱感 知覚鈍麻	毛嚢, 皮脂腺, 汗腺からの上皮再生	(+)	3〜4週
Ⅲ度(DB)	蒼白, 羊皮紙様 炭化	無痛性	辺縁表皮の再生伸長	(+)	5週以上

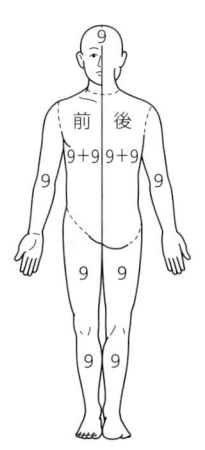

図 17-36 熱傷面積の算定に用いる「9の法則」
外陰部を1%と算定する.

表 17-12 Artzによる熱傷の重症度分類

軽度熱傷(外来治療)
　①Ⅱ度:15%未満(小児では10%未満)
　②Ⅲ度:2%未満(目, 耳, 手, 足および会陰部を除く)
中等度熱傷(一般病院への入院)
　①Ⅱ度:15〜25%(小児は10〜20%)
　②Ⅲ度:10%未満(ただし, 顔面, 手, 足の熱傷は重症として扱う)
重度熱傷(専門医のいる病院へ移送)
　①Ⅱ度:25%以上(小児は20%以上)
　②Ⅱ〜Ⅲ度:顔面, 手, 足, 会陰部の熱傷
　③Ⅲ度:10%以上
　④気道熱傷, 広範な軟部組織の熱傷, 骨折の合併
　⑤電撃傷
　⑥既往歴に糖尿病, うっ血性心疾患, 慢性腎不全がある場合

障害，感染症に注意が必要である．気道熱傷は，病初期には，明らかな症状を呈さないこともあり，気道確保の判断が重要となる．

17-6-3. 低温による損傷
【分類】凍瘡は，氷点下にならない状態で発症するものである．凍傷は，氷点下で発症するものである．
【病態】寒冷刺激により，小動脈の拡張と収縮をきたし，血流のうっ滞，血液粘度の亢進などにより，末梢循環障害が発生する．
【深度による分類】第Ⅰ度は，紅斑性（皮膚表面）の病態である．
　第Ⅱ度は，水胞性（真皮上層）であるが，瘢痕なく治癒するものである．
　第Ⅲ度は，壊死性（真皮下層）である．
　第Ⅳ度は，壊死性で，骨，軟骨まで達する病態である．
【治療】全身の加温，補液，カロリー補給，局所処置が必要となる．

17-7. 外科的感染症

17-7-1. 毛囊炎
【概説】毛嚢に限局した化膿性炎症，小発赤，小膿疱である．

17-7-2. 癤(せつ)
【概説】毛嚢あるいは皮脂腺の化膿性炎症である．ブドウ球菌あるいは連鎖球菌によることが多い．真皮あるいは皮下に，小硬結，発赤，疼痛，円錐上隆起をきたし，頂点に癤栓をもつ．排膿後には，噴火口状となる．

17-7-3. 癰(よう)
【概説】癤が集族したものを指す．

17-7-4. 蜂巣炎
【概説】皮下結合織の主にブドウ球菌による化膿性炎症である．

17-7-5. 丹毒
【概説】皮下結合織の主に連鎖球菌による化膿性炎症で，発赤が強いものを指す．

17-7-6. 瘭疽
【概説】指趾の化膿性炎症で，主にブドウ球菌による．

17-7-7. 膿瘍
【概説】組織に限局性に膿汁が貯留したものを指す．

17-7-8. リンパ節炎
【概説】リンパ節に生じた炎症を指す．細菌性，ウイルス性など，起炎病原体は様々である．

> **東洋医学用語**
> - 瘿瘤(えいりゅう)
>   広くこぶを指します．リンパ節炎なども含まれます．

17-7-9. 血栓性静脈炎
【概説】血栓が静脈につまり，炎症を惹起するものである．

17-7-10. 破傷風
【概説】破傷風菌により，筋痙攣，開口障害をきたすものである．

> **東洋医学用語**
> - 痓病
>   破傷風あるいはこれに類する疾患を指します．軽症の柔痓と重症の剛痓があります．

17-7-11. ガス壊疽
【概説】ガス，浮腫，壊死が発生する．嫌気性桿菌（ウェルシュ菌，ノーヴィ菌など）による．

18. 麻酔科学

18-1. 麻酔科の活動分野

18-1-1. 麻酔科業務と連携学問

【概説】麻酔科は，主業務を手術における患者の麻酔管理としているが，それと関連して多種の分野においても広く活動している（図18-1）．

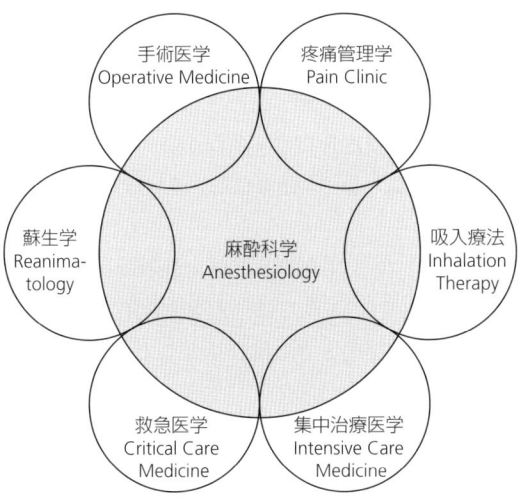

図 18-1 麻酔科の臨床業務と連携する学問体系
(吉村 望. 標準麻酔科学, 第 3 版, p4 より)

18-1-2. 麻酔科の主業務

【概説】手術前においては，麻酔前診察，早朝カンファレンス，麻酔器点検，薬剤準備などが行われる．

手術中には，患者確認，静脈路確保，麻酔導入，体位変換，患者監視，麻酔記録などが行われる．

手術後には，患者搬送，術後疼痛管理などが行われる．

18-2. 麻酔各論

18-2-1. 麻酔の種類

【概説】全身麻酔としては，吸入麻酔，静脈麻酔，筋肉内麻酔，直腸麻酔があげられる．

局所麻酔としては，表面麻酔，浸潤麻酔，神経ブロック・神経叢ブロック，硬膜外麻酔，脊髄くも膜下麻酔があげられる（図18-2）．

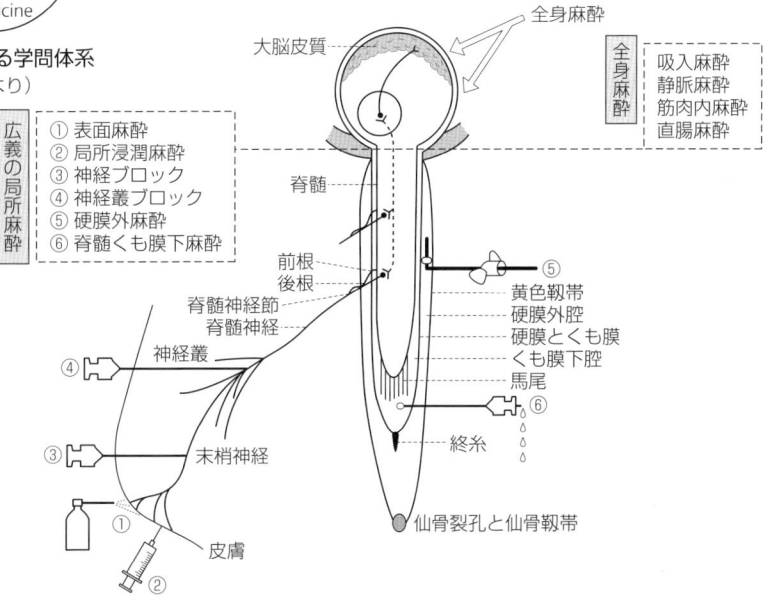

図 18-2 作用部位による麻酔の種類
(宮崎正夫. 標準麻酔化学, 第 2 版, p9 より一部改変)

18-2-2. 吸入麻酔

【概説】気道から吸入され，肺胞から血中へ移動し，脳で作用する麻酔薬である．

【吸収に影響する因子】
1. 麻酔薬濃度
  濃度が高いほど，吸収されやすくなる．
2. 肺胞への供給
  肺胞換気量が大きいほど，吸収が大きくなる．
  二次ガス効果とよばれるものがある．2種類の麻酔薬において，1種類が先に吸収されると，2種類目の麻酔薬が肺胞内に充満しやすくなることである．
  機能的残気量が大きいほど，吸収は小さくなる．
3. 血液への移行
  血液/ガス分配係数が小さいほど，吸収が大きくなる．
  心拍出量が大きいほど，吸収は大きくなる．しかし脳への移行は小さくなる．
  肺胞と血中の麻酔薬分圧差が大きいほど，吸収は大きくなる．
  換気血流不均等が大きいほど，吸収は小さくなる．
4. 血液から組織への移行
  a) 組織血流量が大きいほど，吸収が大きくなる．
  b) 溶解度が大きいほど，吸収が大きくなる．
  c) 動脈血と組織間の分圧差が大きいほど，吸収が大きくなる．

【排泄】呼気から，あるいは肝で代謝されて排泄される．

【麻酔深度】第1期は，無痛期であり，麻酔開始から意識消失までを指す．
  第2期は，興奮期である．
  第3期は，手術期である．第1相は興奮消失，第2相は眼球運動停止・腹筋弛緩，第3相は腹筋弛緩（強度）・横隔膜緊張，第4相は横隔膜弛緩とされる．
  第4期は，延髄麻痺期で，呼吸停止・徐脈・血圧低下をきたす．

【強さの指標】MAC: minimum alveolar concentration（最小肺胞内濃度）で評価される．疼痛刺激を患者に与えた場合，50%の患者に体動がないときの肺胞内麻酔薬濃度を指す．値が小さいほど，低濃度で麻酔が可能となる．通常は1.3 MACの濃度が必要とされる．

【薬理作用】ガス性麻酔薬と揮発性麻酔薬に分類される（表18-1）．これらは，大きく作用が異なる．
  揮発性麻酔薬の大きな副作用として，悪性高熱症

表18-1 吸入麻酔薬の性状

	ガス性麻酔薬	揮発性麻酔薬			
	亜酸化窒素	セボフルラン	インフルラン	エンフルラン	ハロタン
分子式	N_2O	$CH(CF_3)_2OCH_2F$	$CF_2CHClOCF_2H$	$CHFClCF_2OCF_2H$	$CF_3CGBrCl$
構造	N=N=O	(構造式)	(構造式)	(構造式)	(構造式)
MAC（%）	104	2.05	1.15	1.68	0.74
鎮痛作用	+	−	−	=	−
呼吸					
呼吸抑制	−	+	+	+	+
気管支拡張	−	+	+	+	+
気道刺激性	−	−	+	−	−
循環					
血圧	→	↓	↓	↓	↓
脈拍数	→	→↓	↑	↑	↓
心拍出量	→	↓	→↓	↓	↓
カテコラミン感受性	−	−	−	+	++
筋弛緩作用	なし	中等度	中等度	軽度	軽度
生体内代謝率	0%	2%	0.2%	2%	20%

（標準麻酔科学第4版，p41より）

がある．これは，高熱，筋強直，頻脈，不整脈，アシドーシスなどを呈するものである．ハロタンが最も発生させやすいとされる．

18-2-3. 静脈麻酔

【概説】全身麻酔薬の1種である．

【特徴】
1. 吸入酸素濃度を任意に設定できる．
2. 吸入麻酔薬のような空気汚染がない．
3. 心筋に対するカテコールアミンに対する感受性亢進がない．
4. 悪性高熱症を誘発しない．
5. 気道刺激性がない．

【薬理作用】
1. 急速円滑な麻酔導入が可能である．
2. 急速導入では低血圧を惹起することがある．
3. 間歇的投与，持続投与が可能である．
4. 麻酔深度の調節が困難である．
5. GABA作用を増強させる．
6. グルタミン酸のNMDA受容体に拮抗する．

【分類】興奮性と抑制性に分類される（表18-2）．

18-2-4. オピオイド

【概説】麻薬性鎮痛薬である．手術侵襲に対する鎮痛，過剰なストレス反応の制御，癌末期などの強い疼痛に対する治療などに用いられる．モルヒネ（天然），フェンタニル（以下は合成），アルフェンタニル，スフェンタニル，レミフェンタニルなどがある（図18-3）．

【オピオイド受容体】3種類の受容体が判明している（表18-3）．

【薬理作用】
1. 鎮痛作用があり，脊髄後角，視床，大脳皮質に作用する．
2. 中枢神経系作用としては，鎮静作用があり，吸入麻酔薬のMACを低下させる．悪心嘔吐，縮瞳，瘙痒感が発生する．
3. 抗ストレス作用がある．
4. 呼吸器系には，鎮咳，呼吸抑制として作用する．
5. 骨格筋に対して強直を発生させる．
6. 平滑筋に対して，食道，腸管弛緩，Oddi括約筋収縮（胆道内圧上昇），膀胱括約筋収縮（尿閉）をきたす．
7. 循環器系に対して，徐脈，血管拡張（低血圧）をきたす．

表18-2 興奮性麻酔薬と抑制性麻酔薬

	興奮性麻酔薬	抑制性麻酔薬
静脈麻酔薬	ケタミン	バルビツレート プロポフォール
脳自発性活動	増加	抑制
血圧	維持	低下
交感神経活動	維持―増加	抑制
脳酸素消費量	増加	減少
脳血流	増加	減少
頭蓋内圧	増加	減少
鎮痛作用	強い	弱い―抗鎮痛作用

表18-3 3種類のオピオイド受容体の特徴

	μ	δ	κ
バイオアッセイ	モルモット回腸	マウス輸精管	ウサギ輸精管
内因性アゴニスト	エンケファリン β-エンドルフィン	エンケファリン	ダイノルフィン
アゴニスト	モルヒネ DAMGO	DPDPE DADLE デルトルフィン	U50, 488 ブトルファノール ブレマゾシン
アンタゴニスト	ナロキソン ナルトレキソン	ナロキソン ナルトリンドール	ナロキソン
作用	鎮痛，鎮静，呼吸抑制，縮瞳，徐脈，悪心・嘔吐，便秘	鎮痛（上脊髄），呼吸抑制（?）	鎮痛（脊髄），利尿，不快感

DAMGO: [D-Ala^2, MePhe^4, Gly-ol^5]-enkephalin, DPDPE: [D-Pen^2, D-Pen^5]-enkephalin, DADLE: [D-Ala^2, D-Leu^5]-enkephalin
（標準麻酔科学第4版，p55より）

【麻酔における利用】
1. 吸入麻酔あるいは静脈麻酔と併用して，バランス麻酔を行うことがある．吸入麻酔あるいは静脈麻酔の使用量を減少させることができる．
2. 大量フェンタニル麻酔として利用される．
3. 完全静脈麻酔として，静脈麻酔薬＋筋弛緩薬＋フェンタニルによる麻酔が行われる．これにより，吸入麻酔薬は使用されない．

【麻薬拮抗薬・麻薬拮抗性鎮痛薬】ナロキソン，ペンタゾシン，ブトルファノール，ブプレノルフィンなどがある（図18-4）．オピオイドの副作用に対して投与される．表18-4に鎮痛作用の比較を示した．

表18-4 オピオイドの鎮痛作用

	力価
麻薬性鎮痛薬	
モルヒネ	1
フェンタニル	100
レミフェンタニル	200
ペチジン	0.1
麻薬拮抗性鎮痛薬	
ペンタゾシン	0.25
ブプレノルフィン	20〜50
ブトルファノール	5〜8

鎮痛作用の力価はモルヒネを1として示す．
(標準麻酔科学第4版, p57 より)

図18-3 麻酔性鎮痛薬

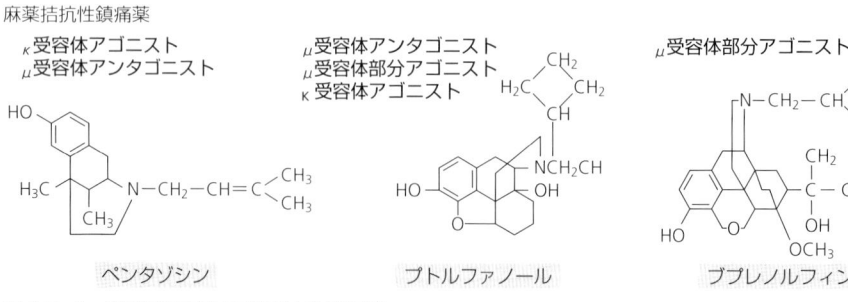

図18-4 麻薬拮抗薬と麻薬拮抗性鎮痛薬

18-2-5. 局所麻酔薬

【特徴】
1. 高い脂溶性があり，リポ蛋白からなる神経膜を容易に通過する．
2. 蛋白結合率が高いほど，長時間作用となる．
3. 解離恒数：pKaは，イオン型と非イオン型が1：1となるときのpHである．非イオン型は脂溶性が高く，神経移行性が高い．pKaは低いほど，効果が高くなる（図18-5）．
4. 重炭酸イオン，炭酸の添加で効果が増大する．
5. 局所麻酔薬の混合で効果が増大する．
6. 妊娠時には必要量が低下する．
7. 体温程度に温めると効果発現が早い．

【薬理作用】
1. 末梢神経においては，太いほど，麻酔量も多く必要となる．
2. 中枢神経においては，初期は抑制され，次第に興奮し，後期は抑制され，最終的には痙攣に至る．
3. 循環器系に対して抑制する．
4. 抗菌静菌作用がある．
5. メトヘモグロビン血症がプリロカインで発症する．
6. 光学異性体で効果が異なることがある．
7. アレルギーが惹起されることがある．

各局所麻酔薬の特徴を表18-5に示す．

18-2-6. 筋弛緩薬

【機序】脱分極性では，神経筋接合部に作用する．最初は収縮するが，長時間受容体と結合するため，受容体に脱感作が起こり，アセチルコリンに反応しなくなる．

非脱分極性では，神経筋接合部の受容体と結合して，アセチルコリンが結合できなくさせる．よって，収縮は一切発生しない．

【各論】
1. スキサメトニウムは，フルストマックにける迅速導入に使用される．
2. パンクロニウムは，腎・肝障害のない2～4時間の手術に使用される．
3. ベクロニウムは，挿管操作や，腎・肝障害のない2時間以内の手術に使用される．
4. ロクロニウムは，挿管操作，短時間の手術に使用される．

各筋弛緩薬の特徴を表18-6に示す．

18-2-7. その他の麻酔補助薬

1. 鎮静薬・神経遮断薬
【概説】ベンゾジアゼピン系鎮静薬として，ジアゼパム，ミダゾラムなどがある．

ベンゾジアゼピン系受容体遮断薬として，フルマゼニルなどがある．

$$pH = 7.9(pKa) - \log\frac{(R\equiv NH^+)}{(R\equiv N)}$$
（Henderson-Hasselbalch の式）

局所麻酔薬は水溶液中でHenderson-Hasselbalchの式に従い，イオン型と非イオン型に解離する．例えば，リドカインのpKaは7.9であるので，pH7.9の環境ではイオン型と非イオン型はそれぞれ半分ずつ存在する．pHが1だけ変化しても，両者の比は大きく変動する．
（浅田 章．局所麻酔薬の薬理．病態生理．1986；5：187．より）

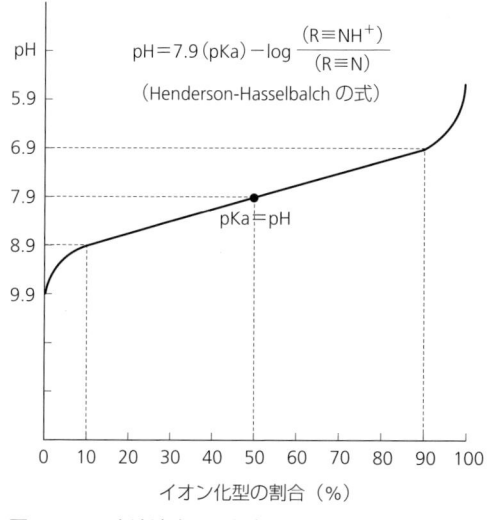

図18-5 水溶液中での解離

表 18-5 化学構造式と物理化学的な性質

一般名 (商品名)	構造式 ベンゼン核-中間鎖-第3級アミン (環状構造)　(または第2級アミン)	分子量 [塩基の 形で]	pKa (25℃)	蛋白 結合率 (%)	有効麻酔濃度 [坐骨神経 ラット]	持続時間 [坐骨神経 ラット]
エステル型						
コカイン cocain	CH₃COO-〇-COOCH-NCH₃	303	8.6	—	—	—
プロカイン procain	H-N-〇-COOCH₃CH₂-N<CH₃/CH₃ H	236	8.9	—	2	50
[オムニカイン バンカイン]						
クロロプロカイン chloroprocain (バイオカイン)	N₂N-〇-COOCH₃CH₂-N<CH₃/CH₃ O	271	8.7	—	2	45
テトラカイン tetracain	H₂C₄N-〇-COOCH₃CH₂-N<CH₃/CH₃ H	264	8.5	—	0.25	175
[テトカイン ブチルカイン]						
アミド型						
プリロカイン prilocaine (シタネスト)	〇-CH₃　NHCOCH-N<H/C₂H₅ 　　　　　　　CH₃	220	7.9	55	1	100
リドカイン lidocaine (キシロカイン)	〇-CH₃　NHCOCH-N<C₂H₅/C₂H₅ 　CH₃　　　　　　H 　　　　NHCOCH-N<C₂H₅/C₂H₅	234	7.9	64	1	100
エチドカイン etidocaine	〇　NHCO-N<ピペリジン> 　　　　　　　CH₃	276	7.7	94	0.25	200
メピバカイン mepivacaine (カルボカイン)	〇　NHCO-N<ピペリジン> 　　　　　C₂H₅	246	7.6	78	1	100
ブピバカイン bupivacaine (マーカイン)		288	8.1	96	0.25	175
ジブカイン dibucaine (ペルカミン)	OC₂H₅ 〇〇-COMHCH₃CH₂-N<CH₃/CH₃	343	8.5	—	—	—

(浅田 章. 局所麻酔薬の薬理. 病態生理. 1986; 5: 192 より)

ブチロフェノン系神経遮断薬として，ドロペリドールなどがある．

2. ニューロレプト麻酔（NLA 麻酔）

【概説】神経遮断薬 neuroleptics，鎮痛薬 analgesics，または亜酸化窒素や静脈麻酔薬との組み合わせによる麻酔である（表 18-7）．

18-3. 手術管理

18-3-1. 術前評価

【概説】術前診察を行う．既往歴，現病歴，手術の術式などから，手術における注意点を確認し，患者へ麻酔の説明を行う．また，総合評価を行う．評価にもとづき計画を立てる（図 18-6）．

麻酔前投薬を処方する．その目的は，手術に対す

表 18-6　各種筋弛緩薬の薬理作用

	パンクロニウム	ベクロニウム	ロクロニウム	スキサメトニウム
作用機序	非脱分極性	非脱分極性	非脱分極性	脱分極性
ED$_{95}$ (mg/kg)	0.065	0.05	0.3	0.04
挿管量 (mg/kg)	0.05〜0.08	0.08〜0.1	0.6	1.0
挿管までの時間 (分)	3	2〜2.5	1	0.5〜1.0
臨床的持続時間 (分)	45〜60	20〜30	13〜26	2〜6
循環系への影響				
血圧	↑↑	—	↑	↑
脈	↑↑	—	↑	↑
ヒスタミン分泌	(−)	(−)	(−)	↑
臓器依存性				
肝 (%)	10	65	65	(−)
腎 (%)	90	30	30〜35	
代謝物	投与量の30%が3-OH体	投与量の5%が3-OH体		

四連続刺激の初回刺激に対する筋収縮反応 (T1) を非投与時の95%抑制する量：ED95
(標準麻酔科学第4版, p76 より)

表 18-7　NLA麻酔に用いられる薬物

neuroleptics	analgesics	antagonists
神経遮断薬	麻薬性鎮痛薬	麻薬拮抗薬
ドロペリドール	フェンタニル	ナロキソン
鎮静薬	モルヒネ	ベンゾジアゼピン拮抗薬
ジアゼパム	麻薬拮抗薬鎮静薬	フルマゼニル
ミダゾラム	ペンタゾシン	
	ブプレノルフィン	
	ブトルファノール	

る不安感の軽減，麻酔導入の円滑化，麻酔の補助，記憶喪失の招来，基礎代謝の抑制，鎮痛，気道分泌物の抑制，迷走神経反射の抑制，胃液量の減少，pHを上昇させることにある．

薬剤は，表 18-8 のように各種用いられる．

18-3-2. 麻酔器

【概説】麻酔器本体，気化器，患者回路，麻酔ガス排除装置から構成される（図 18-7）．

a) 本体
①供給ガス連結部（医療ガス配管，小型ボンベ）
②圧力調整器（1次圧，2次圧）
③ガス遮断装置
④酸素供給圧警報装置
⑤流量計
⑥低酸素防止装置
⑦酸素フラッシュ
⑧ガス共通流出口

b) 気化器（回路外）
①気化器
②気化器選択装置

c) 患者回路
①新鮮ガス取入口
②呼気弁・吸気弁
③二酸化炭素吸収缶（カニスタ）
④蛇管（吸気脚，呼気脚）
⑤Y ピース
⑥バッグ
⑦APL (adjustable pressure limiting)（圧力調節）弁

d) 麻酔ガス排除装置

表18-8 よく使われる前投薬の投与量・投与法

薬剤分類	薬剤名（代表的商品名）	投与量・投与法
バルビツレート	ペントバルビタール（ラボナ） セコバルビタール（アイオナール）	50～150 mg 経口 2～5 mg/kg 筋注
非バルビツレート	トリクロフォス（トリクロリール） 抱水クロラール（エスクレ）	20～80 mg/kg 経口 30～50 mg/kg 直腸内
ベンゾジアゼピン誘導体	ジアゼパム（セルシン，ホリゾン） ミダゾラム（ドルミカム） ブロマゼパム（セニラン） フルニトラゼパム（サイレース，ロヒプノール）	0.1～0.2 mg/kg 経口 0.04～0.1 mg/kg 筋注 0.1～0.2 mg/kg 直腸内 0.01～0.03 mg/kg 経口
ブチロフェノン誘導体	ドロペリドール（ドロレプタン）	0.1～0.2 mg/kg 筋注
ジフェニールメタン誘導体	ヒドロキシジン（アタラックスP）	0.5～1 mg/kg 筋注
麻薬	メペリジン（オピスタン，ペチロルファン） モルヒネ（塩酸モルヒネ）	1～2 mg/kg 筋注 0.08～0.2 mg/kg 筋注
非麻薬系鎮痛薬	ペンタゾシン（ペンタジン，ソセゴン）	0.3～1 mg/kg 筋注
ベラドンナ薬	アトロピン（硫酸アトロピン） スコポラミン（ハイスコ）	0.01 mg/kg 筋注 0.008～0.01 mg/kg 筋注
ヒスタミン H_2 受容体拮抗薬	ラニチジン（ザンタック） ファモチジン（ガスター） シメチジン（タガメット）	150 mg 経口，50 mg 静注 40 mg 経口，20 mg 静注 400 mg 経口，200 mg 筋注
α_2 受容体作動薬	クロニジン（カタプレス）	3～5 μg/kg 経口

（標準麻酔科学第4版，p94より）

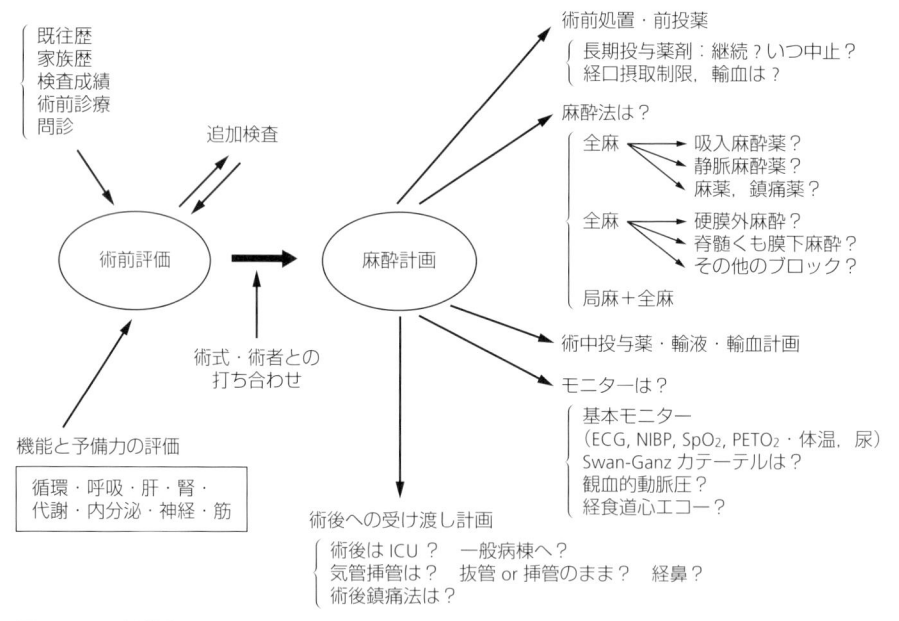

図18-6 麻酔計画
（標準麻酔科学第4版，p98より）

18-3-3. 麻酔導入・維持・麻酔終了

【概説】手術室準備においては，術前評価と麻酔計画の再確認，麻酔器点検，器具点検，薬剤点検，モニター点検が行われる．

患者入室においては，患者の緊張を和らげるよう，対話を行いながら搬送することが重要である．

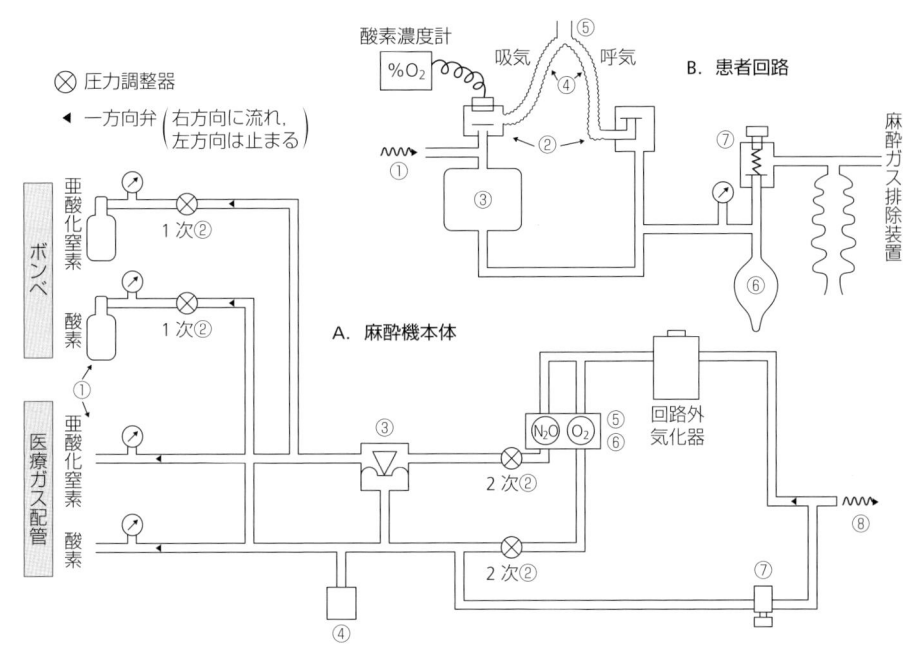

図 18-7 麻酔器回路図

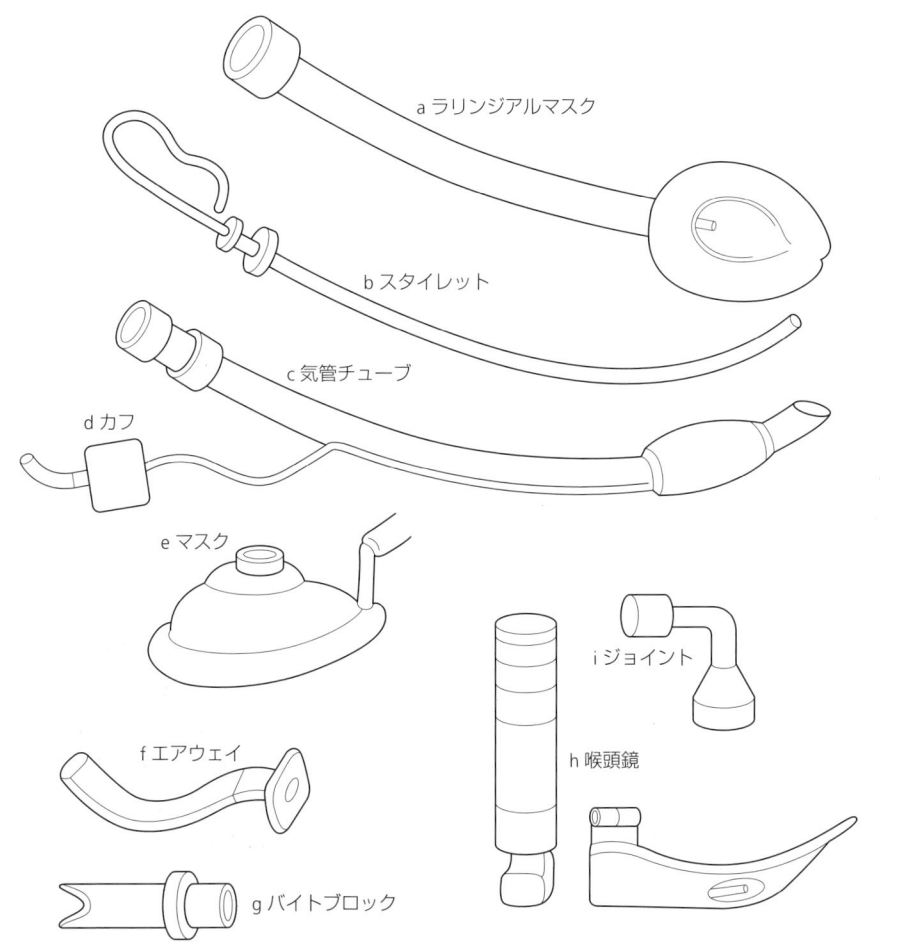

図 18-8 導入に必要な基本器具

入室してから，基本的モニター装着と静脈確保が行われる．モニターには，血圧計，心電図，パルスオキシメーターなどがある．

麻酔法の種類が選択される．麻酔薬の種類による分類，麻酔回路による吸入麻酔法の分類，高流量（1 L/min 以上）と低流量（1 L/min 以下），マスク，気管挿管などについて，決定される．

導入では，静脈内麻酔薬投与，筋弛緩薬静注，気管挿管あるいはラリンジアルマスク使用，酸素・亜酸化窒素・揮発性吸入麻酔薬による維持が行われる（図 18-8）．

気管挿管は，最も確実な気道確保の手技であり，また救急蘇生時の必須手技でもある．経口的気管挿管と経鼻的気管挿管がある．注意すべきことに，損傷，反射（喉頭けいれん，気管支けいれん，咳嗽反射，血圧低下，頻脈，徐脈，心筋虚血）などがある．

侵襲的モニターが装着されることがある．これには，直接動脈圧測定，内頸静脈穿刺による CVP 測定（Swan-Ganz カテーテルなどの利用）がある．このほか，経食道心エコー，膀胱留置カテーテル，体温計などがある．

その後，手術が開始される．術中も麻酔管理は継続される．術後，覚醒の確認，抜管が行われ，患者は回復室へ移動する．

18-3-4. バランス麻酔

【概説】最小限の各種麻酔薬を組み合わせて，副作用を少なくした麻酔法である．意識消失，鎮痛，筋弛緩，反射抑制といった麻酔に必要な条件を満たすことが重要である．

種類として，NLA，全静脈麻酔，硬膜外麻酔併用バランス麻酔などがある．

NLA は，強力な鎮痛と鎮静を発揮するものである．循環抑制がない，悪心・嘔吐の頻度が低い，錐体外路症状が出やすい，麻酔導入時の血圧低下，新生児での呼吸抑制などが特徴であり，注意点である．

全静脈麻酔は，意識消失にプロポフォール，筋弛緩にベクロニウム，鎮痛にフェンタニルを用いるものである．作用発現が早い，作用が強力，持続時間が短いことが特徴である．

硬膜外麻酔併用バランス麻酔は，日本で多用されている．手術侵襲刺激が遮断できる．手術後の鎮痛も可能である．

18-4. 局所麻酔法

18-4-1. 脊髄くも膜下麻酔

【概説】くも膜下腔へ低用量の局所麻酔薬を注入して，可逆的に鎮痛筋弛緩を得る麻酔法である．

【作用】末梢神経では，前根，後根，さらに脊髄外層の活動電位を低下させる．

中枢神経では，オピオイド併用により呼吸抑制をきたす．

呼吸器では，肋間神経麻痺で抑制される．
循環器では，末梢血管拡張，血圧低下をきたす．
消化器では，腸蠕動亢進をきたす．
泌尿器では，尿閉をきたす．

【手技】まず，麻痺レベルを決定する．陰嚢では L3, 4，睾丸では Th10，肛門では S2-5，下腹部全体では Th4 まで麻酔を効かせる必要がある．麻酔薬の特徴に応じて投与量を決定する（図 18-9）．

穿刺においては，硬膜貫通感を確認後，内針を抜き，髄液の流出を確認する．

麻酔薬の注入においては，低比重は高位へ，高比重は低位へ移動することに注意する（図 18-10）．

18-4-2. 硬膜外麻酔

【概説】脊髄神経伝達を可逆的に遮断する麻酔法で，術後疼痛管理，ペインクリニックにおける慢性疼痛管理などに用いられる．運動神経遮断作用が弱いこと，効果作用部位に選択性があることが特徴である．

【作用】末梢神経においては，くも膜下と同様の作用がある．

中枢神経においては，鎮静から興奮作用がある．
循環器では，末梢血管拡張，血圧低下をきたす．
消化器では，腸蠕動亢進をきたす．
呼吸器では，呼吸抑制をきたす．

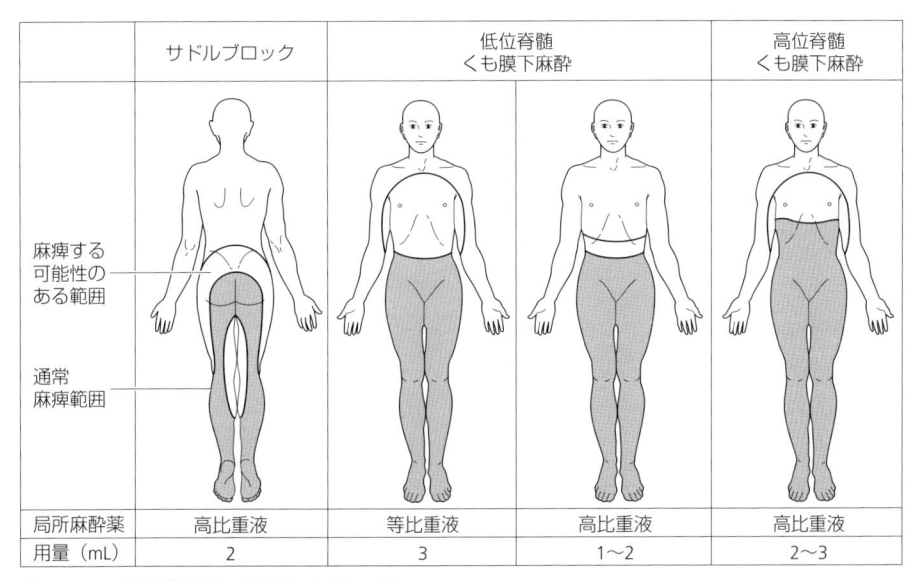

図18-9 局所麻酔薬の用量と麻痺レベル
(高崎眞弓. イラストでみる麻酔・ICUテクニック. 東京: 南江堂; 2000. p.144. より改変)

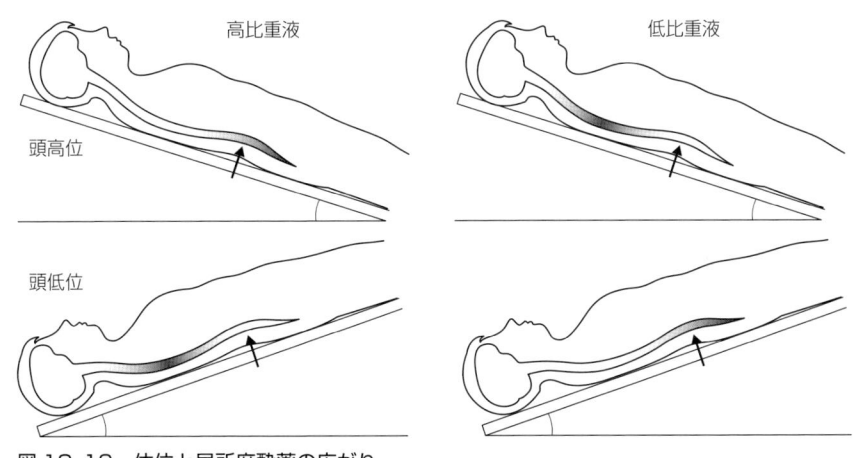

図18-10 体位と局所麻酔薬の広がり
(高崎眞弓. イラスト麻酔科. 東京: 文光堂; 1994. p.95. より)

【手技】麻酔範囲によって，頸部，胸部，腰部，仙骨に分類される．

懸滴法，抵抗消失法により，針を硬膜外まで進める．硬膜外カテーテルを挿入し，その後，硬膜外針を抜去する．カテーテルを固定する．

【利点と欠点】利点として，意識が保持されること，筋弛緩作用があること，長時間の手術に対応できること，呼吸機能への影響が低いこと，術後鎮痛に応用できること，分節麻酔が可能なこと，ストレス反応の抑制が可能なこと，経済的であることがあげられる．

欠点として，手技が困難なこと，効果発現が遅いこと，血圧低下に留意が必要なこと，長時間手術による麻酔薬中毒の発生があること，穿刺に伴う合併症が発生しやすいことがあげられる．

18-4-3. 表面麻酔

【概説】皮膚，粘膜に麻酔薬を直接塗布する麻酔法

である．

種類としては，貼付法（皮膚から浸透させる），塗布法（主に口腔，鼻腔に作用させる），噴霧法（主に，鼻腔，咽頭，喉頭に作用させる），含嗽法（口腔，喉頭に作用させる），滴下法（点眼によるもので，角膜，結膜に作用させる）などがある．

18-4-4. 浸潤麻酔
【概説】手術侵襲が加わる部位に直接麻酔薬を浸潤させる方法である．

部位は，皮下，皮内である．

適応は，体表面の腫瘍切除，切開，創縫合などである．

方法としては，まず皮内膨疹をつくる．ここから，針をすすめる．皮下組織，筋膜，筋肉へと浸潤させる．血管内注入にならないよう注意する．

18-4-5. 伝達麻酔
【概説】麻酔薬を末梢神経周囲，神経叢内に投与し，それより末梢の神経伝達を可逆的に遮断する方法である．

代表的なものとしては，三叉神経ブロック（適応は三叉神経痛など），腕神経叢ブロック（適応は上肢の手術など），指神経ブロック（適応は手指の手術など），肋間神経ブロック（適応は肋間神経痛・帯状疱疹など），星状神経節ブロック（適応は顔・頸部・上肢の疼痛など），大腰筋筋溝ブロック（適応は大腿・下腿の手術など），閉鎖神経ブロック（適応は経尿道的膀胱手術など）などがある．種々の神経ブロックを整理して表18-9に示す．

18-4-6. 静脈内局所麻酔
【概説】上肢や下肢を駆血し，末梢の静脈内に麻酔薬を注入する方法である．

速やかに駆血部より末梢の知覚麻痺と筋弛緩が得られるもので，手技が簡便で，成功率が高く，安全性が高いことが特徴である．適応は，上下肢の手術である．

表18-9 神経ブロック

分類	細分類	適応・特徴
交感神経ブロック	星状神経節ブロック	頭痛，非定型顔面痛，頸椎症性神経根症，帯状疱疹後神経痛，頭部，頸・肩・上肢領域の疼痛全般，末梢顔面神経麻痺，レイノー症候群
	胸部交感神経節ブロック	手掌多汗症，上肢領域の疼痛，上肢領域の末梢血行障害（バージャー病，レイノー症候群）
	腰部交感神経節ブロック	下肢領域の末梢血行障害，バージャー病，下肢領域の反射性交感神経性ジストロフィー，腰部脊柱管狭窄症，足底多汗症
	腹腔神経叢ブロック 内臓神経ブロック	消化管および肝臓，膵臓，腎臓の癌性疼痛，癌による腹部痛・背部痛
	下腸管膜動脈神経叢ブロック	下部消化管に由来する疼痛
	上下腹神経叢ブロック	骨盤内臓器に由来する疼痛
	不対神経節ブロック	会陰部痛，肛門部の術後痛，直腸癌術後の肛門部痛あるいは会陰部痛
体性神経ブロック	三叉神経節ブロック 三叉神経各枝（眼窩上神経・眼窩下神経・上顎神経・頤神経・下顎神経）ブロック	三叉神経痛 下顎神経・上顎神経ブロックでは口腔内手術
	顔面神経ブロック	顔面痙攣
	眼球周囲，球後神経ブロック	眼科疾患の手術
	舌咽神経ブロック	舌咽神経痛
	後頭神経ブロック	緊張性頭痛，後頭部の神経痛

	腕神経叢ブロック	頸部脊椎症, 頸肩腕症候群, 癌性疼痛, 上肢血行障害, 胸腹部の術後痛, 体性痛と内臓痛の鑑別, 帯状疱疹痛, 悪性腫瘍の肋骨転移に伴う疼痛
	肩甲上神経ブロック	肩関節周囲炎, 肩領域の痛
	腋窩神経ブロック	肩関節周囲炎, 肩領域の痛
	橈骨神経ブロック	上肢領域の疼痛
	尺骨神経ブロック	上肢領域の疼痛
	正中神経ブロック	上肢領域の疼痛
	肋間神経ブロック	肋骨骨折, 胸腹部の神経痛, 創傷に伴う疼痛
	大腰筋溝ブロック	椎間板ヘルニア, 脊柱管狭窄症, 帯状疱疹痛, その他の神経痛, 創傷に伴う疼痛, 癌性疼痛
	外側大腿皮神経ブロック	大腿外側の疼痛
	大腿神経ブロック	大腿部の疼痛, 骨折, 帯状疱疹痛, 変形性股関節・神経痛, 神経炎
	脛骨神経ブロック	下腿から足領域の疼痛
	伏在神経ブロック	下腿から足領域の疼痛
	腸骨下腹神経ブロック	鼠径部の疼痛
	腸骨鼠径, 腸骨下腹神経ブロック	ヘルニア根治術
	閉鎖神経ブロック	大腿部内側神経炎などによる疼痛, 股関節痛, 筋拘縮
	陰部神経ブロック	会陰部の疼痛, 神経痛
	尾骨神経ブロック	尾骨神経痛
神経根ブロック	頸部神経根ブロック	椎間板ヘルニア, 脊柱管狭窄症, 帯状疱疹痛, 癌性疼痛
	胸部神経根ブロック	
	腰部神経根ブロック	
	仙骨部神経根ブロック	
椎間関節ブロック	頸椎椎間関節ブロック	脊柱管狭窄症, 椎間板症, 脊椎すべり症, 変形性脊椎症, 外傷性頸部症候群, 頸肩腕症候群, 頸性頭痛, その他の背部痛および腰痛
	胸椎椎間関節ブロック	
	腰椎椎間関節ブロック	
後枝内側枝ブロック	脊髄神経後枝内側枝ブロック	脊柱管狭窄症, 椎間板症, 脊椎すべり症, 変形性脊椎症, 頸椎症, 外傷性頸部症候群, 頸性頭痛, 腰椎分離症, 腰椎すべり症, その他の背部痛および腰痛
	傍脊椎神経ブロック	椎間板ヘルニア, 脊柱管狭窄症, 帯状疱疹後神経痛, その他の神経痛, 創傷に伴う疼痛, 癌性疼痛
椎間板ブロック	頸部椎間板ブロック	椎間板異常を原因とする疼痛
	胸部椎間板ブロック	
	腰部椎間板ブロック	
硬膜外ブロック	頸部硬膜外ブロック	求心性線維と遠心性線維を同時にブロックできる. 顔面の感覚と運動を除き, ほぼ全身に (C2以下全ての分節の疼痛に) 対応できる.
	胸部硬膜外ブロック	
	腰部硬膜外ブロック	
	仙骨部硬膜外ブロック	
くも膜下ブロック	局所麻酔薬によるブロック	脊椎麻酔, 緊急の鎮痛あるいは検査
	くも膜下フェノールグリセリンブロック	強力かつ半永久的な鎮痛を期待できる. 手技によっては, 運動機能の麻痺を生じる. 直腸癌, 膀胱癌, 前立腺癌, 子宮癌などの肛門部, 会陰部, 骨盤周辺の癌性疼痛に, くも膜下サドルブロックが行われる.
	くも膜下アルコールブロック	効果が不安定のため, 現在ではほとんど実施されていない.

索引

あ

青色発作	271
亜急性甲状腺炎	177
悪性高熱症	290
悪性貧血	136
悪性リンパ腫	143
悪夢	258
圧迫性神経障害	210
アテローム血栓性脳梗塞	20
アトピー性皮膚炎	192, 216
アナフィラキシー	191
アフタ性口内炎	84
アミロイドーシス	97
アルコール性肝炎	104
アルコール性肝硬変	104
アルコール性肝障害	104
アルコール性肝線維症	104
アルコール性脂肪肝	104
アレルギー性結膜炎	229

い

息こらえ	64
医原性肺臓炎	51
意識障害	17
異常Q波	77
移植片拒絶反応	193
異所性甲状腺腫	59
胃切除後症候群	92
I型アレルギー	191
一次救命処置	284
一過性黒内症	24
一過性脳虚血発作（TIA）	24
1色型色覚：全色盲	231
遺伝性球状赤血球症	138
遺伝性出血性末梢血管拡張症	58
陰窩膿瘍	95
陰茎勃起障害	127
インスリノーマ	108
陰性症状	252
院内感染	4

う

う歯	84
ウシ海綿状脳症	26
右心不全	61
うつ病	248
運動負荷心電図	74
運動麻痺性膀胱	125

え

エイコサペンタエン酸	164
エコノミークラス症候群	58, 81
鉛管現象	29
遠視	227
炎症性腸疾患	95
延髄外側症候群	23
円板状紅斑	196

お

黄色腫	166
黄疸	262
嘔吐	270
オウム病	46
オーバーラップ症候群	197
小川培地	48
男結び	281
オリゴクロナールバンド	34
音響陰影	106
温度性眼振検査	237
女結び	281

か

下位運動ニューロン障害	33
概日リズム	256
概日リズム不眠障害	258
外傷後ストレス障害	252
解体型	253
回転検査	238
外麦粒腫	229
外反母趾	204
開放隅角緑内障	230
解離性感覚障害	23
カイロミクロン	161
カウンセリング	254
過活動膀胱	125
過換気症候群	57
核黄疸	264
顎関節症	84
角針	281
角膜炎	229
角膜真菌症	229
角膜輪	166
下肢挙上テスト	205
過少月経	130
下垂足	41
下垂体巨人症	174
下垂体腺腫	28
下垂体前葉機能低下症	175
ガス壊疽	288
ガス性麻酔薬	290
ガストリノーマ	108
仮性肥大	37
家族性高コレステロール血症	166
家族性複合高脂血症	166
加速歩行	29
片足立ち検査	238
肩関節周囲炎	199
過多月経	130
片麻痺	15
過短月経	130
過長月経	130
褐色細胞腫	188
カテーテルアブレーション	64
過敏性腸症候群	98
過敏性肺臓炎	53, 192, 193
花粉症	191
カポジ水痘様発疹	12
ガムテスト	196
仮面状	196
仮面様顔貌	29
カルチノイド	92
川崎病	270
簡易更年期指数	129
肝移植	264

肝炎	101
感覚障害	17
肝癌	105
眼球圧迫	64
眼球突出	177
ガングリオン	210
間欠熱	5
肝硬変	103
間質性腎炎	119
間質性肺炎	45
冠性 T 波	77
癌性リンパ管症	55
関節炎	199
関節リウマチ	192, 194
感染性結膜炎	228
感染性腸炎	93
冠動脈瘤	270
鑑別不能型	253
顔面神経麻痺	16
丸薬をまるめる運動	29

き

期外収縮	63
気管支喘息	52
既感染結核症（二次結核症）	48
奇形腫	59
偽骨折	171
偽性偽性副甲状腺機能低下症	181
偽性副甲状腺機能低下症	181
気息性嗄声	245
キヌタ骨	232
機能性胃腸症	88
機能性月経困難症	131
機能性便秘	99
稀発月経	130
揮発性麻酔薬	290
気分障害	248
偽膜性大腸炎	94
逆流性食道炎	85
逆流性腎症	270
球形囊	235
球後視神経炎	34
吸収不良症候群	97
急性胃炎	88
急性胃腸炎	93
急性間質性腎炎	119
急性間質性肺炎	51

急性糸球体腎炎	7
急性出血性大腸炎	94
急性小脳失調症	32
急性腎不全	109
急性心膜炎	77
急性中耳炎	238
急性虫垂炎	94
急性副腎皮質機能低下症	186
急性濾胞性結膜炎	228
胸郭出口症候群	209
狂牛病	26
狭心症	72
胸腺腫	59
共同偏視	17
強迫観念	252
強迫行為	252
強迫性障害	252
恐怖症性回避	251
虚血性大腸炎	99
筋萎縮	37
筋緊張症症候群	38
菌血症	4
筋鉤	277
菌交代現象	4
近視	227
菌状息肉腫	145
緊張型	253
緊張性気胸	59
筋肉炎	202
筋膜炎	202

く

クッパーマン指数	129
クプラ	235
グラム染色	5
クリーゼ	40, 202
グリセロール試験	239
クリック音	203
グルカゴノーマ	108
グルコース6リン酸脱水素酵素欠損症	138
くる病	116, 171, 201
クレチン症	177

け

経口的気管挿管	298
経産道感染	2

痙性麻痺	207
経胎盤感染	2
頸椎捻挫	207
頸動脈洞マッサージ	64
経皮的冠動脈インターベンション	77
経鼻的気管挿管	298
経皮的心肺補助装置	62
鶏歩	41
経母乳感染	2
稽留熱	5
痙攣性便秘	100
外科結び	281
撃発活動	63
血液/ガス分配係数	290
血管炎症候群	197
血管性浮腫	218
月経異常	129
月経前症候群	132
血小板由来成長因子	146
血清鉄低下	135
血清病	192
結節縫合	282
血栓性静脈炎	288
血便	270
結膜炎	228
腱鞘炎	202
減衰現象	40
顕性感染	2
原発疹	212
原発性アルドステロン症	185
原発性硬化性胆管炎	106
原発性糸球体腎炎	112
原発性肺癌	54

こ

高 Ca 血症	180
抗 CCP（cyclic citrullinated peptide）抗体	194
抗 dsDNA 抗体	196
抗 ENA 抗体	197
高 K 血症	111
高 Mg 血症	111
高 P 血症	111
抗 Scl-70 抗体	197
抗 Sm 抗体	196
抗 SS-A 抗体	196
抗 SS-B 抗体	196

高TG血症	111
抗U1-RNP抗体	196, 197
高圧酸素投与	240
口角炎	84
抗カルジオリピン抗体	152
抗ガングリオシド抗体	41
交換輸血	264
後期ダンピング症候群	92, 161
高血圧	81, 111
好酸球性肺炎	53
後縦靱帯骨化症	205
甲状腺悪性腫瘍	178
甲状腺機能亢進症	161, 177
甲状腺機能低下症	177
硬性下痢	10
抗精神病薬	253
抗セントロメア抗体	197
光線療法	264
考想伝播	253
叩打ミオトニア	38
高窒素血症	110
後天性腎嚢胞	120
後天性免疫不全症	194
行動療法	254
更年期指数	129
更年期障害	128
高プロラクチン血症	175
硬膜外麻酔併用バランス麻酔	298
絞扼性神経障害	210
抗利尿ホルモン不適合分泌症候群	25
五十肩	199
骨髄異形成症候群	135
骨髄腫	142
骨髄線維症	143
骨折	208
骨粗鬆症	170, 201
骨軟化症	171, 201
骨軟骨腫	201
骨肉腫	201
骨年齢	261
骨盤内臓下垂	133
米のとぎ汁様	9
コレステロール転送蛋白	164
混合性結合組織病	197

さ

罪悪感	248
細菌性角膜潰瘍	229
最小可読閾	219
最小視角	219
最小視認閾	219
最小肺胞内濃度	290
最小分離閾	219
再入（リエントリー）	64
鎖骨骨折	208
左心室部分切除術	78
左心不全	61
サラセミア	139
サルコイドーシス	53, 193
残遺型	253
Ⅲ型アレルギー	192
三環系抗うつ薬	250
珊瑚状結石	120
3色型色覚：色弱	230
散瞳	18
霰粒腫	229

し

シーソー呼吸	49
視運動性眼振検査	238
ジオプトリー	226
四環系抗うつ薬	250
弛緩性便秘	100
弛緩性麻痺	28, 207
敷石像	95
色覚異常	230
色相環	230
色素内視鏡	85, 86
子宮筋腫	130
子宮頸癌	132
子宮体癌	132
子宮内膜症	131
軸索障害	42
自己分泌	173
自己免疫性溶血性貧血	139, 192
自殺念慮	248
脂質異常症	165
歯周病	84
思春期早発症	189
視床症候群	22
シスチン尿症	116

市中肺炎	45
弛張熱	5
シドニーシステム	88
紫斑	150
自閉症	271
脂肪肝	105
脂肪酸のβ酸化	154
社会不安障害	251
尺側偏位	194
斜頸	203
若年性ポリープ	96
周期性過眠症	44
周期性四肢麻痺	39
収縮性心膜炎	77
収縮中期クリック音	71
重症筋無力症	40, 202
縦走潰瘍	95
粥腫	72
縮瞳	18
熟眠障害	257
手根管症候群	210
手掌線状黄色腫	166
出血性脳梗塞	21
上位運動ニューロン障害	33
常位胎盤早期剥離	153
消化管間葉系組織由来腫瘍	92
消化管憩室	99
消化性潰瘍	89
小球性低色素性貧血	135
猩紅熱	6
上大静脈症候群	54, 59
情動脱力発作	43
上腕骨近位部骨折	208
初感染結核症（一次結核症）	47
初期変化群	47
食中毒	6
食道アカラシア	86
食道炎	85
食道潰瘍	85
食道癌	85
食道静脈瘤	86
食道裂孔ヘルニア	87
書痙	251
女性化乳房	103
ショック	283
ショックの5徴	283
自立訓練法	254

索引

自律性膀胱 125
塵埃感染 47
心因性多飲症 176
腎盂腫瘍 120
心筋炎 77
真菌感染症 13
心筋梗塞 75
心筋症 78
神経因性膀胱 122
神経芽腫 271
神経原線維変化 35
神経膠腫 28
神経鞘腫 28
神経性過食症 254
神経性腫瘍 59
神経性食思不振症 254
神経痛 211
神経梅毒 27
腎血管性高血圧 116
心原性脳塞栓 21
腎硬化症 116
進行性筋ジストロフィー 37
進行性脳梗塞 21
腎梗塞 116
真珠腫性中耳炎 238
滲出性中耳炎 238
腎腫瘍 120
腎静脈血栓 116
心身症 254
腎性骨異栄養症 111
新生児溶血性疾患 192
腎性糖尿 116
腎性尿崩症 176
腎性貧血 111
腎石灰沈着症 120
腎臓癌 120
心タンポナーデ 77
人畜共通感染症 46
進展性赤色皮膚線条 185
心内膜床欠損 71
腎嚢胞 120
じん肺 52
深部出血 150
心不全 61
蕁麻疹 191, 218

す

膵炎 107
髄外造血 143
水牛様脂肪沈着 185
髄質性海綿腎 120
髄鞘障害 41
膵胆管合流異常 107
垂直感染 2
水平感染 2
髄膜炎 24
髄膜腫 28
睡眠時無呼吸症候群 258
睡眠相後退症候群 258
睡眠物質 256
睡眠発作 43
睡眠ポリグラフィー検査 257
睡眠麻痺 43
すくみ足 29
スクラッチテスト 216
スクラッチ法 192
スクレイピー 26
頭痛 42
スプーン状爪 135
スポーツ外傷 209

せ

性感染症 3
精子形成低下 175
精神病 248
精神分裂病 248
脊髄腫瘍 28
脊髄損傷 207
脊柱管狭窄症 206
脊椎すべり症 205
脊椎分離症 205
癤 6, 288
舌炎 84
接触性皮膚炎 193, 217
セリアックスプルー病 97
セロコンバージョン 101
閃輝性暗点 43
全静脈麻酔 298
全身性エリテマトーデス 192, 196
全身性炎症反応症候群 273
全身性強皮症 196
喘息 191

先端巨大症 174
前兆 42
先天性股関節脱臼 203
先天性嚢胞 59
先天性パラミオトニア 39
先天性副腎過形成 187
先天性ミオパチー 38
先天性免疫不全症 193
全般性不安障害 251
前立腺癌 126
前立腺肥大症 126

そ

創 285
総 IgE：RIST 192
早期興奮症候群 63
早期収縮 63
早期ダンピング症候群 92
双極性気分障害（躁うつ病） 251
増高現象 40
創傷 285
早朝覚醒 257
即時型反応 191
続発疹 214
続発性アルドステロン症 116, 185
続発性副腎皮質機能低下症 186
側副血行路プレコンディショ
　ニング 76
粟粒結核 48
側弯症 203
鼠径部リンパ肉芽腫症 10
粗糙性嗄声 245
ソマトスタチノーマ 108
蹲踞 69

た

代償性抗炎症反応症候群 273
対人恐怖 251
大腿骨頚部骨折 208
大腿骨頭すべり症 199
大動脈内バルーンパンピング 62
タウ蛋白 35
多系統萎縮症 32
多血症 139
脱臼 208
多発性筋炎 39, 197
多発性嚢胞腎 120

胆管炎	106
単純性腎囊胞	120
単純性肥満	168
単純ヘルペス角膜炎	229
男性更年期障害	127
胆石症	106
胆道閉鎖症	264
丹毒	7, 288
胆嚢	106
胆嚢炎	106
蛋白細胞解離	41
蛋白漏出性胃腸症	97

ち

遅延型アレルギー反応	193
知覚麻痺性膀胱	125
蓄膿症	242
遅発型反応	191
注察妄想	253
中耳炎	238
中心性肥満	185
中枢性前庭性めまい	237
中途覚醒	257
腸管出血性大腸菌	8
蝶形紅斑	196
腸重積症	270
腸内細菌の体内移行	274
貼布試験	218
腸閉塞	99
直腸性便秘	100
チョコレート囊胞	131

つ

椎間板ヘルニア	205
痛風	170
痛風発作	170
ツチ骨	232
ツベルクリン反応	48, 193

て

低 Ca 血症	111, 180
低 HDL 血症	111
低 Na 血症	110
低換気症候群	57
低血圧	83
低血糖	160
鉄芽球性貧血	136

鉄欠乏	262
手袋靴下型感覚障害	42
転移性骨腫瘍	202
転移性肺癌	55
てんかん	259
点状表層角膜炎	228
テンシロン（抗コリンエステラーゼ薬）テスト	202
伝達性海綿状脳症	26

と

頭位眼振検査	237
頭位変換眼振検査	237
統合失調症	252
凍傷	288
凍瘡	288
糖尿病	154
糖尿病性足壊疽	160
糖尿病性神経障害	160
糖尿病性腎症	160
糖尿病性網膜症	159
登はん性起立	37
動脈管	262
特異的 IgE：RAST	192
特発性間質性肺炎	51
特発性血小板減少性紫斑病	192
特発性食道破裂	87
ドコサヘキサエン酸	165
突然死	78
突発性難聴	240
トラコーマ	10

な行

内側縦束	20
内麦粒腫	229
内反足	204
内分泌 endocrine	172
ナトリウム利尿ペプチド	61
75 g OGTT（経口ブドウ糖負荷試験）	157
ナルコレプシー	43, 258
II 型アレルギー	192
二次ガス効果	290
二次救命処置	284
二次性肥満	168
にじみ出る出血	150
2 色型色覚：色盲	230

ニッシェ	89
ニボー	46, 99
ニューマトセル	56
入眠時幻覚	43
入眠障害	257
乳幼児突然死症候群	270
尿細管性アシドーシス	118
尿毒症	111
尿毒症毒素	111
尿崩症	176
尿路結石	120
認知症	34
認知療法	254
熱傷	285
熱性けいれん	271
ネフローゼ症候群	113
粘液水腫	177
捻挫	208
脳炎	25
脳梗塞	20
脳出血	15
脳腫瘍	28
脳動脈瘤	20
脳膿瘍	25
脳白質軟化症	264
膿瘍	288
ノン－レム睡眠	43, 255

は

把握ミオトニア	38
パーソナリティ障害	255
肺気腫	49
敗血症	4, 5
肺臓炎	45
白色発作	271
白鳥の首変形	194
白内障	154, 181, 229
麦粒腫	229
歯車現象	29
箱庭療法	254
橋本病	178
波状熱	5
破傷風	288
バソプレッシン不適合分泌症候群	176
白血病	140
白血病裂孔	140

バッタ足変形	194		補助人工心臓	62
パッチテスト	218	**ふ**	ボストンブレース	203
花キャベツ様肥大変形	175	不安障害	251	ボタン穴変形	194
バニオン	204	フィブリン分解産物	148	ポリオ	27
パニック障害	251	フィラデルフィア染色体	141	ホルター心電図	75
場面緘黙	251	フェリチン低下	135		
パラガングリオーマ	187	負荷心筋シンチグラフィ	75	**ま行**	
バラ疹	9, 10	腹圧性尿失禁	132	膜性増殖性糸球体腎炎	113
バランス麻酔	292	副甲状腺機能亢進症	180	末梢神経障害	40
針反応	198	副甲状腺機能低下症	181	末梢性前庭性めまい	237
ハロタン	291	副尺視力	219	マットレス縫合	282
反響言語	253	副腎結核	186	丸針	281
反射性膀胱	124	副腎性器症候群	187	満月様顔貌	185
反復性過眠	258	不顕性感染	2	慢性胃炎	88
		不整脈	63	慢性間質性腎炎	119
ひ		不適合輸血	192	慢性気管支炎	50
非 Hodgkin リンパ腫	144	不眠症	257	慢性甲状腺炎	178, 192
非 X 染色体連鎖高 IgM 症候群	193	不明熱	5	慢性腎不全	110
非アルコール性脂肪性肝炎	105	ブラ	56	慢性肉芽腫症	194
鼻炎	191	プラーク	72	ミエロペルオキシダーゼ染色	140
皮下溢血	185	フラッシュバック	252	未熟児網膜症	264
皮下気腫	60	プリオン病	26	ミトコンドリア異常症	39
皮質下認知症	37	プリック法	192	脈なし病	80
皮質性認知症	35	プリン体	170	ミルウォーキーブレース	203
非前庭性めまい	237	ブレブ	56	無価値感	248
ビタミン K 欠乏	262	フロセミド試験	239	無気肺	57
ビタミン過剰症	172	ブロック	63	無月経	130
ビタミン欠乏症	171	憤怒けいれん	271	無効造血	136, 141
びっくり眼	32			むちうち損傷	207
ヒト乳頭腫ウイルス感染	132	**へ**		夢中遊行症	258
皮内反応	216	閉塞隅角緑内障	230	無抑制膀胱	124
皮膚筋炎	39	ヘモクロマトーシス	135	無欲様顔貌	9
皮膚貼付テスト	193	ヘモジデローシス	135	メートル角	228
皮膚テスト	192	ヘリオトロープ疹	197	メタボリック・シンドローム	169
びまん性汎細気管支炎	50	ヘリコバクターピロリ感染	88, 91	メニンギスム	25
肥満・肥満症	168	ベロ毒素	8	めまい	236
病原性大腸菌	8	変形性関節症	199	面皰	216
病原体	1	変形性脊椎症	206	妄想型	253
瘭疽	6, 288			毛嚢炎	288
標的赤血球	139	**ほ**		森田療法	254
日和見感染	4, 13	膀胱尿管逆流	270		
ピルビン酸キナーゼ欠損症	138	蜂巣炎	6, 288	**や行**	
広場恐怖	251	蜂巣肺	51	夜間咳発作	85
貧血	134	傍分泌	173	夜驚症	258
頻発月経	130	歩行障害	17	薬剤起因性腸炎	94
		補充調律	63	薬剤性肝障害	105
		補色	230	山田分類	90

疣贅	72
輸入脚症候群	92
癰	6, 288
溶血性尿毒症症候群	8
羊水塞栓	153
陽性症状	252
溶連菌感染後糸球体腎炎	192
予期不安	251
翼状肩甲	37
Ⅳ型アレルギー	193

ら行

落屑	215
ラクナ梗塞	21
卵円孔	262
卵形嚢	235
乱視	227
リーメンビューゲル装具	203
リウマチ熱	7, 30
リウマトイド因子	194
リウマトイド因子陰性脊椎関節症	196
リチウム	251
リビドー（色素沈着）	175
リポ蛋白質	162
両耳側半盲	175
良性発作性頭位めまい	240
両側副腎出血	186
緑内障	230
リンパ節炎	288
レニン-アンジオテンシン-アルドステロン系	61
レム睡眠	43, 255
レム睡眠行動障害	258
鎌状赤血球症	138
連続縫合	282
ロイシン過敏性低血糖	161
老人斑	35

A

α-リノレン酸（ALA）	165
acoustic shadow	106
acute respiratory distress syndrome	59
Addison 病	186
ADHD（attention-deficit/hyperactivity disorder）	272
ADP	146
adult respiratory distress syndrome	59
air bronchogram	50
Albright 遺伝性骨異栄養症	181
Allis 徴候	203
Argyll Robertson 徴候	27
Arthus 反応	193
Ashner 法	64
Asperger 症候群	272
ataxia telangiectasia	193
atheroma	72
Auer 小体	140
aura	42
autocrine	173

B

β アミロイド	35
bacteremia	4
bacterial translocation	274
Bartter 症候群	185
Batista 手術	78
Behçet 病	198
Bell 麻痺	240
Bence Jones 蛋白	143
Benedikt 症候群	22
Billroth Ⅱ法	92
bleb	56
Bronchiolitis obliterans organizing pneumonia（BOOP）	51
bulla	56
Blumberg 徴候	94
Bouchard 結節	201
bovine spongiform encephalopathy（BSE）	26
Braun 吻合	92
Budd-Chiari 症候群	107
Buerger 病	81
BUN/Cr 比	109
Burkitt リンパ腫	145

C

Caplan 症候群	52
CARS（compensatory anti-inflammatory response syndrome）	273
CETP	164
Charcot の3徴	106
Chediak-Higashi 症候群	194
Chiari 奇形	33
Chvostek 徴候	180
Cobb 角	203
Colles 骨折	208
compromised host	4
continued fever	5
Coombs テスト	139
Cooper 剪刀	274
COPD	49
Corti 器	235
Creutzfeldt-Jakob 病（CJD）	26
Cushing 症候群	184
Cushing 病	185
CVA tenderness	120

D

δ-アミノレブリン酸（δ-ALA）合成酵素	135
DDAVP（1-deamino-8-D-arginine vasopressin）	152
de novo 癌	97
Dejerine-Roussy 症候群	22
Dejerine-Sottas 病	41
Denis Browne 型副子	205
DHA	165
Diamond-Blackfan 症候群	136
DiGeorge 症候群	181, 194
dizziness	236
Down 症候群	67, 140, 264
Dressler 症候群	77
drop attack	24
DSM-Ⅳ-TR	246
DXA（dual energy X-ray absorptiometry）	171

E

Ebstein 奇形	71
Eisenmenger 症候群	67
Ellsworth-Howard 試験	181
EPA	164

F

FAB（French-American-British）分類	140
Fanconi 症候群	116
Fanconi 貧血	135, 140

fibrin degradation product（FDP） 148	**I**	Meibom 腺 229
Finkelstein テスト 202	ICD-10 246	Meige 症候群 31
Frenzel 眼鏡 237	IDL（intermediate density lipoprotein） 163	Ménière 病 239
functional dyspepsia 88	Ig A 腎症 113	MHC（major histocompatibility complex） 193
f 波 64	IgE 52	Millard-Gubler 症候群 22
F 波 65	intraaortic balloon pumping（IABP） 62	MMP-3（matrix metalloproteinase 3） 194
G	intermittent fever 5	Moll 腺 229
Gaffky 号数 48	**J**	Mosquito 鉗子 276
Gardner 症候群 96	Jackson テスト 206	Murphy 徴候 106
gastrointestinal stromal tumor（GIST） 92	Japan Coma Scale 284	**N**
G-CSF（granulocyte colony stimulating factor） 136	**K**	negative feedback 173
Glasgow Coma Scale 284	Kartagener 症候群 55	niveau 46
Goodpasture 症候群 53, 192	Kearns-Sayre 症候群 39	NLA 298
Gottron 徴候 197	Kocher 鉗子 276	nonalcoholic steatohepatitis（NASH） 105
Gowers 徴候 37	Koplik 斑 11	**O**
Grawitz 腫瘍 120	Kugelberg-Walander 病 33	Oculocephalic 反射 19
Guillain-Barré 症候群 41	Kussmaul 徴候 77	oozing 150, 280
GVHD 141	**L**	Osler-Rendu-Weber 病 58
H	Lambert-Eaton 筋無力症候群 40, 54	**P**
Hamman-Rich 症候群 51	Landolt 環 219	PAIgG（platelet associated IgG） 151
Hansen 病 193	Langer 皮膚割線 278	p-ANCA 198
Hartnup 病 116	Lasègue テスト 205	Pancoast 症候群 54
Heberden 結節 201	Laurence-Moon-Biedle 症候群 168	paracrine 173
Hegar 持針器 277	LFD 262	Pean 鉗子 276
HFD 262	LGL（Lown-Ganong-Levine）症候群 65	Penrose 279
Hirschsprung 病 99, 264	Lhermitte 徴候 34	percutaneous cardiopulmonary support（PCPS） 62
HLA-B27 196	Lorenz ギブス固定 203	Perthes 病 199
HLA-B51 198	Louis-Bar 症候群 193	Peutz-Jegher 型ポリープ 96
HLA-DR1 196	Lowe 症候群 116	Phalen テスト 210
HLA（human leukocyte antigen） 193	lupus anticoagulant 152	PIE 症候群 53
Hodgkin 細胞 144	**M**	pill-rolling 29
Hodgkin 病 143	MAC（minimum alveolar concentration） 290	plaque 72
Hodgkin リンパ腫 143	Mallory-Weiss 症候群 87	Plummer 病 177
honeycomb lung 51	Mann 検査 238	pneumatocele 56
Hoover 徴候 49	Mathieu 持針器 277	positive feedback 173
Horner 症候群 23, 32, 54	McBurney 点 94	Prader-Willi 症候群 168
hot flush 128	MDS 136	protein induced by vitamin K absence（PIVKA） 147
HTLV-1 関連ミエロパチー 27	Meckel 憩室 99	PSA 126
Hunter 舌炎 136		
Hutchinson の 3 徴候 10		
H 鎖病 143		

PTSD（posttraumatic stress disorder）	252

Q

QT 延長症候群	64
Quincke 浮腫	218

R

ragged red fiber	39
Ramsay-Hunt 症候群	13
rate pressure product（RPP）	73
recurrent fever	5
Reed-Sternberg 細胞	144
Reissner 膜	235
remittent fever	5
Reynolds の5徴	106
Rokitansky 憩室	99
Romberg 試験	238
Rosenstein 徴候	94
Roux-en-Y 法	92
Rovsing 徴候	94

S

Saxon テスト	196
Schirmer テスト	196
Schmidt 症候群	186
scrapie	26
Sengstaken-Blakemore 管	86
Shenton 線	200
sepsis	5
SFD	262
Shy-Drager 症候群	32
SIADH	25
SIRS（systemic inflammatory response syndrome）	273
Sjögren 症候群	196
skip lesion	95
SLE	192
SLR テスト	205
SMON（subacute myelo-optico-neuropathy）	42
SNRI（serotonin noradrenaline reuptake inhibitor）	250
Spurling テスト	206
squat	69
SSRI（selective serotonin reuptake inhibitor）	249
Still 病	196
ST 波上昇	77
ST 波低下	74

T

TIBC 上昇	135
Tinel テスト	210
transmissible spongiform encephalopathy	26
Trendelenburg 徴候	200, 203
triplet repeat 病	30, 31
Trousseau 徴候	180
Turcot 症候群	96
Turner 症候群	69
T 波増高	77

U・V

UIBC 上昇	135
Valsalva 法	64
vesicoureteral reflux（VUR）	270
ventricular assist system（VAS）	62
vertigo	236
VIP（vasoactive intestinal polypeptide）産生腫瘍	108
VLDL（very low density lipoprotein）	163
Von Rosen 装具	203
von Willebrand 因子（vWF）	146

W

Webster 持針器	277
Waldeyer 咽頭輪	243
Wallenberg 症候群	23
Waterhouse-Friderichsen 症候群	25, 186
Weber 症候群	22
Wegener 肉芽腫症	54
Werdnig-Hoffmann 病	33
Westphal 徴候	27
wheezing sound	52
Whipple 病	97
Widal 反応	9
Williams-Campbell 症候群	55
Wilms 腫瘍	271
Wiskott-Aldrich 症候群	193
WPW（Wolff-Parkinson-White）症候群	65

X・Z

X 染色体連鎖無γグロブリン血症	193
Zeis 腺	229
Zenker 憩室	99
Zollinger-Ellison 症候群	90, 108

著者紹介

西　村　　甲
(にし　むら　　こう)

1987 年　東京医科大学　卒業
1987 年　慶應義塾大学医学部小児科研修医
浜松赤十字病院小児科部長，慶應義塾大学医学部小児科専任講師などを経て
2005 年　慶應義塾大学医学部漢方医学講座講師
2010 年　鈴鹿医療科学大学鍼灸学部教授

日本東洋医学会認定漢方専門医・漢方指導医
日本小児科学会認定小児科専門医
日本小児神経学会認定小児神経専門医

著書
「漢方処方と方意」共著，南山堂
「絵でわかる東洋医学」単著，講談社
「疾患症候別漢方薬最新ガイド」単著，講談社

東洋医学に活かす臨床疾患学
(とうよう いがく い かす りんしょうしっかんがく)　ⓒ

発　行	2013 年 6 月 21 日　　初版 1 刷
著　者	西　村　　甲
発行者	株式会社　中外医学社
	代表取締役　青　木　　滋
	〒162-0805　東京都新宿区矢来町 62
	電　話　03-3268-2701(代)
	振替口座　00190-1-98814 番

印刷・製本/三報社印刷(株)　　　〈HI・SH〉
ISBN 978-4-498-06906-0　　　Printed in Japan

JCOPY ＜(社)出版者著作権管理機構 委託出版物＞
本書の無断複写は著作権法上での例外を除き禁じられています．
複写される場合は，そのつど事前に，(社)出版者著作権管理機構
(電話 03-3513-6969，FAX 03-3513-6979，e-mail: info@jcopy.
or.jp)の許諾を得てください．